Peter C. Gøtzsche

TÖDLICHE PSYCHOPHARMAKA UND ORGANISIERTES LEUGNEN

Peter C. Gøtzsche

TÖDLICHE PSYCHOPHARMAKA UND ORGANISIERTES LEUGNEN

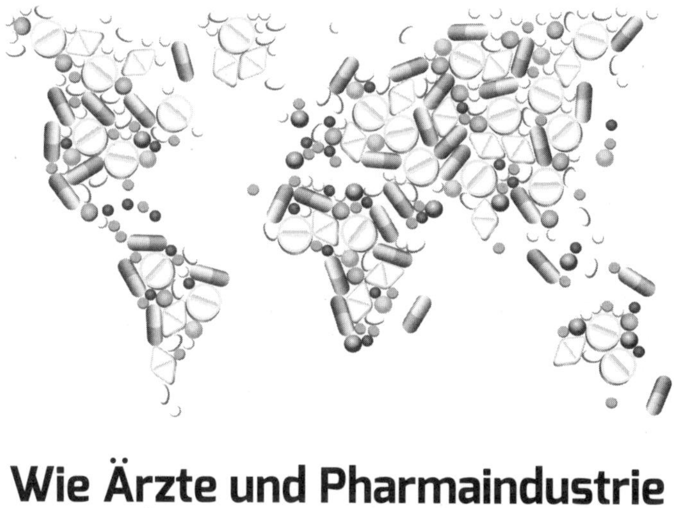

Wie Ärzte und Pharmaindustrie die Gesundheit der Patienten vorsätzlich aufs Spiel setzen

riva

Bibliografische Information der Deutschen Nationalbibliothek:
Die Deutsche Nationalbibliothek verzeichnet diese Publikation in der Deutschen Nationalbibliografie; detaillierte bibliografische Daten sind im Internet über http://d-nb.de abrufbar.

Für Fragen und Anregungen:
info@rivaverlag.de

1. Auflage 2016

Übersetzung: Martin Rometsch
Redaktion: Matthias Michel
Umschlaggestaltung: Stephanie Druckenbrod
Umschlagabbildung: Shutterstock/Peter Herman Furian; Shutterstock Gordan
Satz: Daniel Förster, Belgern
Druck: GGP Media GmbH, Pößneck
Printed in Germany

ISBN Print 978-3-86883-756-8
ISBN E-Book (PDF) 978-3-95971-005-3
ISBN E-Book (EPUB, Mobi) 978-3-95971-006-0

Weitere Informationen zum Verlag finden Sie unter
www.rivaverlag.de
Beachten Sie auch unsere weiteren Verlage unter
www.muenchner-verlagsgruppe.de

Inhalt

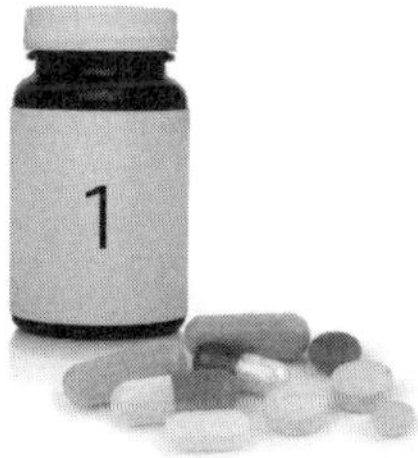

Einführung

Die Psychiatrie ist kein einfaches Fachgebiet. Sie erfordert eine Menge Geduld und Verständnis und es kommt zu vielen Enttäuschungen. Ich bin mir sicher, dass Psychiater manchmal frustriert über Patienten sind, die nicht aufhören, ihr eigenes Leben zu zerstören, und sich weigern, die ihnen gegebenen guten Ratschläge zu befolgen, damit sie ihre Einstellung zu den vielen Problemen des Lebens verbessern können.

In diesem Buch geht es jedoch nicht um die Probleme der Psychiater. Es widmet sich der Frage, warum es der Psychiatrie nicht gelungen ist, das zu geben, was die Patienten wollen, und welche Folgen es hat, wenn sie sich auf die Anwendung schädlicher Medikamente von fragwürdigem Nutzen konzentriert. Die meisten Patienten sprechen nicht auf die Arzneimittel an, die sie bekommen, und leider führt die Enttäuschung der Psychiater über mangelnde Fortschritte oft zur Verordnung weiterer Medikamente oder höherer Dosen, was den Patienten noch mehr schadet.

> *Psychopharmaka sind so schädlich, dass sie in den Vereinigten Staaten und Europa jedes Jahr mehr als eine halbe Million Menschen im Alter von 65 Jahren und darüber töten (siehe Kapitel 14). Das macht sie zur dritthäufigsten Todesursache nach Herzkrankheiten und Krebs.*

Ich glaube, Psychiatriepatienten fürchten nichts mehr als Zwangsbehandlungen. Das ist ein wichtiger Grund dafür, dass ein enger Kontakt mit der psychiatrischen Therapie die Zahl der Suizide deutlich erhöht (siehe Kapitel

15). Ich werde erklären, warum Zwangsbehandlung unethisch ist und verboten werden muss, und ich werde zeigen, dass die Psychiatrie ohne sie auskommt.

Viele Psychopharmaka erhöhen nicht nur die Gesamtsterblichkeit, sondern auch das Risiko für Suizid und Tötungsdelikte, und keine Arzneimittelbehörde der Welt hat ein Medikament zur *Prävention* von Suiziden zugelassen. Lithium ist eine Ausnahme, da es möglicherweise die Zahl der Suizide senkt (siehe Kapitel 7). Ein weiteres Problem, das ich aufgreife, ist die Verbreitung von Überdiagnosen und Überbehandlungen. Es werden enorm viele Überdiagnosen gestellt, und wenn Sie erst einmal eine psychiatrische Diagnose erhalten haben, wird alles, was Sie tun oder sagen, verdächtig, weil Sie nun unter Beobachtung stehen – was bedeutet, dass die erste, vielleicht vorläufige Diagnose allzu leicht zu einer sich selbst erfüllenden Prophezeiung wird (siehe Kapitel 2).

Ich glaube, wir könnten die derzeitige Verordnung von Psychopharmaka um 98 Prozent senken und gleichzeitig die geistige Gesundheit der Menschen verbessern und ihre Lebenserwartung erhöhen (siehe Kapitel 14). Der wichtigste Grund für die heutige Arzneimittelkatastrophe liegt darin, dass führende Psychiater der Pharmaindustrie erlauben, ihr Fachgebiet und sie selbst zu korrumpieren. Dieses Buch habe ich vor allem für die Patienten geschrieben, besonders für jene, die verzweifelt versuchen, von ihren Medikamenten loszukommen, aber bei ihren Ärzten auf Feindseligkeit und Arroganz stoßen. Ich werde erklären, wie es möglich ist, Medikamente nach und nach gefahrlos abzusetzen (siehe Kapitel 12).

Ich habe das Buch aber auch für junge Psychiater in der Ausbildung geschrieben, und zwar in der Hoffnung, dass es sie inspiriert, ihr Fachgebiet zu revolutionieren, was unbedingt notwendig ist. Ein Zeichen dafür, dass die Psychiatrie sich in einer tiefen Krise befindet, ist die Tatsache, dass mehr als die Hälfte der Patienten glaubt, ihre psychische Störung werde von einem chemischen Ungleichgewicht im Gehirn verursacht. Diese irrige Vorstellung geht auf ihre Ärzte zurück und das bedeutet, dass mehr als die Hälfte der Psychiater ihre Patienten belügt. Ich kenne keine anderen Fachärzte, die ihre Patienten belügen. Doch Psychiater belügen auch sich selbst und die Öffentlichkeit, und ich werde an vielen Beispielen zeigen, dass offizielle Erklärungen den Nutzen psychiatrischer Interventionen um das Fünf- bis Zehnfache übertreiben und die Schäden in etwa gleichem Umfang unterschätzen. Diejenigen an der Spitze der Hierarchie nenne ich »Silberrücken« – weil es fast nur Männer sind und sie sich wie die Gorilla-Silberrücken im Urwald benehmen, die anderen den Zugang zur Macht versperren, wofür sie in der Natur mit der leichten Verfügbarkeit von Weibchen belohnt werden und in der Psychiatrie mit Geld und Ansehen. Diese Silberrücken leiden an kollektivem, organisiertem Leugnen. Sie weigern sich, die von ihnen angerichteten Schäden wahrzunehmen, selbst wenn die Beweislage überwältigend ist. Zudem haben sie etliche Mythen und Irrtümer zusammengetragen, die sie stur verteidigen, obwohl sie den Patienten sehr schaden. Einige der schlimmsten – die ich in diesem Buch entlarven werde – sind:

- Psychiatrische Diagnosen sind zuverlässig.
- Die Stigmatisierung wird verringert, wenn man Patienten eine biologische oder genetische Erklärung für ihre psychische Krankheit gibt.
- Die Anwendung von Psychopharmaka spiegelt die Zahl der Menschen mit psychischen Störungen wider.
- Im Gehirn von Menschen mit psychischen Störungen herrscht ein chemisches Ungleichgewicht, das Psychiater mit Medikamenten beheben können, so wie Endokrinologen Diabetes mit Insulin behandeln.
- Eine Langzeitbehandlung mit Psychopharmaka ist gut, weil sie ein Wiederaufflammen der Krankheit verhindert.
- Eine Behandlung mit Antidepressiva führt nicht zu Abhängigkeit.
- Die Behandlung von Kindern und Jugendlichen mit Antidepressiva schützt vor Suizid.
- Depression, ADHS und Schizophrenie führen zu Gehirnschäden.
- Medikamente können Gehirnschäden verhindern.

Außerdem werde ich erklären, wie ich zu dem Schluss gekommen bin, dass die psychiatrische Forschung überwiegend eine Pseudowissenschaft ist und dass zuverlässige wissenschaftliche Studien eine ganz andere Geschichte erzählen als die Märchen führender Psychiater.

Ich bin Facharzt für innere Medizin und begann mich 2007 für Psychiatrie zu interessieren, als Margrethe Nielsen von der dänischen Verbraucherberatung mir einen Entwurf für ihre Doktorarbeit unterbreitete: »Warum wiederholt sich die Geschichte? Eine Studie über Benzodiazepine und Antidepressiva (SSRI)«.

Ihre Forschungen belegten, dass die Geschichte sich in der Tat wiederholt. Wir begehen mit den SSRI die gleichen Fehler wie mit den Benzodiazepinen und vor ihnen mit den Barbituraten. Wir haben eine gewaltige Epidemie ausgelöst: den übermäßigen Gebrauch von Medikamenten. Die Zahl der von SSRI abhängigen Patienten ist etwa so hoch wie die Zahl derer, die von Benzodiazepinen abhängig sind (siehe Kapitel 12).

Margrethes Befunde wurden von zweien ihrer Prüfer, die ihr Revier verteidigen mussten, alles andere als wohlwollend aufgenommen. Der eine, Steffen Thirstrup, arbeitete für die dänische Arzneimittelbehörde, der andere, John Sahl Andersen, war Allgemeinmediziner. Unsere Arzneimittelbehörden tragen erheblich zur derzeitigen Misere bei und die meisten Schäden durch Medikamente werden von Allgemeinärzten verursacht, die etwa 90 Prozent aller Psychopharmaka verordnen.

Sie lehnten die Dissertation ohne guten Grund ab; doch nach einem Einspruch bei der Universitätsleitung konnte Margrethe sie erfolgreich verteidigen.[1] Wäre der Psychiater David Healy nicht der dritte Prüfer gewesen, hätte sie ihren Doktortitel vielleicht nicht bekommen. Das wäre eine krasse Ungerechtigkeit gewesen, denn ihre Forschungen sind solide und ihre Dissertation ist erheblich besser als viele andere, die mir begegnet sind.

Unwillkommene Tatsachen werden immer wieder unterdrückt, und ich werde zahlreiche Beispiele dafür anführen, wie die »Zweifelindustrie« arbeitet, die andauernd stark fehlerhafte Studien veröffentlicht, um unhaltbare Hypothesen zu stützen.

Nach einer eingehenden Beschäftigung mit diesem wissenschaftlichen Gebiet habe ich festgestellt, dass einige Leute, die ich kennengelernt habe, und einige Organisationen zu dem Schluss gelangt sind, dass die Art und Weise, wie wir heute Psychopharmaka anwenden und Psychiatrie praktizieren, mehr Schaden als Nutzen bringt. Die Öffentlichkeit teilt diese Meinung und glaubt ebenfalls, dass Antidepressiva, Neuroleptika, Elektroschocks und die Einweisung in die geschlossene Abteilung öfter schädlich als nützlich sind (siehe Kapitel 13). Ich zweifle nicht daran, dass sie recht hat, und die randomisierten, placebokontrollierten Doppelblindstudien (die nicht so blind sind wie beabsichtigt) belegen ziemlich einhellig, dass zwar Psychiater, nicht aber ihre Patienten die Medikamente für wirksam halten (siehe Kapitel 3).

Forscher, die nicht wirksam verblindet wurden, sehen womöglich das genaue Gegenteil dessen, was richtig ist, wenn sie Patienten mit Medikamenten behandeln. Sie sehen, was sie sehen wollen, also das, was für sie und ihr Fachgebiet vorteilhaft ist, nicht das, was wirklich geschieht (siehe Kapitel 3 und 6).

Cochrane-Reviews belegen, dass die Wirksamkeit von Antidepressiva bei Depression (siehe Kapitel 3) und die Wirksamkeit von Psychopharmaka bei Schizophrenie (siehe Kapitel 6) zweifelhaft ist. Manche Medikamente können für einige Patienten bisweilen nützlich sein, vor allem in der akuten Phase, in der ein Patient womöglich so sehr von Panik oder Wahnvorstellungen gequält wird, dass es sinnvoll sein kann, die Emotionen mit einem Beruhigungsmittel zu dämpfen. Dennoch: Bis Ärzte nicht viel mehr über den Umgang mit Psychopharmaka gelernt haben – was bedeuten würde, sie sehr selten, in niedriger Dosierung und immer mit einem Ausschleichplan einzusetzen –, wäre unseren Bürgern viel mehr damit gedient, wenn wir alle Psychopharmaka vom Markt nähmen.

Manche Leute mögen dies für eine provokante Aussage halten, aber das ist sie nicht. Sie gründet auf solider Forschung, wie ich nachweisen werde. Ich bin es gewohnt, provokativ oder umstritten genannt zu werden, und schließe daraus, dass ich die Wahrheit sage. Im Gesundheitswesen ist die Wahrheit selten willkommen, weil viele Menschen viele falsche Vorstellungen und Hypothesen verteidigen müssen. Die Silberrücken der Psychiatrie haben sich ihre eigene Fantasiewelt erschaffen, die keine evidenzbasierte Medizin und mit schädlicher Polypharmazie überfrachtet ist (siehe Kapitel 13).

Silberrücken in Großbritannien und das organisierte Leugnen der Psychiatrie

Wer die Psychiatrie kritisiert, wird vom psychiatrischen Establishment oft persönlich angegriffen oder mit wenig überzeugenden wissenschaftlichen Argumenten konfrontiert. So erging es auch mir, nachdem ich 2014 bei der Eröffnungssitzung des Council for Evidence-based Psychiatry (Rat für evidenzbasierte Psychiatrie) unter dem Vorsitz des Earl of Sandwich im britischen Oberhaus eine Grundsatzrede gehalten hatte. Mein Thema lautete:

»Warum Psychopharmaka möglicherweise mehr Schaden als Nutzen bringen«. Einen ähnlichen Tenor schlugen die anderen Redner an, die Psychiaterin Joanna Moncrieff und der Anthropologe James Davies; beide haben kritische Bücher über die Mainstreampsychiatrie geschrieben.[2–5]

Drei Monate später attackierten mich der Psychiater David Nutt und vier seiner ebenfalls männlichen Kollegen (ich werde sie im Folgenden kollektiv »DN« nennen) in der ersten Nummer einer neuen Zeitschrift namens *Lancet Psychiatry*.[6] Ihr Beitrag ist nur zwei Seiten lang, aber er ist so typisch für die Reaktion der Silberrücken auf Kritik, dass ich näher auf ihn eingehen möchte.

Anti-alles

DN beginnen mit der Behauptung: »Die Psychiatrie wird von Außenseitern angegriffen, die gegen Diagnosen und gegen Therapien sind.« Silberrücken erklären häufig, dass diejenigen, die einem anderen Stamm angehören (»Außenseiter«), nicht das Recht haben, sie zu kritisieren. Diese arrogante Haltung hat fatale Folgen, weil viele Psychiater sie auf ihre Patienten übertragen und der Meinung sind, nicht auf sie hören und ihre Kritik an den Medikamenten, die sie schlucken, nicht ernst nehmen zu müssen. Zudem stigmatisieren die Silberrücken häufig Menschen, die es wagen, die Psychiatrie zu kritisieren, als anti-irgendwas. DN verwenden die Begriffe »antipsychiatrisch« und »antikapitalistisch« im Sinne von »extremen oder alternativen politischen Ansichten«.

»Ein neuer Tiefpunkt der irrationalen Polemik«

DN waren unzufrieden mit Zeitungsschlagzeilen wie »Forschern zufolge bringen Antidepressiva mehr Schaden als Nutzen«, die nach unserer Council-Sitzung in der *Times* und im *Guardian* erschienen waren, und bezeichneten sie als »einen neuen Tiefpunkt der irrationalen Polemik«. Sorgen bereitete ihnen vor allem, dass ich als Mitgründer der Cochrane Collaboration – einer Initiative, deren Ziel es ist, die klinische Praxis mit den zuverlässigsten wissenschaftlichen Befunden zu versorgen – anscheinend meine »Ausbildung in Evidenzanalyse zugunsten populistischer Polemik« vergessen hätte.

Silberrücken sprechen meist mit derselben Stimme wie die Pharmaindustrie, weil sie von dieser finanziell großzügig unterstützt werden (siehe

Kapitel 13). DN sind keine Ausnahme. Sie erklären: »Depression ist eine schwere und wiederkehrende Störung und derzeit in Europa die häufigste Ursache für Arbeitsunfähigkeit. Man nimmt an, dass sie im Jahr 2030 in Ländern mit hohem Einkommen die vorherrschende Krankheitsursache sein wird.« Das ist nicht gerade das, was man als typisch britisches Understatement bezeichnet, aber es ist unmöglich, die Zahl der depressiven Menschen verlässlich zu bestimmen. Die Kriterien für die Diagnose sind willkürlich und konsensbasiert und inzwischen derart weit gefasst, dass ein großer Teil der gesunden Bevölkerung diese Diagnose erhalten kann (siehe Kapitel 3). Es ist daher irreführend zu sagen, Depression sei eine schwere Krankheit. Die meisten Menschen haben leichte Symptome von alltäglichem Stress, die bei den meisten von uns gelegentlich auftreten. Nur sehr wenige sind schwer depressiv. Schlimmer noch, die drastische Erhöhung der mit Depression zusammenhängenden Erkrankungsrate, von denen DN sprechen, wird von den Psychiatern selbst verursacht. Die von ihnen verordneten Medikamente heilen keine Depression, sondern machen selbstlimitierende Episoden möglicherweise zu chronischen (siehe Kapitel 12). Das hilft den Patienten nicht; es dient den Interessen der Psychiater und der Pharmaindustrie.

»Eindrucksvolle Fähigkeit, ein erneutes Auftreten von depressiven Störungen zu verhindern«

DN behaupten, Antidepressiva gehörten zu den wirksamsten Medikamenten in der gesamten Medizin, und verweisen auf ihre »eindrucksvolle Fähigkeit, ein erneutes Auftreten von depressiven Störungen zu verhindern, wobei etwa drei [Patienten] behandelt werden müssen[, um dem Wiederauftreten bei einem vorzubeugen]«. Das klingt gewiss eindrucksvoll – aber es stimmt nicht. Die Studien, die eine solche Wirkung behaupten – dabei wird eine Hälfte der Patienten nach ihrer Genesung weiter mit ihrem Antidepressivum behandelt, während die andere Hälfte auf ein Placebo umgestellt wird –, sind völlig unzuverlässig (siehe Kapitel 11). Das liegt daran, dass Patienten, die abrupt auf ein Placebo umgestellt werden, an Entzugserscheinungen leiden, weil ihr Gehirn sich an das Antidepressivum angepasst hat, so wie bei Alkoholikern, die in Schwierigkeiten geraten, wenn sie plötzlich aufhören zu trinken – ihre Symptome ähneln bisweilen der Depression.

In ihrem Loblied auf Antidepressiva behaupten DN außerdem, diese Mittel wirkten bei akuter Depression. Das stimmt nicht. Sie haben wahrscheinlich überhaupt keine Wirkung (siehe Kapitel 3).

DN heben hervor, dass Studienteilnehmer, die Antidepressiva einnehmen, seltener wegen derer ausbleibender Wirkung ausscheiden als jene, die ein Placebo bekommen. Ihrer Meinung nach ist das ein Beweis für die Wirksamkeit von Antidepressiva. Diese Interpretation ist falsch. Oft entscheidet der gefühlte Nutzen zusammen mit den gefühlten Nachteilen darüber, ob ein Patient weiter an einer Studie teilnimmt. Häufig merkt ein Patient an den Nebenwirkungen, dass er ein aktives Medikament einnimmt, und neigt daher vielleicht eher dazu, bei der Studie zu bleiben, selbst wenn das Mittel keine Wirkung hat. Das gilt umso mehr, als viele Psychiater ihren Patienten versichern, dass es eine Weile dauern kann, bevor sich die Wirkung einstellt. Patienten, die ein Placebo bekommen, haben hingegen keinen Anreiz weiterzumachen, weil sie keine Wirkung spüren, und scheiden daher öfter aus als die Mitglieder der Interventionsgruppe.

Lehrbücher über Forschungsmethoden empfehlen daher, sich nicht auf die Zahl derjenigen Patienten zu konzentrieren, die mangels einer Wirkung ausscheiden. Der einzig sinnvolle Ansatz besteht darin, die Gesamtzahl der Dropouts (Aussteiger) zu ermitteln. Das ist zudem das *wichtigste* Zielkriterium für Therapien, die nicht heilen, sondern nur eine Wirkung auf die Symptome des Patienten haben.

Die Patienten können am besten beurteilen, ob ein gefühlter Nutzen eines Medikaments seine Nebenwirkungen überwiegt, und sie halten die Medikamente für ziemlich nutzlos, denn Patienten als Studienteilnehmer brechen die Therapie mit Antidepressiva ebenso häufig ab wie die Einnahme von Placebos. Das gilt für Abbruchgründe aller Art.[7]

Erhöht die akademische Debatte die Zahl der Suizide?

DN erwähnen, dass viele Menschen, die keine Antidepressiva einnehmen, sich das Leben nehmen, und behaupten: »Eine pauschale Verurteilung von Antidepressiva durch Lobbygruppen und Kollegen kann diese Zahl erhöhen.« In meinem Buch über die Mammografie[8] bezeichne ich dies als *Du-tötest-meine-Patienten-Argument*. Wer unbequeme Fragen zu gängigen Interventionen stellt, wird beschuldigt, für den Tod zahlreicher Menschen verantwortlich zu sein. Aber denken wir nach. Wenn wir dieses Argument verallgemeinern, bis es zum ethischen Standard wird, dürfen Forscher eine Intervention nie hinterfragen, wenn sie glauben, dass sie Leben rettet. Dann würden wir den Aderlass wahrscheinlich heute noch bei Krankheiten aller Art anwenden, sogar bei Cholera, wo er tödlich wäre.

Wichtiger noch: Der Kernpunkt des Arguments ist falsch. Antidepressiva schützen Menschen nicht vor Suizid (siehe Kapitel 3).

DN behaupten, wer sich das Leben nehme, sei meist depressiv. Die Daten, die dieser Behauptung zugrunde liegen, erlauben eine solche Schlussfolgerung jedoch noch.[9] Eine viel zitierte Studie belegt, dass die meisten Suizide zwar mit der Diagnose »Depression« zusammenhängen, aber nur 26 % der Menschen nachweislich diese Diagnose erhielten, bevor sie sich das Leben nahmen. Bei allen anderen wurde die Diagnose erst nach ihrem Tod gestellt, und zwar auf der Basis einer sogenannten psychologischen Autopsie. Es leuchtet ein, dass die Diagnose einer psychiatrischen Störung bei einem Toten einem starken Verzerrungseffekt unterliegt. Die Rücksicht auf gesellschaftliche Vorurteile kann eine solche rückwirkende Diagnose wertlos machen. Angehörige suchen oft nach gesellschaftlich akzeptierten Erklärungen und sind möglicherweise nicht bereit, bestimmte Probleme offenzulegen, vor allem jene, die als Schande gelten oder ihnen eine Mitschuld geben würden. Es kann auch sein, dass die Angehörigen von diesen Problemen nichts wussten. Deshalb ist es verführerisch, die Schuld nicht einer Person zu geben, sondern beispielsweise einer Krankheit, die sich nicht wehren kann und vielleicht nie existiert hat. Die Meinung, dass die meisten Menschen, die Suizid begehen, depressiv waren, ist unter Psychiatern sehr verbreitet, doch ihre Richtigkeit ist zweifelhaft. Menschen nehmen sich aus vielen Gründen das Leben, nicht nur wegen einer Depression.

Das nächste Argument, mit dem DN ihren Standpunkt verteidigen wollen, nämlich dass Antidepressiva vor Suizid schützen, ist nicht besser. Sie machen geltend, dass mehr als 70 Prozent der Betroffenen zum Zeitpunkt ihres Todes kein Antidepressivum genommen haben. Aber wenn Menschen, die nicht depressiv sind, sich das Leben nehmen, liegt es auf der Hand, dass sie vor ihrem Tod kein Antidepressivum genommen haben. Zudem können Antidepressiva eine extreme Unruhe namens Akathisie auslösen, die Menschen anfällig für einen Suizid macht[10,11] und dazu führen kann, dass ein Patient vor dem Suizid aufhört, das Medikament zu nehmen. Das abrupte Absetzen eines

Antidepressivums, zum Beispiel weil dem Patienten die Tabletten ausgegangen sind, kann ebenfalls Akathisie und Suizid nach sich ziehen. Es gibt also mindestens drei gute Gründe dafür, dass Menschen, die sich das Leben nehmen, zum Zeitpunkt ihres Todes keine Antidepressiva eingenommen haben.

Das nächste Argument von DN überzeugt ebenfalls nicht. Sie behaupten, die Suizidrate sei in Ländern, in denen Antidepressiva richtig angewandt würden, deutlich gesunken. Nun, in Ländern, in denen Autos richtig benutzt werden (sodass es selten zu Verkehrsunfällen kommt), sind die Geburtenraten deutlich gesunken. Aber das beweist gar nichts. Wissenschaftlich solide Studien fanden nie einen Zusammenhang zwischen der häufigeren Anwendung von Antidepressiva und sinkenden Suizidraten oder umgekehrt (siehe Kapitel 3).

»Sie gehören zu den sichersten Medikamenten, die je hergestellt wurden«

Gegen Ende des Artikels treiben DN die Übertreibung auf die Spitze. Sie behaupten, Selektive Serotonin-Wiederaufnahmehemmer (SSRI) gehörten zu den sichersten Medikamenten, die je hergestellt wurden, und ihre Nebenwirkungen seien selten schwer oder lebensbedrohlich. Tatsache ist, dass SSRI einen von 28 Menschen über 65 Jahren, die ein Jahr lang behandelt wurden, töten, dass die Hälfte der Patienten an sexuellen Störungen als Nebenwirkung leidet und dass es der Hälfte der Patienten schwerfällt, Antidepressiva abzusetzen, weil sie von ihnen abhängig sind (siehe Kapitel 3). Wenn Silberrücken-Psychiater SSRI zu den sichersten je produzierten Medikamenten zählen, dann ist es meiner Meinung nach fair zu sagen, dass es für Menschen mit einer Krankheit, die möglicherweise mit einem SSRI behandelt wird, gefährlich ist, einen Psychiater aufzusuchen.

Kritiker »stellen Anekdoten über Beweise«

Für mich klingt es surreal, wenn DN behaupten: »Viele extreme Beispiele für Nebenwirkungen, auf die die Gegner der Antidepressiva hinweisen, sind sowohl selten als auch bisweilen so bizarr, dass sie mit Recht als ungeklärtes medizinisches Symptom bezeichnet werden können.« Und: »Extrem ungewöhnliche oder ernste Reaktionen Medikamenten zuzuschreiben, die in klinischen Doppelblindstudien überwiegend als harmlos erscheinen, heißt, Anekdoten über Beweise zu stellen.« DN gehen nicht auf den Hauptgrund dafür ein, warum SSRI in klinischen Studien als harmlos erscheinen: Die Produzenten manipulieren die Daten in außergewöhnlichem Umfang (siehe Kapitel 3).[11–13]

Außerdem hören DN ihren Patienten nicht zu. Wenn eine Nebenwirkung »bizarr« ist, dann ist sie deswegen nicht harmlos. Viele Patienten leiden an den gleichen, sehr bizarren Nebenwirkungen, die sich erneut einstellen, wenn sie das gleiche Medikament wieder einnehmen. Das ist in der klinischen Pharmakologie eine anerkannte Methode, eine Ursache-Wirkung-Beziehung zu belegen. Man spricht hier von Challenge, Dechallenge und Rechallenge (Exposition, Absetzen und erneute Exposition). Als ich im Jahr 2010 wieder einmal einen Vortrag vor dänischen Psychiatern hielt, kam ich mit diesem Argument bei einem amerikanischen Psychiater nicht weiter. Er meinte, randomisierte Studien belegten kein erhöhtes Suizidrisiko, aber er verstand nicht, dass nachgewiesene Nebenwirkungen nicht durch randomisierte Studien bestätigt werden müssen. Vielleicht hörte er zu sehr auf die Industrie, die die Nebenwirkungen ihrer Medikamente herunterspielt und behauptet, sie seien statistisch nicht signifikant – oft nachdem sie die Daten manipuliert hat, um sicherzustellen, dass keine signifikanten Unterschiede ans Tageslicht kommen.

DN schlagen vor, »ernste Reaktionen auf Medikamente« zu ignorieren, weil sie angeblich auf Anekdoten beruhten und vom »Anreiz, eine Klage zu erheben«, verzerrt würden. Dies ist der Gipfel des Leugnens und der Arroganz eines Berufsstandes. Es ist eine Beleidigung für Eltern, die ein gesundes Kind verloren haben, und für Menschen, die ihren Partner verloren haben, weil ein SSRI ihn in den Suizid oder zu einem Mord getrieben hat. Zudem haben Mitglieder des Council for Evidence-based Psychiatry in *Lancet Psychiatry* erklärt, dass britische gemeinnützige Organisationen, die Patienten beim Absetzen von Medikamenten unterstützen, von alarmierend vielen Menschen berichten, die nach dem Absetzen von Antidepressiva mehrere Jahre lang an Symptomen leiden, die sie arbeitsunfähig machen.[14]

»Eine Beleidigung für das Fachgebiet der Psychiatrie«

Abschließend beklagen DN, meine »extremen Behauptungen … [seien] eine Beleidigung für das Fachgebiet der Psychiatrie … und stigmatisieren in gewisser Weise psychische Krankheiten und Menschen, die an ihnen leiden«.

In Kapitel 6 werde ich erklären, dass nicht die Kritiker der Psychiatrie, sondern die Psychiater die Patienten stigmatisieren.

DN behaupten außerdem: »Die Bewegung gegen die Psychiatrie hat sich mit ihrer neuesten Verschwörungstheorie selbst wiederbelebt. Danach haben sich die Pharmaindustrie und Psychiater verschworen, Krankheiten zu erfinden und Medikamente herzustellen, die nicht besser als ein Placebo sind. Der antikapitalistische Geschmack dieser Auffassung steht im Einklang mit der starken Neigung dieser Psychiatriegegner zu extremen oder alternativen politischen Ansichten.«

In meiner Erwiderung stellte ich fest: »So reden Leute, die keine Argumente haben.«[15] Es war eine ziemliche Ironie, dass DN neben ihren anderen Vorwürfen auch klagen, die Kritiker der Psychiatrie seien der Meinung, die Pharmaindustrie und die Psychiater erfänden Krankheiten und verwendeten Medikamente, die nicht besser als ein Placebo seien – als ob dies ganz selbstverständlich eine absurde Position wäre. Wie ich später erläutern werde, trifft diese Meinung größtenteils zu. Die Behauptung von DN, die Kritiker des übermäßigen Gebrauchs von Psychopharmaka seien »extrem« oder »alternativ«, trifft dagegen nicht zu. Als ich dem Herausgeber der *Lancet Psychiatry* schrieb und verlangte, meinen akademischen Ruf verteidigen zu dürfen, erklärte er, der Artikel von Nutt et al. sei von unabhängigen Kollegen begutachtet und einer rechtlichen Prüfung unterzogen worden. Das ist schwer zu verstehen angesichts seiner vielen Fehler, der eindeutigen persönlichen Angriffe und der strengen britischen Verleumdungsgesetze. Auf die größten Irrtümer von DN ging ich in meiner Erwiderung ein.[15] Außerdem erwähnte ich, dass Nutt und zwei seiner Koautoren, Guy M. Goodwin und Stephen Lawrie, selbst 22 Interessenkonflikte in Bezug auf Pharmakonzerne angegeben hatten, und fragte, ob das ihre Ablehnung der Psychotherapie erkläre, die wirksam ist und vom britischen National Institute for Health and Care Excellence (NICE) empfohlen wird.

Nachdem Sie bis hierher gelesen haben, denken Sie vielleicht, dass diese Psychiater – um ein Wort zu verwenden, mit dem sie ihre Kritiker charakterisieren – »extrem«, das heißt randständig sind, weil sie so viele unhaltbare Meinungen über ihr eigenes Fachgebiet hegen. Leider sind sie es nicht.

Professor David Nutt ist ein einflussreicher Mainstreampsychiater. Er war früher der Arzneimittelzar (der wichtigste Berater der Regierung), bis er gefeuert wurde, weil er behauptet hatte, Ecstasy sei nicht gefährlicher als Reiten. Letzteres nannte er *equasy*, kurz für »Equidae-Abhängigkeitssyndrom«.[16] Nutt erhielt 2013 den John-Maddox-Preis für seinen Einsatz für die Wissenschaft. Die Juroren verliehen ihm trotz aller Widerstände und öffentlicher Kritik den Preis als Anerkennung für den Einfluss seines Denkens und Tuns auf die evidenzbasierte Klassifikation von Medikamenten sowie für seinen fortgesetzten Mut und sein Engagement für rationale Diskussionen. Mir fehlen die Worte.

Professor Guy M. Goodwin ist Leiter des Fachbereichs Psychiatrie der Oxford University und war von 2002 bis 2004 Präsident der British Association for Psychopharmacology.

Professor Dinesh Bhugra vom psychiatrischen Institut des King's College der University of Edinburgh war früher Präsident des britischen Royal College of Psychiatry und ist derzeit designierter Präsident der World Psychiatric Association.

Professor Seena Fazel ist forensischer Psychiater im Fachbereich Psychiatrie der Oxford University. Er forscht über Gewaltkriminalität und Suizid.

Professor Stephen Lawrie ist Leiter des Fachbereichs Psychiatrie an der University of Edinburgh und Mitglied der Redaktionsleitung der *Lancet Psychiatry*.

Diese Psychiater stehen an der Spitze ihres Fachgebietes und vertreten dennoch Meinungen, die in unmittelbarem Gegensatz zur psychiatrischen Wissenschaft stehen. Das zeigt, dass die Psychiatrie in einer tiefen Krise steckt und ihre führenden Köpfe an organisiertem Leugnen leiden.

Ich nenne gerne Namen, weil wir Menschen für ihr Tun und für ihre Argumente verantwortlich machen sollten. Würden sie etwas Lobenswertes tun, wären sie enttäuscht, wenn sie anonym blieben. Aber das gilt für beide Richtungen. Würde ich Namen verschweigen, wenn Menschen etwas Tadelnswertes tun oder an einem Irrtum festhalten, wäre ich inkonsequent und meine Leser würden trotzdem herauszufinden versuchen, von wem ich spreche. Wissenschaft ist kein Ratespiel. Das ist ein weiterer Grund dafür, dass ich es vorziehe, Namen zu nennen. Es ist jedoch fair, darauf hinzuweisen, dass die Personen, die ich kritisiere, weil sie etwas tun, worauf sie nicht stolz sein sollten, nicht alleine stehen – Tausende von anderen tun das Gleiche oder teilen ihre Ansichten.

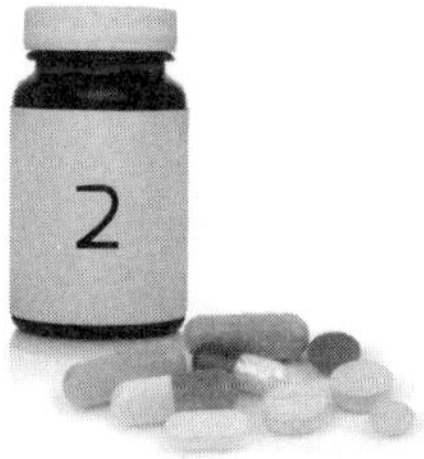

Was bedeutet es, psychisch krank zu sein?

Vielleicht verstehen wir die diagnostischen Probleme in der Psychiatrie besser, wenn wir zunächst einen Blick auf die Medizin im Allgemeinen werfen. Wir drücken Patienten mit ähnlichen Problemen den Stempel »krank« auf, damit wir leichter kommunizieren, forschen, Krankheiten behandeln und verhindern können. Diese diagnostischen Etiketten sind am treffendsten, wenn wir die Ursachen bestimmter Krankheiten kennen. Es ist beispielsweise sehr hilfreich zu wissen, dass eine bestimmte Lungenentzündung von Pneumokokken verursacht wird, da wir sie dann möglicherweise mit Penicillin heilen können. Darum teilen wir Lungenentzündungen nach ihrer Ursache ein und geben ihnen vielleicht sogar unterschiedliche Bezeichnungen. Deshalb sprechen wir zum Beispiel von Pneumokokken-Pneumonie.

Es gibt viele Arten von Diagnosen in der Medizin. Einige sind vorläufig und beschreiben lediglich ein Symptom, zum Beispiel Magenschmerzen. So kann auch die endgültige Diagnose lauten, wenn keine Ursache gefunden wird, doch die endgültige Diagnose könnte auch »Magengeschwür« sein.

Einige Diagnosen bezeichnen Syndrome und stützen sich auf mehrere Symptome, Anzeichen und paraklinische Befunde (z. B. auf die Ergebnisse von Blut- oder Röntgenuntersuchungen).[1] Rheumatoide Arthritis ist ein gutes Beispiel dafür. Wir wissen noch nicht, was sie verursacht, vermuten aber, dass es sich um eine Infektion handelt. 1975 häuften sich in Connecticut Fälle von Arthritis, die man später auf ein Bakterium namens *Borrelia* zurückführen konnte, das von Zecken übertragen wird. Bevor die Ursache bekannt war, handelte es sich um eine Syndromdiagnose, und die Patienten litten neben der Arthritis möglicherweise auch an Ausschlag, Kopfschmerzen, Fieber und anderen Symptomen und Anzeichen.

Diese Krankheit können wir mit Penicillin und anderen Antibiotika heilen, im Gegensatz zur rheumatoiden Arthritis, die mit ziemlich gefährlichen Medikamenten behandelt wird. Die meisten Patienten bekommen nichtsteroidale Antirheumatika (NSAR bzw. NSAID, *nonsteroidal anti-inflammatory drugs*) gegen ihre Schmerzen, und einige von ihnen sterben, weil diese Medikamente Magengeschwüre und Herzinfarkte hervorrufen können. Basistherapeutika sind ebenfalls gefährlich; darum ist die medikamentöse Therapie ein wichtiger Grund dafür, dass diese Patienten nicht so lange leben wie andere Menschen.Verglichen mit anderen Krankheiten, wissen wir ziemlich wenig über psychiatrische Erkrankungen, und die Therapien sind viel schädlicher und tödlicher als jene, die bei rheumatoider Arthritis angewandt werden (siehe Kapitel 14). Wir wissen nicht viel über die Ursachen psychischer Krankheiten, und die diagnostische Unsicherheit ist viel größer als in anderen Bereichen der Medizin.

Zur Syndromdiagnose »rheumatoide Arthritis« gehört unter anderem der Nachweis des Rheumafaktors im Blut, eines Antikörpers, der das eigene Gewebe eines Menschen angreift. Für psychische Krankheiten gibt es keinen Bluttest, und es ist nicht gelungen nachzuweisen, dass das Gehirn der Menschen, die an häufig vorkommenden psychischen Krankheiten leiden, sich vom Gehirn Gesunder unterscheidet (siehe Kapitel 11).

Es ist nicht einfach zu definieren, was »krank sein« bedeutet, und wir meinen nicht immer das Gleiche, wenn wir über dieses Thema reden. Menschen mit Typ-2-Diabetes, die keine Symptome aufweisen, sind nicht krank, bei ihnen liegt nur ein Risikofaktor vor, der sie anfällig für die Krankheit macht. Trotzdem nennen wir solche Menschen Patienten und behaupten vielleicht sogar, dass sie an Diabetes leiden, obwohl sie nicht im Geringsten leiden. Auch Frauen, die sich einer Mammografie unterziehen, werden in Informationsbroschüren und wissenschaftlichen Artikeln oft als Patientinnen bezeichnet, obwohl sie gesunde Bürgerinnen sind, zumindest was Brustkrebs betrifft.

Psychiater ziehen es recht oft vor, von psychischen Störungen zu reden anstatt von psychischen Krankheiten. Das liegt daran, dass psychiatrische

Diagnosen gesellschaftliche Konstrukte sind. Das Personal der Mayo-Klinik in Minnesota spricht hingegen von einer Krankheit:[2]

> *Der Begriff »psychische Krankheit« umfasst eine große Bandbreite von psychischen Zuständen, von Störungen, die das Denken, das Verhalten und die Stimmung beeinflussen … Viele Menschen haben von Zeit zu Zeit psychische Gesundheitsprobleme. Ein psychisches Gesundheitsproblem wird zu einer psychischen Krankheit, wenn anhaltende Zeichen und Symptome häufig Stress auslösen und die Arbeitsfähigkeit beeinträchtigen … In den meisten Fällen lassen sich Symptome mit einer Kombination aus Medikamenten und Beratung (Psychotherapie) in den Griff bekommen.*

So denken die meisten Ärzte. Da wir nicht wissen, was eine psychische Krankheit ist, definieren wir sie als Konstellation von Symptomen, die das Leben des Patienten beeinträchtigen.

Psychiatrische Diagnosen basieren auf Gesprächen mit den Patienten, aber die heutige Checklistenmethode ähnelt etwas zu sehr dem bekannten Gesellschaftsspiel »Finden Sie die fünf Fehler«. Wir sagen beispielsweise, ein Mensch, der mindestens fünf von neun möglichen Symptomen zeige, sei depressiv.[3]

Wenn wir gründlich genug suchen, finden wir bei den meisten Menschen bestimmt fünf »Fehler«. Wir bilden uns sehr schnell ein Urteil über Fremde, was, von einem evolutionären Standpunkt aus betrachtet, von großem Überlebenswert ist. Wenn wir mitten im Wald einem Fremden von einem anderen Stamm begegnen, entscheiden wir sofort, ob wir weglaufen, kämpfen oder mit ihm reden. Ähnlich verhält es sich mit der Intuition und Erfahrung der Ärzte: Sie sagen vielleicht innerhalb von Sekunden, welches Problem ein Patient hat, und die Gefahr ist beträchtlich, dass der Arzt von da an Suggestivfragen stellt, die die erforderliche Zahl von Symptomen liefern und zu einer falschen Diagnose führen.

Die Psychiatrie versucht nicht, den Patienten zu verstehen. Stattdessen entwickelt sie sich zu einer Checklistenübung,[4] die auch eine Sekretärin oder der Patient selbst ausführen könnte. Psychiater haben mir berichtet, dass Allgemeinärzte häufig so vorgehen, nachdem sie eine Diagnose gestellt haben. Eine Studie der Rand Corporation belegte 1993 in den Vereinigten Staaten, dass[5] *mehr als die Hälfte der Ärzte Rezepte ausstellten, nachdem sie mit Patienten drei Minuten lang oder kürzer über das Thema Depression gesprochen hatten.*

Studien zeigen, dass Ärzte ziemlich oft nicht die offizielle Checkliste verwenden, sondern nach Gefühl beurteilen, was einem Patienten fehlt. Dadurch steigt die Gefahr von Fehldiagnosen und Überdiagnosen weiter. Obwohl das DSM-IV (*Diagnostic and Statistical Manual of Mental Disorders*, Diagnostischer und statistischer Leitfaden psychischer Störungen) 374 Diagnosen enthält, erfüllt nur die Hälfte der behandelten Menschen die diagnostischen Kriterien für eine Störung.[6]

Das ist eine sehr unerfreuliche Entwicklung. Schwere psychische Krankheiten hängen oft mit vorangegangenen Traumata zusammen, und eine unglückliche Kindheit verdreifacht das Risiko, an einer Psychose zu erkranken.[7] Wenn die Krankengeschichte nicht erforscht wird – das würde Zeit kosten –, ist die Therapie meist ziemlich unwirksam. Selbst Robert Spitzer, der als Leiter der Arbeitsgruppe für das DSM-III die treibende Kraft hinter der neuen Checklistenmethode bei der psychiatrischen Diagnose war, räumt heute ein, dass das, was er einführte und woran er glaubte, nachteilige Folgen hatte.

Vor etwa 25 Jahren diskutierte ich mit einem erfahrenen Psychiater über die Bedeutung des individuellen Blickwinkels im Vergleich zu dem, was randomisierte Studien uns über den Wert unserer Therapien verraten. Mir war nicht klar, was er unter »Individualisierung der Behandlung« verstand. Er wies darauf hin, dass jeder Patient anders sei. Ich sagte, um zu wissen, was wir tun, müssten wir unsere Interventionen in randomisierten Studien testen. Patienten mit gleichen Diagnosen müssten die gleiche Therapie erhalten, obwohl sie verschieden sind. Meine Einstellung war vom Scheitern der freudschen Psychoanalyse beeinflusst, die unwissenschaftlich ist, weil ihre Vertreter sich nicht die Mühe machen zu testen, ob ihre Theorien zutreffen. Sie behaupten einfach, diese Theorien würden von ihren Patienten immer wieder bestätigt.[8] Der Wissenschaftsphilosoph Karl Popper hat diese Art zu denken mit beißendem Spott kommentiert:[8]

»Was Adler betrifft, so war ich von einer persönlichen Erfahrung sehr beeindruckt. Einmal schilderte ich ihm einen Fall, der mir nicht sehr adlerisch vorkam. Doch es fiel ihm nicht schwer, ihn anhand seiner Theorie der Minderwertigkeitsgefühle zu analysieren, obwohl er das Kind nicht einmal gesehen hatte. Leicht geschockt fragte ich ihn, wie er so überzeugt sein könne. ›Wegen meiner tausendfachen Erfahrung‹, antwortete er, worauf ich einfach erwidern musste: ›Und mit diesem neuen Fall verfügen Sie jetzt wohl über eine mehr als tausendfache Erfahrung.‹«

Selbst in der heutigen Psychiatrie werden Diagnosen manchmal auf diese Weise gestellt.

Der Psychiater und ich sprachen nicht über das gleiche Thema. Er meinte, alle individuellen Umstände, die bei einem bestimmten Patienten zu einer bestimmten Diagnose führten, unterschieden sich von jenen des nächsten Patienten, der die gleiche Diagnose erhalte, und wenn wir das nicht berücksichtigten, werde der Patient möglicherweise falsch behandelt. Ich glaube, wir hatten beide recht. Wir brauchen randomisierte Studien, jedoch nur als Ausgangspunkt für die Analyse aller anderen relevanten Probleme eines bestimmten Patienten. Das erfordert aufmerksames Zuhören und Aufgeschlossenheit.

An geisteskranken Orten geistig gesund sein

»Alle anderen Ärzte sagten, er könne sich nicht selbst steuern; er leide an einer Störung.«

Die Familie eines Jungen, bei dem fälschlicherweise ein Asperger-Syndrom diagnostiziert und der fälschlicherweise mt Olanzapin behandelt wurde[9]

Meine Besorgnis über die Art und Weise, wie in der Psychiatrie diagnostiziert wird, ist nicht übertrieben. Das ist eines der größten Probleme in der Psychiatrie. Es kann erstaunlich einfach sein, eine Diagnose zu erhalten. Beispielsweise ist es gefährlich, wenn ein Patient erwähnt, dass er Stimmen hört. 1973 veröffentlichte der Psychologe David L. Rosenhan in *Science* einen berühmten Artikel: »An geisteskranken Orten geistig gesund sein«.[10] Rosenhan und sieben andere gesunde Menschen suchten psychiatrische Kliniken auf und erklärten, sie hörten Stimmen. Ihre Aufgabe war, ohne fremde Hilfe wieder herauszukommen, indem sie das Personal davon überzeugten, dass sie gesund seien. Sobald sie eingewiesen worden waren, hörten sie also auf,

Symptome vorzutäuschen, und verhielten sich völlig normal. Dennoch verbrachten sie durchschnittlich 19 Tage in der Klinik (Rosenhan wurde erst nach zwei Monaten entlassen) und man verordnete ihnen Medikamente, die sie nicht einnahmen, insgesamt 2100 Tabletten ganz unterschiedlicher Art, obwohl alle Scheinpatienten das gleiche »Symptom« hatten. Alle wurden mit der Diagnose »Schizophrenie im Abklingen« entlassen, obwohl das einzige »Symptom« darin bestand, dass sie Stimmen hörten, was auch bei normalen Menschen vorkommt.

Viele echte Patienten vermuteten, dass die Scheinpatienten gesund waren, nur dem Personal fiel das nicht auf. Wenn eine Diagnose erst einmal gestellt wurde, ist es schwer, sie zu revidieren; sie bleibt haften. Rosenhan berichtete, das Etikett sei derart mächtig gewesen, dass viele normale Verhaltensweisen der Scheinpatienten völlig übersehen oder gründlich falsch interpretiert worden seien, damit sie mit einer gängigen Theorie über die Dynamik einer schizophrenen Reaktion übereinstimmten. Eine Zusammenfassung, die geschrieben wurde, nachdem ein Scheinpatient entlassen worden war, illustriert diesen Trugschluss:

> *Bei diesem 39-jährigen weißen Mann besteht seit Langem eine Ambivalenz, was enge Beziehungen anbelangt, beginnend in der Kindheit. Eine herzliche Beziehung zur Mutter kühlte sich ab, als er Jugendlicher war. Eine distanzierte Beziehung zum Vater wurde angeblich sehr intensiv. Affektive Stabilität fehlt. Seine Versuche, Emotionen im Umgang mit seiner Frau und seinen Kindern in den Griff zu bekommen, wechseln immer wieder mit Wutanfällen ab, und die Kinder schlägt er dann. Er behauptet zwar, er habe mehrere gute Freunde, aber man spürt auch in diesen Beziehungen eine erhebliche Ambivalenz.*

In Wahrheit hatten die Beziehungen des Scheinpatienten nichts Ambivalentes an sich, und wenn bekannt gewesen wäre, dass dieser Mann normal war, wären ihm ganz andere Eigenschaften zugeschrieben worden.

Die Scheinpatienten machten Notizen und beobachteten, dass das Personal das Verhalten der Patienten oft falsch interpretierte. Wenn ein Patient »ausrastete«, weil ein Pfleger ihn schlecht behandelt hatte, stellten die Krankenschwestern selten Fragen, sondern nahmen an, sein Zorn sei auf seine

Krankheit oder den Besuch eines Angehörigen vor wenigen Tagen zurückzuführen. Das Personal kam nie auf die Idee, dass einer von ihnen oder die Abläufe in der Klinik das Verhalten des Patienten möglicherweise erklären könnten.

Rosenhan erklärte, die Diagnose werde zu einer sich selbst erfüllenden Prophezeiung. Irgendwann akzeptiert der Patient die Diagnose und verhält sich dementsprechend. Rosenhan ist der Meinung, dass wir nicht alle Patienten wegen bizarrer Verhaltensweisen oder Wahrnehmungen für schizophren erklären, sondern unsere Diskussion auf Verhaltensweisen, die Reize, die sie auslösen, und ihre Korrelate beschränken sollten. Seiner Ansicht nach sind die psychischen Kräfte, die zu einer Depersonalisierung führen, stark, und er wirft die Frage auf, was geschähe, wenn die Patienten mächtig statt machtlos wären. Wenn man sie als interessante Individuen anstatt als diagnostische Fälle betrachten würde, wenn sie gesellschaftlich anerkannt und keine Aussätzigen wären und wenn ihre Qual wirklich und uneingeschränkt unser Mitgefühl und unsere Besorgnis wecken würde – würden wir dann nicht den Kontakt mit ihnen suchen, obwohl Medikamente zur Verfügung stünden? Vielleicht weil es Spaß machen würde?

Rosenhan beschreibt, dass Machtlosigkeit überall erkennbar ist. Dem Patienten werden viele seiner gesetzlichen Rechte genommen und er gilt wegen seines psychiatrischen Etiketts nicht als glaubwürdig. Die Pseudopatienten beobachteten auch Misshandlungen, die abrupt aufhörten, wenn andere Pflegekräfte sich näherten – diese waren ja im Gegensatz zu den Patienten glaubhafte Zeugen.

Rosenhan folgert daraus, dass wir in psychiatrischen Kliniken Gesunde nicht von Kranken unterscheiden können, und stellt die Frage, wie viele Gesunde, die nicht als solche erkannt werden, in unseren psychiatrischen Einrichtungen leben und wie viele Patienten, die außerhalb einer psychiatrischen Klinik vielleicht gesund wären, in der Klinik als krank gelten, nur weil sie auf eine bizarre Umgebung reagieren.

Die Mitarbeiter eines Forschungs- und Ausbildungskrankenhauses, die von Rosenhans Feststellungen gehört hatten, bezweifelten, dass solche Fehler auch ihnen unterlaufen könnten. Daher informierte Rosenhan das Personal darüber, dass einer oder mehrere Scheinpatienten innerhalb der folgenden drei Monate versuchen würden, in das psychiatrische Krankenhaus aufgenommen zu werden. Jeder Mitarbeiter wurde gebeten zu beurteilen, ob ein Patient ein Scheinpatient war. Einundvierzig von 193 Patienten (21 Prozent) wurden von mindestens einem Mitglied des Personals nachdrücklich für Scheinpatienten erklärt. Rosenhan hatte jedoch überhaupt keine Scheinpatienten eingeschleust!

Sehr viele Menschen werden fälschlicherweise als schizophren diagnostiziert. Eine Studie stellte 1982 fest, dass zwei Drittel von 1023 Afroamerikanern mit Schizophrenie keine Symptome aufwiesen, die nach den neuesten Richtlinien Voraussetzung für diese Diagnose waren.[11] 1985 überprüfte der Chefpsychiater im Manhattan State Hospital die Akten von 89 Patienten mit Schizophrenie und kam zu dem Schluss, dass nur 16 von ihnen diese Diagnose hätten erhalten dürfen.[11]

Fehldiagnosen können fatal sein. In einem Fall wurde ein Kind, das angeblich das Asperger-Syndrom aufwies, mit Psychopharmaka behandelt, die schizophrenieähnliche Symptome auslösten, einschließlich einer Psychose. Die falsche Diagnose wurde also zu einer sich selbst erfüllenden Prophezeiung, und die Medikamente, die dem Kind aufgezwungen wurden (siehe Kapitel 15, »Liebe Luise«), kosteten es letztlich das Leben.[12]

Es ist nicht so seltsam, wie es scheinen mag, dass bei manchen Menschen Schizophrenie diagnostiziert wird. Die Psychiatrie unterscheidet sich grundlegend von anderen medizinischen Fachgebieten, weil normale Menschen ähnliche Symptome und Gefühle haben wie Patienten und weil viele normale Menschen gelegentlich psychotische Erfahrungen machen, einschließlich Wahnvorstellungen und Halluzinationen.

Die Dämonen greifen an

Wenn wir eine richtige oder eine falsche Diagnose gestellt haben, hauchen wir unserem gesellschaftlichen Konstrukt Leben ein, etwa wenn die Mayo-Klinik behauptet, eine Störung habe jemanden befallen, als existiere die Störung ganz unabhängig.

Die Symptome des Patienten sind echt, aber das diagnostische Etikett ist nicht echt, das heißt, es definiert nichts, was außerhalb des Patienten existiert. Ein Elefant existiert wirklich und greift uns vielleicht an, wenn wir ihm zu nahe kommen. Wir sagen auch, dass Krankheiten uns anfallen – zum

Beispiel: »Sie hatte einen Asthmaanfall« –, als verfüge Asthma über eine reale Existenz in der Natur wie ein Elefant.

Vielleicht halten Sie das für zu philosophisch – darum werde ich in Kapitel 5 (über ADHS) erklären, warum diese Unterschiede sehr wichtig sein können. Ein weiteres Beispiel: Als eine Freundin von mir in ihren Zwanzigern wegen einer akuten Psychose in eine Klinik eingewiesen wurde, erklärte der Psychiater: »Sie sind schizophren!« Von diesem Punkt an hatte sie das Gefühl, keine Person mit Autonomie und Würde mehr zu sein. Ihre Pfleger brauchten sie nicht mehr zu respektieren; sie war nun ein Sack voller Symptome, über den sie bestimmten, und die folgenden Jahre waren katastrophal für sie.

Subtile Unterschiede können wichtig sein. Hätte ihr Psychiater gesagt: »Sie sind ein Mensch, der zurzeit Symptome hat, die wir üblicherweise Schizophrenie nennen«, hätte er damit ausgedrückt, dass die Person immer noch da war, dass sie viel mehr war als ihre Symptome und dass die Krankheit nicht unbedingt bis an ihr Lebensende andauern werde – wovon viele Psychiater leider ausgehen, weil ihnen nicht klar ist, dass sie die Probleme mit ihren Medikamenten zu einem Dauerzustand machen (siehe Kapitel 11).

Es werde eine Störung

»Und das DSM sprach: Es werde eine Störung.«

Kirk, Gomery und Cohen in *Mad Science*[13]

In seiner vierten Auflage versuchte das *Diagnostic and Statistical Manual of Mental Disorders* (DSM) der American Psychiatric Association (APA, Amerikanische psychiatrische Gesellschaft), eine psychische Störung zu definieren.[14] Ich habe einige der problematischeren Teile kursiv hervorgehoben:

> *[Eine psychische Störung ist] ein klinisch bedeutsames Verhaltens- oder psychisches Syndrom oder Muster, das bei einer Person auftritt und das mit momentanem Leiden (z. B. einem schmerzhaften Symptom) oder einer Beeinträchtigung (z. B. Einschränkung in einem oder in mehreren wichtigen Funktionsbereichen) oder mit einem stark*

> *erhöhten Risiko einhergeht, zu sterben, Schmerz, Beeinträchtigung oder einen tiefgreifenden Verlust an Freiheit zu erleiden. Zusätzlich darf dieses Syndrom oder Muster nicht nur eine verständliche und kulturell sanktionierte Reaktion auf ein bestimmtes Ereignis sein, wie z. B. den Tod eines geliebten Menschen. Unabhängig von dem ursprünglichen Auslöser muss gegenwärtig eine verhaltensmäßige, psychische oder biologische Funktionsstörung bei der Person zu beobachten sein. Weder normabweichendes Verhalten noch Konflikte des Einzelnen mit der Gesellschaft sind psychische Störungen, solange die Abweichung oder der Konflikt kein Symptom einer oben beschriebenen Funktionsstörung bei der betroffenen Person darstellt. (DSM-IV-TR, deutsche Ausgabe, S. 979)*

Diese Definition ist extrem dehnbar und enthält viele Urteile, auch was das Ausmaß der beschriebenen Phänomene anbelangt. Diese Zweideutigkeit führt zu großen Unterschieden bei den beobachteten Symptomen, wenn unabhängige Psychiater einschätzen sollen, ob eine bestimmte Person an einer psychischen Störung leidet oder nicht und um welche es sich handelt.[14, 15]

Es ist völlig unmöglich, mit all dieser Zweideutigkeit und Subjektivität praktisch zu arbeiten, und es wäre einfach, eine sinnvollere und besser fundierte Definition vorzuschlagen. Das DSM ist jedoch ein Konsensdokument, und seine Diagnosen sind unwissenschaftlich und willkürlich. Echte Wissenschaft entscheidet über die Existenz und die Natur der Phänomene, mit denen sie sich befasst, nicht durch Handabstimmung von Personen, die ein eigennütziges Interesse daran haben und von der Pharmaindustrie bezahlt werden.[16]

Die Behauptung, das umfangreiche neue diagnostische Checklistensystem, das 1980 mit dem DSM-III eingeführt wurde, sei zuverlässig, wurde in einem Buch überzeugend widerlegt.[15] Die enttäuschenden Ergebnisse, zu denen es kam, als zwei Psychiater dieselben Menschen einschätzten, wurden in einem Nebel aus positiver Rhetorik verborgen, und zwar in überraschend kurzen Artikeln, wenn man bedenkt, wie wichtig das Thema ist. Die zugrunde liegende Dokumentation ist schwer zu finden, aber das Buch sagt alles. Seine beiden Autoren haben hervorragende Arbeit geleistet und dadurch Licht auf ein Problem geworfen, das in der American Psychiatric Association niemand diskutieren will. Selbst die größte Studie mit 592 Teilnehmern war eine Enttäuschung, obwohl die Untersucher die Begutachter sehr sorgfältig schulten.[17] Bei Bulimie, die extrem einfach zu diagnostizieren ist, lagen die Kappa-Koeffizienten, die die Urteilerübereinstimmung angeben, über 0,80, wenn zwei Ärzte dieselben Personen befragten. Bei schwerer Depression und Schizophrenie, zwei der wichtigsten Diagnosen, betrugen die Kappa-Koeffizienten nur 0,64 und 0,65.

Da wir nicht genau wissen, was eine psychische Störung ist, könnten wir die anerkannten diagnostischen Verfahren ausprobieren, um herauszufinden, ob sie auch psychiatrische Diagnosen liefern. Das tun sie tatsächlich. Ich wählte Psych Central aus, eine umfangreiche Webseite, die von neutralen Beobachtern sehr gelobt wird und preisgekrönt ist.[18] Wir waren acht normale und erfolgreiche Menschen, die sich an den Tests für Depression, ADHS und Manie versuchten. Keiner von uns bestand alle drei Tests. Zwei litten an Depression, und vier hatten eindeutig, wahrscheinlich oder möglicherweise eine ADHS. Sieben waren manisch; einer benötigte eine sofortige Behandlung, drei hatten eine mäßige bis schwere Manie und drei leichtere Formen.

Andere bestätigten meine Ergebnisse, was darauf hindeutet, dass die Psychiatrie für uns alle eine oder mehrere Diagnosen auf Lager hat. Rosenhan wies nach, dass die amerikanische Psychiatrie wie der Kaiser im Märchen nackt ist, was in den 1970er-Jahren eine andere Studie bestätigte:[11]

> *Als Forscher 463 Menschen befragten, stellten sie fest, dass bei allen von ihnen Gedanken, Überzeugungen, Stimmungen und Fantasien vorkamen, die, für sich betrachtet, in einem psychiatrischen Gespräch die Diagnose »psychische Störung« rechtfertigen würden.*

Dänemark führte vor Kurzem ein neues Gesetz ein, das Patienten, die in ein Krankenhaus aufgenommen werden, eine Diagnose innerhalb von vier Wochen zusichert. Das kann bei Menschen, die nicht wissen, ob sie Krebs haben oder nicht, das unangenehme Warten verkürzen. Dennoch wurde das Gesetz aus guten Gründen kritisiert. Viele Krankheiten sind beispielsweise selbstlimitierend, und da alle Therapien Schäden verursachen können, ist es oft im besten Interesse des Patienten, *keine* Diagnose zu bekommen, weil es Ärzten schwerfällt, einen Patienten *nicht* zu behandeln, wenn eine Diagnose vorliegt. Sie haben während ihres Medizinstudiums viel gelernt über die Anwendung von Medikamenten gegen alles, was man sich vorstellen und nicht vorstellen kann, aber sie haben sehr wenig darüber gelernt, wann es besser wäre, einfach abzuwarten. Darum lautet meine Einschätzung des neuen Gesetzes: Wenn Sie wegen eines psychischen Problems zu einem Arzt gehen, bekommen Sie mit Sicherheit mindestens *eine* Diagnose!

Es überrascht nicht, dass Therapeuten, die Gesunde nach den DSM-Kriterien beurteilten, bei einem Viertel der Probanden eine psychiatrische Diagnose stellten.[16] Stellen Sie sich vor, Sie untersuchen Gesunde mit einem Test auf Krebs, der bei einem Viertel von ihnen eine falsche Diagnose liefert, die zu einer Chemotherapie wegen eines nicht vorhandenen Tumors führt. In jedem anderen medizinischen Fachgebiet außer in der Psychiatrie würden wir es nicht erlauben, einen derart schlechten Test anzuwenden.

Das DSM-III aus dem Jahr 1980 wurde 1994 durch das DSM-IV ersetzt, das sogar noch schlimmer war als sein Vorgänger und 26 Prozent mehr psychische Störungen auflistete.[16] Allen Frances, der Vorsitzende der DSM-IV-Arbeitsgruppe, glaubt mittlerweile, dass man der American Psychiatric Association die Zuständigkeit für die Definition von psychiatrischen Störungen entziehen muss, weil neue Diagnosen ebenso gefährlich seien wie neue Medikamente: »Wir haben erstaunlich legere Prozeduren, was die Definition von Störungen anbelangt, doch können sie dazu führen, dass Dutzende von Millionen Menschen mit Medikamenten behandelt werden, die sie nicht brauchen und die ihnen möglicherweise schaden.«[19] Frances fügte hinzu, das DSM-IV habe drei falsche Epidemien ausgelöst, weil die diagnostischen Kriterien zu weit gefasst seien: ADHS, Autismus und bipolare Störungen bei Kindern.

Die Psychologin Paula Caplan war am DSM-IV beteiligt und musste hart kämpfen, damit die albernsten Hypothesen nicht aufgenommen wurden.[14] Als die APA 1985 beschloss, die masochistische Persönlichkeitsstörung bei Frauen einzuführen, die von ihren Ehemännern misshandelt worden waren, erfanden Caplan und ihre Kollegen voller Ironie die »Macho-Persönlichkeitsstörung«, die sich dann zur »wahnhaften dominanten Persönlichkeitsstörung« bei gewalttätigen Männern entwickelte. Die Diagnose sollte zutreffen, wenn ein Mann sechs von 14 Kriterien erfüllte, von denen das erste lautete: »Unfähigkeit, tiefer gehende interpersonale Beziehungen einzugehen und beizubehalten«.

Eine entscheidende Frage bei der klinischen Konsultation lautet: »Habe ich einen guten Grund zu glauben, dass eine Diagnose diesem Menschen helfen würde?« Einige von uns erinnern sich immer noch an die Minimale cerebrale Dysfunktion (wie ADHS früher einmal genannt wurde), die seinerzeit Millionen Eltern entgegengeschleudert wurde, obwohl dadurch nur Schaden entstand, weil sie nichts zum Wohle ihrer Kinder dagegen tun konnten.

Auch andere Fachärzte sind erpicht darauf, Menschen zu überdiagnostizieren und überzubehandeln. Als meine Frau zum ersten Mal schwanger war, bestand meine wichtigste Aufgabe darin, ihr Fachärzte vom Leib zu halten. Immer wieder bewies ich ihnen, dass die Interventionen, die sie empfahlen, entweder nutzlos oder schädlich waren, und stützte mich dabei auf ein evidenzbasiertes Buch, das systematische Überprüfungen der randomisierten Studien vorstellte.[20] So wurde die Cochrane Collaboration geboren, der ich angehöre. Sie begann buchstäblich mit einer Schwangerschaft und einer Geburt. Kurz nach der Geburt unserer ersten Tochter besuchte eine Krankenschwester meine Frau und mich. Sie behauptete, unsere Tochter werde Sprechstörungen haben, weil das Bändchen unter ihrer Zunge zu straff sei. Als sie gegangen war, lachten wir laut. Sie wusste nicht, wovon sie redete, und selbst wenn sie recht gehabt hätte, hätte es keine Behandlung gegeben. Welchen Sinn hatte also die falsche Diagnose?

Sehr wenige führende Psychiater sind bereit einzuräumen, dass ihr Fachgebiet außer Kontrolle geraten ist. Wenn die Sprache auf Überdiagnosen und Überbehandlung kommt, lautet ihre Standardantwort: Viele Patienten sind unterdiagnostiziert. Natürlich werden immer einige Patienten übersehen, aber das Hauptproblem sind nicht die Unterdiagnosen, sondern die Überdiagnosen, was jene Psychiater, die keine Silberrücken sind, durchaus wissen. In einer Umfrage erklärten 51 Prozent der dänischen Psychiater im Jahr 2007, sie verordneten zu viele Medikamente, und nur vier Prozent meinten, sie verordneten zu wenige.[21]

Ich halte es für organisiertes Leugnen mit dem Ziel, die Interessen der Gilde zu wahren, wenn Silberrücken auf der ganzen Welt die eindeutigen Folgen der legeren Diagnosen und der lockeren Hand auf dem Rezeptblock ignorieren. In Dänemark werden so viele Medikamente für das Nervensystem verkauft, dass man damit ein Viertel der Gesamtbevölkerung behandeln könnte. In den Vereinigten Staaten waren Psychopharmaka im Jahr 2009 die meistverkauften Medikamente, Antidepressiva folgten an vierter Stelle. Das kann unmöglich einen tatsächlichen Bedarf widerspiegeln. Und es wird immer schlimmer.[18]

Auch unsere Kinder sind vom Pathologisierungswahn betroffen. In den Vereinigten Staaten nimmt ein Prozent der Kinder bis zu vier Jahren Psychopharmaka, obwohl die ersten drei Lebensjahre eine Phase der raschen Neuroentwicklung sind,[22] und etwa ein Viertel der Kinder in amerikanischen Sommerlagern werden wegen ADHS, affektiven Störungen oder anderen psychischen Problemen behandelt.[18]

Es ist die Psychiatrie, die geisteskrank geworden ist, nicht unsere Kinder. Manche Kinderpsychiater prahlen damit, dass sie innerhalb von weniger als 20 Minuten eine erste Diagnose stellen und ein Rezept schreiben können, und einige Kinderärzte brauchen dafür sogar nur fünf Minuten.[23]

Warum können führende Psychiater nicht genug bekommen? Ist ihr Verhalten nicht so bizarr, abnorm, sozial auffällig und schädlich für andere Menschen, dass es, wenn man der Denkweise der Psychiater folgt, legitim wäre, eine Diagnose dafür zu erfinden? Ein passender Name wäre »obsessive, zwanghafte Krankheitserfindungsstörung«, als Synonym würde sich »offensichtliches verbreitetes Streben nach Geld durch Diagnosen« eignen. Das diagnostische Kriterium könnte eine seit mindestens sechs Monaten andauernde Störung sein, die mindestens fünf der folgenden Symptome einschließt:

1. Erhielt in den letzten drei Jahren Geld von der Industrie.
2. Ist bereit, seinen Namen für von Ghostwritern verfasste Manuskripte herzugeben.
3. Glaubt, eine Diagnose könne nicht schaden.
4. Glaubt, Screening schade nicht, weil Medikamente keine Nebenwirkungen hätten.
5. Glaubt, dass bei Menschen mit psychiatrischen Störungen ein chemisches Ungleichgewicht vorliege.
6. Behauptet, Psychopharmaka seien wie Insulin bei Diabetes.
7. Glaubt, Depression und Schizophrenie zerstörten das Gehirn und Medikamente könnten das verhindern.
8. Glaubt, Antidepressiva schützten Kinder vor Suizid.
9. Glaubt, die Informationen der Pharmakonzerne seien nützlich.

Ich bin Psychiatern begegnet, die ein Full House haben, bei denen also alle neun Kriterien erfüllt sind. Ich bin gegen Zwangsbehandlungen (siehe Kapitel 15), aber ich befürworte die erzwungene Pensionierung von Ärzten, die an diesem Syndrom leiden, um andere Menschen vor Schaden zu bewahren.

Vielleicht glauben Sie nun, ich sei unfair zu den Psychiatern. Doch meine Kriterien sind sogar vernünftiger als jene im DSM-III für das oppositionelle Trotzverhalten bei Kindern:[15]

»Eine Störung, die seit mindestens sechs Monaten andauert, in denen mindestens fünf der folgenden Symptome vorliegen:

1. Verliert oft die Beherrschung.
2. Streitet oft mit Erwachsenen.
3. Verstößt oft aktiv gegen Forderungen oder Regeln von Erwachsenen oder wehrt sich dagegen. Beispiel: verweigert Hausarbeit.
4. Tut oft bewusst etwas, was andere ärgert. Beispiel: greift nach den Mützen anderer Kinder.
5. Macht oft andere für seine Fehler verantwortlich.
6. Ist oft reizbar oder ärgert sich oft über andere.
7. Ist oft wütend und nachtragend.
8. Ist oft boshaft und rachsüchtig.
9. Flucht oft oder benutzt obszöne Wörter.«

Diese Kriterien sind völlig subjektiv und willkürlich und das Wort »oft« wird durchgehend verwendet. Wie oft ist »oft«? Viele Kinder erfüllen alle neun Kriterien, aber nur fünf sind für eine »Diagnose« erforderlich. Zu welchem Zweck? Soweit ich sehe, ist das ein ziemlich normales Verhalten.

Ich bin mir sicher, dass Naivität, Ignoranz und der Drang, Gutes zu tun, bei dummen Diagnosen eine Rolle spielen. Aber es gibt auch eine dunklere Seite. Viele Autoren des DSM haben erhebliche Interessenkonflikte in Bezug auf die Pharmaindustrie und viele Diagnosen bedeuten Geld, Ruhm und Macht für Leute an der Spitze.[14] Außerdem wollen diese Leute Macht über andere haben – das liegt in unserer Natur. Diagnosen sind ein mächtiges Instrument, das Patienten davon abhängig macht, was ihre Psychiater fühlen und denken, und die Folge ist Missbrauch (siehe Kapitel 15). Eine Patientin berichtete mir, als sie das Gefühl gehabt habe, ihr Psychiater benehme sich wie Gott, und ihn fragte, ob er sich für Gott halte, habe er sie mit einer zusätzlichen Diagnose bestraft: emotional instabile Persönlichkeitsstörung.

Joseph Biederman, der prominenteste amerikanische Kinderpsychiater, der mit seiner bipolaren Störung im Kindes- und Jugendalter wohl mehr als jeder andere dafür getan hat, unseren Kindern Überdosen von Neuroleptika zu verabreichen,[13, 24] führt sich ebenfalls gottähnlich auf. In einem Prozess fragte ihn ein Anwalt nach seinem Rang innerhalb der Harvard Medical School. »Ordinarius«, sagte Biederman. »Wer steht über Ihnen?«, wollte der Anwalt wissen. »Gott«, lautete die Antwort.[24]

Manche Psychiater widerstehen nicht einmal der Versuchung, ihren Kontrahenten in öffentlichen Debatten diagnostische Etiketten anzuheften. Henrik Day Poulsen ist wahrscheinlich der Arzt in Dänemark, der am meisten mit Pharmakonzernen zusammenarbeitet. Im Jahr 2013 war er Mitglied eines beratenden Ausschusses oder Berater für sechs Firmen und »schulte« andere Ärzte im Auftrag von neun Firmen. Wie seinen Wohltätern gefiel ihm mein Buch *Tödliche Medizin und organisierte Kriminalität* nicht[18] und er schrieb in einem Zeitungsartikel, ich hätte »auf meine übliche paranoide Art« anhand von Beispielen damit geprahlt, wie die hässliche Pharmaindustrie die Menschen betrüge.[25] »Übliche Paranoia« bedeutet, an einer chronischen Psychose zu leiden, für die Wahnvorstellungen typisch sind – also geisteskrank zu sein.

Als eine Politikerin und ehemalige Krankenschwester in der Psychiatrie einmal erklärte, angesichts des Geldes, das Poulsen von der Pharmaindustrie bekomme, sei sie nicht sicher, ob er sich über die Patienten sorge oder ob er Verkaufsgespräche für noch mehr Tabletten führe, nannte Poulsen sie »verzweifelt«.[26] Aber er hat weitere Diagnosen im Ärmel – schließlich hat er das Buch *Everyday's Psychopaths* (Psychopathen im Alltag) veröffentlicht.

Psychopharmaka führen zu vielen Fehldiagnosen

Es gibt mehrere Gründe – aber wenige gute – dafür, dass viele Patienten in der Psychiatrie mehr als eine Diagnose bekommen. Erstens sind die diagnostischen Kriterien sehr weit gefasst und höchst unspezifisch hinsichtlich der Probleme der Patienten. Zweitens überlappen sich die einzelnen diagnostischen Kategorien häufig und eine Störung neigt dazu, sich mit der Zeit in eine andere zu verwandeln. Das wird oft »Begleiterkrankung« genannt, obwohl das Problem nicht darin besteht, dass der Patient mehrere »Krankheiten« hat, sondern darin, dass die Krankheiten so vage definiert sind, dass man an einen Biologen denken muss, der in der Ferne einen Schatten sieht und sagt: »Das ist ein Elefant oder ein Gnu, vielleicht auch ein Nashorn.« Drittens werden die Nebenwirkungen eines Medikaments oft als neue Störungen fehlgedeutet. Die Verordnung eines Medikaments löst daher häufig eine Kaskade aus, also die Verordnung von Medikamenten anderer Klassen. Ein Antipsychotikum kann beispielsweise dazu führen, dass der Patient sich lethargisch und deprimiert fühlt – also bekommt er ein Antidepressivum, das manische Symptome hervorrufen kann, woraufhin er ein Antipsychotikum bekommt.[9, 24]

Ärzte müssen begreifen, dass es unmöglich ist zu beurteilen, ob ein Patient wirklich an diesen zusätzlichen »Krankheiten« leidet, solange er unter dem Einfluss von bewusstseinsverändernden Substanzen steht.[9] Die Nebenwirkungen können kommen und gehen. Das ist häufig der Grund dafür, dass die Betroffenen glauben, das Medikament könne nicht daran schuld sein.[27] Deshalb können nicht nur Routinetherapien, sondern auch der Versuch, ein Medikament abzusetzen – was häufig diese Nebenwirkungen hervorruft –, zu weiteren Diagnosen, Medikamenten und Schäden führen. Suchtexperten wissen sehr wohl, dass es nutzlos ist, psychiatrische Grundkrankheiten zu diagnostizieren, wenn ein Patient Medikamente missbraucht. Medikamentenmissbrauch und -abhängigkeit, bei denen sich Intoxikation und Entzug abwechseln, können ähnliche Symptome wie jede denkbare psychiatrische Störung auslösen. Warum verzichten die Psychiater dann nicht darauf, Diagnosen zu stellen, wenn Patienten unter dem Einfluss dieser psychoaktiven Substanzen stehen, die wir Psychopharmaka nennen?[27]

Es sollte verboten werden, neue Diagnosen zu stellen, während der Patient mit Psychopharmaka behandelt wird. Kann der Psychiater der Versuchung nicht widerstehen, sollte er routinemäßig von einer Störung sprechen, die wahrscheinlich von den Medikamenten verursacht wird. Dadurch übernimmt er und nicht der Patient die Verantwortung und die Wahrscheinlichkeit wird größer, dass er die Medikamente nach und nach absetzt, weil er Schadenersatzklagen fürchten muss, wenn er eine von Medikamenten ausgelöste Störung diagnostiziert und dann nichts unternimmt.

Es gibt noch einen vierten wichtigen Grund für die viel zu hohe Zahl von Diagnosen: Sie werden oft schon beim ersten Besuch gestellt, wenn Patienten über Traurigkeit, ihre Arbeitsbelastung, Eheprobleme oder ein Trauma neueren Datums klagen oder über viele andere Probleme, die wir alle von Zeit zu Zeit haben. Ärzte vergessen oft, dass die Diagnose ein Schnappschuss ist und dass es den Patienten vor und nach ihrem Besuch beim Arzt möglicherweise gut geht. Je öfter jemand zum Arzt geht, desto größer ist offensichtlich die Gefahr, dass er eine falsche Diagnose erhält.

Ärzte sollten geduldig sein und versuchen, den Menschen nicht bei ihrem ersten Besuch diagnostische Etiketten anzuheften, auch deshalb nicht, weil Diagnosen klebrig sind. Selbst wenn sie sich später als falsch herausstellen, ist es fast unmöglich, sie loszuwerden. Sie stigmatisieren Menschen (siehe Kapitel 6) und können sich auf den Beruf, Versicherungen und viele andere wichtige Lebensbereiche auswirken.

Ärzte sollten zudem bei der ersten Begegnung keine Medikamente verordnen, es sei denn, ein Problem ist sehr akut. Wenn ein Patient darauf besteht, ein Medikament zu bekommen, zum Beispiel ein Antidepressivum, wird eine offene Diskussion über die vielen Nebenwirkungen und die zweifelhafte Hauptwirkung (siehe Kapitel 3) die meisten Patienten davon überzeugen, dass es keine gute Idee ist, übereifrig zu sein.

Die von Psychiatern verwendeten diagnostischen Etiketten passen sehr schlecht zu den Patienten, mit denen Allgemeinärzte zu tun haben. Aber wenn der fachärztliche Blickwinkel während der ärztlichen Grundversorgung infrage gestellt wird, reagieren Psychiater darauf meist ungläubig und sehen sich in ihrer Forderung bestärkt, Allgemeinmediziner besser zu schulen.[28] Besser schulen? Worin? Hoffentlich nicht im DSM!

Die Industrie der Wohltaten

Unsere »Tu-Gutes-Kultur« stellt in der Psychiatrie ein großes Gesundheitsrisiko dar. Institutionen wie Kindergärten und Schulen setzen bisweilen Eltern unter Druck, damit sie Diagnosen wie ADHS akzeptieren, was der Institution zusätzliche Gelder einbringt. Andere Einrichtungen üben Druck auf Psychiater aus, um eine Diagnose wie posttraumatische Belastungsstörung zu erhalten.

Auch für Individuen kann es einträglich sein, sich krank zu stellen. Das öffnet die Schleusen für Wohltaten aller Art: mehr soziale Dienste, Ausbildungsbeihilfen, Gleitzeit am Arbeitsplatz, leichtere Jobs, Frührente, Invaliditätsrente, Versicherungsleistungen und so weiter. In Dänemark kann die Ausbildungsbeihilfe beispielsweise bis zu 2,5-mal höher sein, wenn bei jemandem eine der folgenden Krankheiten diagnostiziert wird: Schizophrenie, schizotype Persönlichkeitsstörung, fortbestehende Psychose, kurzzeitige Psychose, schizoaffektive Störung, nicht näher bezeichnete Psychose mit nichtorganischer Ursache, emotional instabile Persönlichkeitsstruktur vom Borderline-Typ. Vor allem »Borderline«-Diagnosen sind ziemlich dehnbar.

Innerhalb der Industrie der Wohltaten geraten zu viele Therapeuten in Versuchung, zu viel für zu viele Menschen zu tun, und Patientenvertreter – die häufig von der Pharmaindustrie unterstützt werden – befinden sich oft im Irrtum, wenn sie behaupten, ihre Schützlinge seien unterdiagnostiziert, unterbehandelt und im Vergleich zu anderen benachteiligt.

Ich habe mehrere leitende Psychiater sagen hören, eine Diagnose könne niemandem schaden. Solche Leute sollten nicht als Psychiater arbeiten. Alle beruflich bedingten Interventionen in das Leben von Bürgern, Diagnosen eingeschlossen, können schaden. Es ist paradox, dass öffentliche Debatten und Berichte in den Medien vom Nutzen der Diagnosen und Interventionen dominiert werden, obwohl wir von jeder Intervention eines genau wissen: dass sie schaden kann. Wäre dies nicht der Fall, könnte sie auch keinen Nutzen haben.

Patienten sind keine Konsumenten

In der angelsächsischen Tradition werden Patienten oft als »Konsumenten« bezeichnet. Das ist ein seltsamer Begriff. Patienten konsumieren nichts, sondern die Psychopharmaka konsumieren sie, weil sie ihnen die Persönlichkeit rauben. »Konsumption« oder »Auszehrung« ist eine alte Bezeichnung für Tuberkulose, die Gewebe »frisst«. Psychopharmaka »fressen« das Gehirn, wenn man sie längere Zeit einnimmt, da sie chronische Gehirnschäden verursachen (siehe Kapitel 11).

Wenn man Patienten mit Brustkrebs, Prostatabeschwerden, Knochenbrüchen oder HIV fragt, dann möchten sie lieber »Patienten« genannt werden, nicht Konsumenten, Kunden oder sonst etwas.[29] Viele Alternativen zu »Patient« enthalten Unterstellungen (zum Beispiel eine Geschäftsbeziehung), die den Empfängern der Fürsorge möglicherweise nicht gefallen. Das sollten wir respektieren und auf die Bezeichnung »Konsument« verzichten. Er wurde mit guten Absichten eingeführt – um die Patientenrechte zu stärken –, aber das ist auch möglich, ohne den Patienten einen Namen zu verpassen, den sie nicht tragen möchten und der obendrein ziemlich irreführend ist.

Weitere komische und erfundene Diagnosen

Wenn das Leben zu absurd wird, kann es nützlich sein, herzhaft zu lachen. Zwei komische Videos illustrieren, wie einfach es ist, Gesunden Medikamente aufzuschwatzen, die sie nicht brauchen, und zwar für eine Krankheit, die sie nicht haben. Die australische Künstlerin Justine Cooper erfand einen Fernsehwerbespot, der Havidol (*have it all* – »Hab alles«) anpreist. Havidol mit dem chemischen Namen Avafynetyme-HCl (*have a fine time plus hydrochloric acid* – »Hab Spaß plus Chlorwasserstoffsäure/Salzsäure«) war für Menschen bestimmt, die an einer dysphorischen sozialen Aufmerksamkeitskonsumptionsdefizitstörung (engl. DSACDAD) litten.

Fühlen Sie sich innerlich leer, wenn Sie einen ganzen Tag lang shoppen waren? Genießen Sie neue Dinge mehr als alte? Kommt Ihnen das Leben schöner vor, wenn Sie mehr besitzen als andere? Dann leiden Sie möglicherweise an dieser Störung, von der mehr als die Hälfte der Bevölkerung betroffen ist. Havidol sollte bis ans Lebensende eingenommen werden und zu seinen Nebenwirkungen gehören ungewöhnliches Denken, glänzende Haut, ein deutlich verzögerter sexueller Höhepunkt, speziesübergreifende Kommunikation und ein tödliches Lächeln. »Fragen Sie Ihren Arzt nach Havidol.« Manche Leute hielten das Mittel für echt und nahmen es in echte Webseiten auf, bei denen es um Panik, Angststörungen oder Depression ging.

Ein anderes Video zeigt den Journalisten Ray Moynihan.[32] Zuerst berichtete das *BMJ* am 1. April 2006[33] von einer neuen Epidemie – der Motivationsdefizitstörung –, und wie beim Havidol glaubten einige Leute, diese Krankheit existiere. In ihrer leichten Form können die Betroffenen den Strand nicht verlassen oder kommen morgens nicht aus dem Bett, in ihrer schlimmsten Form kann sie tödlich sein, weil die Kranken keine Lust mehr haben zu atmen. Moynihan sagt: »Mein ganzes Leben lang haben die Leute mich faul genannt. Aber jetzt weiß ich, dass ich krank bin.« Das Gegenmittel heißt Indolebant und sein Verfechter, der Neurowissenschaftler Leth Argos, berichtete, die Frau eines Patienten habe ihn weinend angerufen. Nach der Einnahme von Indolebant habe ihr Mann den Rasen gemäht, die Dachrinne gesäubert und die Stromrechnung bezahlt – alles in einer Woche.

Ich zeigte diese beiden Videos 2012 als Einführung zu meinem Vortrag über Überdiagnosen und Überbehandlung vor mehr als hundert Psychiatern. Sie lachten laut, aber sie lachten nicht mehr, als ich hinzufügte, ihre tägliche Praxis unterscheide sich nicht sehr von dem, was sie eben gesehen hätten.

Eine Patientin berichtete mir einmal, sie leide am chronischen Erschöpfungssyndrom, und beschrieb viele bizarre Symptome, die keinesfalls Krankheitssymptome waren. Etwas später erzählte ich den Mitarbeitern eines Unternehmens, für das sie arbeitete, von Moynihans Video über die Motivationsdefizitstörung. Alle außer ihr lachten. Vielleicht verstand sie meine Anspielung.

In einer Karikatur sagt der Arzt zu seinem Patienten: »Ihnen fehlt nichts. Darum werden wir Sie wegen einer Symptomdefizitstörung behandeln.« Barry Turner, ein Dozent für Medizinethik und Medizinrecht, erfand das *Disorder Fabrication Syndrome* (etwa »Störungserzeugungssyndrom«; wohl eng verwandt mit dem Münchhausen-Sydrom, Anm. d. Red.):[34]

Eine neue psychiatrische Störung wurde von Psychiatern beobachtet, die am Brand-Sievers-Institut für Eugenik arbeiten. Das Störungserdichtungssyndrom ist eine Art paranoide wahnhafte Störung, bei der Betroffene glauben, unfehlbar und anderen überlegen zu sein. Es geht oft mit einer narzisstischen Persönlichkeitsstörung einher. Betroffene klassifizieren ständig menschliche Verhaltensweisen aller Art als Störung oder Syndrom. Verursacht wird die Störung angeblich von einem chemischen Ungleichgewicht, entstanden durch das Studium der Psychologie oder Psychiatrie an einem Institut, das von Pharmakonzernen gefördert wird. Der ständige Umgang mit Geld, das die Pharmaunternehmen verteilen, scheint die Art und Weise zu beeinflussen, wie Psychologen und Psychiater Neurotransmitter verarbeiten. Einer anderen Theorie zufolge könnte es sich um eine Art Hysterie handeln, die durch chronischen Geiz ausgelöst wird.

Die wirksamste Behandlung besteht darin, Betroffenen die Zulassung zu entziehen. Dadurch verlieren sie ihr Verlangen nach dem Geld der Pharmaunternehmen. Eine Alternative in extremen Fällen ist eine Anklage wegen betrügerischer Studien. Diese bisweilen umstrittene Methode wurde eben erst mit großem Erfolg an der University of Vermont angewandt.

Man glaubt, dass die Störung in der Psychiatrie und in der klinischen Psychologie unterdiagnostiziert wird und dass man für diese stark gefährdete Bevölkerungsgruppe ein Screening-Programm einführen sollte.

In der Psychiatrie gibt es viele alberne Diagnosen, die auf viele Menschen zutreffen, zum Beispiel die *prämenstruelle dysphorische Störung*, die ebenfalls schädlich ist, weil sie Frauen möglicherweise davon abhält, zu arbeiten oder im Falle einer Scheidung das Sorgerecht für ihre Kinder zu beantragen.[14] Die Kriterien für diese Diagnosen sind so unspezifisch, dass sie nicht zwischen Frauen mit schweren prämenstruellen Symptomen und anderen Frauen unterscheiden können. Sogar Männer geben ähnliche Antworten wie Frauen mit schweren Symptomen.[14] Ich schließe daraus, dass Männer unbegrenzt lange behandelt werden sollten, weil sie nicht menstruieren. Der FDA war das egal. Sie ließ Fluoxetin (bekannt u. a. unter dem Handelsnamen Prozac) für diese Nichtkrankheit zu, und die amerikanischen Psychiater hatten den Nerv, sie als Depression zu bezeichnen![18] Eli Lilly gab dem Medikament einen anderen Namen: Sarafem. Das war ein umlackiertes Prozac in attraktivem Lavendelblau und Rosa – ziemlich ironische Farben für eine Tablette, die das Sexualleben der Menschen zerstört (siehe nächstes Kapitel). In Europa durfte Eli Lilly Fluoxetin nicht für etwas anpreisen, was keine Krankheit war, und die EMA kritisierte die Studien der Firma scharf, weil sie erhebliche Mängel aufwiesen. Die Cochrane-Analyse dieser Nichtkrankheit schloss 31 Studien ein und stellte fest, dass Antidepressiva wirksam waren.[35] Selbstverständlich. Alles, was Nebenwirkungen hat (und es gab viele davon),[35] scheint zu wirken, wenn die Zielkriterien subjektiv sind (siehe nächstes Kapitel). Das gilt für Krankheiten ebenso wie für Nichtkrankheiten.

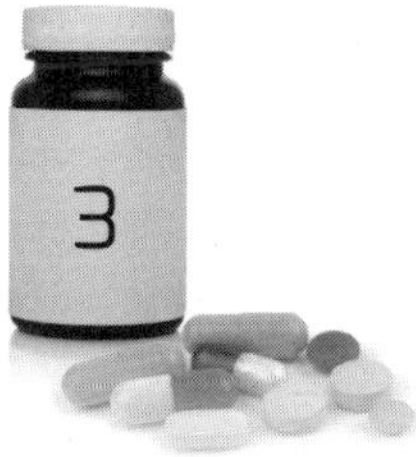

Depression

Screening auf Depression

Die diagnostischen Kriterien in der Psychiatrie sind sehr weit gefasst, darum sollte man sie nicht auf Gesunde anwenden. Screening ist eine unfehlbare Methode, uns alle für verrückt zu erklären. Ein berüchtigtes Programm in den Vereinigten Staaten war TeenScreen, bei dem sich herausstellte, dass eines von fünf Kindern an einer psychischen Störung leidet. Das löste hektische Diskussionen über eine »Krise« der geistigen Gesundheit von Kindern aus.[1]

Aber es war keine Krise der geistigen Gesundheit von Kindern, sondern eine Krise der Standards in der psychiatrischen Forschung[2] und eine chronische Störung der intellektuellen Fähigkeiten oder der Ehrlichkeit einiger führender Psychiater. Normalerweise sollte ein Screening nicht zu viele falsch negative Ergebnisse liefern, doch bei Depression schadet es im Grunde nicht, wenn wir einige Fälle übersehen. Es ist so einfach, schwere Fälle von Depression zu erkennen. Übersehen werden also die leichten Fälle, die selbstlimitierend sind und bei denen Antidepressiva nach einhelliger Meinung nicht wirken.

Wichtig ist, dass es nicht zu viele falsch positive Ergebnisse geben darf, also Gesunde, bei denen eine Depression diagnostiziert wird. Doch genau das ist der Fall. Der von der Weltgesundheitsorganisation empfohlene Screeningtest ist so schlecht, dass 36 000 von 100 000 untersuchten Gesunden die falsche Diagnose »Depression« erhalten.[3, 4] Wenn ich meine

Kollegen kritisiere, weil sie schlechte Tests dieser Art verwenden, erwidern sie, diese seien nur eine Richtlinie für die diagnostische Arbeit und dass sie weitere Tests durchführten. In einer idealen Welt vielleicht, doch die meisten Ärzte tun das nicht. Viele Patienten berichten, es habe keinen weiteren Test gegeben, vielmehr hätten sie innerhalb von etwa zehn Minuten die Diagnose und ein Rezept bekommen.[5] Das ist zu erwarten, da 80 bis 90 Prozent aller Rezepte von Allgemeinärzten ausgestellt werden,[5, 6] die wenig Zeit haben.

Dass die Standards der psychiatrischen Forschung sehr schlecht sind, verdeutlicht das folgende Beispiel: Die Forscher hatten nur bei fünf Prozent der Studien, die falsch positive und falsch negative Ergebnisse des Screenings auf Depression evaluierten, jene Patienten ausgeschlossen, bei denen bereits eine Depression festgestellt worden war.[2] Dieser Fehler ist unentschuldbar. Wenn wir wissen wollen, wie gut Ultraschall ist, um Magenkrebs bei gesund wirkenden Menschen festzustellen, dann untersuchen wir nicht Menschen, bei denen bereits mit Ultraschall ein großer Tumor festgestellt wurde, denn diese Methode wollen wir ja prüfen.

Die Cochrane-Analyse des Screenings auf Depression riet entschieden von dieser Untersuchung ab, nachdem zwölf Studien mit 6000 Teilnehmern geprüft worden waren.[7] Trotzdem empfiehlt die dänische Gesundheitsbehörde das Screening auf Depression.[8] Unsere Gesundheitsbehörden sind Meister darin, den Kuchen zu essen und gleichzeitig zu behalten. Nachdem sie pflichtgemäß die Cochrane-Analyse zitiert haben, empfehlen die Behörden das Screening für mehrere schlecht definierte »Risikogruppen«:

- Vorangegangene Depression
- Depression in der Familie
- Herzkrankheit
- Schlaganfall
- chronische Schmerzen
- Diabetes
- Raucherlunge
- Krebs
- Parkinson-Krankheit
- Epilepsie
- andere psychische Störungen (die mit Depression einhergehen)

- Schwangerschaft
- Frauen, die vor Kurzem entbunden haben
- Flüchtlinge
- Immigranten

Diese eindrucksvolle Liste von Menschen in »Risikogruppen« deckt einen erheblichen Teil der Bevölkerung ab. Daher überrascht es nicht, dass sich in der Arbeitsgruppe, die diese Empfehlungen formulierte, viele Psychiater befanden.

Wenn ich als eingeladener Redner bei großen wissenschaftlichen Tagungen für Psychiater darauf hinweise, wie schädlich das Screening auf Depression ist, interessiert das die Teilnehmer nicht im Geringsten. Dieses organisierte Leugnen schockiert mich, vor allem wenn der Professor in meinem Krankenhaus auf meine Bemerkung, Screening führe zur Behandlung vieler Gesunder mit Antidepressiva, erwidert, das spiele keine Rolle, weil Antidepressiva keine Nebenwirkungen hätten. Wirklich? Die »Risikogruppen« enthalten im Wesentlichen Menschen, die seit über fünf Jahrzehnten gelebt haben, und Antidepressiva töten viele von ihnen (siehe Kapitel 14).[9]

Es ist schwer zu sagen, wie oft eine Depression fälschlicherweise diagnostiziert wird, weil wir nicht einmal wissen, was eine richtige Diagnose ist. Wenn wir Elefanten zählen, beschließen wir nicht plötzlich, Gnus in unsere Zählung aufzunehmen, nur weil sie ebenfalls grau aussehen und vier Beine haben. Was Depression anbelangt, wurden die Kriterien für die Diagnose im Laufe der Jahre enorm ausgeweitet. Gestützt auf die neun Kriterien im DSM-IV, haben Psychiater ausgerechnet, dass ein Mensch mindestens auf 1497 verschiedene Arten depressiv sein kann.[10] Einige dieser Varianten sind nicht wirklich das, was die meisten Leute als »Depression« bezeichnen würden.

Im Jahr 2010 erklärten die amerikanischen Centers for Disease Control and Prevention, neun Prozent der befragten Erwachsenen erfüllten die DSM-IV-Kriterien für Depression.[3] Aber die Voraussetzungen dafür sind sehr gering. Sie sind depressiv, wenn Sie in den vergangenen zwei Wochen acht Tage lang wenig Interesse oder Spaß daran hatten, etwas zu tun. Hinzu kommt ein einziges weiteres Symptom von vielen möglichen, zum Beispiel:

- Einschlafprobleme
- Appetitlosigkeit oder zu üppiges Essen
- Nervosität oder Unruhe, die bewirkt, dass Sie sich viel mehr bewegen als sonst

Das ist unvernünftig. Wenn seine Freundin mit ihm Schluss gemacht hat, fühlt sich ein Jugendlicher während der gesamten zwei Wochen mies, schläft schlecht und isst wenig. Fast alle Menschen haben manchmal wenig Lust, etwas zu unternehmen, einerlei, wie positiv, aktiv und kontaktfreudig wir sein mögen. Und die meisten Amerikaner essen zu viel.

Angesichts solcher Diagnosen überrascht es nicht, dass die Zahl der Depressiven seit der Zeit, als es noch keine Antidepressiva gab, drastisch zugenommen hat.[11] Obendrein ist die Gefahr eines Zirkelschlusses erheblich. Wenn eine neue Klasse von Medikamenten die Stimmung, den Appetit und den Schlaf stört, könnten von der Industrie bezahlte Psychiater die Depression als Krankheit definieren, die genau diese Symptome aufweist: Stimmungs-, Appetit- und Schlafstörungen.[12]

Ich habe an vielen pseudoakademischen Diskussionen teilgenommen, bei denen die Teilnehmer zu erklären versuchten, warum heute mehr Menschen depressiv seien als früher. Die übliche Erklärung lautet: Unsere Gesellschaft ist hektischer und ihre Anforderungen sind höher geworden. Soweit ich sehe, sind wir privilegierter denn je, unser Leben ist weniger stressig, die soziale Sicherheit ist viel größer und es gibt viel weniger Arme. Es ist sinnvoller zu schätzen, ob die Zahl der schwer Depressiven zugenommen hat. Aber ich höre von Psychiatern immer wieder, das sei nicht der Fall.[13]

Eines der Anzeichen dafür, dass amerikanische Silberrücken Amok laufen, ist die Medikalisierung der Trauer. Im DSM-III war Trauer nur dann eine depressive Störung, wenn sie länger als ein Jahr anhielt. Im DSM-IV waren es zwei Monate, im DSM-5 von 2013 sind es nur noch zwei Wochen. Wenige Ehen sind so schlecht, dass Hinterbliebene nach nur zwei Wochen jubeln, weil der Partner oder die Partnerin nicht mehr da ist. Wir sollten den Menschen erlauben, gelegentlich unglücklich zu sein – das ist völlig normal –, ohne sie zu diagnostizieren. In der klinischen Praxis sind diese »Grenzen« natürlich immateriell. Ein Kliniker bittet einen traurigen Menschen nicht, noch eine Woche zu warten, bis er die diagnostischen Kriterien für eine Depression erfüllt und ein Rezept bekommen kann.

Die wichtige Änderung im DSM-III aus dem Jahr 1980 war die Einführung eines Diagnoseverfahrens, das auf Symptomen basierte. Es wird kritisiert, weil es Krankheiten produziert und aus normalen Belastungen des Lebens und aus der Trauer psychische Störungen macht, die mit Medikamenten behandelt werden müssen. Normale Reaktionen auf bestimmte Situationen, zum Beispiel auf den Verlust eines geliebten Menschen, Scheidung, eine schwere Krankheit oder Arbeitslosigkeit, werden nicht mehr als ausschließende Kriterien bei der Diagnose erwähnt. Diese Änderungen, die gegenüber der Pharmaindustrie sehr großzügig sind, könnten damit zusammenhängen, dass alle Mitglieder des DSM-IV-Gremiums für affektive Störungen finanziell mit der Pharmaindustrie verbunden waren.[3]

Öffentliche Debatten zum Thema Überdiagnosen sind frustrierend, und ich frage mich, ob führende Psychiater das Problem überhaupt verstehen oder ob sie organisiertes Leugnen zur Schau stellen, um ihr Versagen zu verschleiern. In Dänemark werden so viele Antidepressiva eingenommen, dass jeder Däne damit sechs Jahre lang behandelt werden könnte. Aber dieser höhere Verbrauch spiegelt keinen erhöhten Bedarf wider, sondern die massive Werbung.[14] Deshalb sollten unsere Alarmglocken läuten. Doch als ein Fernsehmoderator während einer Diskussionsrunde fragte, wie der hohe Konsum sich verringern lasse, und ausdrücklich darauf hinwies, dass wir nicht darüber sprechen sollten, ob dieser Konsum zu hoch sei, beantwortete Professor Lars Kessing die Frage nicht, sondern erklärte, der Konsum sei nicht zu hoch, weil die Zahl der Depressiven in den letzten fünfzig Jahren stark zugenommen habe.

Das Leugnen scheint epidemisch zu sein. Ein anderer Chefarzt in Kessings Abteilung erklärte kürzlich gegenüber einem Journalisten, der Verbrauch von Antidepressiva entspreche der Zahl der Kranken.[15] Die Behauptung, alles sei in Ordnung, ist jedoch irreführend. Obwohl es international unumstritten ist, dass Antidepressiva bei leichter Depression nicht wirken und nicht eingenommen werden sollten, haben die meisten Menschen, die damit behandelt werden, eine eher leichte Depression.[6]

Studien zeigen, dass es mehr Überdiagnosen als Unterdiagnosen gibt, was Depression anbelangt.[13] Das sollte niemanden überraschen, der kein Psychiater ist. Der Begriff *major depressive disorder* (Major Depression im deutschen Sprachgebrauch) ist in sich widersprüchlich, weil er nun auch die *mild major depressive disorder*, also eine abgeschwächte Form, miteinschließt. Auch das ist bedeutungslos, weil solche Fälle weder *major* (stark, schwer) noch eine Depression sind, nicht einmal eine *disorder* (Störung).[13]

Antidepressiva helfen nicht bei Depression

Wir verwenden Antidepressiva seit über fünfzig Jahren, doch es ist unwahrscheinlich, dass sie eine reale und nützliche Wirkung bei Depression haben. An ihren vielen Nebenwirkungen bestehen hingegen keine Zweifel. Antidepressiva bringen mehr Schaden als Nutzen.[16] Darum geht es im Rest dieses Kapitels.

Bei einer Metaanalyse randomisierter Studien mit 100 000 Patienten, von denen die Hälfte depressiv war, stellte die FDA fest, dass ein Antidepressivum bei etwa 50 Prozent und ein Placebo bei 40 Prozent eine Besserung bewirkte.[17] Ein Cochrane-Review über depressive Patienten in der Primärversorgung berichtete von einem leicht höheren Nutzen,[18] bezog jedoch die unveröffentlichten Studien nicht mit ein, die eine viel kleinere Wirkung verzeichnen als die veröffentlichten.[19]

Die meisten Ärzte bezeichnen die 40 Prozent in der Placebogruppe als Placeboeffekt, was nicht stimmt. Die Mehrzahl der Patienten hätte sich auch ohne Placebotabletten erholt, weil dies der natürliche Verlauf einer unbehandelten Depression ist. Wenn Ärzte und Patienten sagen, ihrer Erfahrung nach wirke die Behandlung, müssen wir also einwenden, dass solche Erfahrungen nicht zuverlässig sind, weil es den Patienten ohne Behandlung möglicherweise ebenso gut gegangen wäre.

Es ist wichtig, diese Probleme zu verstehen. Wenn ich in öffentlichen Debatten darauf hinweise, dass Antidepressiva ziemlich unwirksam sind, behaupten Psychiater, sie seien trotzdem nützlich, weil die Patienten vom Placeboeffekt profitierten. Aber wie groß ist der Placeboeffekt? Das wollte Asbjørn Hróbjartsson, einer meiner Forschungsgruppenleiter, herausfinden. Darum sammelte er alle Studien, in denen die Patienten randomisiert einer Placebogruppe zugewiesen oder gar nicht randomisiert worden waren (Letzteres wird oft als Wartelisten-Kontrollgruppe bezeichnet). In die neueste aktualisierte Version unserer Analyse schlossen wir 234 Studien ein, die 60 klinische Störungen in allen Bereichen der Gesundheitsfürsorge untersuchten.[20] Wir stellten fest, dass die Placebointerventionen keine bedeutsame klinische Wirkung hatten, außer in einigen wenigen Bereichen wie zum Beispiel bei Schmerzen und Übelkeit. Wir wissen allerdings nicht, ob diese Wirkungen echt sind oder ob die Patienten einfach nur nett zum Arzt sein wollten. Das Problem mit solchen Studien besteht darin, dass wir eine Studie nicht verblinden können, wenn die Hälfte der Patienten etwas einnimmt, was wie ein aktives Medikament aussieht, und die andere Hälfte nichts bekommt. Psychologische Studien zeigen, dass positive Wirkungen unter solchen Bedingungen weit übertrieben werden, vor allem wenn der Zielparameter subjektiv ist.

Vor Kurzem veröffentlichte Hróbjartsson eine weitere wichtige Studie. Er wollte untersuchen, in welchem Umfang Versuchsleiter die Wirkung übertreiben, wenn sie gegen die aktive Substanz nicht verblindet sind. Zu diesem Zweck sammelte er alle Studien, die sowohl einen verblindeten als auch einen nichtverblindeten Versuchsleiter hatten.[21] Er analysierte 21 Studien zu verschiedenen Krankheiten und stellte fest, dass die Wirksamkeit der Behandlung um durchschnittlich 36 Prozent übertrieben wurde (gemessen als Quotenverhältnis), je nachdem, ob ein nichtverblindeter oder ein verblindeter Studienleiter die Wirkung einschätzte. Die meisten Studien benutzten subjektive Zielparameter. Die Wirkung von Antidepressiva wird ebenfalls mithilfe subjektiver Skalen (z. B. der Hamilton-Skala der Depression) bewertet; deshalb sind Hróbjartssons Ergebnisse für Studien zu Antidepressiva unmittelbar relevant, weil solche Studien nicht effektiv verblindet werden. Antidepressiva haben offenkundige Nebenwirkungen, und daher wissen viele Patienten und Ärzte, ob das verblindete Medikament eine aktive Substanz enthält oder ein Placebo. Wenn wir annehmen, dass die Verblindung der Patienten in allen Studien über Antidepressiva gebrochen wird, und die Verzerrung berücksichtigen, die das Fehlen der Verblindung bewirkt, stellen wir fest, dass Antidepressiva keine Wirkung haben (Quotenverhältnis 1,02).[3, 16]

Die Verblindung braucht jedoch nicht bei allen Patienten gebrochen zu sein. Damit die Wirkung sich in nichts auflöst, genügt es schon, wenn fünf Prozent der Patient falsch bewertet werden, sofern es darum geht, ob sie eine Besserung erfahren oder nicht. Aus der 50-prozentigen Wirkung des aktiven Medikaments wird dann nämlich eine 45-prozentige Wirkung und aus der 40-prozentigen Wirkung des Placebos werden ebenfalls 45 Prozent. Bei Studien über Psychopharmaka wird die Verblindung in der Regel bei vielen Patienten durchbrochen, manchmal bei allen, zum Beispiel bei einer placebokontrollierten Studie über Alprazolam.[22] Die Autoren einer Analyse von Verblindungsproblemen erklärten am Ende ihres Berichts: »Es ist Zeit, die Illusion aufzugeben, dass die meisten bisherigen Studien über die Wirksamkeit von Psychopharmaka hinreichend vor Verzerrungen geschützt wurden.«[22] Das war 1993, aber die Psychiater ignorieren dieses grundlegende Problem in ihren Studien über Medikamente. Auch das ist organisiertes Leugnen.

Vor vielen Jahren wurden Studien mit trizyklischen Antidepressiva durchgeführt. Diese Tests waren hinreichend verblindet, weil das Placebo Atropin enthielt.[23] Atropin verursacht Trockenheit im Mund und andere Nebenwirkungen, die denen der Antidepressiva ähnlich sind. Diese Studien sind daher viel zuverlässiger als jene mit konventionellen Placebos. Der Mund kann von einem Antidepressivum so trocken werden, dass man die Zunge kratzen und schnappen hört, was ein häufiger Grund dafür ist, dass manche Patienten wegen Karies die Zähne verlieren. Eine Cochrane-Analyse von neun Studien mit 751 Patienten – das Placebo enthielt Atropin – stellte bei trizyklischen Antidepressiva keine Wirkung fest.[23] Die gemessene Wirkung, eine standardisierte Mittelwertdifferenz in Höhe von 0,17, war nicht nur statistisch unsicher, sondern auch so klein, dass sie selbst dann, wenn sie zuträfe, keine klinische Bedeutung hätte. Sie entspricht 1,3 auf der Hamilton-Skala, die von 0 bis 52 reicht. Die kleinste Wirkung, die auf dieser Skala feststellbar ist, liegt bei 5 bis 6.[24] (In den Berichten der klinischen Studien, die wir von der EMA erhielten, betrug die mittlere Standardabweichung auf der Hamilton-Skala nach der Behandlung 7,5. Eine standardisierte Mittelwertdifferenz in Höhe von 0,17 entspricht also 0,17 × 7,5 = 1,3.) Die minimale *klinisch relevante* Wirkung ist natürlich größer als das beobachtbare absolute Minimum. Dass wir Licht am Ende des Tunnels sehen, bedeutet nicht unbedingt, dass das Licht ausreicht, um eine Zeitung zu lesen.

Angesichts der schlechten Verblindung und der subjektiven Maßstäbe, mit denen der Zielparameter gemessen wurde, überrascht es nicht, dass alles, was die Menschen abstumpft oder euphorisch macht, bei einer Depression zu »wirken« scheint, einschließlich Neuroleptika, Antiepileptika und Stimulanzien. Beispielsweise geht es bei drei von 17 Fragen auf der Hamilton-Skala um Schlafstörungen, und dieses Problem allein kann sechs

Punkte liefern.[25] Und wer seine maximale Angst vollständig verliert, kann sich acht Punkte verdienen. Alkohol würde also bei Depression mit Sicherheit »wirken«; trotzdem verordnen wir Patienten keinen Alkohol.

Andere Metaanalysen, die wie der Cochrane-Review nicht von der Pharmaindustrie finanziell unterstützt wurden, haben ebenfalls enttäuschende Ergebnisse erbracht. So gut wie alle Psychiater behaupten, Antidepressiva seien bei schwerer und leichter Depression wirksam. Das trifft nicht zu. Der American Psychiatric Association zufolge entspricht eine leichte Depression einem Hamilton-Wert zwischen 14 und 18. Die schwere Depression liegt zwischen 19 und 22 und die sehr schwere bei über 22.[26] Eine Metaanalyse mit individuellen Daten auf Patientenebene aus sechs Studien mit 718 Teilnehmern zeigte, dass SSRI sowohl bei leichter als auch bei mittelschwerer und schwerer Depression unwirksam waren, und selbst bei Patienten mit sehr schwerer Depression entsprach die Wirkung nur 3,5 auf der Hamilton-Skala,[26] was klar unterhalb einer klinisch relevanten Wirkung liegt. Zudem waren diese Studien nicht hinreichend verblindet, da sie konventionelle Placebos benutzt hatten. Wenn wir diese Verzerrung berücksichtigen, verschwindet die kleine Wirkung bei sehr schwerer Depression.

Selbst wenn wir annehmen, dass Antidepressiva *möglicherweise* eine unbedeutende Wirkung bei sehr schwerer Depression haben,[26, 27] handelt es sich nur um einen kleinen Teil der behandelten Patienten. Eine Studie stellte fest, dass nur acht Prozent der depressiven Patienten, die in der alltäglichen klinischen Praxis behandelt werden, sich als Teilnehmer für eine übliche Wirksamkeitsstudie eignen.[28] Da die Hälfte der Patienten in Studien über Depression eine sehr schwere Depression hat[26, 29] und da viele Studien in Krankenhäusern durchgeführt werden, kann die Behauptung mancher Psychiater, Antidepressiva seien hochwirksam gegen die Depression, die sie in ihren Krankenhäusern behandeln, nicht korrekt sein.

Eine sehr aufschlussreiche Methode, das Problem der Wirksamkeit zu untersuchen, besteht darin herauszufinden, wie stark ein aktives Medikament, verglichen mit einem Placebo, die Genesungszeit verkürzt. Eine Metaanalyse von 37 von der Industrie finanzierten Studien zu Fluoxetin und Venlafaxin ging dieser Frage nach.[30] Die Patienten waren anfangs schwer depressiv und nach vier Wochen Medikation nur noch leicht depressiv (Abbildung 3.1). Patienten, die ein Placebo bekamen, brauchten acht Tage länger, bis sie sich im gleichen Ausmaß erholten. Da diese Studien jedoch nicht hinreichend verblindet waren, liegt der wahre Unterschied wahrscheinlich bei einigen Tagen,[23] da ein Unterschied von 1,3 beim Hamilton-Wert nicht einmal einer Woche in der Abbildung entspricht.

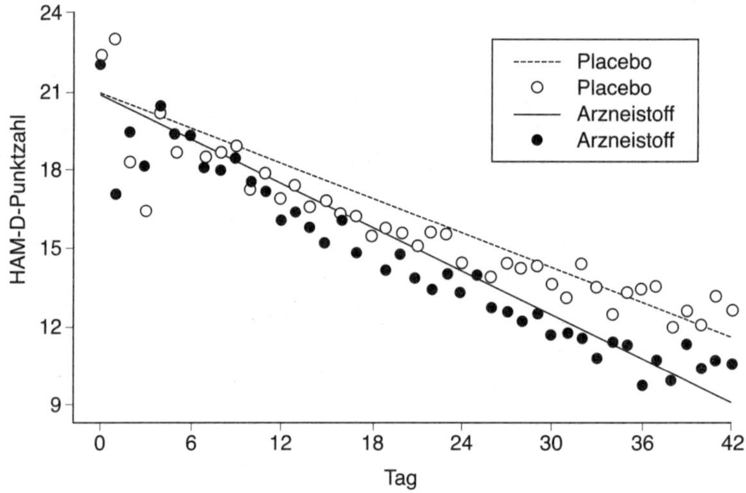

Abbildung 3.1: Schwere der Depression im Verlaufe der Zeit in 37 Studien mit Fluoxetin oder Venlafaxin im Vergleich zu einem Placebo. HAM-D = Hamilton-Skala der Depression. Neu gezeichnet.

Es gibt daher keinen guten Grund, Antidepressiva zu verwenden oder zu behaupten, sie hätten eine Wirkung wie Insulin bei Diabetes. Insulin wirkt bei Diabetes sofort; was die Abbildung zeigt, ist dagegen die langsame, spontane Remission in beiden Gruppen sowie eine gewisse Verzerrung in der aktiven Gruppe.

Diese ernüchternden Tatsachen stehen in krassem Gegensatz zu einer Erklärung von Jeffrey Lieberman, dem Präsidenten der American Psychiatric Association, im Jahr 2013, der behauptete, Antidepressiva seien hochwirksam und linderten die Symptome bei 50 bis 80 Prozent der Patienten mit schwerer depressiver Störung erheblich oder beseitigten sie ganz.[31] Im Jahr 2014 erklärte Steinar Madsen, der medizinische Direktor der norwegischen Arzneimittelbehörde, auf einer Tagung, Antidepressiva seien bei 50 bis 60 Prozent der Patienten wirksam. Ich erwiderte, diese Behauptung zeige, warum wir unseren Arzneimittelbehörden nicht vertrauen könnten, und erinnerte ihn daran, dass die FDA bei ihrer Analyse von 100 000 Patienten festgestellt habe, Antidepressiva seien nur bei zehn Prozent von ihnen wirksam.

Diese gewaltigen Übertreibungen sind allgegenwärtig. Ein Cochrane-Review zur Elektrokonvulsionstherapie stellte genau die gleiche Behauptung auf: dass Antidepressiva bei 50 bis 60 Prozent der Patienten wirkten.[32] Ich frage mich, wer sich diese Zahlen ausgedacht hat und warum Menschen so scharf darauf sind, sie zu zitieren und dadurch ihre Glaubwürdigkeit zu untergraben.

Reboxetin ist in Europa, nicht aber in den Vereinigten Staaten zugelassen. In den USA wurde Pfizers Zulassungsantrag abgelehnt.[33] Ein deutsches Institut, das medizinische Verfahren bewertet, wollte das Medikament prüfen,[33] doch Pfizer weigerte sich trotz mehrerer Anfragen standhaft, dem Institut eine Liste aller veröffentlichten und nichtveröffentlichten Studien vorzulegen.[34] Deshalb erklärte das Institut, es könne nicht beurteilen, ob das Medikament irgendeinen Nutzen habe.[35] Das hätte dazu führen können, dass Krankenkassen die Kosten dafür nicht mehr erstatteten; daher reagierte Pfizer sofort, nunmehr mit der lächerlichen Behauptung, die Firma habe das Institut ausreichend mit Daten versorgt, die ihrer Ansicht nach »eine positive Beurteilung rechtfertigen«. Letztlich musste Pfizer alle Studien herausrücken, und eine Analyse zeigte, dass Reboxetin keine signifikante Wirkung hat. Die EMA unternahm nichts,[36] außer dass sie das Institut kritisierte, weil es einen statistischen Ausreißer in der Analyse nicht berücksichtigt habe. Diese Kritik war unberechtigt. Das Quotenverhältnis in den sieben untersuchten Studien betrug 1,24 (95 % Konfidenzintervall [CI] 0,98 – 1,56), während es bei der nicht berücksichtigten Studie 11,4 (95 % CI 3,1 – 42,1) betrug. Wenn zwei Konfidenzintervalle so weit auseinanderliegen, besteht der Verdacht auf Betrug. Sogar eine der untersuchten Studien war verdächtig positiv.

Die Patienten können am besten beurteilen, ob die subjektive Wirkung eines Medikaments seine Nebenwirkungen überwiegt. Die Studien zeigten allerdings keinen Nutzen dieser Art. In der Gruppe, die Antidepressiva erhielt, hörten ebenso viele Patienten vorzeitig mit der Einnahme auf wie in der Placebogruppe.[37] Das belegt, dass die Patienten die Medikamente für nutzlos hielten. Wahrscheinlich ist es noch schlimmer, denn die meisten Patienten, die eine aktive Substanz bekommen, leiden an Nebenwirkungen, und obwohl sie vielleicht lieber aus der Studie ausgeschieden wären, zogen sie es möglicherweise vor, bis zum Ende mitzumachen, weil sie hofften, dass sich doch noch eine positive Wirkung einstellen werde. Patienten, die errieten, dass sie ein Placebo einnahmen, hatten womöglich weniger Lust weiterzumachen, weil es keinen Sinn hat, Placebos zu schlucken und mit Kontrollbesuchen Zeit zu vergeuden. Die Tatsache, dass die Patienten in diesen schlecht verblindeten Studien die Einnahme der aktiven Substanz gleich oft beendeten wie die des Placebos, könnte also bedeuten, dass das Medikament ihrer Meinung nach schlimmer war als die Krankheit. Ich halte das für wahrscheinlich.

Prozesse in den USA, die eine zeitweilige Öffnung der Firmenarchive erzwangen, und unser eigenes Archiv von Studien, die der EMA vorgelegt wurden, enthüllen, dass die Industrie die Lebensqualität der Patienten in vielen Studien zwar gemessen, die Ergebnisse aber nicht veröffentlicht hat.[11] Man muss kein Genie sein, um zu dem Schluss zu gelangen, dass die Welt über positive Resultate informiert worden wäre.

Eine Analyse einer Verschreibungsdatenbank belegte, dass die Hälfte der Patienten schon nach zwei Monaten aufgehört hatte, das Medikament einzunehmen.[38] Trotzdem lieben die Psychiater die Tabletten und behaupten oft, sie wirkten bei 70 bis 80 Prozent der Patienten.[39] Das ist mathematisch unmöglich, wenn nach zwei Monaten nur noch die Hälfte das Medikament einnimmt.

Es gibt viele Gründe dafür, dass die Wirkung von Antidepressiva überschätzt wird. Es ist gut für das Prestige und bringt Geld, wenn man einem Medikament eine starke Wirkung bescheinigt. Die Psychiater wissen, dass die Pharmaunternehmen sie wieder um Mitarbeit bitten werden, wenn sie von starken Wirkungen und geringen Nebenwirkungen berichten; das kommt ihrem akademischen Ruf und ihrem Einkommen zugute. Manchmal erfolgt die Verzerrung bewusst. Es ist sehr aufschlussreich, dass die Psychiater in acht Depressionsstudien mit 1756 Kindern und Jugendlichen eine Wirkung von SSRI feststellten (Effektstärke 0,25), während keine Wirkung gefunden wurde, wenn man die Patienten befragte (Effektstärke 0,05).[40] Der Cochrane-Review neuerer Antidepressiva bei Kindern und Jugendlichen stellte genau das Gleiche fest (Effektstärken 0,29 und 0,06, von mir auf der Basis der Standardabweichungen aus anderen Analysen berechnet).[41]

Bei Studien mit Erwachsenen zeigt sich das gleiche Bild. Die Einschätzung der Kliniker in Studien über alte Medikamente wie Amitriptylin ergab eine Effektstärke von 0,25, während sie bei den Patienten nur 0,06 betrug.[42]

Der Grund könnte darin liegen, dass die Kliniker die Nebenwirkungen besser kennen als die Patienten und die Studien daher besser entblinden können. Es könnte sich jedoch auch um akademische Korruption handeln.

Andere schwere Fehler in placebokontrollierten Studien

Fast alle Studien über Psychopharmaka sind fehlerhaft, nicht nur wegen des Veblindungsproblems, sondern auch aufgrund ihres Designs. Das wurde schon vor Jahrzehnten erkannt, dennoch tun Arzneimitteltests und Analysen immer noch so, als existierte das Problem nicht,[43] wahrscheinlich deshalb, weil die Psychiater alles ignorieren, was die Mythen bedroht, die sie um ihr Fachgebiet herum aufgebaut haben.

Das Designproblem besteht darin, dass Patienten randomisiert werden, die bereits mit dem gleichen Medikamententyp behandelt wurden. Das bedeutet, dass die Placebogruppe unter Entzugssymptomen leidet. Drei Viertel der Placebostudien sehen eine Placeboeinführungsphase von ein bis zwei Wochen vor. Während dieser Zeit können Patienten vor der Randomisierung ausgeschlossen werden.[29] Diese Zeit ist zu kurz, weil manche Entzugssymptome viel später auftreten und viel länger andauern.[44, 45] In neun Studien über Depression wurden die Patienten abrupt für ein bis zwei Wochen auf einen inaktiven Placebo umgestellt, nachdem sie acht bis neun Wochen lang mit Duloxetin behandelt worden waren, das eine Halbwertszeit von nur zwölf Stunden hat.[45] Bei etwa jedem zweiten Patienten traten Entzugssymptome auf, die bei etwa der Hälfte davon nach der ein- bis zweiwöchigen Beobachtung noch nicht abgeklungen waren. Eli Lilly berichtete nicht, was mit diesen Patienten nach der formellen Beobachtungsphase geschah, doch im ersten Quartal 2012 wurden der FDA weitere Berichte über schwere Entzugssymptome vorgelegt, wobei es häufiger um Duloxetin ging als um jedes andere überwachte Medikament einschließlich zweier Opioide.[44]

Es gibt viele Tricks. Manche Studien schließen Patienten aus, denen es in der Placeboeinführungsphase besser geht, andere verwenden in dieser Phase eine aktive Substanz und schließen Patienten aus, bei denen zu unangenehme Nebenwirkungen auftreten, und wieder andere nutzen beide »Säuberungsverfahren«. Letzteres war auch bei einer der sehr wenigen Studien über Fluoxetin für Kinder der Fall, die angeblich eine Wirkung belegten.[46]

Doch selbst mit diesem extrem verzerrenden Design ging es den Kindern, die das Medikament bekamen, nicht besser als jenen in der Placebogruppe, wobei sie sich selbst beurteilten oder von den Eltern beurteilt wurden. Die »Wirkung« war nur auf einer sekundären Skala erkennbar, ausgefüllt von den Psychiatern, die Lilly für die Leitung der Studie bezahlte![46]

Besonders interessant ist, dass SSRI bei Kindern und Jugendlichen nicht wirken,[47] vielleicht deshalb, weil viele dieser Patienten kein Antidepressivum erhalten hatten, bevor sie für die Studien rekrutiert wurden, sodass diese Studien weniger verzerrt sind als Studien mit Erwachsenen.[48]

Warum behandeln Ärzte Depression mit Medikamenten? Nicht, um die Werte auf einer stark zu Verzerrungen neigenden subjektiven Skala zu verbessern. Mehr als alles andere wollen wir die Suizidgefahr bei den Patienten verringern. Diesen Aspekt werde ich weiter unten erörtern. Es ist außerdem wichtig, den Menschen zu helfen, mit ihrem Leben besser zurechtzukommen, also zum Beispiel wieder zu arbeiten und ihre Ehe und andere Beziehungen zu retten. Trotz der Tausende von Studien über Antidepressiva wissen wir nicht, ob Medikamente dazu beitragen. Das bedeutet, dass diese Frage entweder nicht untersucht wurde oder dass die Ergebnisse so enttäuschend waren, dass die Industrie sie verschweigt. Wenn man bedenkt, dass Antidepressiva nicht gegen Depression wirken und ausgeprägte Nebenwirkungen haben, vor allem schädliche Folgen für das Sexualleben (siehe unten), ist eine positive Wirkung auf das Sozialleben unwahrscheinlich.

Das furchtbare Medikament Fluoxetin und Bestechung in Schweden

SSRI sind ziemlich furchtbare Medikamente, und die Patienten sind mit ihnen nicht sonderlich zufrieden. Aber die Ärzte kümmern sich nicht darum, wie schlecht diese Tabletten sind. Als Fluoxetin, der erste SSRI, der ein Bestseller wurde, Ende der Achtzigerjahre auf den Markt kam, gab es keine Zweifel daran. Das Topmanagement von Eli Lilly wollte das Medikament einlagern, nachdem es erwogen hatte, es als Mittel gegen Essstörungen zu verkaufen.[11] Aber Eli Lilly steckte in ernsten finanziellen Schwierigkeiten und brauchte einen Erfolg.[3]

Anfangs war die FDA skeptisch und entdeckte schwere Fehler in den Studien der Firma. Ein FDA-Beamter schrieb 1984, bei Patienten, denen es nach zwei Wochen nicht gut gegangen sei, sei die Kodierung aufgehoben worden, und wenn sie ein Placebo bekommen hätten, seien sie danach der Fluoxetin-Gruppe zugeteilt worden.[39] Das bedeutet, dass sechs Wochen mit Fluoxetin mit zwei Wochen Placebo verglichen wurden. Das ist ein hoffnungslos falscher Vergleich. Da die Verblindung gebrochen wurde, nahm die Verzerrung noch mehr zu. Zudem stellte sich heraus, dass 25 Prozent der Patienten ein weiteres Medikament eingenommen hatten, und als die FDA 1985 diese Patienten aus Eli Lillys Studien entfernte, blieb keine signifikante Wirkung von Fluoxetin übrig. Eli Lilly hatte den Patienten auch Benzodiazepine gegeben und damit die Regeln seiner Studien gebrochen, ohne die FDA zu informieren. Als die FDA später davon erfuhr, erlaubte sie dieses Vorgehen und setzte sich damit ihrerseits über ihre eigenen Regeln hinweg.[49] Die Öffentlichkeit und die Ärzte wurden über diesen Trick nie unterrichtet.

Die FDA gab sich die größte Mühe, den Anschein zu erwecken, als sei Fluoxetin wirksam.[39] Vielleicht lag es auch daran, das Eli Lilly eine amerikanische Firma ist. Fluoxetin wurde zugelassen, als George Bush sen. Präsident war, und der war einst Vorstandsmitglied bei Eli Lilly gewesen. Vizepräsident Dan Quayle stammte aus Indiana, wo Eli Lillys Zentrale ihren Sitz hat, und einige ehemalige Mitarbeiter des Unternehmens gehörten zu seinem Stab und saßen in einer Aufsichtskommission der FDA.[49]

Die deutsche Arzneimittelbehörde fand Fluoxetin »völlig ungeeignet für die Behandlung von Depression« und fügte hinzu, nach Einschätzung der Patienten seien die Reaktionen gering oder gar nicht vorhanden, im Gegensatz zu den Beurteilungen der Ärzte.[46]

Ungeachtet aller negativen Befunde machte Eli Lilly dieses schreckliche Medikament zu einem Bestseller, der dazu beitrug, dass das Unternehmen zu einem der zehn größten der Welt wurde. Meiner Meinung nach ist es ziemlich sicher, dass die Pharmariesen ohne die Hilfe korrupter Psychiater mit ihren Psychopharmaka keine großen Umsätze gemacht hätten.[3] Korruption ist im amerikanischen Gesundheitswesen weit verbreitet, aber sogar in Schweden findet man sie. Als John Virapen, der Direktor von Eli Lilly in Schweden, schwedischen Psychiatern einige Daten zu dem Medikament zeigte, lachten sie und dachten, er meine es nicht ernst mit seiner Absicht, eine Zulassung zu beantragen.[50] Aber sie lachten nicht lange.

Virapen hatte gute Gründe anzunehmen, dass seine künftige Karriere von der Zulassung des Fluoxetins abhing, also löste er sein Problem mit Bestechung. Er fand heraus, wer der unabhängige Experte war, der für die schwedische Arzneimittelbehörde die klinische Dokumentation prüfen würde: Anders Forsman, ein forensischer Psychiater und Mitglied des juristischen Rates beim schwedischen Zentralamt für Gesundheits- und Sozialwesen.[51] Forsman mochte Fluoxetin überhaupt nicht und hatte erst zwei Wochen zuvor darüber gelacht. Doch als Virapen ihn fragte, was notwendig sei, damit das Medikament rasch zugelassen werde, schlug Forsman 20 000 Dollar vor, von denen das Finanzamt nichts erfahren sollte, und obendrein einen ordentlichen Betrag als Forschungsgeld für seine Abteilung. Die eine Hälfte des Geldes solle sofort, die andere nach der Zulassung erfolgen. So gibt die Mafia einen Mord in Auftrag.

Nachdem der Pakt geschlossen war, verschwanden Todesfälle in Fußnoten. Virapen zufolge spielte sich das Verfahren etwa so ab:[50] Der Satz »Fünf hatten Halluzinationen und versuchten, sich das Leben zu nehmen, vier von ihnen mit Erfolg« sei wie folgt geändert worden: »Bei fünf anderen Probanden war die Wirkung unterschiedlich.« Außerdem schrieb Forsman einen persönlichen Empfehlungsbrief.

Ich habe mich mit Virapen getroffen. Sein Bericht stimmt mit offiziellen Dokumenten überein. Zum Beispiel schrieb der Vorsitzende des schwedischen Antikorruptionsinstituts an das Justizministerium, die Übereinkunft habe darin bestanden, dass Forsman das Geld als Belohnung für einen positiven Bericht über das Medikament erhalten sollte und dass er das Geld auch einkassiert habe. Forsman verwischte seine Spuren nicht. Während alles seinen Lauf nahm, schrieb er an Virapen, er hoffe, er werde als eine Art Schmiermittel für die weiteren Verfahren dienen können: »Sie verstehen, was ich meine.«

Als Forsman viele Jahre später mit seinem Fehlverhalten konfrontiert wurde, log er[52] und behauptete, er habe den Direktor der schwedischen Arzneimittelbehörde mündlich über seine Zusammenarbeit mit Eli Lilly informiert, bevor er den offiziellen Auftrag erhalten habe; zudem habe er seinen Interessenkonflikt in seinem Bericht erwähnt und seine Kontakte mit Eli Lilly detailliert beschrieben. Jemand im Zentralamt für Gesundheits- und Sozialwesen habe diese Passagen jedoch gestrichen. Das scheint ziemlich weit hergeholt zu sein. Der Direktor und ein anderer Professor bei der Arzneimittelbehörde erklärten jedenfalls beide, sie hätten einen Experten mit derartigen Interessenkonflikten niemals akzeptiert.

Die Zulassung in Deutschland folgte ebenfalls »unorthodoxen Lobbymethoden bei unabhängigen Mitgliedern der Zulassungsbehörde«, wie Virapen es ausdrückte.

Nachdem Virapen für Eli Lilly so nützlich gewesen war, wurde er entlassen. Auch das gleicht einem Drehbuch der Mafia. Wenn ein Auftragsmörder einen bekannten Menschen getötet hat, ist es am sichersten, den Mörder zu beseitigen, damit keine Zeugen übrig bleiben. Die offizielle Erklärung lautete, Eli Lilly habe gewisse ethische Grundsätze! Zwei andere Personen, die von der Bestechung wussten, wurden ebenfalls entlassen.

Virapen versuchte, Forsman zu verklagen, was aber nicht möglich war, weil dieser kein Mitarbeiter der Gesundheitsbehörde war. Das schwedische Antikorruptionsgesetz wurde später als unmittelbare Folge dieser Affäre ergänzt.

Forsmans Karriere litt nicht darunter – er arbeitete als psychiatrischer Gutachter für Schweden vor Gericht und fühlte sich dort wahrscheinlich wie zu Hause, da die Menschen nirgendwo so oft lügen wie vor Gericht.

Mitte der Achtzigerjahre gab es nicht viele wirklich depressive Menschen. Damals waren die Kriterien für die Diagnose viel strenger und sachbezogener als heute. Fluoxetin wurde daher als Stimmungsaufheller vermarktet. Der Unterschied zu Drogenhändlern auf der Straße ist nicht groß, weil Fluoxetin bei manchen Menschen ähnlich stimulierend wirkt wie Kokain und Amphetamin.[49] Die Warnungen auf den Beipackzetteln für Antidepressiva lassen keinen Zweifel daran, dass diese Medikamente einen Menschen ebenso verrückt machen können wie Straßendrogen.[49]

Schäden durch Antidepressiva werden geleugnet oder heruntergespielt

Nachdem ich mit meinen Forschungen über Antidepressiva begonnen hatte, dauerte es ein paar Jahre, bis ich wirklich begriff, wie gefährlich sie sind. Das liegt daran, dass alle wichtigen Spieler auf dem Feld die schwersten Schäden leugnen oder herunterspielen, weil sie ein Interesse an einer Verschleierung haben. Die Pharmaindustrie verdient Milliarden mit dem Verkauf von Lügen über ihre Tabletten; die Arzneimittelbehörden wollen nicht zugeben, dass sie sich bei der Zulassung der Medikamente geirrt haben, und zögern daher sehr lange, ehe sie Warnungen veröffentlichen oder ein Medikament vom Markt nehmen; und die führenden Psychiater verdienen Millionen dadurch, dass sie alle von der Industrie erzeugten Illusionen pflichtbewusst verteidigen.

Fluoxetin wurde schnell zu dem amerikanischen Medikament, über das am häufigsten geklagt wurde.[46] In den ersten neun Jahren erhielt die FDA 39 000 Berichte über Behandlungsschäden, viel mehr als über jedes andere Medikament. Es gab Hunderte von Suiziden und entsetzlichen Verbrechen sowie Berichte über feindseliges Verhalten, Psychosen, Verwirrung, abnormes Denken, Krämpfe, Amnesie und sexuelle Störungen. Bereits 1991, nur drei Jahre nach seiner Markteinführung, führte Fluoxetin die Liste der Behandlungsschäden an. Bei einer FDA-Anhörung im selben Jahr berichteten viele Zeugen über ungewöhnliche Suizide und Morde. Dennoch lehnten die Mitglieder des beratenden Ausschusses, von denen viele finanzielle Verbindungen zu den Herstellern der Medikamente hatten, einhellig diese Aussage ab: »Es gibt glaubhafte Hinweise, welche die Schlussfolgerung rechtfertigen, dass Antidepressiva das Auftreten und/oder die Intensität von Suizidneigungen und/oder anderer gewalttätiger Verhaltensweisen verursachen.«

Auch die Nebenwirkungen, von denen die Patienten den Psychiatern berichten, werden häufig geleugnet. Das wurde offenkundig, als ich in den Fernsehnachrichten darauf hinwies, dass Antidepressiva die Persönlichkeit verändern können. In einem Kommentar dazu schrieb der Präsident der Dansk Psykiatrisk Selskab (Dänische psychiatrische Gesellschaft), es sei irreführend, eine Nebenwirkung in den Mittelpunkt zu stellen, die den Patienten solche Angst einjage und extrem selten vorkomme.[53] Das stimmt nicht. Sechs Jahre zuvor hatten dänische Psychiater eine Studie durchgeführt, in deren Verlauf rund 500 Patienten ihnen berichteten, was sie von ihrer Behandlung mit Antidepressiva hielten. Etwa die Hälfte der Patienten war der Meinung, die Medikamente könnten ihre Persönlichkeit verändern und sie selbst ihre Gedanken und Gefühle nicht mehr so gut steuern.[54] Vier Fünftel der Patienten meinten, solange sie Antidepressiva eingenommen hätten, seien sie nicht sicher gewesen, ob diese notwendig gewesen seien.

Die Antworten der Patienten stimmen gut mit den Befunden anderer Forscher überein,[55] aber die dänischen Psychiater weigerten sich rundweg zu glauben, was die Patienten ihnen sagten. Sie hielten es für falsch und nannten die Patienten unwissend. Ihrer Meinung nach brauchten die Patienten eine »Psychoaufklärung«. Die Angehörigen teilten jedoch die Meinung der Patienten zu Antidepressiva. Vielleicht hätte man auch sie darüber aufklären sollen, dass sie sich irrten.

Eine britische Studie war ähnlich entmutigend: Nicht weniger als 78 Prozent von 2003 Laien glaubten, Antidepressiva machten abhängig, aber die Psychiater, die diese Studie erstellten, fanden, man müsse den Patienten nur mitteilen, dass Abhängigkeit kein Problem sei![6]

Bei einer Befragung von 1829 Patienten in Neuseeland, die Antidepressiva einnahmen, berichteten 62 Prozent von sexuellen Problemen, 60 Prozent fühlten sich emotional abgestumpft, 47 Prozent fanden, sie seien nicht mehr sie selbst, und 39 Prozent hatten Suizidneigungen.[55] *Die Ärzte hatten keinen von ihnen darauf hingewiesen, dass sie mit Persönlichkeitsveränderungen rechnen mussten und dass die Medikamente sich auf Beziehungen zu anderen Menschen (neben sexuellen Störungen) auswirken konnten.*

Es ist sehr seltsam, dass diese schrecklichen Medikamente so beliebt geworden sind. Wahrscheinlich liegt es daran, dass sowohl die Patienten als auch die Ärzte die natürliche Remission der Depression auf die Medikamente zurückführen. Zum Beispiel glaubten 83 Prozent der Patienten, die Medikamente hätten ihre Depression gelindert.[55]

Eine internationale Befragung von 3516 Patienten aus 14 Vereinigungen für Patientenrechte zeigte, dass fast die Hälfte von ihnen irgendwann im Leben wegen der Nebenwirkungen aufgehört hatte, ein Psychopharmakon einzunehmen. Bei einem Viertel der Patienten war Unruhe das Hauptproblem.[56]

In der Mythologie der Antidepressiva haben die kombinierten Wirkungen von Verbrechen, Korruption, Betrug, Verzerrungen, minderwertigen Studien, irrationalen Argumenten und organisiertem Leugnen unter Psychiatern besonders verheerende Folgen für die Patienten, wenn es um Suizid geht. Das ist eine echte Horrorgeschichte und der tragischste Aspekt der Gesundheitsfürsorge, der mir je begegnet ist. Unsere verletzlichsten Patienten, die Kinder, werden mit »Glückspillen« in den Suizid getrieben, mit Präparaten, die sie nie hätten bekommen dürfen, weil sie nicht gegen Depression wirken. Pharmaunternehmen und Ärzte treiben Kinder in den Suizid und behaupten gleichzeitig, ihre Medikamente *schützten* davor. Kann es etwas Schlimmeres geben? Und wie üblich halten die Arzneimittelbehörden ihre schützende Hand über die Firmen.

Die FDA schützt Eli Lilly

Im Jahr 1990, nur zwei Jahre nachdem Fluoxetin auf den Markt gekommen war, schrieben Martin Teicher und Kollegen über sechs Patienten, bei denen während der Einnahme von Fluoxetin Suizidneigungen und bizarres Verhalten auftraten, was ihnen völlig neu war. Teichers Beobachtungen waren sehr überzeugend, doch Eli Lilly belog ihn und behauptete, es gebe keine Daten, die seine Beobachtungen zu Suizidneigungen bestätigten.[49] Interne Dokumente der Firma enthüllten aber, dass die FDA mit ihr an dem Suizidproblem arbeitete und dass Eli Lillys Wissenschaftler nach einer Anhörung bei der FDA im Jahr 1991 Informationen herausrückten, die bewiesen, dass Fluoxetin das Suizidrisiko erhöht.[57] Schon vorher hatte Eli Lilly der deutschen Arzneimittelbehörde Daten vorgelegt, die zeigten, dass sich die Zahl der Suizidversuche fast verdoppelte, wenn Patienten kein Placebo, sondern Fluoxetin bekamen. Bei den Anhörungen wurde Teicher jedoch vom Vorsitzenden des FDA-Ausschusses rüde unterbrochen, sodass er seine Befunde nicht vorlegen konnte. Während Mitarbeiter von Eli Lilly viele Dias präsentieren konnten, durfte er lediglich ein paar zeigen. Ein paar Jahre später wurde Teichers Frau eine leitende Position bei Eli Lilly angeboten, ohne dass sie sich beworben hätte. Das war wohl kaum ein Zufall. Das Standardverfahren besteht darin, Kritiker auf eine schwarze Liste zu setzen, zu verfolgen und, falls das nichts nützt, sie oder nahe Angehörige zu kaufen. Teichers Frau ließ sich von ihm scheiden und arbeitete fortan für Eli Lilly.

Einen Monat nachdem er begonnen hatte, Fluoxetin einzunehmen, erschoss im Jahr 1989 ein Mann acht Menschen, verwundete zwölf und tötete sich selbst.[3] Ein Geschworenengericht urteilte zugunsten von Eli Lilly, worauf das Unternehmen behauptete: »In einem Gerichtsverfahren wurde bewiesen … dass Prozac sicher und wirksam ist.« Der Richter hegte jedoch den Verdacht, dass die Firma insgeheim einen Vergleich mit den Klägern geschlossen hatte, und erhob gegen beide Parteien Anklage. Schließlich wurde das Unternehmen gezwungen zuzugeben, dass es während des Verfahrens einen geheimen Vergleich mit den Klägern geschlossen hatte. Empört über dieses Verhalten, ordnete der Richter eine Aufhebung des Urteils zugunsten von Eli Lilly an; der neue Urteilsspruch lautete: »Rechtskräftig abgewiesen«. Der Richter erklärte: »Eli Lilly versuchte nicht nur, den Urteilsspruch zu kaufen, sondern auch die Urteilsfähigkeit des Gerichts.« Peter Breggin beriet als Sachverständiger die Familie, doch sein eigener Anwalt betrog ihn und zeigte eine schwache Leistung, weil er von der geheimen Absprache wusste.[49] Nach dieser Absprache schickte Breggins Anwalt die belastenden Dokumente an Eli Lilly zurück, wo sie verschwanden, sodass weitere Klagen gesetzwidrig verhindert wurden. Auch bei der FDA verschwanden belastende Dokumente.

Eli Lilly kaufte auch Mitglieder von FDA-Gremien. Ein beratender Ausschuss der FDA kam 1991 zu dem Schluss, Fluoxetin sei unbedenklich, obwohl David Graham, der bei der FDA für Arzneimittelsicherheit zuständig war, und andere Beamte Bedenken äußerten, was Kritiker zu dem Hinweis veranlasste, dass mehrere Ausschussmitglieder finanzielle Verbindungen zu Eli Lilly hatten.

Während der Neunzigerjahre schwor Eli Lilly öffentlich, dass Fluoxetin das Gewalt- oder Suizidrisiko nicht erhöhe; gleichzeitig schloss die Firma in aller Stille außergerichtliche Vergleiche und versteckte belastende Beweismittel, indem sie gerichtliche Anordnungen erwirkte, wonach die Dokumente zu versiegeln seien. Interne Dokumente deuten darauf hin, dass das Unternehmen ausdrücklich die Strategie verfolgte, die Krankheit und nicht das Medikament für die Gewalt und die Suizide verantwortlich zu machen. In einer Anwendungsbeobachtungsstudie nach dem Verkauf, die Eli Lilly der FDA vorlegte, verschwieg die Firma 76 von 97 Fällen von Suizidneigungen bei Patienten, die Fluoxetin eingenommen hatten. Was die Schadenersatzprozesse anbelangte, entdeckte David Healy alte Entwürfe der Fluoxetin-Packungsbeilage, in denen stand, bei anfälligen Patienten könne eine Psychose ausgelöst werden. Diese Warnung wurde in die amerikanische Packungsbeilage nicht aufgenommen, aber die deutsche Arzneimittelbehörde verlangte sie.

Bis 1999 erhielt die FDA Berichte über mehr als 2000 Suizide, die mit Fluoxetin zusammenhingen. Ein Viertel von ihnen sprach ausdrücklich von

Unruhe und Akathisie. Letztere ist eine extreme Form von Unruhe. Manche Patienten berichten, sie verspürten den Wunsch, aus der eigenen Haut zu springen. Diese Menschen bekommen ihre innere Unruhe nicht in den Griff. Manche leiden an unerträglicher Wut, Wahnvorstellungen und Dissoziation.[49] Wahrscheinlich wurden Fälle von Akathisie in den Studien verschwiegen und als Nervosität, Unruhe oder »nervöse Depression« fehldiagnostiziert.[39]

Die FDA erklärte, sie hätte einer Firma nicht erlaubt, auf der Verpackung vor Akathisie oder Suizid zu warnen – das hätte sie als falsche Angabe gewertet! Das war jedoch ein Ablenkungsmanöver, weil Pharmaunternehmen die Beschriftung ohne Genehmigung der FDA ändern dürfen, wenn sie es aus Sicherheitsgründen für notwendig halten.[58] In einem Gerichtsverfahren, dessen Anlass Sertralin (Handelsname Zoloft) gewesen war, nannte ein Richter Pfizers Argumente »pervers« und ein anderer sagte, es sei »unglaubhaft zu argumentieren, eine zusätzliche Warnung vor Suizidneigungen wäre falsch oder irreführend«. Das Gesetz »erlaubt den Herstellern, aktiv zu werden, sobald sie von neuen Sicherheitsinformationen in Bezug auf ihr Medikament erfahren; es ermutigt sie sogar dazu«.[59] Bei dem Prozess ging es um Shyra Kallas, ein fünfzehnjähriges Mädchen, dem der Hausarzt Sertralin gegen Warzen – ja, gegen Warzen – verschrieben hatte. Sie erschoss sich selbst. Daniel Troy von der FDA heftete eine Aktennotiz ab, in der die FDA behauptete, die Autorität der Behörde gehe den bundesstaatlichen Vorschriften über Arzneimittelsicherheit vor. Das nutzte Pfizer aus, um Schadenersatzklagen abzuwehren, bei denen es um Suizide ging. Interessant ist, dass Troy, ein Jahr bevor er ein öffentliches Amt übernahm, das Unternehmen zu seinen Klienten gezählt hatte.

David Graham, der Experte für Fragen der Sicherheit bei der FDA, stellte fest, dass weniger als zehn bis 20 Prozent der mit Fluoxetin zusammenhängenden Suizidfälle gemeldet worden waren. Dennoch zeigten die Daten relativ mehr Suizide bei Patienten, die Fluoxetin einnahmen, als unter denen, die ein trizyklisches Antidepressivum oder ein Placebo bekamen.[59] Grahams Warnungen wurden jedoch von den hohen Tieren der FDA weitgehend ignoriert, und obwohl die FDA darüber informiert war, dass suizidales Verhalten bei Kindern, die seit 1996 Sertralin einnahmen, offenbar um das Siebenfache höher war, unternahm die Behörde nichts. Im Juli 2005 schickte die FDA endlich eine Warnung an die Ärzte, in der es hieß, dass Antidepressiva Suizidgedanken und Gewalt bei etwa einem von fünfzig Kindern verstärken.

Eli Lilly verschwieg das erhöhte Gewalt- und Suizidrisiko und verbarg Suizide vor der Öffentlichkeit.[3] Im Jahr 2004 erhängte sich eine gesunde neunzehnjährige Studentin, die als Probandin Duloxetin eingenommen hatte, um damit einen Teil ihrer Collegegebühren zu verdienen, in einem Eli-Lilly-Labor.[60] Wie sich herausstellte, hatte es unter Menschen, die Duloxetin eingenommen hatten, 41 Todesfälle und 13 Suizide gegeben. In den Akten der FDA fehlten jedoch Berichte über die Collegestudentin und mindestens vier andere Freiwillige, von denen man wusste, dass sie sich das Leben genommen hatten. Eli Lilly räumte ein, dass es mindestens zwei dieser Todesfälle nie veröffentlicht hatte, und ein Journalist erfuhr aus anonymen Quellen, dass Duloxetin bei Patienten, die das Mittel gegen Harninkontinenz nahmen, aber nicht depressiv waren, zu Suizidneigungen führte.

Die FDA erklärte, Bundesgesetze hinderten sie daran, Studienergebnisse zu einem Medikament herauszugeben, das sie nicht zugelassen habe – und die FDA hatte Duloxetin in der Tat nicht gegen Inkontinenz zugelassen. Das ist absurd, weil Duloxetin gegen Depression zugelassen worden war. Die FDA behauptete, sie müsse Geschäftsgeheimnisse wahren, weil »gescheiterte Bemühungen bei der Entwicklung von Medikamenten geschützt werden müssen; andernfalls hätten Unternehmer einen Wettbewerbsnachteil, weil andere Firmen nicht gezwungen wären, ebenso viel Zeit und Geld zu investieren und in einer Sackgasse zu enden«. Dass die FDA so wenig Wert auf Forschungsethik legt, bedeutet, dass Patienten bei Arzneimitteltests sterben werden, weil andere Unternehmen nicht wissen, dass ein bestimmter Medikamententyp tödlich sein kann. Die FDA behauptet, das Gesetz zwinge sie zur Geheimhaltung – aber ein solches Gesetz gibt es nicht.[61]

Es ist auch unethisch, den Verkauf desselben Moleküls unter zwei verschiedenen Handelsnamen zu erlauben (Yentreve und Cymbalta), weil das zu Überdosierungen führt. Da viele Ärzte und Patienten nicht wissen, dass es sich um ein und dasselbe Medikament handelt, wird es möglicherweise doppelt verschrieben, für zwei unterschiedliche Krankheiten.

Später gab die FDA bekannt, dass elf von 9400 Frauen, denen während der Studien über Harninkontinenz Duloxetin verabreicht worden war, einen Suizidversuch unternommen hatten.[62] Diese Studien zeigen, dass SSRI das Suizidrisiko auch bei Menschen im mittleren Alter erhöhen, denn die Zahl der Suizidversuche war 2,6-mal höher als bei anderen Frauen im gleichen Alter.[62]

Arzneimittelbehörden in Europa schützten Eli Lilly ebenfalls. Als wir 2011 die britische Arzneimittelbehörde um Daten über Fluoxetin baten, die die EMA nicht besaß, weil Großbritannien für Fluoxetin zuständig war, teilte man uns mit, die Behörde habe die Akten vernichtet! Die britische Behörde vernichtet die Akten nach fünfzehn Jahren, »es sei denn, es liegen rechtliche, ordnungspolitische oder geschäftliche Gründe vor, sie aufzubewahren, oder sie sind von dauerhaftem historischen Interesse«.[3] Es besteht also kein rechtliches oder historisches Interesse an unveröffentlichten klinischen Studien über ein Medikament, das immer noch auf dem Markt ist und viele Menschen umbringt?

Erhebliche Untererfassung von Suiziden in randomisierten Studien

Es gibt viele Gründe dafür, dass randomisierte Studien das Suizidrisiko und suizidale Ereignisse bei Menschen, die Antidepressiva einnehmen, stark unterschätzen. Der wichtigste ist, dass fast alle placebokontrollierten Studien von der Pharmaindustrie durchgeführt werden, die größtes Interesse daran hat, die Tatsache zu verbergen, dass ihre Medikamente Menschen in den Suizid treiben. Das wurde besonders offenkundig, als das *BMJ* im Jahr 2004 aus anonymer Quelle eine Reihe von internen Eli-Lilly-Dokumenten und -Studien über Fluoxetin erhielt, die zehn Jahre zuvor bei einem Schadenersatzprozess offengelegt worden waren.[63]

Diese Dokumente enthüllten, dass Eli Lilly seit 1978 – zehn Jahre bevor das Medikament auf den Markt kam – gewusst hatte, dass Fluoxetin manche Menschen in einen sonderbaren, nervösen Zustand versetzen kann, der bisweilen den unwiderstehlichen Drang auslöst, Suizid oder einen Mord zu begehen. Im Jahr 1985, zwei Jahre vor der Zulassung von Fluoxetin, schrieben die Sicherheitsgutachter der FDA unter der Überschrift »Katastrophale und schwere Nebenwirkungen«, das Unternehmen habe einige psychotische Episoden verschwiegen, die später von der FDA aufgedeckt worden seien, als sie Fallberichte auf Mikrofilmkarten eingesehen habe. Die Gutachter wiesen darauf hin, dass Fluoxetins Nebenwirkungsprofil dem eines Stimulans ähnle.

Die Dokumente belegten außerdem, dass Eli Lilly bemüht war, das Wort »Suizid« ganz aus seiner Datenbank zu streichen, und dass die Firmenzentrale vorgeschlagen hatte, Arztberichte über Suizidversuche unter dem Einfluss von Fluoxetin als »Überdosis« zu codieren. Das ist extrem irreführend, weil es kaum möglich ist, sich mit einer zu hohen Dosis Fluoxetin das Leben zu nehmen, und weil die Suizide bei normaler Dosierung vorkommen. Eli Lilly war mit diesem Fehlverhalten kein Einzelfall. Unabhängige Forscher, die Daten der britischen Arzneimittelbehörde prüften, stellten fest, dass mehrere Unternehmen Suizidversuche als Überdosis kodiert hatten.[64]

Eli Lilly wies seine Mitarbeiter zudem an, »Suizidgedanken« als »Depression« zu kodieren. Zwei interne Forscher bei Eli Lilly in Deutschland waren jedoch mit dieser Anweisung unzufrieden. Einer von ihnen schrieb 1990: »Ich glaube nicht, dass ich dem Bundesgesundheitsamt, einem Richter, einem Reporter oder auch meiner Familie erklären könnte, warum wir das tun sollen, vor allem wenn es um das heikle Problem des Suizids und der Suizidneigung geht.«[65] Schon 1985 verzeichnete eine interne Analyse von placebokontrollierten Studien zwölf Suizidversuche bei Patienten, die Fluoxetin eingenommen hatten – in den Gruppen, die ein Placebo oder ein trizyklisches Antidepressivum bekommen hatten, gab es jeweils nur einen Suizidversuch. Nachdem der Kode bekannt geworden war, beauftragte Eli Lilly Berater damit, sechs Suizidversuche unter dem Einfluss von Fluoxetin zu streichen![49]

In einem der Berichte, die der Öffentlichkeit zugespielt wurden, hieß es, dass bei 38 Prozent der mit Fluoxetin behandelten Patienten zum ersten Mal Unruhe aufgetreten sei, verglichen mit nur 19 Prozent in der Placebogruppe. Das bedeutet, dass Fluoxetin bei einem von fünf mit dem Medikament behandelten Patienten Unruhe auslöst (da der Unterschied zur Placebogruppe rund 20 Prozent beträgt). Eine schwere Form von Unruhe ist Akathisie; darum waren das schlechte Nachrichten für Eli Lilly, denn Akathisie erhöht das Suizidrisiko. Deshalb empfahl die Firma schon früh, solchen Patienten auch Benzodiazepine zu verabreichen, die diese Symptome dämpfen. Die FDA ließ Fluoxetin auf der Grundlage von vier wichtigen Studien zu, allerdings hatten drei von ihnen die gleichzeitige Anwendung von Psychopharmaka erlaubt, und ein Viertel der teilnehmenden Patienten nahm Benzodiazepine oder Chloralhydrat ein.[66] Andere Unternehmen übernahmen diese Strategie, und bei 84 Prozent der placebokontrollierten Studien über Antidepressiva waren Beruhigungsmittel in kleinen Dosen erlaubt.[29]

> *Das bedeutet, dass Suizide und Suizidversuche während der Einnahme von Antidepressiva in den Studien stark unterschätzt werden. Es bedeutet zudem, dass wir nicht wissen, welche Wirkung sie tatsächlich auf eine Depression haben, weil Benzodiazepine bei Depression wirken.*

Um das Suizidrisiko noch mehr zu verschleiern, fügten mindestens drei Unternehmen – GlaxoSmithKline (GSK), Eli Lilly und Pfizer – der Placebogruppe Suizidfälle oder Fälle von Suizidversuchen hinzu, obwohl diese Fälle nicht vorkamen, während die Patienten randomisiert der Placebogruppe zugeteilt wurden. Einige dieser Ereignisse traten in der vorbereitenden Phase ein, bevor die Patienten randomisiert worden waren, andere kamen in der Interventionsgruppe vor, als die randomisierte Phase vorbei war.[67] In Gerichtsprozessen können diese betrügerischen Manöver für die Firmen wichtig sein. Beispielsweise tötete der sechzigjährige Donald Schell seine Frau, seine Tochter und seine Enkelin und dann sich selbst, nachdem er zwei Tage lang Paroxetin eingenommen hatte. Der Verteidiger von GSK erklärte, die Studien belegten kein erhöhtes Suizidrisiko bei Einnahme von Paroxetin.[68]

Die FDA schützte auch weiterhin die Unternehmen.[3] Im Jahr 2003 fiel FDA-Mitarbeitern etwas Seltsames auf, als sie die Ergebnisse einer Studie unter die Lupe nahmen. Diese Studie hatte Paroxetin bei Jugendlichen getestet.[69] GSK hatte berichtet, in der Interventionsgruppe seien erheblich mehr Jugendliche »emotional labil« gewesen als in der Placebogruppe. Doch als die FDA mehr darüber wissen wollte, stellte sich heraus, dass es bei fast allen dieser Ereignisse um Suizidalität gegangen war. Und was unternahm die FDA? Ihre Chefs unterdrückten diese Information!

Als Andrew Mosholder, ein Kinderpsychiater, der bei der FDA für Arzneimittelsicherheit zuständig war, zu dem Schluss kam, SSRI erhöhten die Zahl der Suizide bei Teenagern, hinderte die FDA ihn daran, seine Erkenntnisse bei einer Sitzung des beratenden Ausschusses vorzulegen, und unterschlug seinen Bericht. Als die Informationen dennoch durchsickerten, suchte die FDA nach dem Informanten, um ihn strafrechtlich zu verfolgen. So reagieren auch Pharmaunternehmen, wenn ein Mitarbeiter die Öffentlichkeit über schädliche Nebenwirkungen von Medikamenten informiert, die das Unternehmen in seinem Archiv versteckt hat.[70]

David Healy wertete 2002 Unterlagen aus, die er von der FDA erhalten hatte, und stellte fest, dass zwei Suizide und drei Suizidversuche, die man in einer Studie über Paroxetin der Placebogruppe zugeordnet hatte, sich in der Vorbereitungsphase ereignet hatten, also vor der Randomisierung der Patienten.[71] GSK bestritt das nicht, erklärte jedoch, Healys Analyse – die korrekt war – sei wissenschaftlich unhaltbar und irreführend. Die Firma stellte sich außerdem als armes Opfer dar, als sie wichtigtuerisch verkündete: »Eine Depression ist eine potenziell sehr schwere Krankheit, die mit erheblicher Morbidität, Mortalität, Suizidgedanken, Suizidversuchen und Suizid einhergeht. Ungerechtfertigte Schlussfolgerungen über die Anwendung und das Risiko von Antidepressiva, einschließlich Paroxetin, erweisen Patienten und Ärzten einen schlechten Dienst.«[72]

In anwaltlichem Auftrag prüfte der Psychiater Joseph Glenmullen diese Unterlagen und sagte, es sei so gut wie unmöglich, dass GSK die Daten einfach nur falsch interpretiert habe. Martin Brecher, der FDA-Forscher, der die Sicherheit von Paroxetin untersuchte, erklärte, dieser Umgang mit den Daten der Vorbereitungsphase sei wissenschaftlich unzulässig. In einem Punkt hatte GSK allerdings recht: »Ungerechtfertigte Schlussfolgerungen über die Anwendung und das Risiko von Antidepressiva, einschließlich Paroxetin, erweisen Patienten und Ärzten einen schlechten Dienst.« GSK tat genau das, wovor die Firma warnte. Noch 2011 bestritt das Unternehmen, dass Paroxetin Menschen in den Suizid treiben kann.[68]

Die FDA-Metaanalyse zu Suiziden in Studien mit 100 000 Patienten ist extrem fehlerhaft

Obwohl wir den randomisierten Studien über Antidepressiva nicht trauen können, sind sie bisweilen nützlich. Es wäre zum Beispiel sehr überzeugend, wenn sie trotz aller Verzerrungen und Betrügereien ein erhöhtes Suizidrisiko belegen würden.

Seit 1990 wurden die Arzneimittelbehörden immer dringlicher aufgefordert herauszufinden, ob SSRI Suizide verursachen. Obwohl der Druck in den folgenden Jahren zunahm, geschah sehr wenig. Es dauerte sechzehn Jahre, bis die FDA eine Metaanalyse zu dieser Frage veröffentlichte. Untersucht wurden 372 placebokontrollierte Studien über SSRI und ähnliche Medikamente, an denen 100 000 Patienten teilgenommen hatten.[17] Wie sich herausstellte, erhöhten die Medikamente bis zu einem Alter von vierzig Jahren das Risiko für suizidales Verhalten, während sie es bei älteren Patienten senkten (siehe Abb. 3.2).

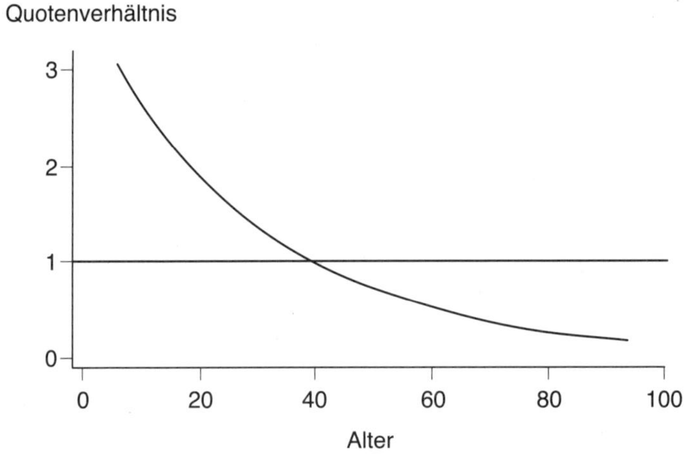

Abbildung 3.2: Die Metaanalyse der FDA von 372 placebokontrollierten Studien über SSRI und ähnliche Medikamente, an denen 100 000 Patienten teilgenommen hatten. Quotenverhältnisse für suizidales Verhalten bei Einnahme des aktiven Medikaments im Vergleich zum Placebo nach Altersstufen. Neu gezeichnet.

Aber es ist viel schlimmer. Obwohl die FDA wusste, dass die Firmen sie früher betrogen hatten, was suizidale Ereignisse anbelangte, bat die Behörde sie, über mögliche mit Suizid zusammenhängende Ereignisse in ihren Studien zu befinden und die Resultate der FDA zu schicken. Das ist bizarr. Warum sollten die Unternehmen nicht weiterhin lügen, wenn sie wussten, dass die FDA ihre Arbeit nicht überprüfen würde? Hätten sie dieses Mal nicht geschwindelt, wäre es zu offenkundig gewesen, wie sehr sie früher gelogen hatten. Und warum verhielt sich die FDA nicht so, wie es in anderen Bereichen des Lebens üblich ist? Die Polizei würde einen Kriminellen nicht bitten, zum Schauplatz des Verbrechens zurückzukehren und nach Beweisen zu suchen, verbunden mit der Zusicherung, der Richter werde ihm glauben. Die offizielle Ausrede der FDA war, dass die Unternehmen am besten informiert seien und dass die große Zahl von Teilnehmern ebenfalls ein Grund sei, die Beurteilung der Ereignisse den Auftraggebern zu überlassen.[73] Für die FDA war es äußerst bequem zu akzeptieren, dass die Daten, die sie bekommen würde, sehr wahrscheinlich gefälscht sein würden – dadurch verringerte sich die Gefahr, dass man der Behörde vorwerfen würde, früher versagt zu haben.

Ein anderes großes Problem bestand darin, dass suizidale Ereignisse, die später als einen Tag nach dem Ende der randomisierten Behandlung vorkamen, nicht registriert wurden, obwohl damals weithin bekannt war, dass jede Dosis das Suizidrisiko erhöht,[74] und zwar noch Wochen nach dem Absetzen eines SSRI. Die Vorgehensweise der FDA führt also dazu, dass die Zahl der Suizide und Suizidversuche während der Einnahme von SSRI erheblich untererfasst wird.

Die realistischen Daten belegen, dass die Analyse der FDA das Suizidrisiko krass unterschätzt. In Studien über bestimmte Medikamente, die Teil der FDA-Analyse waren, kamen manchmal *mehr* Suizide vor als in der *gesamten* Analyse *aller* Medikamente. Die FDA-Analyse zu 52 960 Patienten, die SSRI einnahmen, verzeichnete nur fünf Suizide (einen je 10 000 Patienten), doch eine interne Aktennotiz von Eli Lilly aus dem Jahr 1990 enthüllt, dass bei 6993 Patienten, die in den Studien Fluoxetin bekommen hatten, neun Suizide vorgekommen waren (13 je 10 000).[75] Laut einer Metaanalyse aus dem Jahr 1995 gab es bei nur 2963 Patienten, die Paroxetin eingenommen hatten, fünf Suizide (17 je 10 000). Diese Metaanalyse berichtete fälschlicherweise von zwei Suiziden in der Placebogruppe, obwohl diese sich in der Auswaschphase ereignet hatten.[76] Wenn wir die in beiden Studien berichteten Suizide addieren, erhalten wir 14 Suizide bei nur 9956 Patienten. Andere Daten sind ebenso bestürzend. Im Jahr 1984 berichtete das deutsche Bundesgesundheitsamt von zwei Suiziden unter nur 1427 Patienten, die in den Studien Fluoxetin eingenommen hatten (14 je 10 000).[77]

Eine Analyse von Rezepten, die Allgemeinärzte in Großbritannien unmittelbar nach der Markteinführung der Medikamente ausgestellt hatten, ist ähnlich aufschlussreich.[78] Die Patienten waren durchschnittlich 50 Jahre alt, 79 Prozent von ihnen litten an einer Depression; doch obwohl die Nachbeobachtung nur etwa sechs Monate dauerte, gab es unter den Patienten, die Fluoxetin, Sertralin oder Paroxetin erhielten, 90 Suizide (24, 17 und 27 Suizide je 10 000).

Die Daten, die ich fand, sind erstaunlich konsistent und belegen allein auf der Grundlage der randomisierten Studien, dass

> *die Zahl der Suizide bei Patienten, die Antidepressiva einnahmen, wahrscheinlich 15-mal höher war, als die FDA 2006 in ihrer Metaanalyse von Studien mit 100 000 teilnehmenden Patienten berichtete. Sie lag also um 1400 Prozent daneben!*

Dieser ungeheuren Untererfassung von Suiziden entnehme ich, dass SSRI die Zahl der Suizide in allen Altersgruppen erhöhen. Man sollte meinen, Suizid sei ein eindeutiger klinischer Endpunkt, aber in Arzneimitteltests ist die Feststellung, wie viele Suizide es gegeben hat, sehr subjektiv. Thomas Laughren, der Verantwortliche für die Metaanalyse der FDA mit 100 000 Patienten im Jahr 2006, hatte 2001 einen Artikel veröffentlicht, in dem er von 22 Suiziden bei 22 062 Patienten berichtete, die randomisiert der Interventionsgruppe zugeteilt worden waren und Antidepressiva erhielten. Das entspricht zehn Suiziden je 10 000 Patienten,[79] zehnmal mehr, als er fünf Jahre später berichtete.[17] In der Placebogruppe, die 8692 Patienten umfasste, kamen nur zwei Suizide vor, was Laughren so interpretierte: »Offensichtlich gibt es keine Hinweise für ein übermäßiges Suizidrisiko bei Patienten, die mit einem Placebo behandelt wurden.« Nein, die gibt es gewiss nicht – aber warum kommentierte Laughren nicht einen anderen, auffälligen Befund: In der Interventionsgruppe, die Antidepressiva einnahm, gab es viermal so viele Suizide wie in der Placebogruppe, was statistisch signifikant ist (P = 0,03, meine Berechnung)?[79]

In ihrer großen Analyse stellte die FDA fest, dass Paroxetin die Zahl der Suizidversuche bei Erwachsenen mit psychiatrischen Störungen signifikant erhöhte. Das Quotenverhältnis betrug 2,76 (95 % CI 1,16 – 6,60).[17] GSK beschränkte seine Analyse auf Erwachsene mit Depression, aber das Unternehmen stellte zudem fest, dass Paroxetin die Zahl der Suizidversuche erhöht. Hier betrug das Quotenverhältnis 6,7 (95 % CI 1,1 – 149,4).[80] GSK USA verschickte einen Brief an die »lieben Ärzte« mit folgendem Hinweis:[81]

> *Das Risiko für suizidales Verhalten war bei über Vierundzwanzigjährigen ebenfalls erhöht.*

Im Gegensatz dazu behauptet die FDA, diese Medikamente seien nur bei Menschen unter 24 Jahren riskant.[73]

Laut Analyse von GSK gab es in der Paroxetin-Gruppe (3455 Patienten) elf Suizidversuche, in der Placebogruppe (1978 Patienten) nur einen. Fünf der elf Suizidversuche betrafen Patienten zwischen 25 und 30 Jahren. Das zeigt, wie gefährlich es ist, mit Altersgrenzen zu operieren, wenn es um Suizid und Antidepressiva geht. Ich frage mich, warum GSK nicht von Suiziden berichtete, obwohl in der Metaanalyse von 1995 über Paroxetin, wie eben erwähnt, bei weniger Patienten fünf Suizide vorkamen. Aber es gibt so vieles, was in diesem »kreativen« Bereich der Forschung nicht zusammenpasst – dort ergibt 2 + 2 nicht unbedingt 4.

		Sertralin		**Placebo**			
	NB	n	N	n	N	RR	(95 % CI)
FDA 200617	24 Std	7	6950	7	6047	0,87	(0,31 – 2,48)
Pfizer 200983	24 Std	5	6561	8	5480	0,52	(0,17 – 1,59)
Pfizer200983	30 Tage	25	10917	14	9006	1,47	(0,77 – 2,83)
Gunnel 200584	> 24 Std	24	7169	8	5108	2,14	(0,96 – 4,75)

Tabelle 3.1: Sertralin-Studien mit Erwachsenen. n: Zahl der Suizide und Suizidversuche. N: Zahl der Patienten. NB: Dauer der Nachbeobachtung nach dem Ende der randomisierten Phase. RR: relatives Risiko. CI: Konfidenzintervall

Eine Metaanalyse unabhängiger Forscher im Jahr 2005, die die veröffentlichten Studien mit insgesamt 87 650 Teilnehmern aller Altersstufen untersuchte, zeigte, dass in den Interventionsgruppen doppelt so viele Suizide vorgekommen waren wie in den Placebogruppen (Quotenverhältnis 2,28; 95 % CI 1,14 – 4,55).[82] Zudem stellte sich heraus, dass viele Suizidversuche offenbar verschwiegen worden waren. Einige Autoren dieser Studien teilten mit, es habe Suizidversuche gegeben, die in den Berichten nicht erwähnt worden seien, andere erklärten, sie hätten nicht einmal danach Ausschau gehalten. Außerdem wurden Ereignisse, die kurz nach dem Ende der aktiven Behandlung vorkamen, nicht mitgezählt.

Die Verzerrung, die diese Unterlassung bewirkte, wurde in Metaanalysen zu Sertralin nachgewiesen, das Erwachsene eingenommen hatten (siehe

Tabelle 3.1). Die FDA-Metaanalyse fand keine Zunahme der Suizide, Suizidversuche und Selbstschädigungen (zusammengezählt; relatives Risiko = 0,87; siehe Tabelle 30 der FDA), während Pfizers eigene Metaanalyse auf eine Halbierung dieser Zahl schließen ließen (relatives Risiko = 0,52), wenn man alle Ereignisse wegließ, die nach 24 Stunden vorkamen.[83] Als Pfizer Ereignisse mitzählte, die bis zu 30 Tage nach dem Ende der randomisierten Phase eintraten, nahm die Zahl dieser suizidalen Ereignisse um etwa 50 Prozent zu (relatives Risiko = 1,47). Eine Metaanalyse unabhängiger Forscher, die Daten der britischen Arzneimittelbehörde verwendeten, belegte im Jahr 2005, dass die Zahl der Suizide und der Fälle von Selbstschädigung sich verdoppelte, wenn man auch Ereignisse nach Ablauf von 24 Stunden berücksichtigte (relatives Risiko = 2,14; 95 % CI 0,96 – 4,75; meine Berechnung).[84] Diese Wissenschaftler erklärten, die Firmen hätten das Suizidrisiko in ihren Studien untererfasst, und sie stellten zudem fest, dass nicht tödliche Fälle von Selbstschädigung und Suizidalität im Vergleich zu den berichteten Suiziden erheblich untererfasst worden waren.

In einer Metaanalyse von GSK[85] wurden bei Kindern und Jugendlichen mehr suizidale Ereignisse in der Paroxetin-Gruppe als in der Placebogruppe verzeichnet (Quotenverhältnis 3,86; 95 % CI 1,45 – 10,26), während suizidale Items auf Beurteilungsskalen wie zum Beispiel der Hamilton-Skala diesen Unterschied nicht erkennen ließen. Eine Metaanalyse der FDA bei Kindern und Jugendlichen bestätigte diesen Befund. Suizidale Items auf Depressionsskalen zeigten fälschlicherweise ein etwas *geringeres* Risiko für Suizidalität unter dem Einfluss von SSRI (relatives Risiko 0,92; 95 % CI 0,76 – 1,11), während Firmendaten eine Verdoppelung dieses Risikos auswiesen (relatives Risiko 1,95; 95 % CI 1,28 – 2,98).[86]

In absoluten Zahlen bedeutet dies, dass bei zwei von 100 Kindern Suizidalität vorkommt, verursacht von den Medikamenten, die sie einnehmen.

Robert Gibbons und Kollegen verwendeten individuelle Patientendaten, die sie von Eli Lilly erhalten hatten, und behaupteten, Fluoxetin erhöhe nicht das Suizidrisiko bei depressiven Kindern und Jugendlichen.[87] Das zeigt aber nur, dass es irreführend ist, zu kleine Stichproben zu verwenden. Die FDA-Wissenschaftler stellten fest, dass Fluoxetin das Risiko für Suizide, Suizidversuche und Suizidvorbereitungen bei Menschen unter 25 Jahren erhöhte (relatives Risiko 2,32, 95 % CI 0,78 – 6,87). Wenn man alle Medikamente berücksichtigte, blieb dieses Risiko gleich, war dann jedoch statistisch signifikant (relatives Risiko 2,35, 95 % CI 1,35 – 4,09).[17] Gibbons erklärte in seinem Artikel, er sei Sachverständiger für Wyeth und Pfizer in Prozessen gewesen, bei denen es um Antidepressiva und Suizid gegangen sei. Ich bin mir sicher, dass Gibbons seine Chance vergrößerte, auch Sachverständiger für Eli Lilly zu werden. Später werde ich genauer auf diesen interessanten Mann eingehen.

Das durch SSRI verursachte Suizidrisiko wurde in den Studien mit Sicherheit grob untererfasst. Dafür gibt es viele Gründe:

1. Betrug
2. Die Forscher berichteten nicht über Suizidversuche oder hielten nicht einmal danach Ausschau.
3. Viele suizidale Ereignisse wurden falsch kodiert.
4. Die Pharmaindustrie wollte unbedingt Ärger vermeiden und rekrutierte für ihre Studien nur Menschen, bei denen das Suizidrisiko sehr gering war.
5. Die Unternehmen drängten die Wissenschaftler, zusätzlich zu den getesteten Arzneimitteln auch Benzodiazepine zu verabreichen, die einige gewalttätige Reaktionen verhinderten, zu denen es andernfalls gekommen wäre.
6. Bei manchen Studien gibt es einleitende Phasen mit dem aktiven Medikament. Patienten, die es nicht vertragen, werden nicht randomisiert.
7. Die meisten Patienten wurden schon gegen Depression behandelt, bevor sie randomisiert wurden. Die Folge sind Entzugserscheinungen in der Placebogruppe, die die Teilnehmer anfälliger für Suizide machen.
8. Ereignisse, die kurz nach dem Ende der aktiven Behandlung eintreten, wurden selten registriert.
9. Viele Studien verschwinden in den Archiven der Unternehmen – und das sind nicht die positiven.
10. Patienten werden während der Studien sorgfältig überwacht, und ein Medikament wird wahrscheinlich abgesetzt, bevor es zu einem

ernsten Problem kommt. In der klinischen Praxis werden Patienten bisweilen gar nicht überwacht und versäumen vielleicht die eine oder andere Dosis, sodass das Suizidrisiko wegen der Entzugserscheinungen steigt. Eine Studie über Neuausstellungen von Rezepten belegte, dass 30 Prozent der Patienten, die SSRI einnahmen, ihr Medikament möglicherweise vier bis 15 Tage nicht mehr einnehmen, bevor sie sich ein neues Rezept besorgen.[88]

11. Patienten in Studien haben Kontakt mit anderen Menschen und fassen Hoffnung. Darum ist ihr Suizidrisiko geringer als im realen Leben.

Die FDA enttäuschte uns erneut. Obwohl enorm viele suizidale Ereignisse nicht berichtet wurden, belegte ihre Metaanalyse eine Zunahme des suizidalen Verhaltens bis zu einem Alter von 40 Jahren. Doch als die FDA ihre Ergebnisse 2009 veröffentlichte, teilte sie die Patienten in Altersgruppen ein, die jeweils zehn Jahre umfassten, und behauptete nunmehr, das Risiko sei nur bei Menschen unter 25 Jahren erhöht.[73] Im Gegensatz dazu zeigte die oben erwähnte Metaanalyse unabhängiger Wissenschaftler,[82] dass das Risiko eines Suizidversuches bei Patienten unter 60 Jahren in der SSRI-Gruppe 2,4-mal höher war als in der Placebogruppe. Wenn man die Behandlungsdauer mitberücksichtigte, kamen auf 1000 Patienten, die ein Jahr lang behandelt worden waren, 5,6 zusätzliche Suizidversuche in der Interventionsgruppe, verglichen mit der Placebogruppe.[82] Wenn also nur 180 Patienten ein Jahr lang mit einem SSRI behandelt werden, unternimmt ein Patient mehr einen Suizidversuch.

Mein tiefes Misstrauen gegenüber der FDA wird von deren eigenen Wissenschaftlern geteilt und basiert auf soliden Beweisen für unzulängliche Maßnahmen der FDA in anderen für die öffentliche Gesundheit sehr wichtigen Bereichen.[3] Thomas Laughren, der für die irreführende Metaanalyse der FDA zuständig war, bei der es um 100 000 Menschen ging, gründete 2013 die Laughren Psychopharm Consulting und übernahm selbst die Geschäftsführung.[89] Er sagt:

»Ich habe 29 Jahre Erfahrung darin, in der FDA für die Sicherheit und Wirksamkeit von Psychopharmaka zu sorgen, um die öffentliche Gesundheit zu schützen. Dieses Ziel erreichte ich zum Teil dadurch, dass ich mit Pharmaunternehmen zusammenarbeitete, um ihre Entwicklungsprogramme mitzugestalten und die Ziele der FDA zu erreichen: die Entwicklung sicherer und wirksamer Psychopharmaka. Außerdem bemühte ich mich, die öffentliche Gesundheit zu fördern, indem ich half, Innovationen zu beschleunigen und Psychopharmaka sicherer und wirksamer zu machen.«

Außerdem behauptet Laughren, sein Ziel sei, Pharmaunternehmen zu helfen, damit sie »die hohen Standards der FDA und anderer Arzneimittelbehörden erfüllen können«. So könnte sich auch der Sprecher eines Pharmaunternehmens ausdrücken.

Das weitverbreitete wissenschaftliche Fehlverhalten ist der Ursprung einer Forschungsliteratur, in der man tief graben muss, um unter all dem Müll die wenigen Perlen zu finden. Eine systematische Überprüfung von Studien über Depression bei Kindern in Großbritannien zeigte 2004, dass sich ein günstiges Schaden-Nutzen-Verhältnis für mehrere SSRI in ein ungünstiges verwandelte, wenn man unveröffentlichte Studien einbezog.[90] Keines der Unternehmen (Eli Lilly, GSK, Pfizer, Lundbeck und Wyeth) war entgegenkommend, wenn man es um unveröffentlichte Daten bat. Darum besorgten die Autoren sich diese Daten von einer Arzneimittelbhörde. Leider war diese Analyse sehr irreführend, was Fluoxetin anbelangte, das als einziges Medikament mit einem »günstigen Risiko-Nutzen-Verhältnis« gelobt wurde. Das ist falsch. Wir sollen glauben, dass die Einnahme von Fluoxetin *weniger* schwere Nebenwirkungen auslöste als die Einnahme eines Placebos (unter 1 Prozent im Vergleich zu 3,6 Prozent!). Wir sollen außerdem glauben, dass die Zahl der Patienten, die das Medikament aufgrund von Nebenwirkungen absetzten, in beiden Gruppen ähnlich war (5,7 Prozent im Vergleich zu 6,3 Prozent). Wenn man bedenkt, was wir über SSRI wissen, ist das unmöglich und enthüllt lediglich, dass die Fluoxetin-Tests extrem fehlerhaft sind. Ein anderer grober Patzer in dieser Analyse besteht darin, dass die Autoren suizidales Verhalten nur berücksichtigten, wenn es sich um ein schwerwiegendes unerwünschtes Ereignis handelte, das zum Tod, zu dauerhaften Schädigungen oder Krankenhausaufenthalten führte.

Die niederländische Arzneimittelbehörde hatte eine nüchternere Einstellung zu diesen Studien.[91] Sie definierte Suizidalität als Suizid, Suizidversuch oder Suizidgedanken und stellte fest, dass es bei allen Probandengruppen Hinweise darauf gab, unabhängig davon, welches Medikament getestet worden war. Außerdem wies sie darauf hin, dass die britische Untersuchung eine große Studie über Fluoxetin nicht berücksichtigt hatte, die belegte, dass Fluoxetin die Suizidalität steigert. Die Niederländer waren merkwürdig geheimnisvoll – sie nannten die Namen der Medikamente nicht, aber aus ihrer Tabelle geht eindeutig hervor, dass Fluoxetin eines von ihnen war, und man erkennt auch, welches.

Sogar die EMA wachte schließlich auf und empfahl Eltern und Ärzten im Jahr 2006, Kinder und Jugendliche sorgfältig zu überwachen, wenn sie mit Fluoxetin behandelt würden, und auf Suizidneigungen zu achten.[3] Das war kein guter Rat. Eltern können ihre Kinder nicht sorgfältig überwachen. Kinder gehen fast jeden Tag aus dem Haus – wie also sollte ein Überwachungsplan aussehen? Manche Kinder erhängten sich im Nebenzimmer, während die Eltern vor dem Fernseher saßen. Kurz vorher hatten sie noch einen völlig normalen Eindruck gemacht und behauptet, alles sei in Ordnung. Darüber diskutierte ich einmal mit einer Psychiaterin im Fernsehen und sagte zu ihr, meiner Meinung nach ergebe es keinen Sinn, dass Psychiater depressive Kinder mit einem Medikament behandelten, welches das Suizidrisiko verdopple. Ihre Antwort lautete, Kinder sollten genau überwacht werden, besonders am Anfang. Was aber geschieht mit Kindern, die ein paarmal vergessen, ihre Tabletten zu schlucken, oder ihr Medikament wegen seiner Nebenwirkungen gar nicht mehr einnehmen? Es geht einfach nicht. Suizide unter SSRI-Einfluss können sich völlig unerwartet ereignen.

Zahlreiche Studien belegen, dass SSRI in jedem Alter tödlich sein können. Bei vielen Menschen, auch in den höheren Lebensjahrzehnten, verändert sich die Persönlichkeit grundlegend, wenn sie einen SSRI einnehmen, und manche töten daraufhin sich selbst oder andere oder beides. Das führt zu einer interessanten Hypothese, welche die Autoren der FDA-Metaanalyse ebenfalls erwähnten.[73] Antidepressiva könnten nämlich zwei Wirkungen haben: bei manchen Menschen eine unerwünschte, die suizidales Verhalten (und Gewalt gegen andere) fördert, und bei manchen eine therapeutische, die suizidales Verhalten dämpft. Klinische Studien und Tierversuche stützen diese Hypothese. Eine Analyse von 84 Tierversuchen zeigte, dass die Verabreichung von SSRI die Aggressivität meist verringerte, einige Tiere jedoch noch aggressiver wurden.[92]

Im Jahr 1994 belegte eine Studie, dass 18 von 54 Patienten, die Fluoxetin einnahmen, und 18 von 53, die einen Placebo schluckten, einen Suizidversuch unternahmen.[93] Die Probanden waren nicht depressiv, hatten aber mindestens zwei Suizidversuche hinter sich. Wir erfahren nicht, ob einige

Patienten bereits ein Antidepressivum erhielten und deshalb an Entzugssymptomen litten, nachdem sie randomisiert der Placebogruppe zugeteilt worden waren. Das Alter der Patienten ist ebenfalls unbekannt, aber es handelte sich wahrscheinlich um Erwachsene, da Forscher es fast immer erwähnen, wenn ihre Patienten Kinder waren. Die Studie zeigte also, dass Fluoxetin Erwachsene nicht vor Suizidversuchen schützt.

Fluoxetin hätte für Kinder niemals zugelassen werden dürfen, genau genommen für kein lebendes Wesen. Die FDA ließ es gegen »Trennungsangst« bei Hunden zu, also für Hunde, die zu viel bellen, wenn ihr Besitzer das Haus verlässt. Das ist vielleicht keine so gute Idee. Eli Lilly wies 1978 nach, dass Katzen, die jahrelang freundlich gewesen waren, zu knurren und zu fauchen begannen und eindeutig unfreundlich wurden, wenn man ihnen Fluoxetin verabreichte.[94] Wurde das Medikament abgesetzt, kehrten die Tiere innerhalb von ein bis zwei Wochen zu ihrem üblichen freundlichen Verhalten zurück.

Diese Medikamente stören die normale Entwicklung ganz erheblich. Die Packungsbeilage für Fluoxetin erwähnt, dass Kinder nach nur neunzehnwöchiger Behandlung 1,1 Zentimeter Größe und 1,1 Kilogramm Gewicht verloren hatten, verglichen mit Kindern, die einen Placebo bekommen hatten.

Ich vermute, dass die FDA 2007 einen schlechten Tag hatte (oder alle Chefs waren außer Haus auf derselben Konferenz), als sie einräumte:

SSRI können in jedem Alter einen Suizid verursachen.

Den Herstellern »empfahl« die FDA kleinmütig, ihre Warnhinweise zu überarbeiten:[95]

»Alle Patienten, die unabhängig von der Indikation mit Antidepressiva behandelt werden, sollten ausreichend überwacht und genau beobachtet werden, um eine klinische Verschlechterung, Suizidalität und ungewöhnliche Veränderungen im Verhalten zu erkennen, besonders in den ersten paar Monaten der medikamentösen Therapie oder bei Erhöhung oder Verringerung der Dosis. Angst, Nervosität, Panikattacken, Schlafstörungen, Reizbarkeit, Feindseligkeit, Aggressivität, Impulsivität, Akathisie (psychomotorische Unruhe), Hypomanie und Manie wurden bei Erwachsenen und bei Kindern und Jugendlichen beobachtet, die mit Antidepressiva behandelt wurden.«

Die FDA wies zudem darauf hin, dass »Angehörige und Betreuer von Patienten den Rat erhalten sollten, täglich auf diese Symptome zu achten, weil Veränderungen plötzlich eintreten können«.

Endlich räumte die FDA auch ein, dass SSRI in jedem Alter wahnhaftes Verhalten auslösen können und dass die Medikamente sehr gefährlich sind. Andernfalls wäre eine tägliche Überwachung unnötig. Da es sich jedoch um einen falschen Rat handelt, sollte die FDA die Medikamente vom Markt nehmen, anstatt neue Warnhinweise »vorzuschlagen«, zumal die Probleme in der klinischen Praxis viel größer sind, als die Industrie in den von ihnen bezahlten Studien zugibt. Peter Breggin berichtet, dass elf von 184 Patienten, die im Krankenhaus anfingen, Fluoxetin, Sertralin oder Paroxetin einzunehmen, an Manie erkrankten. Acht wurden psychotisch. In Yale litten acht Prozent von 533 nacheinander ins Krankenhaus aufgenommenen Patienten an Manie oder Psychose, die von Antidepressiva verursacht worden war, und zwei Patienten hörten Stimmen, die ihnen befahlen, sich das Leben zu nehmen.[49] Breggin weist zudem darauf hin, dass zwei der drei häufigsten Nebenwirkungen des Fluoxetins Depression und abnormes Denken sind. Die FDA entfernte jedoch die Depression von ihrem prominenten Platz auf dem Beipackzettel und erklärte sie nicht mehr für häufig, sondern für nicht existent. Aus abnormem Denken wurden abnorme Träume, was nicht ganz so unvorteilhaft ist.

Manche Arzneimittelbehörden scheinen allerdings schlauer zu sein als andere. Soviel ich weiß, ist Australien das einzige Land, das sich weigert, SSRI für die Behandlung von Kindern zuzulassen.[6] Manche Länder haben Fluoxetin unter Berufung auf stark fehlerhafte Studien zugelassen, doch es ist sehr unwahrscheinlich, dass SSRI bei Kindern wirken. Außerdem kamen in der großen TAD-Studie sechs Suizidversuche in den Fluoxetin-Gruppen und einer in den anderen Gruppen vor.[96] Das ist wohl kaum ein Medikament, dem man sein Kind aussetzen möchte.

Es ist völlig unverantwortlich, geradezu gefährlich und respektlos gegenüber all jenen, denen ein Antidepressivum ein Kind oder einen Ehepartner genommen hat, dass führende Psychiatrieprofessoren und die Pharmaunternehmen immer noch bestreiten[97–99] – in direktem Gegensatz zu den zuverlässigsten Daten, die wir haben –, dass Antidepressiva das Suizidrisiko bei Kindern und Jugendlichen erhöhen.

Ein weiterer schmutziger Trick: Statt Patienten werden Patientenjahre zugrunde gelegt

Mehrere Pharmaunternehmen verschleierten das Suizidrisiko in den Unterlagen, die sie den Arzneimittelbehörden schickten, indem sie mit Patientenjahren anstatt mit der Zahl randomisierter Patienten rechneten. Das führte zu erheblichen Verzerrungen, weil mehrere dieser Studien eine Nachbeobachtungphase hatten, in der alle Patienten das aktive Medikament erhalten konnten. Nun sind diejenigen Patienten, die das Medikament lange Zeit einnehmen, auch diejenigen, die es vertragen; darum werden der Interventionsgruppe »zum Nulltarif« Patientenjahre hinzugerechnet, was Suizidalität anbelangt.

Auf der Grundlage der FDA-Dokumente, die David Healy erhielt, lässt sich feststellen, wie stark diese Verzerrung ist. In Pfizers Unterlagen über Sertralin nahm die Zahl der Suizidversuche in der Interventionsgruppe gegenüber der Placebogruppe um 26 Prozent ab.[100] Drei von fünf Suizidversuchen, die der Placebogruppe zugeordnet wurden, ereigneten sich jedoch in der Auswaschphase vor der Randomisierung. Als die FDA diese Ereignisse strich, verursachte Sertralin eine Zunahme der Suizidversuche um 29 Prozent. Wenn man Patienten zugrunde legt, betrug die Zunahme der Suizidversuche unter Einfluss von Sertralin 73 Prozent. In den Studien über Paroxetin nahm die Zahl der Suizidversuche um 52 Prozent ab, wenn man mit Patientenjahren rechnete, aber sie stieg um 25 Prozent, wenn man mit Patienten rechnete.[101] Wie David Graham in einem internen FDA-Dokument berichtete, betrug die Suizidalität bei Patienten, die Fluoxetin einnahmen, 0,52 Prozent gegenüber 0,18 Prozent in der Placebogruppe. Das heißt, sie ist bei Einnahme des Medikaments fast dreimal höher.[102]

Diese schmutzigen Tricks waren nicht harmlos, denn sie trugen anscheinend dazu bei, der FDA weiszumachen, sie müsse sich über ein Suizidrisiko durch die Einnahme von SSRI keine Sorgen machen.[103]

Von der Industrie bezahlte Psychiater greifen ebenfalls zu diesen schmutzigen Tricks. 1995 nahmen Stuart Montgomery und Kollegen Paroxetin in mehreren Metaanalysen unter die Lupe und kamen zu dem erstaunlichen Ergebnis, dass die Zahl der Suizide in den Paroxetin-Gruppen 5,6-mal *niedriger* war als in den Placebogruppen![104]

Fallgeschichten zu Suiziden bei Patienten, die SSRI einnahmen

Tausende von Menschen begingen Suizid, weil sie Antidepressiva einnahmen, und über viele von ihnen wurde in wissenschaftlichen Artikeln, in Zeitungen und auf Webseiten berichtet.

Der tragische Verlust eines geliebten Menschen kann das Gedächtnis beeinflussen und bewirken, dass Betroffene jedes wichtige psychische Problem vor dem Suizid vergessen und auf diese Weise einen Teil der Schuld von der Familie auf den Arzt verlagern. Obwohl solche verzerrten Erinnerungen möglich sind, wissen wir auch, dass Antidepressiva gesunde Freiwillige in den Suizid treiben können. Zudem beobachten Menschen, die dem Opfer nahestehen, häufig einen tief greifenden Persönlichkeitswandel, der so bizarr ist, dass sie nicht den geringsten Zweifel daran haben, dass er von den Tabletten ausgelöst wurde.

Wir schulden es den Menschen, die gestorben sind, weil eine gierige, kriminelle und betrügerische Pharmaindustrie, unterstützt von übermäßig industriefreundlichen Arzneimittelbehörden und korrupten Psychiatern, einige ihrer Geschichten zu erzählen. Tausend Todesfälle sind gesichtslose Statistik. Doch hinter den Zahlen verbergen sich reale Menschen, und wenn wir schildern, was mit realen Menschen geschah, werden andere oft aufmerksam.

Folgend stelle ich acht der tragischen Todesfälle vor, die ich persönlich kenne, weil ich die Hinterbliebenen – Eltern oder Ehepartner – getroffen habe. Sie alle wollten mir ihre Geschichte erzählen, um andere auf die Gefahren der SSRI aufmerksam zu machen, und sie wollten mir Fotos der Verstorbenen zeigen (siehe Fotos). Ich traf vier von ihnen in Los Angeles auf einer wissenschaftlichen Tagung, die zu dem Schluss gelangte, dass die biologische (auf Medikamente gestützte) Psychiatrie mehr schadet als nützt (siehe Fotos und Kapitel 14). Ihre Entschlossenheit, ihre Tragödien zu veröffentlichen, haben andere davor bewahrt, die gleichen Erfahrungen zu machen, weil sie rechtzeitig erkannten, dass ihre Angehörigen auf eine Katastrophe zusteuerten.

Leider glauben viele Ärzte und andere Leute, dass ein Medikament, vor dessen Einnahme in einem bestimmten Alter die Behörden warnen, für andere Altersgruppen ungefährlich sei. In Dänemark warnten die Packungsbeilagen vor dem erhöhten Suizidrisiko bis zu einem Alter von 18 Jahren, obwohl nie Daten vorlagen, die darauf hindeuteten, dass das Risiko bei etwas älteren Personen nicht erhöht war. Solche irreführenden Empfehlungen haben tragische Folgen.

DANILO TERRIDA

Danilo Terrida war erst 20, als er sich 2011 an einem Kran in einer Werft erhängte, zwei Stunden nachdem er am Telefon mit seiner Familie geplaudert und ihr versichert hatte, es gehe ihm gut. Einen Monat zuvor hatte er seinen Geburtstag gefeiert und alles war scheinbar ist Ordnung. Zwei Wochen danach suchte er den ärztlichen Notdienst auf, weil er sich psychisch nicht wohlfühlte. Er wurde mit Beruhigungstabletten und mit dem Rat, am nächsten Tag einen Arzt aufzusuchen, nach Hause geschickt. Der örtliche Arzt weigerte sich, ihm einen Termin zu geben, und forderte ihn auf, den Hausarzt seiner Familie anzurufen, dessen Praxis mehrere hundert Kilometer entfernt war. Das tat Danilo und nach acht Minuten am Telefon verschrieb der Arzt ihm Sertralin, obwohl er nicht depressiv war. Ein Besuchstermin wurde nicht vereinbart. Wenige Augenblicke bevor Danilo sich das Leben nahm, sprach er mit einem Freund und sagte, er wisse nicht, was mit ihm los sei. Von Suizid sprach er nicht. Das ist ziemlich typisch für einen Suizid, der von einem SSRI ausgelöst wird, und das Timing ist ebenfalls typisch. Viele Menschen nehmen sich früh das Leben. Die Ärzte wurden offiziell dafür kritisiert, dass sie bis zu einem Jahr nach Danilos Tod ihre Akten so ergänzten, dass es wahrscheinlicher zu sein schien, dass er sich wegen einer Depression umgebracht hatte. Das traf nicht zu (siehe www.daniloforlivet.dk).

Die Angehörigen von mindestens elf weiteren Menschen – acht von ihnen waren Erwachsene –, die sich unter dem Einfluss von Antidepressiva das Leben nahmen, erhielten vom Verband für Patientenversicherung eine finanzielle Entschädigung.[105]

TORAN BRADSHAW

Im Januar 2007 verschrieb ein Arzt Maria Bradshaws Sohn Toran, ihrem einzigen Kind, Fluoxetin, obwohl er ihn für einen gesunden Jugendlichen hielt, der lediglich auf eine belastende Situation reagierte: *Er hatte sich von seiner Freundin getrennt*. Einen Monat später trat bei Toran eine ganze Reihe von schweren Nebenwirkungen auf, darunter suizidales Verhalten, Selbstverletzung, Aggressivität, Feindseligkeit, Halluzinationen, Konzentrationsmangel und eingeschränkte Arbeitsfähigkeit. Die Symptome waren so ernst, dass er die Schule verließ. Daraufhin erhöhte sein Psychiater die Dosis, wodurch die Symptome sich verschlimmerten. Toran beschloss, kein Fluoxetin mehr einzunehmen und sich nicht mehr psychiatrisch behandeln zu lassen.

Im folgenden Jahr verordnete ein Assistenzarzt, ein Psychiater, ihm gegen den Willen seiner Mutter erneut Fluoxetin. Dieser Arzt notierte keine Diagnose, nachdem er Torans mentalen Zustand untersucht und keine Anzeichen für eine Depression, Angst oder eine andere psychische Störung gefunden hatte. Am nächsten Tag prüfte ein Team von Ärzten verschiedener Fachrichtungen Torans Akte und vermerkte »Diagnose zurückgestellt« mit dem Zusatz, dass es keinen Hinweis auf eine psychische Störung gebe. Anfangs wehrte sich Toran gegen die Verordnung, weil Fluoxetin nicht zusammen mit Alkohol eingenommen werden soll, aber der Assistenzarzt notierte, er habe mit Toran eine Vereinbarung getroffen: Der junge Mann werde ab Freitag kein Fluoxetin einnehmen, am Wochenende bis zu sechs Flaschen Bier pro Abend trinken und montags wieder mit der Einnahme von Fluoxetin beginnen. Da Fluoxetin im Körper eine lange Halbwertszeit hat – das Medikament zwei bis vier Tage, sein aktiver Metabolit Norfluoxetin sieben bis 15 Tage –, war das eine törichte Empfehlung. Toran befolgte diesen Plan, doch bald stellten sich die gleichen Nebenwirkungen ein wie früher; er erhängte sich, nachdem er 15 Tage lang Fluoxetin eingenommen hatte. Toran war erst 17 Jahre alt.

Nach Torans Tod veranlasste seine Mutter einen Gentest, der bestätigte, dass Toran Medikamente langsam verstoffwechselte und daher eine zu hohe Dosis eingenommen hatte. Außerdem gründete Maria Bradshaw CASPER, eine Organisation, in der Hinterbliebene von Menschen, die sich das Leben genommen haben, einander unterstützen (http://www.casper.org.nz). Maria erzählte mir, die neuseeländischen Medien schrieben es CASPER zu, dass die Zahl der Suizide bei Jugendlichen um 20 Prozent gesunken sei. Das bedeute ihr mehr als alles andere: dass ihr Sohn immer noch Gutes tue, obwohl er physisch nicht mehr da sei.

Maria schrieb den Gesundheitsämtern in den neuseeländischen Bezirken und erfuhr, dass bei acht Prozent der Menschen, die gestorben waren und kurz zuvor ein Rezept für ein Antidepressivum bekommen hatten, keine psychische Störung diagnostiziert worden war. *Im Bezirk, der für Toran zuständig war, betrug dieser Prozentsatz bei den verstorbenen unter Achtzehnjährigen 75 Prozent.*

In Neuseeland haben Psychiater und Suizidologen es geschafft, die Regierung davon zu überzeugen, dass die Veröffentlichung von Informationen über Suizide zu Nachahmungssuiziden führt. Maria prüfte die extrem schwachen Belege für diese Behauptung. Dennoch ist es eine Straftat, wenn Maria Torans Geschichte erzählt, und sie kann dafür jedes Mal mit bis zu 5000 Dollar Bußgeld bestraft werden. Die Medien müssen mit einer Strafe von 20 000 Dollar rechnen. Diese Drohung hat Maria jedoch nicht abgeschreckt, und die Medien unterstützen sie.

Maria verkaufte ihr Haus, um eine gerichtliche Untersuchung bezahlen zu können. Die Ärzte dehnten die Anhörung auf 18 Tage aus und hofften, sie werde wegen der Kosten aufgeben. Heute lebt sie in Dublin, im Haus von Leonie Fennell, einer anderen Mutter, deren Kind unter dem Einfluss eines Antidepressivums Suizid beging. Alles, was sie besitzt, passt in zwei Koffer.

Behörden haben Torans Tod zehnmal untersucht, doch wie in allen diesen Fällen lautet die Frage nicht, ob das Kind medizinisch gut versorgt wurde, sondern ob der Psychiater von der allgemein akzeptierten Praxis abwich. Und da die übliche Praxis in der Psychiatrie eine Katastrophe ist, kamen die meisten Untersuchungen zu dem Ergebnis, dass Torans Behandlung nicht gegen die übliche Praxis verstoßen habe. Sowohl die Behörden als auch Mylan Pharmaceuticals gelangten jedoch zu dem Schluss, dass Fluoxetin wahrscheinlich Torans Suizid verursachte.

Maria kämpft immer noch für Gerechtigkeit und hat durchgesetzt, dass die Polizei anhand Torans Akte noch einmal prüft, ob eine Anklage wegen Totschlags in Betracht kommt. Sie hofft, dass ihre Bemühungen auf andere Ärzte abschreckend wirken und sie veranlassen, vorsichtiger zu sein, weil ihre Patienten ebenfalls eine Mutter wie Maria haben könnten. Maria hat sieben Jahre damit verbracht, Torans Fall sorgfältig zu dokumentieren und möglichst viel über Psychopharmakologie, Psychiatrie, Neurochemie, Genetik, randomisierte Studien und vieles mehr zu lernen, weil das nicht nur ihr helfen könnte, sondern auch all den anderen Eltern, die Ähnliches durchgemacht haben wie sie.

Als ich im Fachbereich Psychologie der Maynooth University, etwas außerhalb von Dublin, einen Vortrag hielt, zu dem Maria mich eingeladen hatte, befand sich auch Stephanie McGill Lynch unter den Zuhörern, die ihr Kind ebenfalls durch Fluoxetin verloren hat. Maria schrieb mir:

»Ich weiß, Sie teilen meine Meinung, dass das aufhören muss.« Ja, und darum habe ich dieses Buch geschrieben. Ich akzeptiere es nicht, dass Ärzte und Pharmaunternehmen unsere Kinder mit Medikamenten, die keinerlei Nutzen haben, in den Suizid treiben. Ich sehe keinen Unterschied zwischen ihnen und den Leuten, die auf der Straße Drogen verkaufen und unsere Kinder damit töten.

JAKE MCGILL LYNCH

Jakes Mutter Stephanie beschreibt ihren Sohn als hübschen, intelligenten Vierzehnjährigen. Ende 2011 wurde bei ihm das Asperger-Syndrom diagnostiziert, und zwar in einer äußerst leichten Form (2013 wurde diese Diagnose im DSM-5 gestrichen und zum Spektrum autistischer Störungen gezählt).

Im Jahr 2011 wurde Jake von einer Psychologin behandelt, weil er in einem Schulaufsatz düstere Gedanken geäußert hatte. Im Januar 2013 *ließ er sich erneut behandeln, diesmal wegen Angst*, und seine Psychologin beschloss, ihn an eine Psychiaterin zu überweisen, da sie der Meinung war, seine Angst werde zunehmen, wenn er seine staatlichen Prüfungen ablegen musste. Jakes Eltern wussten nicht einmal, was eine Psychiaterin ist; sie hielten sie einfach für eine Kollegin der Psychologin.

Der Vater brachte Jake zu seinem Termin. Niemand machte viel Aufhebens davon. Sie sprachen zehn Minuten mit der Psychiaterin, dann verließen sie die Praxis mit einem Rezept für Fluoxetin. Jake hatte nie zuvor ein Medikament eingenommen, dennoch erhielt die Familie weder von der Psychiaterin noch von dem Apotheker Informationsmaterial und auch keine Erläuterungen. Sie wussten nicht einmal, was für eine Art Medikament Prozac war, sondern vertrauten einfach der Ärztin.

Sechs Tage später trat bei Jake die erste Reaktion auf. Er brach eine Prüfung ab, als er die Hälfte hinter sich hatte, und weinte in der folgenden Nacht zwei bis drei Stunden. »Ihr habt keine Ahnung, was in meinem Kopf los ist«, sagte er. Seine Eltern glaubten, er leide an Prüfungsangst; sie konnten sich nicht vorstellen, dass ein Medikament solche Wirkungen hatte.

Etwa eine Woche später brachten sie Jake erneut zur Psychiaterin und berichteten, was geschehen war. Sie erklärte, nach drei bis vier Wochen werde sich das alles legen, dann werde es Jake gut gehen. Aber es ging ihm nicht gut. Am sechsundvierzigsten Tag war er nach der Schule ein wenig unruhig und seine Wangen etwas gerötet, obwohl er sonst nie Farbe im Gesicht hatte. Seine Eltern glaubten, er habe Streit mit seiner Onlinefreundin.

Die Familie hatte legal ein Gewehr im Haus, weil Jake und Stephanie Mitglieder des örtlichen Schützenvereins waren. Sie nahmen es oft auseinander, und als Jake fragte, ob er es an diesem Abend zerlegen dürfe, erhielt er die Erlaubnis, schließlich war das nichts Außergewöhnliches. Stephanie vergaß, die Kiste mit Bolzen und Munition aus seinem Zimmer zu holen.

Jake steckte den Lauf der Waffe in den Mund und drückte ab. Er hatte nie zuvor an Suizid gedacht, und außer dem Asperger-Syndrom war bei ihm nie eine Krankheit diagnostiziert worden. Trotzdem erklärt der staatliche Gesundheitsdienst jetzt, er habe an schweren Angststörungen gelitten – was nicht stimmt –, und kämpft mit den Eltern um jeden Preis, um diese Behauptung aufrechtzuerhalten. Es ist immer dasselbe: Schieb die ganze Schuld der Krankheit zu, nie dem Medikament. Die Eltern baten David Healy um eine zweite Meinung auf Grundlage der Krankenakte. Healy erklärte sich dazu bereit.

Stephanie und ihr Mann waren bisher dreimal bei der gerichtlichen Untersuchung der Todesursache und befinden sich immer noch mitten in einem juristischen Streit darüber, welchen medizinischen Gutachter sie mit Erlaubnis des Gerichts konsultieren dürfen. Das Gericht weigert sich, David Healy als Gutachter zuzulassen, weil er aufgrund seiner Artikel und Bücher nicht unparteiisch sei, was den Zusammenhang zwischen SSRI und Suizid betrifft!

Stephanie findet das alles ekelerregend. Jake war ein vierzehnjähriges Kind mit Zukunftsplänen. Er war nicht krank, hatte Symptome, die kein Medikament beseitigen konnte, und war ziemlich glücklich, als er wegen seiner Ängstlichkeit nur beraten wurde. Stephanie und ihr Mann wurden nie über die Gefahren von Medikamenten wie Fluoxetin unterrichtet. Hätten sie davon gewusst, hätten sie niemals eine Waffe zu Hause aufbewahrt.

SHANE CLANCY

Shane war 22 Jahre alt, als er sich *von seiner Freundin trennte*.[106] Er fühlte sich ohne sie nicht wohl und bekam Citalopram verschrieben. Daraufhin wurde er unruhig und rief vier Tage später den Arzt an, weil seine Zunge geschwollen war (eine bekannte Nebenwirkung von Citalopram). Er sprach auf den Anrufbeantworter, wurde aber nie zurückgerufen. Fünf Tage danach schluckte er alle restlichen Tabletten, weil er sich das Leben nehmen wollte.

Seine Mutter brachte ihn in die Klinik, wo ein anderer Arzt mit ihm sprach und ihm wieder Citalopram verschrieb.

Zehn Tage später rief Shane seine ehemalige Freundin an, die gerade bei ihrem neuen Freund war, und bat sie, ihren Freund hinauszuschicken, weil er, Shane, verletzt sei und Hilfe brauche. Shane erstach den jungen Mann und stach dann auf seine Exfreundin und den Bruder ihres Freundes ein, die hinausgegangen waren, um nachzusehen, was passiert war. Später wurde Shane tot im Garten gefunden. Er hatte sich selbst etwa zwanzig Stichwunden zugefügt.

Die Medien berichteten mehrere Tage lang ausführlich über den Fall, und jedes Anzeichen, das auf Vorsatz hindeutete, war ein weiterer Nagel zu Shanes Sarg. Anfangs wurden das Antidepressivum nicht erwähnt, doch Leonie Fennell, Shanes Mutter, die sich schuldig fühlte, weil sie es zugelassen hatte, dass ihr Sohn Citalopram einnahm, brachte das Thema zur Sprache. Das Irish College of Psychiatrists, der irische Psychiaterverband, erwiderte, es gebe keinerlei Hinweise darauf, dass Antidepressiva Probleme auslösen könnten – dies zu behaupten sei gefährlich und unverantwortlich.

Vor der gerichtlichen Untersuchung unterzeichneten alle Psychiatrieprofessoren Irlands (das behaupteten sie zumindest) einen ungewöhnlichen, an die Zeitungen des Landes gerichteten Brief, in dem es ebenfalls hieß, es gebe keine Hinweise darauf, dass Antidepressiva schädlich sein könnten.

Die Geschworenen wurden gefragt, ob das Gericht ihrer Meinung nach auf Suizid oder »ungeklärte Todesursache« befinden solle. Letzteres bedeutet in einem solchen Fall, dass es keine klaren Beweise für eine vorsätzliche Tat gibt, sondern dass die Tat beispielsweise unter dem Einfluss einer Substanz wie LSD begangen worden sein könnte. In europäischen Ländern ist eine solche Feststellung des Gerichts kein erster Schritt zu einem Prozess gegen ein Pharmaunternehmen. In Europa ist es fast unmöglich, ein Pharmaunternehmen zu verklagen.

Die gerichtliche Feststellung, dass die letztendliche Todesursache ungeklärt sei, macht nicht das Medikament verantwortlich. Sie bedeutet lediglich, dass der Todesfall und die Ereignisse nach Ansicht der Geschworenen keine klare Antwort zulassen. Trotzdem schickten die Pharmaunternehmen Akademiker wie Professor Guy Goodwin aus Oxford (siehe Kapitel 1) und mehrere renommierte Anwälte zur Verhandlung, um zu erreichen, dass der Coroner oder die Geschworenen einen Suizid feststellten. Sie taten es nicht.

David Healy sagte als Sachverständiger aus, und die Geschworenen fällten die Entscheidung »Todesursache ungeklärt«.

Wie die American Psychiatric Association (APA) zuvor und immer noch legte sich das Irish College of Psychiatrists mächtig ins Zeug und warf mit Presseerklärungen um sich, wonach es keinen Hinweis darauf gebe, dass Citalopram Suizid oder Gewalt auslösen könne. Das veranlasste Tom Fahy, einen pensionierten Psychiatrieprofessor, dem Verband diesen Brief zu schreiben:

> *»Ich fürchte, das College liegt völlig falsch. Es ist unzulässig, eine Erklärung im Namen des Colleges abzugeben, zu veröffentlichen und erst dann unter den Mitgliedern zu verbreiten, sodass diese keine Gelegenheit zu einer Stellungnahme oder zu einer Abstimmung haben. Das gilt erst recht, wenn eine Organisation zu hundert Prozent von Pharmaunternehmen finanziert wird und bei einer gerichtlichen Untersuchung mit trauernden Angehörigen den Sachverständigen mit persönlicher Feindseligkeit begegnet. Und das kurz nach einem Brief zahlreicher Professoren, der geschrieben wurde, noch ehe die Untersuchung begonnen hatte. Derartiges habe ich noch nie erlebt. Wäre ich nicht pensioniert, würde ich mich vom College distanzieren und öffentlich austreten.«*

STEWART DOLIN

Stewart Dolin führte ein perfektes Leben.[107] Er war seit 36 Jahren mit seiner Highschool-Jugendliebe verheiratet und hatte zwei erwachsene Kinder, mit denen er sich sehr gut verstand. Er war Seniorpartner in einer großen internationalen Anwaltskanzlei, die Hunderte von Wirtschaftsjuristen beschäftigte. Stewart liebte seine Arbeit, er pflegte seine Beziehungen zu seinen Mandanten und half ihnen, ihre Ziele zu erreichen. Reisen, Skifahren, Essen und geselliges Beisammensein mit seiner Familie und seinen Freunden machten ihm Freude. Gelegentlich rauchte er eine Zigarre. Er war 57 Jahre alt und stand mitten im Leben.

Im Sommer 2010 *stellte sich bei ihm eine gewisse Angst ein, was seine Arbeit betraf.* Er war unruhig, hatte Schlafstörungen und sagte häufig: »Ich mache mir immer noch Sorgen.«

Sechs Tage nach Beginn der Medikation, nach einem Essen mit einem Geschäftspartner, das regelmäßig stattfand, verließ Stewart sein Büro und ging zu einem nahe gelegenen Bahnsteig. Eine Krankenschwester berichtete später, sie habe ihn sehr aufgeregt hin und her gehen sehen. Als sich ein Zug näherte, nahm Stewart sich das Leben. Dieser glückliche, lustige, liebevolle, wohlhabende, hingebungsvolle Ehemann und Vater, der das Leben liebte, hinterließ keinen Brief und keinen vernünftigen Grund dafür, warum er das alles plötzlich wegwerfen wollte. Die Packungsbeilage für Paroxetin nannte suizidales Verhalten nicht als mögliche Nebenwirkung bei Männern in Stewarts Alter.

Stewarts Frau wusste damals nicht, dass ihr Mann an Akathisie litt. Sie gründete die MISSD (Medication-Induced Suicide Education Foundation in Memory of Stewart Dolin), eine gemeinnützige Organisation, die das Andenken an Stewart und andere Akathisieopfer bewahren will, indem sie die Öffentlichkeit über die Gefährlichkeit der Akathisie aufklärt, um weitere sinnlose Todesfälle zu verhindern.

CANDACE DOWNING

Candace war eine fröhliche Zwölfjährige, die nie depressiv gewesen war und nie an Suizid gedacht hatte.[108] Ein Arzt verschrieb ihr Sertralin, *weil sie an Schulangst litt*. Ihre Mutter Mathy fand ihre hübsche kleine Tochter erhängt auf, ihre Beine hatte sie angehoben. Als der Vater sie sah, wusste er sofort, dass es zu spät war, trotzdem versuchte er, sie wiederzubeleben. In einem Krankenhaus wurden diese Bemühungen weitere 45 Minuten lang vergeblich fortgesetzt.

»Wissen Sie, wie es ist, Ihr glückliches kleines Mädchen erhängt vorzufinden? Es gab keinen Brief, und weder sie noch wir waren gewarnt worden.«

Als Candace in die Mittelschule kam, hatte sie Probleme mit Tests und manchen Hausaufgaben. Bei Klassenarbeiten vergaß sie Antworten, die sie eigentlich kannte, oder sie schrieb so unleserlich, dass manche richtigen Antworten als falsch bewertet wurden. Da ihre Eltern sich Sorgen machten, gingen sie mit ihr zu ihrem Kinderarzt, der vorschlug, einen Kinderpsychiater zu konsultieren. Dieser wollte Candace sofort Sertralin verschreiben. Mathy war dagegen, doch der Arzt versicherte ihr die Unbedenklichkeit des Medikaments und dass er Candace in drei Wochen noch einmal untersuchen werde. Nach drei Wochen wollte er die Dosis von 12,5 auf 25 Milligramm verdoppeln, was Mathy entschieden ablehnte. Deshalb wurde die Dosis damals nicht erhöht.

Kurz bevor der Unterricht nach den Sommerferien wieder begann, suchten Mathy und Candace erneut den Kinderpsychiater auf. Wieder wollte er die Dosis erhöhen. Als Mathy Bedenken äußerte, antwortete er: »Worüber machen Sie sich Sorgen? Andere Kinder nehmen täglich hundert bis zweihundert Milligramm Zoloft ohne Probleme.«

»Warum wurde uns so vieles verschwiegen? Warum wurden wir nie über die Gegenanzeigen und Nebenwirkungen von Zoloft oder Antidepressiva bei Kindern informiert? Hatten wir nicht das Recht, informiert zu werden? … Warum durften wir nicht selbst entscheiden, ob Candace gefährliche Medikamente einnehmen sollte? Warum trafen die Pharmaunternehmen oder die FDA diese Entscheidung?«

Candace hatte viele Freundinnen. Alle mochten sie, und als sie starb, nahmen mehr als tausend Menschen am Gottesdienst teil. Sie war für alle das kleine Mädchen, und wenn ihr so etwas passieren konnte, dann konnte es jedem Kind passieren.

Nach Candaces' Tod erfuhren ihre Eltern, dass es lebensgefährlich sein kann, ein Antidepressivum plötzlich abzusetzen. Das kann zu psychotischen Zuständen mit einer Verminderung des logischen Denkvermögens führen. Niemand hatte ihnen gesagt, dass ihre Tochter immer wieder in psychotische Zustände geriet und jede Sekunde genau beobachtet werden musste.

»Hätten wir selbst entscheiden dürfen und wären uns die Risiken bekannt gewesen, dann wäre das alles nie geschehen. Wir hätten es niemals zugelassen, dass Candace ein derart gefährliches und umstrittenes Medikament einnimmt«, sagte Andrew Downing.

»Was unserer Tochter und vielen anderen Kindern passierte, ist der reinste Hohn. Wir haben später andere Familien getroffen, die ihr Kind verloren, weil es sich vor Klassenarbeiten gefürchtet und deshalb Zoloft bekommen hatte. Diejenigen, die in der Position sind, dass sie positive Veränderungen bewirken könnten, gehen abends nach Hause zu ihren Kindern. Wir werden Candace nie wiedersehen. Unser Therapeut nannte das, was mit ihr passiert ist, eine Entführung. Sie wurde uns ohne Vorwarnung weggenommen und starb dann. Wer gab ihnen das Recht dazu?«, führte Mathy unter Tränen aus.

Die Downings und andere Familien werfen den Pharmaunternehmen vor, diese hätten schon vor der Markteinführung durch Studien gewusst, dass diese Medikamente manche Kinder und Teenager in den Suizid treiben können, die Studienergebnisse jedoch verschwiegen.

»Es geht um das Recht der Amerikaner, eigene Entscheidungen zu treffen. Als amerikanische Bürgerin kann ich mich nicht zurücklehnen und zusehen, wie weitere Kinder sterben. Deshalb hoffen wir, dass der Dokumentarfilm *Prescription: Suicide*[108] (Der verordnete Suizid) dazu beiträgt, diese Botschaft dort zu verbreiten, wo sie etwas bewirkt: unter den amerikanischen Familien, denen nichts wichtiger ist, als für ihre Kinder zu sorgen und sie zu schützen«, meinte Mathy.

Die Downings haben bei Anhörungen der FDA ausgesagt und fordern vom Kongress, die Veröffentlichung aller Forschungsergebnisse zu erzwingen. Mathy hat sich zudem an das amerikanische Drug Safety Systems Committee gewandt, das die zahlreichen Vorwürfe wegen des nachlässigen Handelns der FDA in Bezug auf Antidepressiva prüft.

Der Psychiater hatte den Downings nicht mitgeteilt, dass er von Pfizer für Vorträge bezahlt wurde, bei denen er für Zoloft warb. Pfizer erklärte in den CBS-Nachrichten, es handle sich um »bezahlte Beratungstätigkeit, die der Firma hilft, Nebenwirkungen zu reduzieren«.[109] Beileidsbekundungen blieben offensichtlich aus.

Leute haben die Downings angerufen und berichtet, dank Candace sei ihr Kind noch am Leben, weil sie jetzt wüssten, worauf sie achten müssten.

CECILY BOSTOCK

Cecily Bostock war Musikerin und Künstlerin. Egal, was sie tat, sie war fast immer die Beste.[110, 111] *Sie litt häufig an Schlafstörungen* und wirren Gedanken, grübelte zu viel und war übertrieben sensibel. Deshalb bekam sie ein Rezept für Paroxetin.

Ihre Mutter Sara sagte, Cecily sei innerhalb von drei Wochen nach dem Beginn der Behandlung ein völlig anderer Mensch geworden.

»Ich muss sagen, sie war in ihren letzten zwei Tagen ein richtiger Zombie. Sie war nur noch unruhig, zuckte bei jedem Lärm zusammen und verhielt sich irrational. Ich machte mir große Sorgen. Wir standen Cecily sehr nahe. Ich liebte sie sehr.«

Sara fand ihre Tochter auf dem Küchenfußboden. Neben ihr lag ein großes Kochmesser und aus ihrer Brust tropfte ein wenig Blut. Cecily hatte sich zweimal ins Herz gestochen. Die Autopsie zeigte, dass sie sehr viel Paroxetin im Blut hatte, was auf eine schlechte Verstoffwechslung hindeutet und bei solchen Suiziden häufig vorkommt.

Cecily nahm sich, etwa zwanzig Tage nachdem sie begonnen hatte, Seroxat einzunehmen, das Leben. Sie war erst 25 Jahre alt.

Seit dem Tod ihrer Tochter setzt sich Sara dafür ein, dass die Öffentlichkeit über die Gefahren der Antidepressiva informiert wird. Bei einer Benefizveranstaltung im Jahr 2008 sprach sie über ihre Erfahrung und über das Wissen, das sie durch jahrelange Recherchen erworben hatte (ihr Vortrag ist als Video abrufbar: http://vimeo.com/16727219). Sara sagte auch bei einer FDA-Anhörung aus und ist Mitbegründerin von http://www.ssristories.com, einer Sammlung von über 5000 Fallgeschichten, über die in den Medien berichtet wurde.

WOODY WITCZAK

Im Jahr 2003 starb Tim, den die meisten Leute »Woody« nannten, im Alter von 37 Jahren durch Suizid unter dem Einfluss von Sertralin.[112] Er war nicht depressiv und war nie psychisch krank gewesen. Er starb, nachdem er das Medikament fünf Wochen lang eingenommen hatte. Kurz vor seinem Tod war die Dosis verdoppelt worden. *Sein Hausarzt verordnete ihm das Antidepressivum gegen »Schlaflosigkeit«*.

Woody liebte das Leben und alles, was die Welt zu bieten hat. Er hatte enorme Energie, lächelte oft und kümmerte sich aufrichtig um andere. Er war ein erfolgreicher Verkäufer und in seiner Gemeinde sozial und politisch aktiv, immer bereit, sich gegen Ungerechtigkeit einzusetzen. Woody inspirierte auch andere, ihr Bestes zu geben.

Woody ging zu seinem Internisten, weil er Schlafstörungen hatte, zum Teil deshalb, weil er etwa zwei Monate zuvor stellvertretender Verkaufsleiter einer neu gegründeten Firma geworden war. Er war ganz aufgeregt, weil das für ihn eine traumhafte Chance war, sich in der Geschäftswelt einen Namen zu machen. Diese Begeisterung ging jedoch mit einigem Stress und Schlafstörungen einher.

Dies war das erste Mal, dass er wegen solcher Probleme einen Arzt aufsuchte. Sein Arzt gab ihm Sertralin-Probepackungen für drei Wochen mit und empfahl ihm, einen neuen Termin zu vereinbaren, sobald diese Packungen aufgebraucht seien. Über Risiken und die Notwendigkeit, Patienten genau zu überwachen, die dieses bewusstseinsverändernde Medikament einnehmen, wurde nicht gesprochen. In den ersten drei Wochen der Einnahme war Woodys Frau geschäftlich im Ausland, niemand passte auf ihn auf. Innerhalb weniger Tage stellten sich bei ihm viele der bekannten Nebenwirkungen des Medikaments ein, zum Beispiel Nachtschweiß, Durchfall, zitternde Hände und noch schlimmere Angst.

Eine der bekanntesten Nebenwirkungen, zu denen es bei Woody kam, war Akathisie. Er war sehr unruhig und reizbar, schlief schlecht und hatte ständig das Gefühl, sich bewegen zu müssen.

Kurz vor seinem Tod kam er weinend nach Hause, nachdem er den ganzen Tag herumgefahren war. Er setzte sich heftig schwitzend in Embryonalstellung auf den Küchenboden, presste die Hände an den Kopf und sagte: »Helft mir, helft mir. Ich weiß nicht, was mit mir los ist. Ich verliere den Verstand. Es ist, als wäre mein Kopf außerhalb meines Körpers und schaue hinein.« Am nächsten Tag rief Woody seinen Arzt an und berichtete, was passiert war. Der Arzt riet ihm, Geduld zu haben, weil es vier bis sechs Wochen dauern könne, bis das Medikament wirke.

Im Laufe der nächsten Woche versuchte Woody – typisch für ihn –, »dieses Gefühl im Kopf zu vertreiben« und nach wie vor drei bis vier Meilen am Tag zu laufen. Zwei Wochen später, als das Sertralin nach Ansicht seines Arztes hätte wirken sollen, fand man Woody an den Dachsparren seiner Garage erhängt vor. Seine Angehörigen und Freunde wünschten, sie hätten früher gewusst, was sie heute wissen. Nicht Woodys Kopf war das Problem gewesen, sondern das Medikament.

Woody oder seine Frau Kim zweifelten nie an dem Medikament. Warum sollten sie? Die FDA hatte es zugelassen, es wurde intensiv als unbedenklich und wirksam angepriesen, Woodys Arzt hatte es verordnet. Die Menschen vertrauen ihren Ärzten, die davon ausgehen, dass die FDA und die Pharmaunternehmen ihre Pflicht tun und dafür sorgen, dass die Medikamente, die sie verschreiben, sicher und wirksam sind.

An Woodys Todestag druckte die Lokalzeitung einen Artikel ab, in dem es hieß, Menschen in Großbritannien hätten einen Zusammenhang zwischen Antidepressiva und Suizid bei Teenagern festgestellt. Auf der Suche nach der Wahrheit sagte Kim bei Anhörungen vor dem US-Senat, der FDA, dem Gesundheitsministerium, dem Kongress und Gerichten über die Gefährlichkeit von SSRI aus. Zusammen mit anderen trug sie dazu bei, dass die Beipackzettel von Antidepressiva heute zusätzliche Warnhinweise enthalten.

Dank meiner Arbeit habe ich Angehörige vieler weiterer Menschen getroffen, die von SSRI umgebracht wurden. Besonders wütend macht mich die Tatsache, dass die meisten Menschen, die starben oder andere töteten, kein Rezept für einen SSRI hätten bekommen dürfen. Das gilt auch für die acht Opfer, die ich oben erwähnt habe, denn ihre »Indikationen« waren:

Angst am Arbeitsplatz oder in der Schule (3)

Trennung von einer Freundin (2)

Schlafstörungen (2)

Psychisches Unwohlsein (1)

Folgend schildere ich kurz weitere Tragödien, die ich früher schon beschrieben habe.[3] Auch in diesen Fällen gab es keine vernünftige Indikation für Antidepressiva.

Matt Miller war in ein anderes Stadtviertel gezogen und besuchte dort eine neue Schule. Der Arzt verordnete ihm Sertralin und trug ihm auf, in einer Woche in der Praxis anzurufen. Nach der siebten Tablette ging Matt in seinen Schlafzimmerschrank und erhängte sich. Er hatte die Beine angehoben, bis er tot war. Matt war erst 13 Jahre alt.

Jeremy Lown war ein Teenager, der am Tourette-Syndrom litt. Um seine Tics und verbalen Entgleisungen zu behandeln, verschrieb ihm sein Neurologe Fluoxetin. Drei Wochen später erhängte sich Jeremy im Wald hinter seinem Haus.

Vicky Hartman bekam vom Arzt ihres Kindes eine Probepackung Sertralin. Sie hatte keine psychischen Störungen, wollte aber ein »Stärkungsmittel« haben, weil sie unter Stress stand. Bald nach Beginn der Behandlung erschoss sie ihren Mann und sich selbst.

Ein Mann erhängte sich, nachdem er Fluoxetin eingenommen hatte, das sein Kardiologe ihm gegen Brustschmerzen verschrieben hatte. Eine Frau erschoss sich, nachdem sie das Fluoxetin eingenommen hatte, das ihr Hausarzt ihr gegen Migräne verschrieben hatte.

Der zwanzigjährige Student Justin Cheslek litt an Schlafstörungen und bekam Schlaftabletten. Als er beim Arzt darüber klagte, dass die Tabletten ihn taumelig und »depressiv« machten, gab der Arzt ihm Paroxetin. Daraufhin erkrankte er an Akathisie. Zwei Wochen später gab der Arzt ihm Venlafaxin, und als er drei Wochen lang Antidepressiva eingenommen hatte, erhängte er sich.

Brennan McCartney ging mit Bronchitis zum Hausarzt und erwähnte, dass er traurig sei, weil er sich von einem Mädchen getrennt habe. Er verließ die Praxis mit einem Antibiotikum und einer Probepackung Citalopram. Am vierten Tag schien Brennan unruhig zu sein, als er wegging und nicht mehr nach Hause kam. Er erhängte sich in einem Park in der Nähe. Brennan war erst 18 Jahre alt.

Caitlin Hurcombe, ein Teenager, hatte Verwandte in den Vereinigten Staaten besucht, wo sie eine Anzeige für Fluoxetin sah. Sie wollte dieses Medikament ausprobieren, ging zu einem örtlichen Arzt und bekam das Rezept nach acht Minuten. Die Folge war ein noch nie da gewesenes Chaos mit nervösen Zuckungen, Albträumen mit Gewaltszenen und Selbstverletzungen. Sie erhängte sich 63 Tage später. Wie dieser Fall zeigt, kann Werbung für verschreibungspflichtige Medikamente – die nur in den Vereinigten Staaten und Neuseeland erlaubt ist – gesunde Menschen umbringen, die kein Medikament brauchen. Caitlins Geschichte ist besonders tragisch, weil eine Agentur für Markenaufbau den Namen Prozac für Eli Lilly erfunden hatte.[113] Er klang positiv, professionell und spritzig und vermittelte die Vorstellung, dass man nicht psychisch krank sein müsse, wenn man Antidepressiva einnahm – man konnte jung und sauer auf die Welt sein, mit dem Bedürfnis, ein Aspirin gegen einen existenziellen Katzenjammer einzuwerfen. Viele Menschen wollten Prozac einnehmen, weil es einen Traum wahr zu machen schien: dass eine schlichte Tablette das Mittel gegen die Beschwerlichkeiten des modernen Lebens sein konnte. Diese Werbung brachte Caitlin um.

Akathisie trägt die Hauptschuld

Es ist ein lange gehegter Glaube, dass die »aktivierende Wirkung« der Antidepressiva manchen Patienten die Energie verschafft, die sie brauchen, um einem suizidalen Impuls bis zum Ende zu folgen, bevor die stimmungsaufhellende Wirkung eintritt. Dieses Märchen hätte man längst ad acta legen müssen, doch die Pharmaindustrie hält es am Leben, weil es für ihre Propaganda nützlich ist. Das Pharmaunternehmen Lundbeck schrieb:[114]

»Wenn es in der Broschüre heißt, Suizidgedanken könnten sich verschlimmern, wenn Sie anfangen, Antidepressiva zu nehmen, dann deshalb, weil … es einige Zeit dauern kann, bis das Medikament wirkt (manchmal bis zu zwei Wochen). Die Krankheit wird also nicht unbedingt sofort gelindert und kann daher Suizidgedanken verstärken; aber das liegt an der Krankheit, nicht am Medikament.«

Das ist total irreführend. Die Krankheit wird *niemals* sofort gelindert und es dauert *nicht* zwei Wochen, bis das Medikament wirkt. Vielmehr geht es den Patienten langsam besser, einerlei, ob sie behandelt werden oder nicht (siehe Abbildung 3.1). Und es ist *nicht* die Krankheit, die Suizidgedanken verstärkt, sondern das *Medikament*.

Die vielen Beweise dafür, dass es sich um Märchen handelt, stammen aus mehreren Bereichen der Forschung. Daten belegen zum Beispiel, dass sowohl die Häufigkeit der Akathisie als auch die Zahl bewusster Selbstverletzungen mit der Dosis zunehmen, im Gegensatz zur Wirkung auf die Depression.[115] Außerdem gibt es Menschen, die sich oder andere töten, ohne depressiv zu sein. Selbst Gesunde töten bisweilen, wenn sie diese Medikamente einnehmen. Zudem kennen wir den Wirkungsmechanismus. Neben der Akathisie spielen die vom Medikament ausgelöste Psychose und die emotionale Abstumpfung eine Rolle – die Patienten tun etwas, was nicht zu ihrer Persönlichkeit passt.

Im Jahr 2000 veröffentlichte David Healy eine Studie, die er mit zwanzig gesunden Freiwilligen durchgeführt hatte. Alle hatten nie eine Depression oder eine andere psychische Krankheit gehabt. Zu seiner großen Überraschung traten bei zwei Probanden Suizidneigungen auf, als sie Sertralin einnahmen.[11] Eine Probandin war schon im Begriff, zur Tür hinauszugehen und sich vor einen Zug oder ein Auto zu werfen, als ein Telefonanruf sie rettete. Beide Freiwillige waren mehrere Monate später immer noch gestört und zweifelten ernsthaft an der Stabilität ihrer Persönlichkeit. Pfizers Studien zu Sertralin mit gesunden Freiwilligen hatten ähnlich böse Folgen, doch die meisten Daten blieben in den Akten der Firma verborgen.[11] Wir haben etwa 150 Studien aus der Literatur und von der EMA geprüft, an denen sich gesunde Freiwillige beteiligten. Sie zeigen, dass SSRI die Häufigkeit von Nebenwirkungen verdoppelt, die Selbstmordneigungen begünstigen können.[116]

Es gibt zahlreiche Berichte über Suizide bei Gesunden und bei Menschen, die kleine Probleme mit ihrem Leben hatten. Ihre Ärzte hätten ihnen auf keinen Fall Antidepressiva verschreiben dürfen. Wenn ich darüber mit führenden Psychiatern diskutiere, räumen nur sehr wenige ein, dass das Medikament Suizid auslösen kann. Die meisten demonstrieren das für ihr Fachgebiet typische organisierte Leugnen, und zwar meist mit folgenden Argumenten:

1. Die Suizide seien nur Anekdoten (meiner Meinung nach sind sie für die Angehörigen ein tragischer Verlust und keine »Anekdoten«).
2. Die randomisierten Studien zeigten keine statistisch signifikante Zunahme der Suizide (die Psychiater belohnen die Pharmaindustrie für ihre Betrügereien).
3. Die Studien zeigten nur eine Zunahme des suizidalen Verhaltens, nicht der Suizide (dieses Argument widerlege ich weiter unten).
4. Die randomisierten Studien hätten nicht den Zweck gehabt, Suizide und Suizidversuche zu entdecken (das stimmt, aber die Folge war, dass das wahre Risiko stark unterschätzt wurde).
5. Beobachtungsstudien belegten, dass Antidepressiva vor Suizid schützten und dass die Zahl der Suizide zunehme, wenn weniger Medikamente eingenommen würden (alle zuverlässigen Studien widerlegen diese Behauptung; siehe nächster Abschnitt).
6. Menschen, die sich das Leben nähmen, litten an einer unerkannten Depression (das ist eine Tautologie, die Freuds Behauptung gleicht, wir seien alle homosexuell, und diejenigen, die es leugneten, seien latente Homosexuelle).

Vor ihrer Metaanalyse, die 100 000 Patienten umfasste, hielt die FDA eine öffentliche Konferenz ab.[117] Verständlicherweise waren die Familien empört, weil man sie nicht über das erhöhte Suizidrisiko informiert hatte, andernfalls, erklärten sie, hätten sie eine derart gefährliche Therapie abgelehnt und dadurch den tragischen, unnötigen Tod ihrer Angehörigen verhindert.

Lisa van Syckel wies auf Folgendes hin: »Die FDA und die Pharmaindustrie haben wiederholt behauptet, nicht das Medikament, sondern die Krankheit löse bei unseren Kindern Gewalttätigkeit oder Suizidneigungen aus. Es war nicht die Krankheit, die meine Tochter dazu brachte, sich grausam zu verstümmeln, es war das Medikament. Nicht die Krankheit führte dazu, dass meine Tochter gewalttätig wurde, an Suizid dachte und nicht mehr zu bändigen war. Schuld war das Medikament. Nicht die Krankheit brachte sie dazu, ›Ich will sterben!‹ zu schreien. Und es war ganz bestimmt nicht die Krankheit, die Christopher Pittman veranlasste, die beiden Menschen umzubringen, die er am meisten liebte: seine Großeltern. Er hatte erst seit drei Wochen Zoloft eingenommen und war zwölf Jahre alt. Als Erwachsenem droht Christopher jetzt eine lebenslange Gefängnisstrafe. Pfizer bezeichnet mich und andere als SSRI-Verleumder und behauptet, ich führte Abgeordnete mit Aufsichtsfunktionen in die Irre. Als Erwachsene gelte ich als Freiwild, was Verbalattacken anbelangt. Aber, meine Damen und Herren, Pfizer hat die rote Linie überschritten, als die Verantwortlichen ein totes Kind angriffen. Sie attackierten heimtückisch ein totes Kind, und Sie alle wissen es. Und als Erwachsene müssen Sie ihnen sagen, dass sie damit aufhören müssen.«

Mathy Downing (siehe oben) erklärte, der Tod der kleinen Candace hätte verhindert werden können, »wenn wir vor den möglichen Wirkungen und Folgen Zolofts hinreichend gewarnt worden wären. Wir hatten das Recht, Entscheidungen zu treffen, ihr nicht. Die gefühllosen Kommentare einer korrupten und rücksichtslosen FDA und der pharmazeutischen Wohltäter wie zum Beispiel Pfizer, die in ihren Elfenbeintürmen sitzen und über Tod oder Leben vieler unschuldiger Kinder urteilen, sind kein Trost für uns. Das Blut dieser Kinder klebt an euren Händen. Es ist falsch, weiter das Opfer verantwortlich zu machen und nicht das Medikament. Es wird unserem kleinen Mädchen nicht gerecht, unverfroren zu behaupten, depressive Kinder müssten die Suizidgefahr in Kauf nehmen.«

Lundbeck: Unsere Medikamente schützen Kinder vor Suizid

Lundbeck verkauft fünf Antidepressiva (Amitriptylin, Nortriptylin, Citalopram, Escitalopram und Vortioxetin). Deshalb sollte die Firma eine Menge über solche Medikamente wissen. Dennoch behauptete ihr Chef Ulf Wiinberg im Jahr 2011 in einer Radiosendung, SSRI verringerten die Zahl der Suizide bei Kindern und Jugendlichen. Als der verdutzte Reporter ihn fragte, warum die Packungsbeilagen, auch in Lundbecks Medikamenten, vor Suizidversuchen warnten, antwortete er, die Behörden würden die Packungsbeilagen voraussichtlich ändern!

Während dieses Rundfunkinterviews verhandelte Lundbecks Partner Forest Laboratories mit 54 Familien über Schadenersatzforderungen. Die Kinder dieser Familien hatten unter dem Einfluss von Lundbecks Antidepressiva Suizid begangen oder Suizidversuche unternommen.

Steffen Thirstrup, der Leiter des Institut for Rationel Farmakoterapi (Institut für Rationale Pharmakotherapie) der dänischen Arzneimittelbehörde, erklärte in dieser Sendung, er sei überrascht darüber, das Lundbeck Tatsachen bestreite, obwohl die Behörden in der EU und in den Vereinigten Staaten verfügt hätten, dass das Unternehmen diese Fakten offenlegen müsse. Wiinberg erwiderte, Thirstrup spreche von Suizidgedanken und suizidalem Verhalten, während er von Suiziden gesprochen habe. Der Interviewer wies ihn darauf hin, dass Thirstrup nicht über Suizidgedanken und suizidales Verhalten gesprochen habe, sondern über das erhöhte Risiko für Suizide und Suizidversuche.

Nunmehr behauptete Wiinberg wie alle Unternehmen und Silberrücken-Psychiater, die Depression und nicht das Medikament erhöhe das Suizidrisiko.[11]

Ich hatte bereits eine Menge Unsinn über Psychopharmaka gesehen und gehört; aber das war derart lächerlich, dass ich einen offenen Brief an Lundbeck schrieb.[118] Am nächsten Tag antwortete Anders Gersel Pedersen, Lundbecks Forschungsleiter, auf eine Art und Weise, die einen akuten Anfall von Industriepompositits vermuten lässt.[114] Seine Antwort beginnt so:

> *Wir haben Peter Gøtzsches offenen Brief mit Bedauern gelesen, denn er scheint leider von begrenzter beruflicher Einsicht geprägt zu sein, was das komplizierte und extrem wichtige Problem des Suizids und des suizidalen Verhaltens in Verbindung mit Depression bei Kindern und Jugendlichen sowie eines möglichen höheren Suizidrisikos durch eine Behandlung der Depression mit Antidepressiva anbelangt. Unserer Meinung nach sollte sich jede Diskussion über dieses wichtige Thema auf Fakten stützen und nicht die Form einer oberflächlichen Polemik auf unzureichender Grundlage annehmen.*

Pedersen behauptete, es sei nie bewiesen worden, dass ein eindeutiger Zusammenhang zwischen suizidalem Verhalten, Suizidversuchen und Suizid bestehe. Solche Argumente sind schlichtweg dumm. Ein Suizid beginnt mit einem Gedanken an Suizid, dann folgen Vorbereitungen auf den Suizid, ein Suizidversuch und der Suizid. Es sollte niemanden überraschen – außer die Tablettendealer sowie korrupte Psychiater, die das Gleiche sagen wie Lundbeck –, dass die Risikofaktoren für ernsthafte Suizidversuche denen für Suizide sehr ähnlich sind.[119, 120]

Völlig irreführende Beobachtungsstudien zu Suiziden

Pedersen schrieb, eine unbehandelte Depression erhöhe das Suizidrisiko, und erwähnte epidemiologische Studien in den Vereinigten Staaten und in den Niederlanden, die gezeigt hätten, dass die Zahl der Suizide bei Kindern und Erwachsenen zugenommen habe, nachdem die Anwendung von Antidepressiva zurückgegangen sei.[114] Er erklärte, die Suizidrate sei um 14 Prozent und 49 Prozent gestiegen und habe sich in den Niederlanden bei Jungen verdoppelt.

Pedersens Belege stützen seine Meinung nicht. Er zitierte einen Artikel von Robert Gibbons aus dem Jahr 2007, dem zufolge die Suizidrate gestiegen sei, nachdem die FDA und die EMA 2003 und 2004 vor der Anwendung von Antidepressiva bei jungen Menschen gewarnt hatten.[121] Kritiker wiesen jedoch rasch auf Gibbons' Unaufrichtigkeit hin.[122] Er hatte für SSRI-Verordnungen nicht dieselben Kalenderjahre wie für die Suizide verwendet! Tatsächlich *sank* die Zahl der Suizide bei Personen zwischen fünf und 24 Jahren, nachdem die Menge der SSRI-Verordnungen für Jugendliche deutlich zurückgegangen war. Mit anderen Worten: Die Daten belegten, dass SSRI Suizid verursachen.[122]

Solche Irrtümer unterlaufen einem Wissenschaftler nicht zufällig. Es sieht nach einem vorsätzlichen Versuch aus, eine Geschichte zu erzählen, die zu einem vorher festgelegten Ende passt.[122] In den Niederlanden waren die Akademiker empört über Gibbons und seine statistischen Possen (Gibbons ist eigentlich Statistiker, obwohl man es kaum glauben mag) und wiesen darauf hin, dass die Zunahme der Suizidfälle in den Niederlanden sehr gering und statistisch nicht signifikant war. Sie bezeichneten Gibbons' Schlussfolgerungen als »erstaunlich« und »irreführend« und erklärten, er und seine Koautoren hätten mit der Veröffentlichung solcher Behauptungen »unverantwortlich« gehandelt.[122]

Gibbons hat mindestens zehn Artikel veröffentlicht, in denen er Geschichten erzählt, die einfach nicht wahr sind. Zum Beispiel behauptet er, die Warnungen der FDA hätten die Zahl der Suizide erhöht, Antidepressiva seien bei Jugendlichen sehr wirksam und die randomisierten, placebokontrollierten Studien zu Fluoxetin und Venlafaxin hätten keine Hinweise auf ein erhöhtes Suizidrisiko bei Jugendlichen ergeben.[122]

Kritiker schrieben Briefe an die *Archives of General Psychiatry* und wiesen darauf hin, dass Gibbons' Behauptungen zu Fluoxetin und Venlafaxin auf einer falschen Datenauswahl, methodischen Fehlern, falscher Interpretation der Daten, bewusst falscher Darstellung und irreführenden Schlussfolgerungen basierten und dass er bei ordentlicher Analyse der Daten die gleichen Nebenwirkungen festgestellt hätte wie die FDA. Joseph Coyle, der Herausgeber, weigerte sich jedoch, die Briefe zu veröffentlichen, und verbannte sie auf die Webseite der Zeitschrift, wo nur wenige Leute sie jemals finden werden.

Gibbons' Unredlichkeit hat in den Medien große Aufmerksamkeit erregt, aber die Silberrücken zitieren ihn gerne. So wird die Gesellschaft irregeführt, und so entsteht das organisierte Leugnen. Auch hinsichtlich seiner Interessenkonflikte ist Gibbons nicht ehrlich. 2012 veröffentlichte er einen Artikel über die Entwicklung eines Onlinetests für Depression, doch er und seine vier Koautoren informierten die Leser nicht darüber, dass Gibbons der Präsident und Gründer einer Firma ist, die die Rechte an diesem Test und mehreren ähnlichen besitzt, und dass alle Autoren Aktien dieser Firma halten.[123]

Pedersens andere Belege sind ähnlich katastrophal. Eine Studie aus dem Jahr 2006 benutzte nur Daten von 1992 bis zur ersten Hälfte 2003 und deckte daher die Periode nach der FDA-Warnung nicht ab.[124] Diese Studie stellte fest, dass das Risiko für Suizidversuche in den Monaten vor Beginn der Behandlung mit Antidepressiva am höchsten ist und danach Schritt für Schritt abnimmt. Das sollte niemanden überraschen, da ein Suizidversuch ebender Grund für den Beginn der Behandlung sein kann, was die Autoren auch einräumten. Außerdem erwähnten sie, dass nur wenige Jugendliche an ihrer Studie teilnahmen und dass in dieser Gruppe nur drei Suizide und siebzehn ernsthafte Suizidversuche vorgekommen seien. Daraus zogen sie den Schluss, dass ihre »Daten zur Diskussion über die Wirksamkeit oder die klinische Eignung einer Behandlung mit Antidepressiva bei Jugendlichen nichts beitragen«. Vielleicht hatte Pedersen den Artikel, den er zitierte, nicht gelesen. Jedenfalls ging es bei meiner Diskussion mit Lundbeck um Suizide bei Kindern und Jugendlichen.

Pedersens dritte Quelle war eine absurde Studie von Göran Isacsson aus dem Jahr 2005.[125] Es ging um die forensische toxikologische Erfassung von 14 857 Suiziden in Schweden von 1992 bis 2000. Schon die Prämisse der Studie war falsch: »Würde die Behandlung mit SSRI das Suizidrisiko bei Depressiven steigern, sollte man [SSRI] bei Suiziden häufiger nachweisen können, als es ansonsten zu erwarten wäre.« Es ist sehr wohl möglich, dass Patienten, die sich das Leben nahmen, vorher die Behandlung abgebrochen haben, weil sie an Akathisie erkrankten, die Suizidneigungen verstärkt. Daran könnte es liegen, dass man nach ihrem Tod keine Medikamente in ihrem Blut nachweisen kann. Das räumt Isacsson sogar im Diskussionsteil seines Artikels ein. (Da dieses Eingeständnis seiner Prämisse eindeutig widerspricht, nehme ich an, dass die Redaktion ihn dazu zwang.)

Wie Gibbons hat auch Isacsson eine lange Reihe von Artikeln veröffentlicht, die ich nicht als ehrlichen Versuch betrachte herauszufinden, ob SSRI Suizid verursachen können. Andere Forscher haben sogar darauf hingewiesen, dass Gibbons' und Isacssons Schlussfolgerungen das Gegenteil dessen behaupten, was ihre Daten zeigen.[126]

Fünf Jahre später veröffentlichte Isacsson einen ähnlichen Artikel mit dem deklaratorischen Titel: »Antidepressiva verhindern Suizide bei Depression«.[127] Die meisten Daten waren dieselben, aber nun bezog er drei weitere Jahre mit ein, bis 2003. Zwei Jahre später wurde dieser Artikel auf undurchsichtige Weise zurückgezogen. Es war nicht klar, wer diese Maßnahme verlangt hatte, aber ich bezweifle, dass die Initiative von Isacsson ausging. Zudem wurden die Leser nicht darüber informiert, um welche Fehler es ging. Das ist bizarr. Ein schwedischer Reporter verlangte beim Karolinska Institutet in Stockholm, wo Isacsson arbeitete, Auskunft unter Berufung auf das Gesetz über Informationsfreiheit. Man teilte ihm jedoch mit, es handle sich um vertrauliche Informationen und man werde keine Daten freigeben. Erst nach einem fünfmonatigen Rechtsstreit erhielt der Reporter Zugang zu den korrekten Daten. In seiner letzten Stellungnahme an das Gericht behauptete das Karolinska Institutet, die korrekten Zahlen hätten zum Zeitpunkt der Anfrage des Journalisten noch nicht existiert, inzwischen seien sie jedoch erstellt worden.

Isacsson hatte großes Aufhebens um seine Feststellung gemacht, dass nur bei 15 Prozent der Patienten, die wegen Depression stationär behandelt worden waren, zur Zeit ihres Suizids eine messbare Menge Antidepressiva im Blut nachweisbar war. Es stellte sich jedoch heraus, dass die korrekte Zahl 56 Prozent lautete, was Isacssons Schlussfolgerung über die Wirkung von Antidepressiva in ihr Gegenteil verkehrt.

Die korrekte Zahl tauchte in einer kurzen Stellungnahme an das Gericht in Stockholm auf, wo Forscher sie nicht finden werden. Daher verlangte der Reporter vom Karolinska Institutet erneut das Dokument, in dem die 56 Prozent angegeben waren. Dieses Mal erhielt er folgende Antwort: »Die Daten wurden auf Anforderung des Berufungsgerichts erstellt und sind in keinem Dokument festgehalten. Da die verlangten Dokumente im Karolinska Institutet nicht vorhanden sind, können sie auch nicht herausgegeben werden.«

Nicht nur diese Heimlichtuerei war bizarr, sondern auch Isacssons Artikel. Er ist nahezu unmöglich zu verstehen, und ich fand mehrere Widersprüche darin. Er wurde in der gleichen Zeitschrift veröffentlicht wie sein Artikel aus dem Jahr 2005. Allerdings schienen die Herausgeber dieses Mal aufmerksamer zu sein, denn es gab viele Vorbehalte, darunter einige amüsante, die uns darüber unterrichten, dass Studien wie die von Isacsson absolut wertlos sind und nur die wissenschaftliche Umweltverschmutzung verschlimmern. Ein Beispiel: »Definitive Schlussfolgerungen können nicht gezogen werden«, »Individuen, die vor Suizid bewahrt wurden, können nicht identifiziert werden; man kann nur ihr Nichtvorhandensein unter den Suiziden schätzen«, »Ein Mangel der Studie bestand darin, dass uns Informationen über Diagnosen und andere mögliche Störvariablen fehlten« und das Beste: »Da Individuen, die durch ein Nichtereignis charakterisiert sind, nicht identifiziert werden können, ist ein definitiver Beweis unmöglich.«

Obwohl beide Artikel Isacssons in den *Acta Psychiatrica Scandinavica* veröffentlicht wurden und es sich wahrscheinlich bei 79 Prozent der Suizide um dieselben Ereignisse handelte, fehlt in dem Artikel aus 2010 ein Hinweis auf den Artikel aus 2005. Viele würden dies als wissenschaftliches Fehlverhalten bezeichnen. Isacsson zitierte jedoch zwei andere seiner Artikel, ebenfalls aus den *Acta Psychiatrica Scandinavica*,[128, 129] die seinen Artikeln aus den Jahren 2005 und 2010 sehr ähnlich waren.

Isacsson hat die Literatur erheblich verschmutzt. Eine PubMed-Suche mit seinem Namen plus »suicide« im Titel lieferte im November 2014 immerhin 41 Ergebnisse. Dass sein Artikel aus 2012 von den *Acta Psychiatrica*

Scandinavica zurückgezogen wurde, hinderte ihn nicht daran, in derselben Zeitschrift weitere Artikel dieser Sorte zu publizieren. Im Jahr 2013 veröffentlichte er beispielsweise eine neue forensische Analyse und behauptete erneut, der Warnhinweis habe möglicherweise die Suizidrate erhöht.[130] In diesem Artikel trägt ein Abschnitt die Überschrift »Vergleich mit anderen Studien«, in dem er Gibbons' Arbeiten und andere unzuverlässige Studien als Quellennachweise herauspickt und behauptet, Suizidalität sei nicht unbedingt ein Risikofaktor für Suizid. Selbstverständlich ist sie das.[119, 120]

In den Medien hält Isacsson sich ebenfalls nicht zurück. 2013 schrieb er in einer schwedischen Zeitung, Menschen, die ihr Suizidrisiko mit SSRI hätten verringern können, seien aus den randomisierten Studien ausgeschlossen worden. An diesen hätten sich Patienten mit einer stärkeren Suizidneigung beteiligt.[131] Das ist totaler Unsinn. In Wahrheit wurden nur Menschen mit *geringem* Suizidrisiko für die Studien rekrutiert.

Pedersen nannte vier weitere Quellen in seinem Artikel. Die eine war eine Studie über Suizide bei dänischen Kindern von Professor Lars Kessing, einem Psychiater, der von Lundbeck bezahlt wird, und anderen.[132] Sie kam zu dem Ergebnis, dass keines von 42 Kindern im Alter von zehn bis siebzehn Jahren innerhalb von zwei Wochen vor dem Suizid mit SSRI behandelt worden war; da SSRI jedoch während der Studiendauer für die Anwendung bei Kindern nicht zugelassen waren, ist das keine Überraschung. Es gab außerdem eine fünfjährige Verlaufsbeobachtung, und jetzt waren einige derjenigen, die Suizid begangen hatten, mit SSRI behandelt worden. Bei ihnen war »die Suizidrate signifikant und stark erhöht, verglichen mit denjenigen, die nicht mit SSRI behandelt worden waren« (Rate Ratio 19,21; 95 % CI 6,77 – 54,52). Dieses Ergebnis sah für Lundbecks Medikamente nicht gut aus und die Autoren präsentierten eine andere Analyse, in der sie die Daten für Kontakte mit psychiatrischen Kliniken korrigierten. Die Rate Ratio war immer noch erhöht (4,47), aber – Volltreffer! – es war »nicht mehr ganz signifikant (95 % CI 0,95 – 20,96)«.

Es ist furchtbar irreführend, die Daten für Kontakte mit psychiatrischen Kliniken zu korrigieren, da solche Kontakte das Suizidrisiko bei psychiatrischen Patienten an sich schon um das 44-Fache erhöhen.[133] Eine Korrektur schwächt also einen wahren Zusammenhang fälschlicherweise ab. Die Autoren stellten fest, dass SSRI das Suizidrisiko bei Kindern drastisch erhöhen, aber sie behaupteten das Gegenteil:

»Schwer depressive Kinder und Jugendliche nicht mit SSRI zu behandeln kann unangebracht oder sogar tödlich sein.« Was für Kinder tödlich sein kann, sind Psychiater, die derartige Schlussfolgerungen ziehen und Kindern SSRI verschreiben. Die Studie wurde von der Lundbeck-Stiftung finanziert.

Diese Wissenschaftler stellten noch mehr falsche Behauptungen auf. Sie bestätigten den Befund der großen FDA-Analyse, dass eine Behandlung *nichtdepressiver* Kinder und Jugendlicher mit SSRI das Risiko für Suizidversuche erhöht. Trotzdem behaupteten sie: »In solchen Analysen lässt sich nicht ausschließen, dass Suizidgedanken bei depressiven Kindern und Jugendlichen eine Verzerrung durch die Indikation widerspiegeln. Das heißt, diejenigen, die behandelt werden, leiden tendenziell an schwereren Krankheiten.« Das ist Unsinn, weil die FDA-Analyse auf randomisierten Studien basierte. In randomisierten Studien gibt es keine Verzerrung durch die Indikation.

Ein anderer Artikel, den Pedersen zitiert, behauptete, die FDA habe keine Zunahme der Suizidfälle gefunden; suizidales Verhalten (das häufiger vorkam) zähle nicht, weil es kein guter Surrogatmarker sei.[117] Doch der Autor dieses Artikels widersprach sich selbst, weil er auch schrieb: »Ein vorangegangener Suizidversuch ist einer der stärksten Prädiktoren für einen vollendeten Suizid.« Zudem räumt er ein, dass die Suizidrate bei Menschen, die bereits versucht haben, sich das Leben zu nehmen, 30-mal höher ist als bei denen, die nie einen Suizidversuch unternommen haben.

Pedersen zitiert ferner einen unsystematischen Review von Robert Goldney, der Studien herausgepickt hatte, die seine Behauptung stützten, Antidepressiva schützten vor Suizid.[134] Der Artikel ist ein klassisches Beispiel dafür, wie man einen Review *nicht* erstellen sollte. Sowohl Gibbons als auch Isacsson tauchen darin auf, einschließlich Isacssons wertloser Studie von 2005,[125] ohne den geringsten kritischen Kommentar. Goldney zitiert in den nordischen Ländern durchgeführte Studien, die die Verordnung von Antidepressiva mit einer Verringerung der Suizidrate in Verbindung bringen. Aber diese Studien sind unzuverlässig. Andere Forscher, zum Beispiel Per-Henrik Zahl und Kollegen, haben nachgewiesen, dass es zwischen den gestiegenen SSRI-Verkäufen und dem Rückgang der Suizidraten in den nordischen Ländern keinen statistischen Zusammenhang gibt ($P = 1{,}0$).[135] Diese Autoren berichteten, dass der Rückgang der Suizidraten in Dänemark und Schweden der Markteinführung der SSRI um zehn Jahre oder mehr vorausging.

Ich habe großes Vertrauen in Zahls Arbeit. Er ist sowohl Arzt als auch Statistiker, und ich habe mit ihm mehrere wichtige Artikel über mammografische Früherkennung verfasst. Zahl und Kollegen erklärten, sie hätten keine Interessenkonflikte, während Goldney »Honorare und Forschungsstipendien von einigen Pharmaunternehmen erhalten« habe. Natürlich hat er Geld erhalten. Mit solchen Reviews macht er seinem Namen alle Ehre und muss für die Firmen sein Gewicht in Gold wert sein. Andere Autoren bestätigen die Forschungsergebnisse von Zahl et al. in den nordischen Ländern und stellten fest, dass die stark rückläufige Zahl der Autopsien die beobachteten Veränderungen der Suizidraten vollständig erklären konnte.[136]

Pedersens letzter Literaturhinweis betraf einen Artikel in einer Zeitschrift namens *Expert Opinion on Drug Safety*.[137] Von dieser Zeitschrift hatte ich nie zuvor gehört, und ich würde niemals ein Blatt mit einem solchen Namen als Lektüre in Betracht ziehen. Wir wissen bereits, dass wir wissenschaftlichen Artikeln über die Sicherheit von Medikamenten nicht trauen können, und obendrein haben wir nun auch Experten, die etwas zu diesem Thema zum Besten geben. Hätte die Zeitschrift den Namen *Systematischer Review über Schäden durch Medikamente* getragen, wäre mein Interesse an ihr viel größer gewesen. Der Artikel ist völlig wertlos. Er erwähnt die Warnung der FDA und fügt hinzu, Kindern wären daraufhin weniger Antidepressiva verordnet worden, was er als alarmierend bezeichnet, ohne dafür einen Grund zu nennen. Wahrlich eine »Expertenmeinung«. Dann folgten die übliche Kritik an der Verwendung der Suizidalität als Surrogat für Suizide, die er vermutlich einem *Handbuch der ewigen Glückseligkeit auf dem Markt für Antidepressiva* entnommen hat, sowie ein alarmierender Anflug von Wunschdenken:

»Die meisten Studien schlossen Patienten mit hohem Risiko für Suizidversuche aus. Wären diese Hochrisikopatienten in die Analysen aufgenommen worden, hätte man möglicherweise festgestellt, dass Antidepressiva eine schützende Wirkung haben.«

Denken Sie daran, dass wir hier über Kinder reden. Dennoch erdreistet sich dieser Autor anzudeuten, Antidepressiva hätten Kinder vielleicht vor Suizid geschützt, wenn das Design unserer randomisierten Studien besser wäre! Der Rat solcher »Experten« ist tödlich.

Pederson ist nicht irgendwer. Er ist Forschungsleiter eines der großen Pharmaunternehmen, die Antidepressiva verkaufen. Ich habe seine sieben

Literaturquellen deshalb seziert, weil sie alle uns eine Menge darüber verraten, wie die Leute in den Pharmaunternehmen und ihre bezahlten Prostituierten unter den Akademikern wirklich denken. Die Propaganda der Industrie redet von intensiver Forschung, aber die Verantwortlichen in den Firmen sind an Forschung überhaupt nicht interessiert. Sie interessieren sich allein dafür, Medikamente zu verkaufen, und das tun sie, indem sie Lügen über ihre Produkte verbreiten, ohne Respekt vor der Wissenschaft oder dem Leiden und dem Tod von Menschen. Sie bevorzugen Schrottwissenschaft, die den Umsatz stützt, anstelle von echter Wissenschaft. Wissenschaft ist für sie nur Schönfärberei.

Silberrücken auf der ganzen Welt behaupten, Antidepressiva schützten vor Suizid,[97–99] und einige von ihnen strengen sich sehr an, um zu erreichen, dass die FDA ihre Warnung vor Suiziden bei Jugendlichen entfernt. Die Schrottwissenschaft, auf die sie sich berufen, scheint unerschöpflich zu sein. Die neueste Studie wurde 2014 im *BMJ* veröffentlicht,[138] doch wie alle vorangegangenen war sie derart fehlerhaft, dass man nichts mit ihr anfangen konnte.[139] Die amerikanischen Autoren untersuchten nicht einmal ihren primären Zielparameter – Suizidversuche unter dem Einfluss von SSRI –, sondern verwendeten ein schlechtes Surrogat: Vergiftung durch alle Psychopharmaka. Menschen, die SSRI einnehmen und einen Suizidversuch begehen, vergiften sich in der Regel nicht (mit SSRI geht das im Grunde gar nicht), sondern benutzen gewalttätige Methoden wie Erhängen.[49, 140] Zudem ignorierten die Autoren die Tatsache, dass jede Veränderung der SSRI-Dosis das Suizidrisiko vergrößert. Es steigt also, wenn Menschen wegen der Warnung plötzlich aufhören, SSRI einzunehmen. Doch das liegt an den Entzugssymptomen und ist kein Zeichen dafür, dass SSRI vor Suizid schützen. Die Behauptung der Autoren, die Warnung der FDA sei schädlich, wurde von anderen Forschern widerlegt, und zwar mit echten Daten über Suizidversuche aus fünf verschiedenen Datenbanken, auch in den Vereinigten Staaten.[141]

Manche Studien sind unfreiwillig komisch. Zum Beispiel behauptete eine Studie über den Zusammenhang zwischen Suiziden und dem Gebrauch von Antidepressiva, die Medikamente hätten eindeutig eine schützende Wirkung, obwohl die Grafiken offensichtlich das Gegenteil bewiesen.[142]

Wie eben bemerkt, haben Beobachtungsstudien das Märchen widerlegt, dass Antidepressiva vor Suizid schützen.[135, 141, 143] Eine dieser Studien aus

Schweden (die Probanden waren ihre eigenen Kontrollpersonen)[143] stellte fest, dass das Suizidrisiko nach Beginn der SSRI-Einnahme um das Drei- bis Vierfache steigt, wobei das Risiko in der zweiten Behandlungswoche am größten ist (Quotenverhältnis 9,7; 95 % CI 3,0 – 31,7). Genau das war aufgrund anderer Studien zu erwarten.

Es lohnt sich, daran zu erinnern, dass wir angesichts der vielen randomisierten Arzneimitteltests, die wir haben, die zweitbesten Belege, die Beobachtungsstudien, nicht unbedingt prüfen mussten, weil die Tests trotz ihrer Schwächen, die Zusammenhänge häufig verschleierten, dennoch belegten, dass die Einnahme von Antidepressiva die Zahl der Suizidversuche verdoppelt.[82]

Einer der Gründe, die den Pharmaunternehmen zufolge für ihre Medikamente sprechen, lautet: Nichtbehandelte Patienten könnten Suizid begehen. Deshalb, so die Logik der Pharmaindustrie, steigt das Suizidrisiko, wenn man die lebensrettenden Medikamente plötzlich absetzt. Das bedeutet wohl, dass die Arzneimitteltests der Firmen unethisch sind. Die Industrie nimmt ihre eigenen Argumente offensichtlich nicht ernst, sondern benutzt lediglich das jeweils passende Argument, ohne Rücksicht darauf, dass es anderen ihrer Argumente widerspricht.

Durch Antidepressiva verursachte Tötungsdelikte

Dass Antidepressiva Tötungsdelikte verursachen können, ist nicht zu bezweifeln.[3, 11, 49, 144, 145] Die Meinung derjenigen, die uns etwas anderes erzählen, sollten wir ignorieren. Manche Leute behaupten, die randomisierten Tests hätten diesen Zusammenhang nicht nachgewiesen, jedoch haben die Pharmaunternehmen großes Interesse an der Vertuschung von Tötungsdelikten, die ein Patient begeht, während er ihr Medikament einnimmt. Außerdem kommen solche Fälle selten vor. Auch das könnte ein Grund dafür sein, dass wir ihnen in den Arzneimitteltests nicht begegnen.

Wie bereits erwähnt, kennen wir den Hauptgrund für Suizid und Tötungsdelikte: die extreme Unruhe, die man »Akathisie« nennt. Es gibt drei starke Anzeichen dafür, dass das Medikament und nicht ein unerkannter Defekt eines Patienten diese Gewalttaten auslöst: Die Täter sind Menschen, die nach allen objektiven und subjektiven Maßstäben vor der Tat völlig normal waren, und es sind keine auslösenden Faktoren erkennbar; der Tat gehen eindeutige Akathisiesymptome voraus; die normale Persönlichkeit der Menschen kehrte zurück, wenn sie das Antidepressivum absetzten.[146]

Antidepressiva sind in keiner Altersgruppe unbedenklich. In der Literatur und auf Webseiten gibt es zahlreiche Berichte über Menschen im mittleren und sogar höheren Alter, die sich oder andere umbrachten, nachdem sie an Akathisie erkrankt waren. Viele von ihnen waren gesund und nahmen das Medikament nicht gegen eine Krankheit, sondern zum Beispiel aus Spaß, gegen Stress, gegen Schlafstörungen, weil sie gemobbt wurden oder weil sie Eheprobleme hatten.[3, 11, 145, 147] Nachfolgend gebe ich einen detaillierten Bericht aus Australien über zehn gerichtsmedizinisch untersuchte Fälle gekürzt wieder.[145] Bei allen Patienten veränderte ein mutiertes CYP450-Gen die Verstoffwechslung des Medikaments. Keiner war vorher gewalttätig gewesen, alle erkrankten an Akathisie und alle schafften es, die Antidepressiva abzusetzen – oft gegen den Rat der Ärzte – und nach dem Gewaltdelikt zu ihrer normalen Persönlichkeit zurückzukehren. Keiner war jemals psychisch krank gewesen und es gab offenbar keine Indikationen für eine Behandlung mit Antidepressiva.

Frau, 35 Jahre, Nortriptylin, Belastung durch die Trunksucht des Ehemannes, tötete ihre Tochter im Teenageralter nach drei Tagen im toxischen Delirium.

Mann, 18 Jahre, Fluoxetin, Schwester lag nach einem Verkehrsunfall im Koma, 14 Tage lang Akathisie und Gewaltausbrüche, tötete, vier Tage nachdem seine Tabletten ausgegangen waren, seinen Vater.

Mann, 35 Jahre, Paroxetin, gestresst von der On-off-Beziehung mit der Mutter seines Kindes, tötete frühere Lebensgefährtin mit mehr als 30 Messerstichen nach elf Wochen Akathisie.

Mann, 46 Jahre, Paroxetin, Angst, nicht genug Geld für seine Familie zu verdienen, tötete nach 42 Tagen seinen Sohn während der manischen Phase einer Akathisie mit Delirium.

Junge, 16 Jahre, Sertralin und Fluoxetin, depressiv, Schulprobleme, seine Freundin hatte mit ihm Schluss gemacht, Suizidversuch während der Einnahme beider Medikamente, tötete nach elf Wochen seinen Therapeuten im Krankenhaus.

Mann, 50 Jahre, Venlafaxin, Scheidung belastete ihn, erschoss vier Tage nach dem Absetzen des Medikaments einen Unbekannten.

Mann, 24 Jahre, Escitalopram, Angst und Drogenkonsum, mehrere Suizidversuche und Tätlichkeiten, tötete fast seine Partnerin, zwölf Jahre im Gefängnis wegen Mordversuches.

Frau, 26 Jahre, mehrere SSRI, Probleme mit Schwiegereltern, zwei Versuche, ihre beiden Kinder umzubringen.

Frau, 52 Jahre, Paroxetin und Citalopram, Belästigungen am Arbeitsplatz, Suizidversuch, versuchte ihre beiden Kinder umzubringen.

Frau, 25 Jahre, Citalopram und Venlafaxin, Eheprobleme, mehrere Suizidversuche während der Einnahme beider Medikamente, sprang mit ihrem Kind vor einen Zug, während sie Citalopram nahm.

Einige dieser Patienten nahmen andere Medikamente oder Substanzen ein, zum Beispiel Cannabis, doch es ist sehr wahrscheinlich, dass die Gewalt von den SSRI verursacht wurde. In mehreren Fällen war die Behandlung durch die Psychiater extrem unzureichend und trug unmittelbar zu den Gewalttaten bei.

Ein Beispiel dafür ist die 26 Jahre alte Frau, die zweimal versuchte, ihre beiden Kinder zu töten. Sie nahm Paroxetin gegen Stress ein, setzte jedoch das Medikament ab, nachdem sie Wutanfälle bekommen und versucht hatte, sich durch Einatmen von Kohlenmonoxid umzubringen. *Trotzdem verschrieb ihr der Arzt zwei Jahre später erneut Paroxetin und versicherte ihr, es sei unbedenklich*. Diesmal litt sie an Symptomen wie Unruhe, Wutanfällen, Panikattacken, impulsivem Kaufrausch und ständigen Suizidgedanken. Sie vermutete, dass ihr geringes Selbstwertgefühl, ihre Schlafstörungen und ihr suizidales Verhalten auf Probleme mit den Schwiegereltern zurückzuführen seien. Sie nahm eine Überdosis und wurde in ein Krankenhaus gebracht, wo man ihre Paroxetin-Dosis erhöhte. Wieder versuchte sie, sich das Leben zu nehmen, und erhielt die Diagnose »Anpassungsstörung«.

Dann wurde sie auf Venlafaxin umgestellt, dessen Dosis im Laufe von drei Monaten erhöht wurde, bis sie achtmal höher war als die Anfangsdosis. Jede Erhöhung führte dazu, dass die Frau eine Woche lang erschöpft im Bett verbrachte, weil sie unfähig war aufzustehen (Akinesie). Ihr psychischer Zustand verschlechterte sich, Gewaltausbrüche und Suizidgedanken wurden häufig und schwer. Da sie nicht an einem Ort bleiben konnte, fuhr sie mit ihren Kindern mehrere hundert Kilometer und versuchte, sie und sich selbst durch Auspuffgase zu töten. Einige Tage später unternahm sie einen weiteren Versuch, sich selbst und ihre Kinder umzubringen.

Es bestanden keine Wechselwirkungen zwischen den Medikamenten, die sie einnahm, und viele Symptome, die in der Produktinformation für Venlafaxin genannt wurden, stimmten mit ihren Erfahrungen überein,[145] zum Beispiel absichtliche Selbstverletzung, Krankheitsgefühl, Suizidversuche, Störung des Ich-Erlebens, abnormes Denken, Akathisie, Apathie, Ataxie, ZNS-Stimulation, emotionale Labilität, Feindseligkeit, manische Reaktionen, Psychosen, Suizidgedanken, abnormes Verhalten, Anpassungsstörungen (die bei ihr als psychiatrische Diagnose galten, obwohl sie eine Nebenwirkung waren), Akinesie, gesteigerte Energie, Tötungsgedanken und Störung der Impulssteuerung.

Im Gegensatz zu dieser von der FDA zugelassenen Produktinformation wurden die Australier über die schweren Nebenwirkungen von Venlafaxin im Dunkeln gelassen, obwohl sie Menschen dazu bringen können, sich oder andere zu töten. Aber das entschuldigt die Psychiater nicht, die sie derart falsch behandelten – sie hätten es besser wissen müssen.

Akathisietötungsdelikte wurden als unwissentliche Vergiftung mit oder ohne Beteiligung der Gene verteidigt, und manche Leute haben von den Herstellern wegen fehlender Warnhinweise mit Erfolg Schadenersatz verlangt.[145]

Andere Rechtsfälle waren ebenfalls überzeugend.[147] Unter den dokumentarischen Beweisen in einem Prozess gegen SmithKline Beecham, in dem es um Paroxetin ging, befand sich auch eine unveröffentlichte Studie der Firma über die Häufigkeit von Aggressivität bei 80 Patienten, die in 25 Fällen zu einem Tötungsdelikt führte. Diese Fälle bestätigen, dass keine obere Altersgrenze existiert, ab der Antidepressiva unbedenklich wären. Ein 74

Jahre alter Mann strangulierte seine Frau, ein 66-Jähriger, bei dem Fluoxetin wahnhafte Störungen auslöste, tötete seine Frau – ihr Körper wies 200 Stichwunden auf.

Internen Firmenunterlagen zufolge wurden 0,65 Prozent der Patienten in klinischen Studien feindselig gegenüber anderen, wenn sie Paroxetin einnahmen. In der Placebogruppe trat dieses Symptom bei 0,31 Prozent der Probanden auf. In Studien mit gesunden Freiwilligen kam es bei drei von 271 Teilnehmern (1,1 Prozent) zu feindseligen Reaktionen, unter den 138 Mitgliedern der Placebogruppe gab es keinen einzigen Fall dieser Art.[147] Wie bereits erwähnt, stellten wir in unseren Studien mit gesunden Freiwilligen fest, dass SSRI die Zahl der Nebenwirkungen erhöht, die anfällig für Tötungsdelikte machen können.[116] Eine Analyse der 1374 E-Mails, welche die BBC erhielt, nachdem sie in ihrer Fernsehsendung *Panorama* über Paroxetin berichtet hatte (siehe unten), zeigte, dass die von Patienten selbst berichtete Gewalttätigkeit eindeutig mit der Dosierung zusammenhängt. Diese Patienten waren vorher, soweit ersichtlich, nicht gewalttätig gewesen.[147]

Im Jahr 2001 machte ein Geschworenengericht zum ersten Mal ein Pharmaunternehmen für Todesfälle verantwortlich, die von einem Antidepressivum verursacht wurden. Donald Schell, 60 Jahre alt, hatte erst seit 48 Stunden Paroxetin eingenommen, als er seine Frau, seine Tochter, seine Enkelin und sich selbst erschoss.[148] Entscheidend in diesem Fall waren interne Unterlagen von SmithKline Beecham. Danach wusste die Firma, dass eine kleine Zahl von Menschen unter dem Einfluss von Paroxetin unruhig oder gewalttätig werden konnte. Trotzdem enthielt der Beipackzettel keine Warnung vor Suizid, Gewalt oder Aggressivität. Deshalb musste sie für den Schaden haften. Die internen Unterlagen mit dem Stempel »Vertraulich« zählen die Ergebnisse von Tests auf, an denen über 2000 gesunde Freiwillige teilgenommen hatten, die entweder Paroxetin oder einen Placebo bekamen. Bei manchen Teilnehmern traten innerhalb von zwei Tagen nach Beginn der Behandlung Angst, Albträume, Halluzinationen und andere Nebenwirkungen auf, deren Ursache eindeutig das Medikament war. Zwei Probanden begingen nach elf bzw. 18 Tagen Suizid.

GSK, das SmithKline Beecham übernahm, hörte nicht auf zu lügen. Noch 2011, zahn Jahre nach dem Urteil, bestritt GSK, dass Paroxetin Menschen dazu veranlassen kann, sich oder andere zu töten, und dass Probleme beim

Absetzen des Medikaments bestehen.[68] Der Manager, der bei GSK für Behördenkontakte in den USA zuständig war, beharrte darauf, dass David Healy – der als Sachverständiger aussagte – nicht alle Daten gesehen habe, und erklärte, Healys Behauptung, bei 25 Prozent der Patienten trete Unruhe auf, sei »nicht glaubwürdig«. Healy hatte jedoch jede der Studien mit gesunden Freiwilligen analysiert, die vor der Zulassung des Medikaments durchgeführt worden waren, abgesehen von einigem Material, das unerklärlicherweise nicht vorlag. Zudem widersprach GSK sich selbst. Während Healy vor Gericht aussagte, gab die Firma zu, dass er eine repräsentative Stichprobe gesehen hatte.

In Studien zu Sertralin bei Kindern setzten 189 Patienten (vier Prozent) der Patienten das Medikament ab, weil Aggressivität, Unruhe oder Hyperkinese (eine Kodebezeichnung für Akathisie) auftraten. In der Placebogruppe kamen diese Symptome bei keinem der 184 Patienten vor.[147]

Im Internet gibt es eine Sammlung von über 5000 Medienberichten über Massaker, Tötungsdelikte, Suizide sowie Schießereien an Schulen und Colleges ab 1966, die mit Antidepressiva und ADHS-Medikamenten zusammenhängen. In manchen Fällen sind Details zu den Medikamenten und der Argumentation der Verteidigung vor Gericht angegeben.[149] Die Gewalttaten wurden oft mit Akathisie, emotionaler Abstumpfung und manischen oder psychotischen Reaktionen in Verbindung gebracht,[147] auch vor Gericht. Im Jahr 2011 urteilte beispielsweise ein kanadischer Richter, dass Fluoxetin einen Sechzehnjährigen veranlasst hatte, einen Mord zu begehen. Er hatte einen Freund erstochen.[146]

Das organisierte Leugnen in der Psychiatrie vernebelt jedoch auch dieses Problem. Es ist tragisch, dass führende Psychiater behaupten, Mordgedanken seien etwas ganz anderes als Mord.

In den USA ist es besonders gefährlich, Antidepressiva einzunehmen. Wie oben erwähnt, wurde Christopher Pittman manisch und erschoss seine Großeltern, zwei Tage nachdem seine Sertralin-Dosis verdoppelt worden war.[150] Obwohl er damals erst zwölf Jahre alt war, wurde er zu dreißig Jahren Gefängnis verurteilt.

David Crespi hatte seit einigen Wochen Fluoxetin und drei andere Medikamente eingenommen, als er seine Zwillingstöchter erstach.[151] Er bekannte sich schuldig, um der Todesstrafe zu entgehen, und wurde zu einer lebenslangen Freiheitsstrafe ohne die Möglichkeit einer bedingten Strafaussetzung verurteilt, obwohl er nach dem Absetzen der Medikamente wieder ganz der Alte war.

Kanadier sind anscheinend weniger unmenschlich als Amerikaner. David Carmichael, der seinen elfjährigen Sohn tötete, während er Antidepressiva einnahm, war laut Urteil »wegen einer psychischen Störung nicht verantwortlich« und ist heute ein freier Mann, der über die Gefahren von Antidepressiva schreibt und spricht.

Kurt Danysh hatte nicht das Glück, in Kanada zu leben. Er war 18 Jahre alt, als ein Allgemeinarzt ihm ohne jede psychologische Untersuchung Fluoxetin verordnete.[152] Daraufhin wurde er unruhig und gewalttätig. Siebzehn Tage später erschoss er seinen Vater in einem psychischen Zustand, der überhaupt nicht zu seiner Persönlichkeit passte. Bevor Kurt Fluoxetin eingenommen hatte, war er nie gewalttätig gewesen; dennoch wurde er 1996 wegen Mordes an seinem Vater zu 22,5 bis 60 Jahren Gefängnis verurteilt. Eli Lilly log vor Gericht und behauptete, Fluoxetin führe nicht zu Aggressivität. Im Jahr 2004 stellte sich jedoch heraus, dass Eli Lilly Daten aus dem Jahr 1988 verschwiegen hatte, die Fluoxetin mit Gewalt in Verbindung brachten. Die FDA hatte anerkannt, dass SSRI Gewalttätigkeit verursachen können, besonders bei Kindern und Jugendlichen. Obwohl mittlerweile mehr als 70 Tötungsdelikte im Zusammenhang mit Fluoxetin an die FDA gemeldet wurden, hat der Richter alle Anträge auf Wiederaufnahme des Verfahrens verworfen und sich dabei auf ein Gesetz berufen, dem zufolge Beweise für die Unschuld eines Verurteilten innerhalb von 60 Tagen vorzulegen sind. In offiziellen Unterlagen und Briefen stellte sogar der Experte der Staatsanwaltschaft fest, dass Kurts Straftaten auf geistige Umnachtung, verursacht von einem bewusstseinsverändernden Medikament, zurückzuführen waren. Das war für Kurt eine entlastende Tatsache;[61] trotzdem zwang ihn der Staat, vor und nach seinem Geständnis noch mehr Medikamente einzunehmen. Im Gefängnis hat Kurt die Zulassung als Anwaltsgehilfe erworben und eine Kampagne gestartet, die gegen die zunehmende Gewalt unter dem Einfluss von Antidepressiva kämpft. Er hofft, dadurch andere Kinder vor Schaden zu bewahren. Später stellte sich heraus, dass er SSRI schlecht verstoffwechselt.

Das ist absurd, tragisch und so unfair wie nur möglich. Menschen wurden nach jahrzehntelanger Haft aus dem Gefängnis entlassen, als DNA-Tests bewiesen, dass sie nicht die Mörder sein konnten. Kurts Familie kann sich einen neuen Prozess nicht leisten und bemüht sich um Spendengelder.[152] Warum ist kein Anwalt bereit, Kurt kostenlos zu vertreten? Nicht Kurt, sondern Manager von Eli Lilly müssten schon seit Jahrzehnten hinter Gittern sitzen; doch im Gesundheitswesen bleiben die wahren Verbrecher immer straffrei.

Ich frage mich oft, warum die Amerikaner derart grausam zu ihren eigenen Bürgern sind. Welchen gesellschaftlichen Nutzen hat es, Menschen ein Leben lang einzusperren, obwohl sie ohne die Einnahme von Medikamenten niemals getötet hätten? Es ist wichtig zu verstehen – ein paar Psychiater verstehen es –, dass eine Tat, die völlig rational und kaltblütig geplant aussieht, möglicherweise völlig falsch interpretiert wird, weil das Medikament die normalen menschlichen Hemmungen beseitigen kann.[146] In einem Einzelfall können wir nicht ohne vernünftige Zweifel behaupten, das Medikament habe keine Rolle gespielt. Der Umgang der Amerikaner mit diesen Tötungsdelikten ist zutiefst unmenschlich. Die Familie Crespi hat beispielsweise noch drei andere Kinder. Warum darf der Vater nicht zu ihnen nach Hause kommen, obwohl die Mutter das will und obwohl sie dafür kämpft? Und warum werden Kurt Danysh und die anderen Opfer von Arzneimittelnebenwirkungen nicht freigelassen?

Die Pillen, die Ihr Sexualleben zerstören

Antidepressiva werden oft »Glückspillen« genannt, aber in Pillen, die Ihr Sexualleben zerstören, ist nicht viel Glück enthalten. Man sollte sie vielmehr als »Unglückspillen« bezeichnen und als Zerstörer des Sexuallebens vermarkten – aber damit könnte man nicht viele verkaufen.

Die Pharmaunternehmen schweigen sich ziemlich aus, was diese Nebenwirkung – es könnte durchaus die häufigste sein – anbelangt, da sie ihre Umsätze bedroht. Ein Wissenschaftler der FDA fand heraus, dass die Industrie das Problem verbirgt, indem sie nicht das Medikament, sondern die Patienten dafür verantwortlich macht. Anorgasmie bei Frauen wird beispielweise als »weibliche genitale Störung« kodiert.[3]

Die Firmen behaupten, sexuelle Störungen träten bei sehr wenige Patienten auf. Im Zulassungsantrag für Fluoxetin ist zum Beispiel von nur 1,9 Prozent die Rede,[66] obwohl die wahre Rate 30-mal höher ist. Eine spanische Studie, die dieses Problem untersuchte, stellte fest, dass sexuelle Störungen bei 59 Prozent von 1022 Patienten auftraten, die vor der Einnahme des Medikaments alle ein normales Sexualleben gehabt hatten.[153] Ich habe die gewichtete durchschnittliche Häufigkeit von sexuellen Problemen für die fünf meistverordneten Medikamente (Fluoxetin, Paroxetin, Sertralin, Citalopram und Venlafaxin) berechnet:

Bei 57 Prozent nahm die Libido ab.

Bei 57 Prozent wurde der Orgasmus oder die Ejakulation verzögert.

Bei 46 Prozent blieb der Orgasmus oder die Ejakulation aus.

Bei 31 Prozent kam es zu Erektionsstörungen oder zu unzureichender vaginaler Lubrikation.

Etwa 40 Prozent der Patienten hielten die sexuellen Störungen für untragbar. Manche gähnen beim Orgasmus, was nicht gerade der beste Anfang einer intimen Beziehung ist. In einer anderen Umfrage zu Nebenwirkungen nannten 3516 Mitglieder von Patientengruppen sexuelle Störungen mit am häufigsten (51 Prozent), als sie gefragt wurden, warum sie die Behandlung abgebrochen hätten.[153]

Man stelle sich vor, was Erektionsprobleme für einen Jungen bedeuten, der zum ersten Mal Sex hat. Er glaubt, etwas sei mit ihm nicht in Ordnung, und seine Freundin denkt das Gleiche von sich, vor allem wenn das Problem sich bei jedem weiteren Versuch einstellt. Das ist grausam, und ein Kinderpsychiater in Brisbane erzählte mir von drei Jungen, die aus diesem Grund einen Suizidversuch begingen.

Der verzögerte Orgasmus wird von Männern mit vorzeitiger Ejakulation therapeutisch genutzt. Aber die randomisierten Studien, die bei diesem Problem eine Wirkung bestätigen, sind offenbar nicht ganz zuverlässig, weil sie nicht von anderen sexuellen Störungen berichten.[154, 155] Eine große randomisierte Studie aus dem Iran mit nur einem Autor fand beispielsweise keine Fälle von Impotenz bei 138 Patienten, die Escitalopram einnahmen, wohl aber bei drei von 138 Patienten in der Placebogruppe.[155]

Sexuelle Probleme werden leicht übersehen, wenn das klinische Interview nicht darauf abzielt, sie aufzudecken. Patienten neigen nicht dazu, sie spontan anzusprechen, und denken vielleicht nicht einmal daran, dass sie etwas mit dem Medikament zu tun haben. In der spanischen Studie berichteten zum Beispiel nur 20 Prozent der Patienten spontan von ihren sexuellen Störungen.[153]

Manche Männer werden impotent, wenn sie SSRI einnehmen, aber Eli Lilly hat die Lösung:[156] Die Firma verkauft Tadalafil (Cialis) gegen Erektionsstörungen und empfiehlt, es nicht bei Bedarf, sondern jeden Tag einzunehmen, »damit die sexuell Aktiven ständig spontan sein können«. Oder wie die Pfadfinder sagen: »Allzeit bereit!« Die Dauererektion, die bei Ihrer Frau zu dauerhafter Migräne führen könnte, ist nur eine Pille entfernt. »Fragen Sie Ihren Arzt, ob eine Erektion für Sie das Richtige ist.«

Schädigung des Fetus

Wie bereits erwähnt, empfiehlt die dänische Gesundheitsbehörde das routinemäßige Screening schwangerer Frauen auf Depression sowie die Behandlung mit Antidepressiva, obwohl die verfügbaren Daten diese Empfehlung nicht stützen.[8] Die Behörde räumt ein, dass SSRI die Zahl der spontanen Fehlgeburten erhöhen, das Geburtsgewicht senken, wahrscheinlich das Risiko für Geburtsfehler und neonatale Komplikationen (zum Beispiel Reizbarkeit, Tremor, Bluthochdruck, Schlafstörungen, Schwierigkeiten beim Stillen) vergrößern und das Risiko für Lungenhochdruck um das Fünffache erhöhen. Lungenhochdruck kommt bei sechs bis zwölf von 1000 Neugeborenen vor und ist lebensgefährlich.[8]

Angesichts dieser Tatsachen ist die Empfehlung der Gesundheitsbehörde so absurd, dass ich einen kleinen Sketch darüber schrieb. Im Jahr 2013 hörte ich einen brillanten Vortrag einer ehemaligen Schizophreniepatientin namens Olga Runciman, die uns schilderte, wie sie es geschafft hatte, auf Psychiatrie und Medikamente zu verzichten und mittlerweile ein normales Leben zu führen. Mein Vortrag folgte unmittelbar danach und ich hatte sie nie zuvor getroffen. Aber ich war so beeindruckt, dass ich sie fragte, ob sie in meinem Sketch die Rolle der jungen Schwangeren übernehmen wolle. Sie war einverstanden und wir lasen ihn als Einführung zu meinem Vortrag laut von meinem Computermonitor ab (Sie finden den Vortrag mit englischen Untertiteln auf Youtube: http://www.youtube.com/watch?v=i1LQiow_ZIQ). Offenbar traf ich damit einen Nerv, denn der Film wurde in zwei Wochen mehr als 10 000-mal abgerufen:[157]

»Wie kommen Sie mit der Schwangerschaft zurecht?«

»Gut, ich habe keine Probleme.«

»Machen Sie sich keine Sorgen darüber, ob Sie sich um das Baby kümmern können?«

»Nein, überhaupt nicht. Ich bin Hausfrau und habe Zeit.«

»Ist Ihnen klar, dass man depressiv sein kann, ohne es zu wissen?«

»Nein, das wusste ich nicht. Aber mir geht es gut.«

»Ja, aber … hmmm … also … wissen Sie … falls Sie an einer Depression leiden, wäre es gut, das herauszufinden.«

»Aber mir geht es wunderbar.«

»Trotzdem sollten Sie diesen Depressionstest machen.«

»Was passiert, wenn er positiv ist?«

»Dann bekommen Sie vielleicht ein Medikament, das Ihnen hilft.«

»Nun … ich … Mir fehlt doch nichts. Warum sollte ich diesen Test machen?«

»Die Gesundheitsbehörde empfiehlt ihn.«

»Können Sie sich nicht bei der Behörde abmelden? Sorry, das war ein Scherz.«

»Nein, wir müssen die Empfehlungen der Gesundheitsbehörde befolgen.«

»Aber ein solcher Test ist ein Screening. Gibt es dazu eine Cochrane-Analyse?«

»Ja, und sie rät davon ab, Gesunde auf Depression zu testen.«

»Warum in aller Welt empfiehlt dann die Gesundheitsbehörde, gesunde Schwangere wie mich zu testen?«

»Das verstehe ich auch nicht. Aber die Gesundheitsbehörde hat Psychiater konsultiert, die es für eine gute Idee halten.«

»Und wie viele Gesunde werden mit diesem Test fälschlich als depressiv diagnostiziert?«

»Etwa ein Drittel.«

»Heiliger Strohsack! Was bewirkt das Medikament?«

»Es wirkt wie Amphetamin. Die Patientinnen haben Mühe, es abzusetzen, wie Amphetamin und andere Narkotika. Die Hälfte der Patientinnen hat damit Schwierigkeiten.«

»Und was sagen diese Experten über die Nebenwirkungen? Welche kommt am häufigsten vor?«

»Sexuelle Probleme. Das passiert bei der Hälfte der Patientinnen. Es kann sich um fehlende Libido, Impotenz und Orgasmusstörungen handeln, auch beim Mann, wenn er das Medikament einnimmt.«

»Und was ist mit Suizid? Bei Depressiven ist das Suizidrisiko hoch, ich nehme an, dass dieses Medikament Suizid verhindert?«

»Nein, im Gegenteil. Bei Frauen wie Ihnen erhöht das Medikament das Suizidrisiko. Außerdem kann es zu Geburtsfehlern führen. Das Risiko ist gering, aber es ist eindeutig erhöht.«

»Du meine Güte! Vielen Dank für diese Informationen, Herr Doktor. Ohne mich. Mich brauchen Sie nicht zu testen. Ich will keine falsche Diagnose riskieren und behandelt werden. Mein Mann und ich haben Spaß am Sex. Und ich habe keine Lust, ein Narkotikum auf Rezept zu bekommen oder Suizid zu begehen oder ein behindertes Kind zur Welt zu bringen.«

Meiner Meinung nach setzt dieses erfundene Gespräch mit dem glücklichen Ausgang dreierlei voraus: Der Arzt muss außergewöhnlich gut über die Fakten informiert sein, die Frau muss die richtigen Fragen stellen, und der Arzt muss diese Fragen korrekt beantworten. Die klinische Realität ist oft anders. Manche Ärzte benutzen keinen Test, sondern stellen klärende Fragen und greifen möglicherweise zu weiteren Hilfsmitteln. Zwar verringern weitere Hilfsmittel die Gefahr falsch positiver Diagnosen; dennoch sind auch sie sehr unzuverlässig. Ein Screening gesunder Menschen führt daher unweigerlich zu vielen falsch positiven Diagnosen, und viele Menschen werden dann mit Antidepressiva behandelt, die ihnen schaden.

Eine große dänische Kohortenstudie untersuchte 500 000 Kinder auf Geburtsfehler und stellte fest, dass das Risiko für Defekte der Herzscheidewand sich verdoppelt.[158] Das ist keine harmlose Nebenwirkung, da dieser Defekt bei einem Prozent der behandelten Feten auftritt. Herzfehler bei Neugeborenen sind genau das, was zu erwarten ist, weil Serotonin wichtig für die Herzfunktion ist. Wir haben tödliche Herzfehler und Lungenhochdruck bei Erwachsenen beobachtet, die Diätpillen einnahmen. Diese Medikamente wurden vom Markt genommen, weil sie den Serotoninspiegel erhöhen.[3]

Für Leute mit finanziellen Interessen ist es sehr nützlich, Zweifel daran zu säen, dass SSRI Geburtsfehler verursachen. Viele schlechte Studien behaupten, das sei nicht der Fall. Es ist oft ratsam, die kritischen Briefe zu lesen, die anschließend veröffentlicht werden, zum Beispiel jene, die eine Studie aus dem Jahr 2004 kommentieren, die im *New England Journal of Medicine* veröffentlicht wurde und die behauptete, es gäbe kein Problem.[159]

SSRI verursachen zweifellos Geburtsfehler. Ein Rechtsanwalt in Houston schickte mir ein 56-seitiges Sachverständigengutachten, das der Epidemiologe Nicholas Jewell für einen Prozess verfasst hatte. Er hatte die wissenschaftliche Literatur sorgfältig durchforstet und konnte mit seiner vorzüglichen Arbeit belegen, dass Herzfehler eine typische Folge der Einnahme von SSRI sind.[160] Verzerrung durch die Indikation wurde ausgeschlossen. Das bedeutet, dass Depression an sich keine Geburtsfehler hervorruft (was zudem äußerst seltsam wäre, doch Psychiater scheinen keine Grenzen zu kennen, wenn es gilt, ihre Medikamente zu verteidigen). Tierversuche stützen die Studien mit Menschen und belegen einen dosisabhängigen Zusammenhang. Außerdem verdoppeln SSRI das Risiko für eine Frühgeburt.[161] Die Schlussfolgerung ist unausweichlich:

Schwangere sollten auf keinen Fall auf Depression getestet werden oder Antidepressiva einnehmen.

GlaxoSmithKline lügt und betrügt

GlaxoSmithKline (GSK) ist eines der kriminellsten Pharmaunternehmen der Welt.[3] Diese Firma hat zahlreiche Straftaten begangen, die nach amerikanischem Recht die Kriterien für organisiertes Verbrechen erfüllen. Im Jahr 2011 bekannte GSK sich schuldig, eine Reihe von Medikamenten gesetzwidrig für nicht zugelassene Zwecke verkauft zu haben, und musste drei Milliarden Dollar Schadenersatz zahlen. Das war der größte Betrag, der im amerikanischen Gesundheitssektor jemals im Rahmen eines Vergleiches bezahlt worden war. Viele Verbrechen, die den Patienten erheblichen Schaden zugefügt und viele das Leben gekostet haben, drehten sich um Psychopharmaka, aber GSK hat auch viele Patienten mit Rosiglitazon umgebracht, einem Diabetesmedikament, das GSK wegen angeblicher Vorteile für das Herz und den Kreislauf anpries, obwohl es die Sterblichkeit erhöht und aus diesem Grund in Europa vom Markt genommen wurde.[3]

Die kriminellen Aktivitäten umfassen offenbar auch falsche Aussagen gegenüber Beamten, die Behinderung von bundesstaatlichen Ermittlungen wegen illegaler Vermarktung, Lügen gegenüber der FDA in Bezug auf illegale Werbung, Nichtherausgabe von belastenden Unterlagen, Schmiergeldzahlungen an Ärzte und falsche Preisangaben gegenüber Medicaid.

SmithKline Beecham, das später mit Glaxo Wellcome zu GSK fusionierte, begann 1992, Paroxetin zu verkaufen. In den folgenden zehn Jahren behauptete die Firma fälschlicherweise, Paroxetin mache nicht abhängig – obwohl es dem ursprünglichen Zulassungsantrag zufolge bei 30 Prozent der Patienten Entzugserscheinungen auslöste.[3] Im Jahr 2001 stellte die Weltgesundheitsorganisation fest, dass Paroxetin von allen Antidepressiva die stärksten Entzugssymptome auslöste, und 2002 veröffentlichte die FDA eine Warnung. Ein Jahr später revidierte GSK seine vorherige Schätzung des Risikos für Entzugsreaktionen in seiner Fachinformation stillschweigend und kleingedruckt von 0,2 Prozent auf 25 Prozent, also um das Hundertfache.[162]

Unsere Behörden unternahmen zehn Jahre lang absolut nichts, um Patienten zu schützen, obwohl das Risiko für Entzugssymptome laut Zulassungsantrag hundertmal höher war als in dem Material, das GSK Patienten und Ärzten vorlegte.

Ab 2002 sendete die BBC in ihrer Reihe *Panorama* vier Dokumentarfilme über SSRI. Der Erste trug den Titel *Secrets of Seroxat* (Geheimnisse von Seroxat). Diese Filme sind sehr gut. Die Journalistin Shelley Joffre wies nach, dass Dr. Alastair Benbow, der Sprecher von GSK, vor laufender Kamera gelogen hatte. Er bestritt zum Beispiel, dass Paroxetin zu Suizidalität und Selbstverletzung führen könne, obwohl er einen Monat später der Zulassungsbehörde Daten schickte, die genau das belegten. Die Folge war ein sofortiges Verbot von Paroxetin für die Behandlung von Kindern. Die britische Arzneimittelbehörde belog die Öffentlichkeit ebenfalls und deckte GSK, das seinen Sitz in Großbritannien hat, als das Unternehmen behauptete, diese Informationen seien ihm völlig neu (sie waren ihm seit etwa zehn Jahren bekannt). Das Schlimmste von allem war:

> *Der Chef der britischen Arzneimittelbehörde wiederholte die unwahre Behauptung der Firma, nicht das Medikament, sondern die Krankheit erhöhe das Suizidrisiko.*

Später, als US-Senator Charles Grassley GSK fragte, seit wann die Firma wisse, dass Paroxetin das Suizidrisiko erhöht, log das Unternehmen erneut. GSK antwortete, es habe bis Ende Februar 2006 keine Hinweise auf einen Zusammenhang zwischen Paroxetin und Suizidalität bei Erwachsenen gehabt. Ermittler der Regierung fanden jedoch heraus, dass die Firma schon 1998 über diese Daten verfügte, und David Healy entdeckte in internen Firmenunterlagen Beweise dafür, dass bei 25 Prozent der gesunden Freiwilligen während der Einnahme von Paroxetin Unruhe und andere Symptome der Akathisie auftraten.

Andere Studien zeigen ähnliche Ergebnisse.[163] Peter Breggin war Sachverständiger in einem Prozess, in dem es um einen Mann ging, der seine beiden Kinder und sich selbst unter dem Einfluss von Paroxetin ertränkt hatte. Im Jahr 2001 verhinderte GSK jedoch, dass Breggin seine Erkenntnisse über Suizidalität und Gewalt veröffentlichte, die belegten, dass GSK nachlässig gewesen war.[49] Der Richter trug zu dieser Absurdität bei, indem er diese Daten als »Betriebsgeheimnisse« bezeichnete. GSK wertete Suizidversuche als emotionale Labilität und verschleierte Fälle von Akathisie, indem es viele Subkategorien für Übererregung verwendete, zum Beispiel Nervosität und Angst.

Die BBC bat ihre Zuschauer, ihr per E-Mail ihre Erfahrungen mit Paroxetin mitzuteilen. Der klinische Pharmakologe Andrew Herxheimer und der Forscher Charles Medawar, der Mitbegründer von Social Audit, lasen 1374 E-Mails. Obwohl GSK standhaft leugnete, dass SSRI zu Abhängigkeit führen und Suizide verursachen können, war klar, dass beide Behauptungen falsch waren und dass auch Feindseligkeit und Mord Folgen der Medikamente sein können. »Als er drei Tage lag Paroxetin eingenommen hatte, blieb er die ganze Nacht wach und zwang sich stillzuhalten. Er wollte nämlich alle Hausbewohner töten.«[162]

Der Detailreichtum der Patientenberichte war eindrucksvoll. Viele schrieben von Kopfschmerzen, die leichten Stromschlägen glichen, und von Sehstörungen, wenn sie versuchten, das Medikament abzusetzen. Die Behörden kodierten solche Symptome als Benommenheit oder Parästhesie. Wegen dieser Enthüllungen akzeptieren Arzneimittelbehörden in vielen anderen Ländern jetzt Berichte über Nebenwirkungen, die unmittelbar von Patienten stammen. Vorher mussten Betroffene zuerst die von Ärzten errichteten Hürden überwinden.

Im Jahr 2004 prüfte ein Forscher die umfassenden internen Berichte der GSK-Studien, die als Folge eines Zivilprozesses im Internet veröffentlicht wurden, und stellte fest, dass Paroxetin suizidale Neigungen erheblich verstärkte: Quotenverhältnis 2,77 (95 % CI 1,03 – 7,41).[164] Er bezog auch den unveröffentlichten Test 377 mit ein, dem zufolge Paroxetin keine Wirkung hat und der laut einem internen Schreiben von GSK nicht veröffentlicht werden sollte.[165] Auch den berüchtigten Test 329 berücksichtigte er.

Test 329 zu Paroxetin bei Kindern und Jugendlichen

GSK veröffentlichte den Test 329 im Jahr 2001.[166] Darin wurde fälschlicherweise behauptet, Paroxetin sei bei Kindern und Jugendlichen wirksam und habe minimale Nebenwirkungen. Die Firma belog auch ihre Verkäufer, als sie ihnen versicherte, der Test beweise eine erstaunliche Wirksamkeit und Sicherheit.[167]

Viele glaubten diesem Test und zitierten ihn häufig.[3] Aber der Prüfbericht war gefälscht. Der Test belegte eine erstaunliche Unwirksamkeit und schädliche Folgen, doch nach umfangreichen Manipulationen zog der von Ghostwritern verfasste Bericht – er hatte zwanzig »Autoren« – ein positives Fazit.[167, 168] Die statistische Alchemie brachte vier statistisch signifikante Wirkungen hervor, nachdem die Daten in unterschiedlicher Weise sortiert worden waren. Viele Varianten wurden ausprobiert, bis die Daten quasi unter der Folter ein Geständnis ablegten.

Der Artikel behauptete fälschlicherweise, die neuen Zielparameter seien a priori festgelegt worden. Was die Nebenwirkungen anbelangte, waren die Manipulationen noch krasser. Der unveröffentlichte interne Prüfbericht enthüllte, dass mindestens acht Kinder, die Paroxetin eingenommen hatten, suizidal geworden waren. In der Placebogruppe war nur ein Kind betroffen (P = 0,035). Im veröffentlichten Papier wurde nur ein einziger Fall von Kopfschmerzen auf Paroxetin zurückgeführt. Suizidgedanken und suizidales Verhalten unter dem Einfluss von Paroxetin wurden als emotionale Labilität, Klinikaufenthalt, sich verschlimmernde Depression oder Aggressivität eingestuft.[3, 164] Auf mindestens drei Jugendliche, die einen Suizidversuch unternahmen oder damit gedroht hatten, ging der Bericht nicht näher ein. Dessen erster Autor, Martin Keller, schrieb, diese Probanden seien vom Test ausgeschlossen worden, weil sie die Regel nicht eingehalten hätten.[57] Als die FDA von der Firma verlangte, die Daten erneut zu prüfen, gab es vier weitere Fälle von absichtlicher Selbstverletzung, Suizidgedanken oder Suizidversuch, alle während der Einnahme von Paroxetin.

Keller gehört anscheinend zu den Leuten, die wir an der Spitze der viel gepriesenen öffentlich-privaten »Partnerschaften« finden. Er berechnete seine Reisekosten doppelt; der Fachbereich Psychiatrie, den er leitete, erhielt Hunderttausende von Dollar zur Finanzierung von Forschungen, die nie zustande kamen; Keller selbst wurden jedes Jahr Hunderttausende von Dollar, die er nicht offenlegte, von Pharmaunternehmen gezahlt; und ein Sozialarbeiter fand eine Liste von Jugendlichen, die angeblich bei einer Studie mitgemacht hatten – was nicht zutraf.[3] Offenbar waren die Namen erfunden, was verführerisch war, wenn man bedenkt, dass das Pharmaunternehmen für jeden Teenager, den Keller beibrachte, 25 000 Dollar bot.

Kellers Fehlverhalten schadete seiner Karriere nicht. Das lag wahrscheinlich daran, dass sein Fachbereich Forschungsgelder in Höhe von 50 Millionen Dollar erhalten hatte. Nein, das ist kein Druckfehler – es waren 50 Millionen Dollar! Ein Sprecher der Brown Medical School, wo Keller arbeitete, erklärte, Kellers Forschungen über Paroxetin erfüllten die üblichen wissenschaftlichen Anforderungen. Gefälschte Studien, die erheblich dazu beigetragen haben, dass Tausende von Kindern und Jugendlichen auf der ganzen Welt Suizid begingen, erfüllen also die wissenschaftlichen Standards einer amerikanischen Universitätsklinik. Willkommen in Amerika!

Das *Journal of the American Academy of Child and Adolescent Psychiatry*, das den betrügerischen Testbericht veröffentlichte, weigerte sich, seinen Lesern mitzuteilen, dass dieser der Wissenschaft schadete, und wollte ihn nicht zurückziehen.[168] Die Erklärung für diese Passivität finden wir wahrscheinlich, wenn wir dem Geld folgen, das der Eigentümer der Zeitschrift bekommt.

GSK pries seine Medikamente für die Behandlung von Kindern an, obwohl sie unwirksam, äußerst schädlich und für die Anwendung bei Kindern nicht zugelassen waren. Zu dieser illegalen Vermarktung gehörte, dass Studien verschwiegen wurden, die die Unwirksamkeit von Paroxetin belegten.[169] Es handelte sich um vorsätzlichen Betrug: »Es wäre kommerziell unakzeptabel, eine Mitteilung beizufügen, wonach die Wirksamkeit nicht bewiesen wurde. Das würde dem Image von Paroxetin schaden.«[168]

Der Betrug und die Lügen zahlten sich aus. Darum kommen sie so häufig vor. Von 1998 bis 2001 wurden Paroxetin und Sertralin fünf Millionen Mal Kindern und Jugendlichen verordnet.[170] Noch 2013, Hunderte von Suiziden später, erdreistete sich GSK zu erklären: »GSK hält den Artikel nicht für falsch, betrügerisch oder irreführend.«[171]

Warum hören alle auf das, was Pharmaunternehmen und ihre bezahlten Verbündeten unter den Ärzten über irgendetwas sagen? Leider können öffentlich finanzierte Studien ebenso betrügerisch sein wie jene, die die Pharmaindustrie bezahlt. Die riesige STAR*D-Studie ist ein Beispiel dafür.

Die STAR*D-Studie, ein Fall von Verbraucherbetrug?

Diese STAR*D-Studie war äußerst wichtig. Das Design und die Einschlusskriterien spiegelten die übliche klinische Praxis wider, und unter den Teilnehmern waren auch echte Patienten, die Hilfe suchten.[172] Es war die größte Studie zur Wirksamkeit von Antidepressiva aller Zeiten. Die Kosten in Höhe von 35 Millionen Dollar übernahm das NIMH. Mit dieser Studie sollte untersucht werden, ob eine mehrstufige, flexible Anwendung von Medikamenten – einschließlich Add-on-Medikamenten, welche die Wirkung der Antidepressiva verstärken sollten – den Patienten hilft, gesund zu werden und zu bleiben, auch noch im Jahr nach der Genesung.

Die Forscher kündigten an, die Ergebnisse ihrer Studie würden »erhebliche Bedeutung für die öffentliche Gesundheit und die Wissenschaft« haben. Das hatten sie, aber nicht so, wie die Wissenschaftler es sich vorgestellt hatten. Die Studie erbrachte nicht die erwarteten positiven Resultate, und das ganze anfängliche Getöse endete als wissenschaftlicher Skandal und unehrliche Forschung.[173]

Es gab keine Placebogruppe und alle Patienten begannen mit Citalopram. Begründet wurde das mit dem »Fehlen von Entzugssymptomen« bei Citalopram und der »Sicherheit« für ältere Patienten.[174] Es ist kaum zu glauben, dass einige der prominentesten Psychiater in Amerika eine derartige Unwissenheit über die von ihnen verordneten Medikamente öffentlich enthüllten. Immerhin stammte der Prüfplan aus dem Jahr 2002.

Als die Studie beendet war, gab das NIMH bekannt: »Etwa 70 Prozent derjenigen, die die Studie nicht abbrachen, wurden symptomfrei.« Das NIMH wiederholte diese falsche Behauptung 36-mal in verschiedenen Presseerklärungen,[175] und die Forscher stellten ebenfalls zahlreiche falsche Behauptungen auf, zum Beispiel dass bei Patienten, die als geheilt eingestuft worden waren, »keinerlei Symptome einer Depression mehr vorhanden waren« und dass sie »symptomfrei geworden« seien.[176] In Wahrheit konnte ein

»geheilter« Patient einen Hamilton-Wert von 7 haben. Die einzige Aussage, die auf der Hamilton-Skala einen Suizid betrifft, lautet: »Glaubt, das Leben sei nicht lebenswert.« Sie entspricht dem Wert 1. Andere Symptome, die mit 1 bewertet werden, sind zum Beispiel »Er/sie hat das Gefühl, Menschen im Stich gelassen zu haben« und »Fühlt sich unfähig, lustlos, weniger leistungsfähig«. Kein Mediziner würde solche Patienten als symptomfrei beschreiben. Jedes dieser Symptome wird sogar benutzt, um eine klinische Depression zu diagnostizieren.[176]

Die Forscher erklärten in ihrer Zusammenfassung: »Die gesamte kumulative Remissionsrate betrug 67 Prozent.« Im Haupttext räumten sie jedoch ein, dass es sich um eine »theoretische« Remissionsrate handle. Sie seien davon ausgegangen, dass die Patienten, die aus der Studie ausgeschieden waren, die gleiche Remissionsrate aufwiesen wie jene, die bis zum Schluss mitmachten. Das ist extrem unwahrscheinlich. Meist scheitert die Behandlung bei jenen, die ausscheiden, viel öfter als bei jenen, die durchhalten. Zudem haben die Forscher die Rosinen aus den Daten herausgepickt. Anstatt wie geplant die Hamilton-Skala zu benutzen, verwendeten sie eine Skala, die der Gruppe der Geheilten weitere 152 Patienten hinzufügte.[172] Außerdem bezogen sie 607 Patienten mit leichter Depression und 324 ohne Hamilton-Wert mit ein, obwohl diese nach ihrem eigenen Prüfplan und einem veröffentlichten Ablaufschaubild[172, 174] von ihren Analysen hätten ausgeschlossen werden müssen. So wurde die Zahl der Geheilten weiter aufgebläht. Hätten sie sich an den Studienplan gehalten und die Ergebnisse ehrlich wiedergegeben, hätten sie mitgeteilt, dass bei 38 Prozent der Patienten während der vierstufigen Behandlung die Krankheitssymptome nachließen und dass die restlichen 62 Prozent entweder ausschieden oder krank blieben.[172]

Die Autoren schrieben, die meisten geheilten Patienten seien auch im letzten Jahr der »fortgesetzten Betreuung« gesund geblieben. In dieser Phase konnten die Ärzte die Medikamente wechseln, die Dosen ändern und neue Medikamente hinzufügen.[173] Der Wissenschaftsjournalist Robert Whitaker bemühte sich nach Kräften, die genaue Zahl der Patienten herauszufinden, bei denen die Symptome nachließen und die während der gesamten Studie gesund blieben, doch die Daten wurden derart wirr präsentiert, dass er aufgab. Ed Pigott und Kollegen gelang es, die Nuss zu knacken. Sie berichteten, es habe nur bei 108 von 4041 Patienten[174] eine »dauerhafte Remission« gegeben.[174] Das bedeutet, dass nur drei Prozent der Patienten, die mit der

Studie begannen, gesund wurden, gesund blieben und im Jahr der Nachbeobachtung weiter an der Studie teilnahmen.

Selbst dieser kleine Prozentsatz ist wahrscheinlich übertrieben.[172] Viele der Patienten, die gesund blieben, müssen aus der Gruppe der 607 Probanden mit leichter Depression stammen und hätten nicht in die Analyse einbezogen werden dürfen. Zudem gaben die Forscher sich große Mühe, eine optimale Behandlung zu gewährleisten. Die Erfolgsquote in der normalen klinischen Praxis muss daher unter drei Prozent liegen.

Pigott und Kollegen empfahlen angesichts der mageren Ergebnisse der STAR*D-Studie, den Begriff »behandlungsresistente Depression« nicht zu benutzen.[172] Wir sollten uns vielmehr darauf konzentrieren, was an unserer Therapie falsch ist, anstatt eine Terminologie zu verwenden, die fälschlicherweise unterstellt, es gebe eine außergewöhnliche Untergruppe von Patienten mit einer exotischen Form der Depression, bei der eine ansonsten wirksame Behandlung nicht anspricht.

Diese öffentlich finanzierte Studie bombardierte die Ärzte und die Öffentlichkeit mit der fürchterlich irreführenden Botschaft, Antidepressiva ermöglichten es rund 70 Prozent der depressiven ambulant behandelten Patienten, gesund zu werden. Die Medikamente waren angeblich »viel wirksamer« als ein Placebo,[173] was ebenfalls unwahr ist. Abgesehen davon gab es gar keine Placebogruppe zum Vergleichen! Ein Journalist fragte Maurizio Fava, einen der Forscher und prominenten Psychiater am Massachusetts General Hospital in Boston, ob die Analyse von Pigott und Kollegen[172] korrekt sei. »Ich glaube, ihre Analyse ist vernünftig und nicht unvereinbar mit unserem Bericht«, sagte Fava.[173] Das ist ein erstaunliches Eingeständnis. Fava räumte ein, dass die Erfolgsquote von drei Prozent zutrifft, und zumindest indirekt auch, dass dies das echte Resultat war. Außerdem gab er zu, dass diese Tatsache den Forschern bereits bekannt war und aus ihren veröffentlichten Berichten hervorgeht. Es ist jedoch keine ehrliche Wissenschaft, in einem derartigen Umfang Verstecken zu spielen, dass es anderen nahezu unmöglich ist, die Wahrheit zu ergründen.

Die Ergebnisse der STAR*D-Studie belegen, dass die Praxisrichtlinien der American Psychiatric Association, denen zufolge »Patienten, die in der akuten Phase mit Antidepressiva behandelt wurden, diese Medikamente nach der Remission weiter einnehmen sollten, um einen Rückfall zu verhindern«, schädlich sind. Antidepressiva heilen Depression nicht und verhindern sie auch nicht, sie verursachen sie vielmehr, wenn man sie längere Zeit einnimmt (siehe Kapitel 11). Die STAR*D-Studie liefert überzeugende Beweise für die von Medikamenten hervorgerufene tardive Dysphorie, die andere Wissenschaftler beschrieben haben.[177, 178]

Psychiater reagieren auf Whitakers Vorträge oft mit einem Hinweis auf die gefälschten Ergebnisse der STAR*D-Studie, die ihrer Meinung nach beweist, dass Antidepressiva – wenn man sie immer wieder probiert – bei den meisten Menschen wirksam sind. Dieser kollektive Irrglaube ist enorm schädlich.

Die vielen Artikel über die STAR*D-Studie enthalten äußerst selektive Berichte über Zielparameter, viele falsche Behauptungen, widersprüchliche Aussagen und sogar reine Fantasie.[176] Obwohl bis Mitte 2011 mehr als hundert Artikel erschienen sind, waren elf vorher festgelegte Zielparameter immer noch nicht veröffentlicht![179] Die Zusammenfassung eines Artikels begann mit der Behauptung, Suizidgedanken seien nur bei 0,7 Prozent der Patienten beobachtet worden, und die Autoren erklärten, ihre Studie liefere »neue Beweise dafür, dass zwischen der Einnahme von selektiven Serotonin-Wiederaufnahmehemmern und selbstberichteten Suizidgedanken kein oder nur ein geringer Zusammenhang besteht«. Dieser irreführenden Feststellung *widersprachen einige derselben Autoren*, als sie in anderen Artikeln Suizidgedanken bei 6,3 und 8,6 Prozent der Patienten erwähnten, die während der STAR*D-Studie Citalopram einnahmen. Das sind zehnmal so viele Fälle.

Ist die STAR*D-Studie so betrügerisch, dass die mehr als hundert Artikel in ihrem Gefolge alle zurückgezogen werden sollten? Ed Pigott sagte dazu:[176]

»Ich habe STAR*D über fünf Jahre lang geprüft und einen wissenschaftlichen Fehler nach dem anderen entdeckt. Jeder Fehler, den ich fand, bestärkte mich darin, weitere zu suchen. … Diese Fehler sind von unterschiedlicher Art, einige ziemlich bedeutsam, andere geringfügig. Doch all diese Fehler, ohne Ausnahme, führten dazu, dass Antidepressiva wirksamer erscheinen, als sie sind, und zusammen zogen diese Fehler veröffentlichte Berichte nach sich, die den Leser total in die Irre führten, was die tatsächlichen Ergebnisse anbelangte. So gesehen, handelt es sich hier um einen wissenschaftlichen Betrug, für den das National Institute of Mental Health 35 Millionen Dollar bezahlt hat.«

Wie bereits erwähnt, probierten alle Patienten zuerst Citalopram, und der zusammenfassende Artikel blähte die Remissionsquote um 45 Prozent auf.

In ihren Offenlegungserklärungen berichteten zehn der STAR*D-Autoren, dass sie Geld von Forest, Lundbecks Partner in den Vereinigten Staaten, erhielten. Im Jahr 2011 reichte Pigott eine Whistleblower-Klage ein, die Forest vorwarf, einen wichtigen Forscher bestochen zu haben, damit er die Ergebnisse zugunsten von Citalopram fälschte.[180] Deswegen sei Citalopram im ersten Teil der Studie das einzige verabreichte Antidepressivum gewesen, was zu Verzerrungen und zu einer Überschätzung der Wirksamkeit geführt habe.

Im Januar 2015 durchsuchte ich PubMed nach STAR*D und erhielt 290 Treffer. Deshalb begrüße ich es, dass Pigott und andere für mich die Detektivarbeit übernahmen. Es ist ein Skandal, dass eine extrem teure, vom Steuerzahler finanzierte Studie so schamlos irreführend ist. Das zeigt einmal mehr, dass führende Psychiater bereit sind, ihre organisierten Vorspiegelungen zu verteidigen, einerlei wie hoch die Kosten – Geld, Täuschung, Unehrlichkeit, nachlassendes Vertrauen der Öffentlichkeit in ihr Fachgebiet und Schädigung der Patienten – sind. Meiner Meinung nach sollten die STAR*D-Artikel zurückgezogen werden und eine Gruppe unabhängiger Wissenschaftler, die keine Psychiater sind, sollte dafür bezahlt werden, einen Bericht zu verfassen, der erklärt, was diese Studie wirklich belegt: dass Antidepressiva unwirksam und schädlich sind.

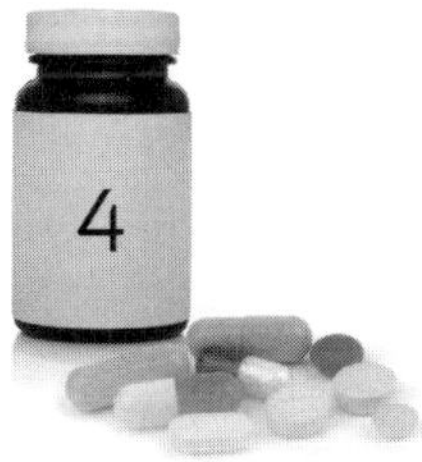

Angst

Wir alle haben von Zeit zu Zeit Angst. Deshalb sind die Marktchancen für Medikamente enorm. Wegen schlechter Verblindung in Studien (siehe Kapitel 3) ist zu erwarten, dass fast alles gegen Angst »wirkt«. Auch psychologische Beratung sollte helfen, allerdings aus besseren Gründen. Es ist offensichtlich ein guter Ansatz, Menschen beizubringen, wie sie ihre Angst bewältigen können.

Was die Abwägung zwischen Nutzen und Schaden betrifft, ist eine Psychotherapie viel besser als Medikamente (siehe Kapitel 10), aber Medikamente werden viel häufiger eingesetzt. So häufig, dass unsere Bürger heute etwa gleich viel Medikamente schlucken wie vor 50 Jahren, weil die stark rückläufige Verordnung von Benzodiazepinen durch eine ähnlich große Zunahme der SSRI-Verordnungen ausgeglichen wird.[1] SSRI werden gegen viele Störungen eingesetzt, die damals mit Benzodiazepinen behandelt wurden. Heute behaupten Psychiater, viele Störungen, die sie früher als Angst bezeichnet hätten – als es noch in Ordnung war, Benzodiazepine zu verschreiben –, seien in Wirklichkeit Formen von Depression gewesen. Deshalb können sie SSRI heute praktischerweise den gleichen Patienten verabreichen.

Es stimmt, dass die Symptome der Angst und der Depression sich zu einem großen Teil überschneiden. Doch die Therapie der Angststörung hat sich geändert, obwohl ein Benzodiazepin wahrscheinlich die bessere Wahl ist. Ein systematischer Review im Jahr 2013 kam zu dem Ergebnis, dass die Studien im Allgemeinen von schlechter Qualität waren und dass Benzodiazepine wirksamer und verträglicher sind als SSRI und weniger Nebenwirkungen haben.[2] Der Hauptgrund dafür, dass Benzodiazepine aufgegeben wurden, besteht darin, dass man mit Medikamenten, deren Patentschutz vor vielen Jahren abgelaufen ist, nur wenig Geld verdienen kann.

Ein anderer systematischer Review von 48 placebokontrollierten Studien bei Patienten mit generalisierter Angststörung fand ähnliche Wirkungen für Benzodiazepine (Effektstärke 0,32), Azapirone (0,30) und Venlafaxin (0,33).[3] Bei Depression betrugen die Effektstärken für Benzodiazepine 0,28 und für Azapirone 0,22 (für Venlafaxin lagen keine Daten vor, obwohl dieses Medikament ein Antidepressivum ist). Die Wirkung ließ nach, als die Studien größer wurden, aber die Ergebnisse waren einigermaßen robust.

Die Autoren fragten sich, warum Azapirone gegen Depression wirkten, obwohl diese Medikamente für diese Indikation meist nicht als wirksam gelten. Aber das ist keine Überraschung. Ein Medikament, das Angst lindert, sollte auch eine Depression lindern, die mit Angst zusammenhängt: Wir haben weniger Grund, depressiv zu sein, wenn unsere Angst verflogen ist. Zudem geht es bei einigen Items der Hamilton-Depressionsskala um Angst, und die relativ geringe Wirkung der Medikamente könnte mit Verzerrung durch Entblindung erklärt werden (siehe Kapitel 3). Den veröffentlichten Studien zufolge, die die Wirkung im Vergleich mit den unveröffentlichten übertreiben,[4] beträgt die Effektstärke bei Depression[4] für die neueren Antidepressiva 0,37 und ist somit etwa gleich groß wie die Wirkung bei generalisierter Angststörung[3]. Das lässt sich mit Verzerrung durch Entblindung erklären. Ob die Medikamente den Patienten das Leben erleichtern, bleibt völlig im Dunkeln, nicht nur wegen dieser Verzerrung, sondern auch, weil wir nur etwas über die Wirkung erfahren, die mit Skalen von unsicherer klinischer Relevanz gemessen wurden.

Ein systematischer Review im Jahr 2008 fand nur eine einzige Studie, die Benzodiazepine mit einem SSRI verglich, während 22 Vergleiche mit älteren Antidepressiva angestellt wurden. Auch hier waren Antidepressiva nicht besser als Benzodiazepine.[5]

Ein weiteres Problem mit diesen Studien besteht darin, dass einige von ihnen Patienten miteinbezogen, die Benzodiazepine einnahmen. Wenn diese Patienten auf einen Placebo umgestellt wurden, erlebten manche möglicherweise die Schrecken des Benzodiazepin-Entzugs, der extreme Angst auslösen kann.[6, 7] Solche Studien sind von Anfang an zum Scheitern verurteilt. Dennoch ließ die FDA Alprazolam (Tafil, Xanax), eines der schlimmsten Benzodiazepine[7] gegen Panikstörungen, zu, obwohl eine sehr große Studie mit 526 Patienten fehlerhaft war – die Einführungsphase ohne Medikamente dauerte nur eine Woche.[8, 9] Als die achtwöchige Doppelblindphase zu Ende war, wurde die Dosis des Medikaments über vier Wochen hinweg langsam reduziert, doch viele Patienten, die Alprazolam einnahmen, vertrugen das Ausschleichen so schlecht, dass sie sich wahrscheinlich auf dem Weg in eine lebenslange Abhängigkeit befanden. Diese Patienten hatten fünf Wochen nach dem Absetzen von Alprazolam mehr Panikattacken als zu Beginn der Studie, während es den Patienten in der Placebogruppe gut ging.

Dieses schreckliche Medikament stand auf der Liste der meistverordneten Arzneimittel in den Vereinigten Staaten bald auf dem fünften Platz. Das ist erstaunlich, weil es bei langfristiger Einnahme Panik *verursacht* und viele Suizide und Tötungsdelikte ausgelöst hat.[7]

Einige weitere Metaanalysen möchte ich ebenfalls erwähnen. Ein Cochrane-Review zu Angststörungen bei Kindern und Jugendlichen umfasste 21 Studien zu Antidepressiva und zwei zu Benzodiazepinen. Da keines dieser Medikamente, wie ich glaube, Kindern verabreicht werden sollte, sind die berichteten kurzfristigen Ergebnisse meiner Ansicht nach von keinem Interesse.[10]

Skeptisch bin ich auch gegenüber einem Cochrane-Review, der die Wirkungen eines zusätzlichen Medikaments (oder Placebos) untersuchte. Es wurde verabreicht, wenn ängstliche Patienten auf die medikamentöse Primärtherapie nicht hinreichend ansprachen.[6] Zwanzig der 28 Studien betrafen Patienten mit Zwangsstörungen, aber die Studien waren sehr unterschiedlich und viele Daten basierten auf Antipsychotika. Die Autoren zogen keine klaren Schlussfolgerungen und ich stimme ihnen zu; denn Antipsychotika sind für die Anwendung bei Zwangsstörungen viel zu gefährlich (siehe Kapitel 6). Ein ähnlicher Cochrane-Review beschränkte sich nicht auf Patienten, die auf das Antidepressivum nicht angesprochen hatten;[12] er gab keine positiven Empfehlungen.

Es macht mich fassungslos, dass Psychiater bereit sind, Patienten mit Zwangsstörungen sowohl Antidepressiva als auch Antipsychotika zu verordnen. Diese Patienten brauchen eine Psychotherapie. Zwangsstörungen sind nicht tödlich, der Medikamentencocktail schon.

Ein Cochrane-Review zu sozialen Phobien umfasste 37 Studien,[13] aber ich halte ihn für wertlos. Einige der berichteten Wirkungen waren überraschend groß, ungefähr 0,6, wenn man bedenkt, dass die Effektstärken bei SSRI meist etwa 0,3 betragen. Eines der Probleme bestand darin, dass alle Skalen offenbar von Klinikern abgelesen wurden, nicht von den Patienten. Die Folge ist eine grobe Verzerrung (siehe Kapitel 3). Zudem waren die Studien von sehr schlechter Qualität und die Wirkung nahm mit der Zahl der teilnehmenden Patienten derart drastisch ab, dass jede Metaanalyse dieser Daten grob unzuverlässig wäre. Die Autoren gaben das relative Risiko für eine Antwortverweigerung auf der Global Impression Scale (Skala für den klinischen Gesamteindruck) mit 0,64 an (95 % CI 0,57 – 0,73), aber eine ihrer Abbildungen zeigt, dass die größten Studien eine Wirkung nahe null feststellten! Der Review berichtet auch von einer Wirkung in Studien zur Rückfallprävention; doch solche Studien sind äußerst unzuverlässig, weil in der Placebogruppe Entzugssymptome ins Spiel kommen, wenn das Medikament abrupt abgesetzt wird (siehe Kapitel 11).

Obwohl die Psychotherapie bei sozialen Phobien sehr wirksam ist (siehe Kapitel 10), blieben den Patienten Studien aller Art mit gefährlichen Medikamenten, einschließlich krampflösender Mittel und Antipsychotika, nicht erspart.[13] Zum Glück für die Patienten war ein Cochrane-Review zu Antipsychotika nicht positiv, obwohl er sehr umfangreich war (elf Studien mit 4144 Teilnehmern).[14] Sieben Studien zu Quetiapin befanden das Medikament bei generalisierten Angststörungen für besser als einen Placebo. Allerdings schieden mehr Patienten wegen Nebenwirkungen aus und mehr Patienten nahmen an Gewicht zu und litten an Nebenwirkungen der Sedierung und an extrapyramidalen (muskulären) Störungen. Zwei kleine Studien zu Olanzapin und zwei zur Add-on-Behandlung mit Risperidon stellten keine Wirkung fest.

Schlaftabletten

Benzodiazepine werden traditionell auch in Form von Schlaftabletten verabreicht, doch diese Anwendung schadet ebenfalls mehr, als sie nützt. Die Tests sind verzerrt, und wenn man den Bias berichtigt, schliefen Patienten, die mindestens 60 Jahre alt waren, laut einer Metaanalyse 15 Minuten länger, wenn sie keinen Placebo einnahmen, sondern Benzodiazepine oder ähnliche Medikamente.[15] Unerwünschte kognitive Ereignisse traten fünfmal häufiger auf als in der Placebogruppe, unerwünschte psychomotorische Ereignisse dreimal häufiger und Müdigkeit am Tag viermal häufiger. Nach einigen Wochen wirken die Tabletten nicht mehr und nur die Nebenwirkungen bleiben übrig.

Bei Patienten, die solche Medikamente einnahmen, ist die Gefahr von Stürzen – die oft zu Hüftbrüchen und zum Tod führen – und Verkehrsunfällen größer. Eine Studie belegte, dass Benzodiazepine das Risiko für Stürze mit Verletzungen bei mindestens 80 Jahre alten Menschen verdoppeln. Solche Stürze führen in Frankreich jedes Jahr zu fast 1800 Todesfällen.[16] In einer anderen großen Kohorte verdoppelten Benzodiazepine oder »Z-Medikamente« (z. B. Zolpidem) die Todesrate.[17]

Die gemessene kurzfristige Wirkung in diesen Studien ist wahrscheinlich übertrieben. Die Messung der Schlafdauer und der Schlafqualität ist höchst subjektiv und die Nebenwirkungen müssen die Verblindung beeinträchtigt haben. In einer Studie mit Placebogruppe zu Alprazolam gegen Panikattacken wurde beispielsweise die Verblindung für *alle* Patienten durchbrochen.[18]

Warum sollte jemand derart gefährliche Medikamente einnehmen, anstatt ein Buch zu lesen und ganz natürlich einzuschlafen? Psychotherapie ist ebenfalls besser als Tabletten (siehe Kapitel 10).

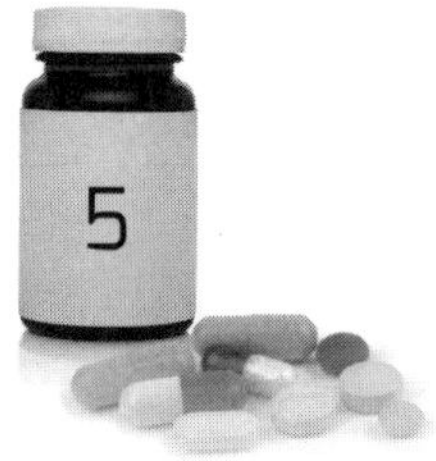

ADHS

ADHS bei Kindern

Die Diagnose ADHS bei Kindern wurde 1980 für das DSM-III erfunden. Aber was ist das? Auf einer Konsensuskonferenz im Jahr 1998 stellte der Vorsitzende einem führenden amerikanischen ADHS-Experten, Mark Vonnegut, diese Frage. Doch obwohl Vonnegut zwei bis drei Minuten redete, konnte er nicht erklären, was ADHS ist:[1]

»Sie können nicht still sitzen … Sie sind schwierig und bringen ihre Eltern auf die Palme … Die Diagnose ist verkorkst, aber es gibt, es gibt, äh, wir alle glauben, dass wir es mit einem sehr ernsten Kernproblem zu tun haben und dass wir eine Diagnose haben, die es uns ermöglicht zu kommunizieren und uns Forschungsergebnisse, ähm, die sozusagen Hypothesen für die Forschung liefert, und ich denke, wissen Sie, ähm, ich, ich denke wirklich, ein Teil des Problems besteht darin, dass die Psychiater die Diagnosen immer wieder ändern.« Vonneguts Äußerungen mit dem Tenor »Wir tappen alle im Dunkeln« können uns etwas lehren: dass die Psychiater nicht wissen, was sie tun.

Vonnegut erklärte außerdem, ein Lehrer könne sagen, ein Kind sei zwei Standardabweichungen von seinen Klassenkameraden entfernt. Moment mal – fünf Prozent aller Menschen sind *per definitionem* vom Durchschnitt all dessen, was der Normalverteilung folgt, mehr als zwei Standardabweichungen entfernt. Aber das bedeutet nicht, dass wir krank sind.

Wenn wir in einer Gruppe von normalen Menschen die Körpergrößen messen, liegen mehr als fünf Prozent zwei Standardabweichungen von der Durchschnittsgröße entfernt. Dennoch erfinden wir für die fünf Prozent, die klein oder groß sind, keine »Störung«.

Das NIMH gerät ebenfalls in Schwierigkeiten, wenn es 15 Seiten braucht, um uns zu erklären, was ADHS ist.[2] Auf der ersten Seite erfahren wir, ADHS sei eine der häufigsten Gehirnstörungen bei Kindern, und Bildgebungsstudien hätten Auffälligkeiten im Gehirn nachgewiesen. Das ist völlig falsch. ADHS ist keine »Gehirnstörung«, und das Gehirn dieser Kinder unterscheidet sich nicht vom Gehirn anderer Kinder (siehe Kapitel 11). Auf der ersten Seite lesen wir außerdem:

> *»Unaufmerksamkeit, Hyperaktivität und Impulsivität sind die wichtigsten Verhaltensweisen bei ADHS. Es ist bei allen Kindern normal, manchmal unaufmerksam, hyperaktiv oder impulsiv zu sein, aber bei Kindern mit ADHS sind diese Verhaltensweisen ausgeprägter und treten häufiger auf. Damit diese Störung diagnostiziert wird, muss ein Kind sechs oder mehr Monate lang Symptome aufweisen, und zwar in einem Ausmaß, das größer ist als bei anderen Kindern im gleichen Alter.«*

Armseliger könnte eine Erklärung kaum sein, und sie rechtfertigt es auf keinen Fall, ADHS als Gehirnstörung zu bezeichnen. Die Kinder zeigen normale Varianten eines normalen Verhaltens – und wir können nicht alle ein durchschnittliches Verhalten und eine durchschnittliche Größe aufweisen. Bei vielen Kindern trifft die Diagnose einfach deswegen zu, weil sie begabt sind und sich daher langweilen und in einer undisziplinierten Klasse nicht still sitzen können. Es kann auch sein, dass sie emotionale Probleme haben, die zu Hause entstanden sind.

Da wir über Entwicklungsstufen reden und nicht über eine Gehirnkrankheit, ist zu erwarten, dass im Dezember geborene Kinder häufiger die Diagnose ADHS erhalten und mit Medikamenten behandelt werden als jene, die im Januar geboren wurden und in derselben Schulklasse sitzen, denn bei den Ersteren hatte das Gehirn elf Monate weniger Zeit, sich zu entwickeln. Genau das ist der Fall. Eine kanadische Studie mit einer Million Schulkindern belegte, dass die Zahl der behandelten Kinder sich von Januar bis Dezember ziemlich linear erhöhte[3] und dass die Zahl der Kinder, die Medikamente einnahmen, bei den im Dezember Geborenen um 50 Prozent größer war. Diese Studie zeigt, dass weniger Kinder Medikamente bekommen würden, wenn wir etwas geduldiger mit ihnen umgingen, sodass sie heranwachsen und reifen können.

Die Diagnose basiert vor allem auf Klagen der Lehrer. Eltern bekommen oft zu hören, ihr Kind dürfe nicht mehr in die Schule zurückkehren, wenn es kein Medikament gegen ADHS einnehme. Ein Allgemeinarzt berichtete mir, eine Lehrerin habe die meisten ihrer Schüler wegen Verdachts auf ADHS untersuchen lassen. Das Problem war eindeutig sie, nicht die Kinder. Sobald Kinder das Brandmal ADHS tragen, sind alle ihrer Verantwortung enthoben und nicht mehr motiviert, den Schlamassel zu beseitigen, den sie angerichtet haben. Unsere Gesellschaft hat entschieden, dass es zu aufwendig oder teuer ist, die Umwelt eines Kindes zu verändern; darum verändern wir stattdessen sein Gehirn. Das ist grausam.

Das NIMH behauptet: »Die meisten Menschen mit ADHS können, wenn sie behandelt werden, in der Schule erfolgreich sein und ein produktives Leben führen.« Aber das NIMH hat in einer sehr großen Studie selbst nachgewiesen, dass diese Aussage falsch ist (siehe unten).

Ärzte müssen mit Beschwerden rechnen, wenn sie keine ADHS diagnostizieren, besonders wenn sie keine der zahlreichen albernen Checklisten für diese Diagnose verwenden. Mein Stiefvater war Schulpsychologe, und seiner Meinung nach sollten wir Kindern keine diagnostischen Etiketten anheften. Ich wünschte, es wäre so, doch leider ist ADHS zu einer weiteren falschen Epidemie geworden.

Namen erzeugen, was sie beschreiben. Wenn Eltern oder Lehrer der Meinung sind, ein Junge sei ein Störenfried, finden sie vielleicht in der Diagnose ADHS eine Erklärung dafür. Das kann auch dazu führen, dass die Leute in der Umgebung des Jungen sein Verhalten eher akzeptieren, weil er ja wegen seiner »Störung« nichts dafür kann. Das ist jedoch ein Zirkelschluss. Wir haben dem Verhalten des Jungen lediglich einen Namen gegeben: ADHS. Ebenso unlogisch wäre es zu behaupten, Brian benehme sich schlecht, weil er Brian heißt. ADHS ist *keine* Erklärung, es ist nur ein Name für eine Anhäufung von Symptomen.

Es ist eine Ironie, dass das »Aufmerksamkeitsdefizit« Teil des Namens ist, weil ein Aufmerksamkeitsdefizit im sozialen Umfeld des Kindes das wahre Problem sein kann. Bekämen diese Kinder mehr Zuwendung, gäbe es weniger Diagnosen. Deshalb spricht Peter Breggin von DADD: Dad Attention Deficit Disorder (Aufmerksamkeitsdefizitstörung des Vaters). Schon in den Neunzigerjahren nahm ein Viertel aller Kinder in einer Grundschule in Iowa ADHS-Medikamente ein, und in Kalifornien stieg die Zahl der Diagnosen steil an, als der Staat die Schulen weniger förderte.[4]

Manche Eltern tragen zur Epidemie bei, weil sie sich um eine Diagnose für ihre Kinder bemühen, um Sozialleistungen zu bekommen. Institutionen wie Kindergärten, die mehr öffentliche Gelder erhalten wollen, setzen Eltern unter Druck, damit sie dubiose Diagnosen akzeptieren.

Es ist eine Tragödie und ein Betrug, aus völlig normalen Kindern Patienten zu machen und Eltern einzureden, ihr Nachwuchs leide an einem chemischen Ungleichgewicht. Leider finden es viele Kliniker einfacher, Eltern mitzuteilen, ihr Kind habe eine Gehirnstörung, als ihnen andere Erziehungsmethoden vorzuschlagen.

Im Jahr 2011 schickte eine Firma – offensichtlich im Auftrag eines anonym bleibenden Pharmaunternehmens – dänischen Fachärzten, die Kinder und Jugendliche wegen ADHS behandelten, eine höchst bizarre Einladung.[4] Die Ärzte sollten in zwei Gruppen eingeteilt werden und an einer Übung namens »Wargames« (Kriegsspiele) teilnehmen. Es ging darum, ihr Produkt (zwei verschiedene ADHS-Medikamente) mit Argumenten und visuellen Präsentationen zu verteidigen. Ihre Bemühungen sollten gefilmt werden, und der anonyme Auftraggeber der Firma würde vielleicht von einem anderen Raum aus zuschauen. Diese Übung, die an Orwells »großen Bruder« erinnert, der alle beobachtet, war illegal. Dänische Ärzte dürfen Unternehmen nicht bei der Vermarktung ihrer Produkte helfen.

Ebenfalls im Jahr 2011 wurden meine Frau und ich sehr wütend, als unsere Tochter berichtete, ein großer »ADHS-Bus« habe ihre Schule besucht und Broschüren verteilt, um »über ADHS bei Kindern aufzuklären«. Es ging nicht um Aufklärung, sondern um Werbung für Tabletten. Dieser ADHS-Bus gehört der dänischen ADHS-Gesellschaft. Sie wird von Firmen unterstützt, die ADHS-Tabletten und andere Psychopharmaka verkaufen. Vier Broschüren wurden von einer Firma hergestellt, die Methylphenidat (Ritalin) verkauft, das am meisten verordnete ADHS-Medikament.

Eine Broschüre mit dem Titel »Mädchen und ADHS« enthielt ein Kapitel über die Behandlung, allerdings wurden nur Medikamente erwähnt. Ein

Journalist fragte den Präsidenten der ADHS-Gesellschaft, warum die Gruppe Material eines Pharmaunternehmens an Schulkinder verteile. Der Mann versprach, den Reporter zurückzurufen, aber er tat es nie. Anlässlich der Ernennung des neuen Vorsitzenden der Gesellschaft hieß es Anfang desselben Jahres in einer Presseerklärung, man brauche in diesem Amt einen »kommerziell orientierten« Menschen, der sich »darauf konzentrieren« solle, »Partnerschaften mit Privatunternehmen zu schmieden«. Die Grundsätze für diese Zusammenarbeit wurden auf der Homepage der Gesellschaft aufgezählt. Es ging um eine »vorteilhafte und verbindliche, oft langfristige Geschäftsbeziehung zwischen der ADHS-Gesellschaft und einem Unternehmen auf der Grundlage gemeinsamer Erwartungen in Bezug auf Leistung und Gegenleistung«. Sponsoring wird definiert als »kommerzielle Übereinkunft zwischen der ADHS-Gesellschaft und einer Firma, die eine Gegenleistung erwartet, oft in Form von Marketing oder im Hinblick auf soziale Verantwortung«. Totale Korruption zum Schaden unserer Kinder.

Auch die Medien verfälschen das Bild. Zwei ADHS-Studien wiesen offenkundige Diskrepanzen zwischen Ergebnissen und den Schlussfolgerungen auf: ADHS-Patienten litten an Dopaminmangel, und Stimulanzien verbesserten langfristig den Erfolg in der Schule. Doch nur einer von 61 Artikeln beschrieb die Resultate korrekt und stellte deshalb die Schlussfolgerung infrage.[5] Die falsche Schlussfolgerung, Dopaminmangel sei die Ursache von ADHS, wurde auch in den folgenden wissenschaftlichen Artikeln unkritisch weiterverbreitet.[5]

Screening-Test mit Selbstbeurteilungsskala für Erwachsene (ASRS-v1.1)

Name des Patienten | Datum |

Bitte beantworten Sie die folgenden Fragen. Beurteilen Sie sich selbst in Bezug auf jedes genannte Kriterium anhand der Skala rechts auf der Seite. Kreuzen Sie das Kästchen an, das am besten beschreibt, wie Sie sich in den letzten 6 Monaten gefühlt und verhalten haben. Bitte geben Sie die ausgefüllte Checkliste Ihrem Arzt, damit er sie beim nächsten Termin mit Ihnen besprechen kann.	nie	selten	manchmal	oft	sehr oft
1. Wie oft fällt es Ihnen schwer, die letzten Einzelheiten eines Projekts zu vollenden, wenn Sie mit den schwierigen fertig sind?					
2. Wie oft fällt es ihnen schwer, Dinge auf die Reihe zu bekommen, wenn Sie etwas zu erledigen haben, was systematisches Arbeiten erfordert?					
3. Wie oft fällt es Ihnen schwer, sich an Verabredungen oder Pflichten zu erinnern?					
4. Wenn Sie eine Aufgabe lösen sollen, die viel Nachdenken verlangt, wie oft fangen Sie erst spät oder gar nicht damit an?					
5. Wie oft zappeln oder spielen Sie mit den Händen oder Füßen herum, wenn Sie lange sitzen müssen?					
6. Wie oft haben Sie das Gefühl, überaktiv zu sein und etwas tun zu müssen, als ob Sie von einem Motor angetrieben würden?					

Teil A

	nie	selten	manchmal	oft	sehr oft
7. Wie oft machen Sie Flüchtigkeitsfehler, wenn Sie an einem langweiligen oder schwierigen Projekt arbeiten?					
8. Wie oft fällt es Ihnen schwer, konzentriert zu bleiben, wenn Sie eine langweilige oder monotone Arbeit verrichten?					
9. Wie oft fällt es Ihnen schwer, sich auf das, was andere zu Ihnen sagen, zu konzentrieren, selbst wenn Sie direkt angesprochen werden?					
10. Wie oft verlegen Sie Gegenstände zu Hause oder am Arbeitsplatz oder finden sie nur mit Mühe?					
11. Wie oft werden Sie von Aktivitäten oder Lärm in Ihrer Umgebung abgelenkt?					
12. Wie oft verlassen Sie Ihren Platz bei Besprechungen oder in anderen Situationen, obwohl von Ihnen erwartet wird, dass Sie sitzen bleiben?					
13. Wie oft fühlen Sie sich unruhig oder zappelig?					
14. Wie oft fällt es Ihnen schwer, abzuschalten und sich zu entspannen, wenn Sie Zeit für sich selbst haben?					
15. Wie oft reden Sie zu viel, wenn Sie in Gesellschaft sind?					
16. Wie oft beenden Sie während eines Gesprächs die Sätze Ihrer Gesprächspartner, bevor diese sie selbst beenden können?					
17. Wie oft haben Sie das Gefühl, überaktiv zu sein und etwas tun zu müssen, als ob Sie von einem Motor angetrieben würden?					
18. Wie oft fällt es Ihnen schwer zu warten, bis Sie an der Reihe sind, wenn das verlangt wird?					

Teil B

Abbildung 5.1: Test auf ADHS bei Erwachsenen.

Eine Analyse der zehn in den Medien am häufigsten zitierten ADHS-Artikel zeigte, dass die Medien fast nie reagierten, wenn sich später herausstellte, dass die Befunde falsch waren.[6] Nur einer von 57 Zeitungsberichten über nachfolgende Studien erwähnte, dass die früheren Resultate widerlegt wurden.

ADHS bei Erwachsenen

Ein Journalist des dänischen Rundfunks, bei dem in der Kindheit ADHS diagnostiziert worden war, probierte den Screeningtest, den die Weltgesundheitsorganisation empfiehlt, bei acht seiner Kollegen aus und stellte fest, dass sieben von ihnen an dieser »Krankheit« litten.

Der Test ist hoffnungslos. Zwei Mitglieder meiner engeren Familie versuchten sich daran und erhielten die Diagnose ADHS. Eine von ihnen erfüllte die Kriterien zu 100 Prozent, weil sie sowohl im Test A als auch im Test B immer nur die grauen Kästchen angekreuzt hatte (siehe Abbildung 5.1). Versuchen Sie es selbst.[7] Erfolgreiche, und energische Menschen, die ihre Zeit nicht gerne in unproduktiven Besprechungen vergeuden, wo sie unkonzentrierten Leuten zuhören müssen, die endlos lange reden, können durchaus die Diagnose ADHS erhalten. Man braucht nämlich nur bei den ersten sechs Fragen von Teil A des Tests vier Kreuzchen in den grauen Kästen zu machen, damit »die Symptome in hohem Maße mit ADHS bei Erwachsenen übereinstimmen«.

Wenn ein dynamischer Mensch *manchmal* Mühe hat, die letzten Details eines Projekts zu vollenden, nachdem er die schwierigen bewältigt hat, und wenn es ihm *manchmal* schwerfällt, die Dinge auf die Reihe zu bekommen, wenn er eine Aufgabe lösen muss, die Organisation erfordert, und wenn er *manchmal* Mühe hat, sich an Verabredungen oder Pflichten zu erinnern, dann hat er bereits drei von vier Punkten gesammelt, die er für die Diagnose braucht. Passen diese Beschreibungen nicht auf viele überarbeitete Leute? Einige der begabtesten und wundervollsten Menschen, die ich kenne, erfüllen diese Kriterien und können ihren letzten Punkt holen, falls sie *oft* erst spät oder gar nicht mit einer Aufgabe anfangen, die viel Nachdenken verlangt, oder falls sie *oft* mit den Händen herumspielen oder mit den Füßen zappeln, wenn sie lange sitzen müssen, oder falls sie *oft* das Gefühl haben, überaktiv zu sein und etwas tun zu müssen, als ob ein Motor sie antriebe.

Im Jahr 2004 bot das Programm »ADHS bei Erwachsenen« der New York University School of Medicine einen kostenlosen Screeningtag in einem Hotel an und verkündete: »Obwohl ADHS weithin als Kinderkrankheit gilt ... leiden Millionen von Erwachsenen daran, die keine Diagnose bekommen haben und nicht behandelt werden.«[8] Ja, was für eine Katastrophe, dass ein paar Menschen immer noch frei herumlaufen, obwohl sie *nicht* wegen einer Verhaltensstörung medikamentös behandelt werden! Zwei Jahre später berichtete ein Artikel, *85 Prozent der Teilnehmer hätten die Diagnose ADHS erhalten.*[9] Die Mediziner beobachteten 51 dieser Menschen, die alle eine Liste von Ärzten bekommen hatten, die sie konsultieren sollten, um ihre sogenannte Krankheit zu behandeln, aber 27 von ihnen gaben zu, dass sie diesen Rat nie befolgten. Der Leiter des Programms, Dr. Lenard Adler (ja, sein Nachname war Adler), interpretierte die Ergebnisse so: »Diese Daten belegen, dass Menschen mit ADHS Hilfe brauchen, damit sie Hilfe bekommen.« Die Industrie der Wohltaten kennt keine Grenzen. Ich vermute, dass Menschen, die keine Hilfe zur Hilfe akzeptieren wollen, Wohltätern in die Hände fallen, die ihnen helfen wollen einzusehen, dass sie Hilfe brauchen, um Hilfe anzunehmen. Hilfe!

Natürlich gibt es in der ADHS-Checkliste für Erwachsene Warnsignale, die darauf hindeuten, dass eine nähere Untersuchung gerechtfertigt ist und dass wir dabei an die Arbeit, die Schule, das Sozialleben und die Familie denken sollten. Aber das entspricht meist nicht der klinischen Praxis. Diese zusätzlichen Überprüfungen kosten Zeit und werden vielleicht nie vorgenommen, und selbst wenn, ist die Gefahr groß, dass Suggestivfragen die Diagnose »bestätigen«. Man rät uns beispielsweise, »nach Anzeichen für früh auftretende und lang anhaltende Probleme mit der Aufmerksamkeit oder Selbstbeherrschung Ausschau zu halten«, auch in der Kindheit, die viele Jahre zurückliegen kann. Solche Untersuchungen leiden unter selektiver Erinnerung und Bestätigungsfehlern, die dazu neigen, die vorläufige Diagnose zu »validieren«, ähnlich wie bei den Skandalen, die mit angeblichem Missbrauch in der Kindheit zu tun haben und, wie sich herausstellte, nicht anderes waren als falsche, vom Befrager suggerierte Erinnerungen. Folgend ein Bericht, den ich einem Psychiater verdanke und der zeigt, wohin das führen kann:

»Ich studiere die Akte einer Frau, die ich und meine Krankenschwester für unreif und gestört halten. Die Patientin wurde mir von einem Allgemeinarzt mit dem Vermerk ›Möglicherweise ADHS‹ überwiesen. Eine Psychologin hat die Patientin als mädchenhaft beschrieben, mit emotionalen und identitätsbezogenen Problemen, regressivem sozialen Verhalten und einer unausgeglichenen Beziehung zur Mutter, die kalt und reizbar zu sein scheint. Die berüchtigten ADHS-Tests wurden gemacht, doch erstaunlicherweise erzielte sie sehr wenige Punkte, was Unaufmerksamkeit und Hyperaktivität als Kind betraf (nur eines von neun Symptomen war positiv). Als die Psychologin ihr mitteilte, eine ADHS-Diagnose könne nicht gestellt werden, reagierten sie und ihr Freund sehr ablehnend und die Eltern weinten auf etwas dramatische und theatralische Weise. Sie waren sehr entmutigt und demoralisiert und erklärten, ihre Tochter habe nichts mehr, wofür es sich zu leben lohne. Daraufhin schrieb die Psychologin in die Akte: ›Ich habe lediglich festgestellt, dass die Diagnose ADHS zweifelhaft ist … und ich werde prüfen, ob man in diesem Fall eine Ausnahme machen und mehr auf die Symptome in der Kindheit achten kann (obwohl in diesem Fall die Gefahr einer Verzerrung besteht, weil jetzt, sofern möglich, sogar noch stärkere Kräfte am Werk sind als zuvor, um die Diagnose zu bekommen).‹ Sie spricht mit einem Psychiater darüber und die beiden beschließen, im Zweifel zugunsten der Patienten zu entscheiden und einen neuen Test zu machen. Nun werden sechs von neun Symptomen für positiv erachtet, sowohl für Hyperaktivität als auch für Unaufmerksamkeit in der Kindheit, und plötzlich deutet das Gesamtergebnis darauf hin, dass die Patientin die Kriterien für die Diagnose ADHS in der Kindheit erfüllt. Dann folgt das Finale: ›Damit ist das diagnostische Verfahren abgeschlossen und die Patientin wird zur medikamentösen Behandlung des Aufmerksamkeitsdefizits an den Psychiater des ADHS-Teams überwiesen.‹«

Der Titel dieser surrealen Tragödie könnte lauten: »Wie man durch Weinen eine falsche Diagnose bekommt«. Im psychiatrischen Supermarkt gibt es Diagnosen in allen Regalen, ohne Verfallsdatum. Es ist besser, ihn nicht zu besuchen, und man sollte der Versuchung widerstehen, Tränen entscheiden zu lassen.

Die Checkliste für Erwachsene ist nur fünf Seiten lang, aber ihre Autoren, zwei Professoren der Harvard Medical School und einer der New York University School of Medicine, versichern uns, ADHS bei Erwachsenen könne »eine erhebliche Auswirkung auf Beziehungen, den Beruf und sogar die persönliche Sicherheit Ihrer Patienten [haben], die möglicherweise daran leiden«. Sie nennen vier Literaturquellen für diese Behauptung, die alle irrelevant sind. Die eine ist das DSM-IV, eine andere ein Lehrbuch, die dritte ein Review, der den Aussagen der Professoren widerspricht, denn er stellt fest, nur wenige Studien hätten den Status der Kernsymptome länger als 14 Behandlungsmonate untersucht, und empfiehlt Langzeitstudien.[10] Der vierte Artikel ist eine Interviewstudie mit 84 Personen mit Erwachsenen-ADHS.[11] Solche Erfahrungen mache ich oft mit der psychiatrischen Forschung. Ich werde fast immer enttäuscht, wenn ich Literaturquellen zu Aussagen überprüfe, die ich interessant finde. Die zitierten Arbeiten stützen die Behauptungen nicht. Es ist, als spielten die Richtigkeit und Relevanz der Literaturquellen nicht die geringste Rolle. Es handelt sich lediglich um Augenwischerei.

Nicht direkt gesagt, aber impliziert wird, dass Menschen mit der Diagnose Erwachsenen-ADHS medikamentös behandelt werden müssen. »Weil diese Störung oft missverstanden wird, werden viele Menschen, die daran leiden, nicht angemessen behandelt und können ihr volles Potenzial daher möglicherweise nie ausschöpfen.« Diese Aussage der Professoren riecht nach Werbung für Medikamente. Es wurde nie nachgewiesen, dass Medikamente irgendeinen Einfluss auf das haben, was sie »Beziehungen, den Beruf und sogar die persönliche Sicherheit Ihrer Patienten, die möglicherweise daran leiden«, nennen.

Die Fragen in der Checkliste stimmen mit den Kriterien des DSM-IV überein und sprechen angeblich die Symptome der ADHS bei Erwachsenen an. Doch erneut haben die Psychiater einem gesellschaftlichen Konstrukt Leben eingehaucht, das nichts weiter ist als eine Variante des normalen Verhaltens, und diesem Konstrukt einen Namen gegeben, als komme es ganz natürlich vor und könne Menschen attackieren.

ADHS-Medikamente

Die Medikamente, die gegen ADHS verordnet werden, sind Amphetaminderivate oder wirken wie Amphetamin und Kokain. Es sind Stimulanzien, die Manie, andere Psychosen, Hirnschäden und den Tod hervorrufen können.[12, 13] Der Konsum von Amphetaminen kann abhängig machen, und bei

Menschen, die mit Methylphenidat behandelt werden, ist die Gefahr eines Kokainmissbrauchs im frühen Erwachsenenalter viel größer als bei jenen, die keine Medikamente einnehmen, obwohl ADHS diagnostiziert wurde.[14] Das ist keine Überraschung, weil Stimulanzien bekanntlich das Belohnungszentrum des Gehirns verändern.

Das meistverwendete Medikament ist Methylphenidat (Ritalin). Ein anderes ist Atomoxetin (Strattera), ein Noradrenalin-Wiederaufnahmehemmer. Eli Lilly erhielt dafür keine Zulassung als Mittel gegen Depression, verkauft es aber als »nichtstimulierendes« Medikament gegen ADHS. Das ist eine Lüge. Bei vielen Kindern zeigen sich nach der Einnahme Symptome einer gefährlichen Stimulierung. Der Beipackzettel enthält den Warnhinweis,[14] dass bei fünf von 1357 Patienten, die Atomoxetin bekamen, aber bei keinem der 851 Patienten, die einen Placebo einnahmen, Suizidgedanken auftraten. Atomoxetin löst bei vielen Kindern Suizid- und Tötungsgedanken aus. Es kann zudem zu Leberversagen führen.[15]

Wie immer ist die klinische Praxis viel schlimmer, als die Unternehmen es in ihren Studienberichten zugeben. In einer konsekutiven Kohortenstudie mit 153 Kindern, die mit Atomoxetin behandelt wurden, traten bei 51 Kindern (33 Prozent) extreme Reizbarkeit, Aggressivität, Manie oder Hypomanie auf.[16]

Welche Eltern würden ihren Kindern Atomoxetin, Methylphenidat oder ein anderes ADHS-Medikament geben, wenn sie ehrlich über den fehlenden langfristigen Nutzen und alle schweren Nebenwirkungen aufgeklärt würden?

ADHS-Medikamente für Kinder

Die Psychiatrie ist zur Goldmine der Pharmakonzerne geworden. Der Geschäftsplan ist einfach. Man sucht eine kleine Gruppe von Fachärzten, die in einer angesehenen Institution arbeiten. Die Pharmakonzerne werden zum professionellen Königsmacher, der die Forschungen dieser Spezialisten finanziert. Die Studien stellen immer Unterdiagnose und Unterbehandlung fest, nie das Gegenteil. Die Firmen behalten die Kontrolle über alle Daten und halten die Studiendauer kurz. Sie benutzen die Medien, schleusen Geschichten in die Nachrichten und finanzieren Patientenselbsthilfegruppen. Von der Industrie bezahlte Fachärzte beraten die Regierung. Unser Weltbild wird also von einer winzigen Spezialistengruppe bestimmt, die ein persönliches Interesse daran hat. Sie wird unterstützt von Stars, um die Vermarktung mit der Magie der Emotion anzureichern. Fragebögen im Internet, die die diagnostischen Kriterien noch mehr aufweichen, erweitern den Markt. So wird das Illegitime legitim.

Des Spence, Allgemeinarzt, Glasgow[17]

Spence erwähnt auch, eine kleine Gruppe von weltweit renommierten Spezialisten in Harvard habe eingeräumt, heimlich Geld von Pharmaunternehmen erhalten zu haben, insgesamt 4,2 Millionen Dollar. Eine Analyse von 43 Arzneimittelstudien zu ADHS, von denen die Firmen 39 finanzierten, bestätigt, was Spence über die Königsmacher schreibt. Nur sehr wenige Nebenwirkungen wurden als schwer bezeichnet, obwohl viele Kinder wegen schwerer Nebenwirkungen aus der Studie ausscheiden mussten.[18] Mehr noch: Von Nebenwirkungen wurde nur berichtet, wenn sie bei mehr als zwei oder fünf Prozent der Teilnehmer auftraten. Viele Studien wurden von derselben Kerngruppe durchgeführt. Wir untersuchten, wie weit die Inzucht ging: 21 Artikel (49 Prozent) kamen von der Harvard Medical School oder dem Massachusetts General Hospital, beide in Boston, und Joseph Biederman war der rührigste Befruchter – er war bei nicht weniger als 13 Artikeln (30 Prozent) Koautor.

Viele Studien sind zudem manipuliert. Entweder werden vor Beginn der Studie alle Kinder aussortiert, denen es nach der Einnahme eines Placebos besser ging, oder man untersucht im Gegenteil nur Kinder, die das Medikament gut vertragen haben, bevor man sie randomisiert der Interventions- oder der Placebogruppe[19] zuteilt. Beide Manipulationen kommen auch zusammen vor.[20]

ADHS-Medikamente sind bei Lehrern beliebt, weil sie ihre Arbeit einfacher machen. Aber es ist nicht ungefährlich, Kindern Medikamente zu verabreichen, damit sie weniger stören. Kinder mögen Stimulanzien nicht,[20] was verständlich ist, wenn man die lange Liste der Nebenwirkungen in den Packungsbeilagen liest. Um die Nachteile aufzuwiegen, müssten die Vorteile daher erheblich sein, doch das ist nicht der Fall.

Ein systematischer Review im Jahr 2013 umfasste 43 Studien, von denen 37 die Wirkung von Methylphenidat mit einem Placebo verglichen.[21] Die Ergebnisse waren jedoch unklar, sie wurden nur als Prozentsätze auf einer undefinierten Skala ohne Standardabweichungen genannt. Außerdem waren die Studien von schlechter Qualität. Zwei Drittel von ihnen konnten nicht in die Metaanalyse aufgenommen werden, und bei den meisten gab es Probleme mit fehlenden Daten und sie wiesen kein korrektes Randomisierungsverfahren auf. Es bestand ein großer Spielraum für eine tendenziöse Auswertung, und es muss auch Verzerrungen durch Entblindung gegeben haben, da die Medikamente unübersehbare Nebenwirkungen haben. Und schließlich litt eine ungenannte Zahl von Studien unter Verzerrung durch das Design, weil sie nur Teilnehmer akzeptiert hatten, von denen man wusste, dass sie auf Stimulanzien ansprachen. Ich würde es nicht wagen, auf der Grundlage dieser Studien von Pharmaunternehmen irgendwelche Schlussfolgerungen zu ziehen.

Ein systematischer Review aus dem Jahr 2002, durchgeführt von Wissenschaftlern der McMaster University in Kanada, deren Hauptautor ich vertraue, war ebenfalls ziemlich negativ.[22] Er schloss 14 Studien ein, die mindestens zwölf Wochen dauerten. Aber nur fünf von ihnen waren von ausreichender methodischer Qualität, und man hatte nicht weniger als 25 verschiedene Zielparameter und 26 verschiedene Bewertungsskalen benutzt. Stimulanzien linderten ADHS-Symptome, verbesserten jedoch nicht die schulische Leistung. Die Studien ignorierten wichtige Zielparameter. Diese Autoren bewerteten außerdem andere systematische Reviews und stellten fest, dass sie erhebliche Mängel aufwiesen, weil sie nicht klar genug angaben, nach welcher Methode sie ihre Informationen gefunden, ausgewählt, bewertet und zusammengefasst hatten.

Die FDA ließ diese Medikamente trotz einer absurd mageren Dokumentation zu.[23] Für die Zulassung von 20 ADHS–Medikamenten wurden nur 32 klinische Studien durchgeführt. Die mittlere Zahl der Teilnehmer je Medikament betrug 75, die mittlere Dauer der Studien vier Wochen.

Zu den Nebenwirkungen von Stimulanzien gehören Tics und Zuckungen sowie andere Verhaltensweisen, die mit den Symptomen von Zwangsstörungen übereinstimmen. Letztere kommen ziemlich häufig vor.[24, 25] Zudem verringern Stimulanzien die gesamte spontane mentale und körperliche Aktivität, einschließlich des sozialen Interesses. Die Folge sind Apathie oder

Gleichgültigkeit. Viele Kinder – in manchen Studien mehr als die Hälfte – erkranken an Depression und Zwangsstörungen.[12, 14] Das wird durch zahlreiche Tierversuche bestätigt.[14] Das Zwangsverhalten wird oft als Verbesserung der Schulleistungen fehlgedeutet, obwohl die Kinder möglicherweise nur zwanghaft alles kopieren, was an der Tafel steht, ohne etwas zu lernen. Bei manchen Kindern treten Manie oder andere Psychosen auf.[12, 13]

Wenn diese negativen Wirkungen fälschlich als Verschlimmerung der »Krankheit« interpretiert werden, erhalten die Kinder oft weitere Diagnosen, zum Beispiel Depression, Zwangsstörung oder bipolare Störung. Dann verordnet man ihnen noch mehr Medikamente und die Folge ist Chronizität.[14] Dazu habe ich mich bereits in Kapitel 2 geäußert:

> *Es ist gefährlich, neue Diagnosen zu stellen, während der Patient mit Psychopharmaka behandelt wird, weil die Symptome höchstwahrscheinlich von den Medikamenten verursacht werden.*[14]

ADHS-Medikamente haben offenbar keinen langfristigen Nutzen, sie schaden nur. Ich habe Psychiater behaupten hören, die Medikamente verbesserten die Arbeitsleistung und verringerten die Gefahr, Verbrechen zu begehen. Doch es gibt keine zuverlässigen Daten, die dieses Wunschdenken stützen. Whitaker berichtet, das *Textbook of Psychiatry* der American Psychiatric Association habe bereits 1994 festgestellt: »Stimulanzien führen nicht zu einer dauerhaften Verbesserung, was Aggressivität, Verhaltensstörungen, Kriminalität, Schulerfolg, Arbeitsleistung, eheliche Beziehungen oder langfristige Anpassung anbelangt.«[20]

Im Jahr 1999 veröffentlichte das NIMH nach 14 Monaten die Ergebnisse einer Langzeitstudie, der Multimodal Treatment Study zu ADHS (MTA), in der 579 Kinder randomisiert verschiedenen Gruppen zugeordnet worden waren: Methylphenidat, Verhaltenstherapie, beides oder routinemäßige Gemeinschaftsbetreuung.[26] Viele Skalen und Zielparameter wurden verwendet, es gab nicht weniger als 19 primäre Zielparameter, doch die einzigen Unterschiede zwischen medikamentöser und Verhaltenstherapie bestanden darin, dass Kinder, die das Medikament einnahmen, weniger hyperaktiv oder impulsiv waren und besser aufpassten. Was die ADHS-Kernsymptome anbelangte, war die kombinierte Therapie nicht erfolgreicher als das Medikament alleine.

Am bemerkenswertesten finde ich, dass die Symptomlinderung im Laufe der Zeit in allen vier Gruppen manchmal erheblich deutlicher ausfiel als die Unterschiede zwischen den Therapien, zum Beispiel bei Unaufmerksamkeit und Sozialkompetenz.

Die Patientenstichprobe war wahrscheinlich zugunsten der Medikamente verzerrt, da Patienten, die zuvor ein ADHS-Medikament eingenommen hatten, bei Nichtvertragen des Mittels ausgeschlossen worden waren. Die Autoren hielten ADHS für eine chronische Störung und empfahlen eine Dauerbehandlung. Das lässt sich schlecht vereinbaren mit der Besserung der Symptome in allen vier Gruppen und mit der kanadischen Studie mit Schulkindern, in der die Wahrscheinlichkeit, ein Medikament verordnet zu bekommen, vom Geburtsmonat abhing (siehe oben).

Es ist schwierig zu entscheiden, was man mit diesen vielen Ergebnissen in der MTA-Studie anfangen soll. Hatten die berichteten Unterschiede wichtige Konsequenzen für die Kinder? Nach den langfristigen Resultaten zu urteilen – die Psychiater hatten es nicht eilig, sie zu veröffentlichen –, war das nicht der Fall. Es dauerte weitere acht Jahre, bis die Drei-Jahres-Ergebnisse bekannt gegeben wurden![27] Jetzt offenbarten die Forscher ihre erstaunlichen finanziellen Interessenkonflikte: Sechzehn Autoren zählten insgesamt 214 Pharmaunternehmen auf, also dreizehn je Autor. Meist sprachen sie von Forschungsförderung, »nicht zweckgebundenen Zuwendungen« (ein Euphemismus für Korruption),[4] Beratung sowie Mitarbeit in den Büros der Sprecher und der beratenden Ausschüsse. Das sind nicht unbedingt die Leute, denen wir eine objektive Einschätzung von Methylphenidat zutrauen würden.

Die vier Behandlungsgruppen unterschieden sich nicht signifikant, was die zahlreichen ADHS-Zielparameter betrifft. Die Forscher schrieben das teilweise dem Umstand zu, dass viele Kinder in den beiden Gruppen ohne Medikation ebenfalls Medikamente einnahmen; deshalb sei der Therapiekontrast gering gewesen. Aber sie erwähnten auch, dass die Resultate möglicherweise auf ein altersbedingtes Abklingen der ADHS-Symptome zurückzuführen seien.

Ein Begleitartikel ist so gut wie unmöglich zu interpretieren, weil die Befunde in komplexen Statistiken ertränkt wurden, doch die wenigen relevanten Daten zeigten, dass der Substanzmissbrauch nach drei Jahren in der Verhaltenstherapiegruppe stärker zurückgegangen war als in der Medikamentengruppe.[28] Methylphenidat schützte nicht vor Straftaten und Substanzmissbrauch, es verursachte ihn eher.

Die Resultate nach sechs und acht Jahren waren ebenfalls entmutigend.[29] Die Therapiegruppen unterschieden sich nicht signifikant, was Schulnoten, Arreste, Einweisungen in psychiatrische Kliniken und andere klinisch relevante Zielparameter anbelangte. Die Einnahme von Medikamenten ging nach der vierzehnmonatigen kontrollierten Studie um 62 Prozent zurück; doch selbst wenn man diesen Faktor herausrechnete, änderte sich nichts an den Ergebnissen.

Diese Folgeartikel sind ebenfalls schwer zu verstehen, da sie den Leser mit unnötig komplizierten Statistiken verwirren. Um die Resultate zu vereinfachen, zitiere ich einen der Autoren:[30] »Ich glaube, wir haben die positive Wirkung der Medikamente in der ersten Studie übertrieben … Das Wachstum der Kinder ging erheblich zurück … Es gab keine positiven Wirkungen – keine … Diese Information sollte man den Eltern genau erläutern.«

Das geschah nicht. Die Öffentlichkeit wurde düpiert, verführt und belogen.[31] Eine Pressemitteilung des NIMH stellte die negativen Ergebnisse in günstigem Licht dar. Ihr Titel lautete: »Nachhaltige Besserung nach einer ADHS-Behandlung bei den meisten Kindern«. Peter Jensen, einer der Autoren, die von vielen Pharmaunternehmen bezahlt wurden, erklärte: »Wir waren verblüfft über die erstaunliche Besserung der Symptome und der Leistungsfähigkeit in allen Behandlungsgruppen.« Anstatt zu erwähnen, dass die medikamentös behandelten Kinder nicht mehr wuchsen, wies die Pressemitteilung lediglich darauf hin, dass jene Kinder, die kein Medikament einnahmen, »etwas größer wurden«.

Die Pharmaindustrie benutzt die gleichen schmutzigen Tricks. Als Merck feststellte, dass sein Antirheumatikum Vioxx tödlich war und zu mehr Thrombosen führte als Naproxen, ein anderes Medikament gegen Arthritis, dachte die Firma sich den Schwindel aus, Naproxen schütze vor Arthritis, und verschwieg die Schädlichkeit von Vioxx.

ADHS-Medikamente für Erwachsene

Wenn die Medikamente Erwachsenen verabreicht werden, ist ihr Nutzen ebenfalls zweifelhaft. Was für die Studien mit Kindern gilt, trifft auch für die Studien mit Erwachsenen zu: Sie sind das Werk derselben kleinen Gruppe von Harvard-Psychiatern, die mit zahlreichen Pharmaunternehmen finanziell verbunden sind. Zudem ist das Design der meisten Tests ebenso fehlerhaft, zum Beispiel weil sie nur Patienten miteinbeziehen, die das Medikament vertragen, oft auch nur solche Patienten, deren Zustand sich besserte, während sie behandelt wurden. Die Industrie spricht hier von »angereichertem Design«, ich bezeichne es als Design, das sie reich macht.

Wir arbeiten zurzeit an einem Cochrane-Review über retardiertes Methylphenidat bei Erwachsenen und haben festgestellt, dass jeder Arzneimitteltest ein fehlerhaftes Design hat. Ein Medizinstudent, der uns half, war entsetzt, als er das sah – er hatte nicht damit gerechnet, dass klinische Studien derart schlecht sein können und dass viele für die Patienten wichtige Zielparameter fehlen. Zum Beispiel fragte er sich, warum der Blutdruck nicht gemessen wurde, obwohl wir wissen, dass Stimulanzien ihn erhöhen und dass viele Menschen an Bluthochdruck sterben.

Ein Cochrane-Review über nicht retardiertes Methylphenidat zeigte 2014 die erwartete positive Wirkung bei Hyperaktivität, Impulsivität und Unaufmerksamkeit. Aber die Studien waren von kurzer Dauer und in vielen Fällen bestand ein Verzerrungsrisiko.[32] Die Ergebnisse fielen so extrem unterschiedlich aus, dass ich mit diesen Daten keine Metaanalysen durchgeführt hätte. Am bedenklichsten war, dass die Autoren nicht erklären konnten, warum Nebenwirkungen nicht erwähnt wurden. Hatte es keine gegeben oder wurden darüber keine Daten gesammelt?

Schäden durch ADHS-Medikamente

Zahlreiche Artikel beschreiben die kurzfristigen schädlichen Wirkungen der Medikamente. Das bessere Benehmen im Klassenzimmer hat einen hohen Preis: geringere Neugier und weniger soziale Kontakte. Die Kinder isolieren sich mehr, was für ein Gehirn in der Entwicklung bestimmt nicht günstig ist, weil es nur dann viele neue Synapsen bildet, wenn es stimuliert wird.

Wie oben erwähnt, belegte die große NIMH-Studie, dass Methylphenidat das Wachstum hemmt[33] und dass Stimulanzien viele weitere Nebenwirkungen auslösen, unter anderem plötzlichen Herztod. Diese Nebenwirkungen ähneln den Symptomen der bipolaren Störung – und in den Vereinigten Staaten wird bei vielen ADHS-Kindern auch eine bipolare Störung diagnostiziert, was ich für einen medizinischen Fehler halte, weil man bei einem

Menschen, der unter dem Einfluss von Medikamenten steht, keine weitere Störung zuverlässig diagnostizieren kann (siehe oben). Joseph Biederman und seine Mitarbeiter diagnostizierten trotzdem bei 23 Prozent von 128 Kindern mit ADHS eine bipolare Störung und berichteten darüber in einem Artikel mit dem vielsagenden Titel: »Aufmerksamkeitsdefizit-Hyperaktivitätsstörung und juvenile Manie – eine übersehene Begleiterkrankung?«[34] Eine bipolare Störung ist eine schwere Krankheit, die oft mit Antipsychotika behandelt wird.

Wir wissen viel zu wenig über langfristige Schäden durch ADHS-Medikamente, aber wir wissen, dass sie einen chronischen Gehirnschaden verursachen (siehe Kapitel 11) und das Herz schädigen können. Die gleichen Folgen sind bei Kokainsüchtigen zu beobachten, und sie führen zum Tod, auch bei Kindern.[19] Der Neurologe Fred Baughman berichtet auf seiner Webseite ADHDfraud.org,[35] Adderall – ein Gemisch aus Amphetaminsalzen – sei früher ein Mittel zur Gewichtsabnahme namens Obetrol gewesen. Es habe so stark abhängig gemacht, dass es in Misskredit geraten und vom Markt genommen worden sei. Heute wird dieses Suchtmittel an kleine Kinder verkauft, die angeblich an ADHS leiden. Im Jahr 2005 wurde es in Kanada vom Markt genommen, nachdem 14 Kinder plötzlich gestorben waren und zwei einen Schlaganfall erlitten hatten.[36] Die FDA unternahm nichts, außer dass sie ihre kanadischen Kollegen drängte, die Zulassung des Medikaments nicht zu widerrufen.

Studiendaten der FDA belegen, dass ADHS-Medikamente bei zwei bis fünf Prozent der Patienten, die ein Jahr lang behandelt werden, Psychosen oder Manie verursachen, während solche Fälle in den Placebogruppen nicht vorkamen.[37] Diese Medikamente – einschließlich Atomoxetin – lösen zudem Halluzinationen und Gewalttaten aus, auch Tötungsdelikte, und viele Kinder haben sich das Leben genommen oder fielen beim Spielen mit Freunden plötzlich tot um.[37, 38] Eine Freundin von mir, eine Kinderpsychiaterin, erzählte mir, sie sei von einem Verbrecher, den ein angesehener Psychiater mit Methylphenidat vollgestopft habe, ernsthaft bedroht worden. Sie fügte hinzu, Methylphenidat sei auf dem Schwarzmarkt leicht zu bekommen, was mich nicht überraschte, weil es ein rezeptpflichtiges Narkotikum ist.

Millionen Menschen werden heute mit ADHS-Medikamenten behandelt. Die Ärzte verlassen sich dabei auf meist kleine, kurze Industriestudien von schlechter Qualität und voller Verzerrungen, was das Design, die Analyse und die Berichte über die Daten betrifft. Es gibt nur sehr wenige Studien über psychosoziale Interventionen. Ein Cochrane-Review aus dem Jahr 2011 über die Förderung der Sozialkompetenz bei Kindern fand elf Studien, doch in acht von ihnen wurden sowohl in der Trainingsgruppe als auch in der Kontrollgruppe Medikamente verabreicht, und die Verzerrungsgefahr war bei den meisten Studien hoch.[39]

Soweit ich sehe, schaden ADHS-Medikament mehr, als sie nützen. Das ist keine Überraschung, da die meisten von ihnen ähnliche Schäden verursachen wie Amphetamin und Kokain. Bei Menschen, die von Amphetamin abhängig sind, können wochenlang schwere Entzugssymptome auftreten, zum Beispiel Dysphorie, Reizbarkeit, Melancholie, Angst, Schlafsucht, ausgeprägte Müdigkeit, starkes Verlangen nach dem Medikament und Paranoia.[40]

Es ist paradox, dass in manchen Schulen Schilder hängen, auf denen »Drogenfreie Zone« steht, während die Lehrer eifrigere Drogenschieber sind als jene auf der Straße. Die Medikamente mögen Probleme der Schule lösen, aber keine Probleme der Kinder, die sich lediglich so verhalten, dass Erwachsene sich ärgern. Genau das sind die »Symptome« der ADHS bei Kindern.

Wir müssen damit aufhören, Lehrern, Sozialarbeitern, Kindergärtnerinnen und anderen beizubringen, wie sie ADHS-Symptome erkennen. Auch mit den Tests muss Schluss ein. Das alles sind schädliche Initiativen, die es vielen unserer Kinder unmöglich machen, sich normal zu entwickeln.

Wer glaubt, an Symptomen zu leiden, die zur Diagnose ADHS passen, sollte Ärzte meiden, weil sie sehr wahrscheinlich ebendiese Diagnose stellen und Medikamente verschreiben werden. Es kann sogar riskant sein, Psychologen zu konsultieren, weil manche von ihnen eng mit Psychiatern zusammenarbeiten und glauben, Medikamente könnten alle Probleme lösen. Heute kämpfen Psychologen in mehreren Ländern für das Recht, Psychopharmaka zu verschreiben, obwohl diese bereits viel zu oft verordnet werden.

Da ADHS keine Krankheit ist, sollten wir die Kriterien für die Diagnose im DSM und in der *International Statistical Classification of Diseases and Related Health Problems* (ICD, Internationale statistische Klassifikation der Krankheiten und verwandter Gesundheitsprobleme) ignorieren und diese

Diagnose nicht mehr verwenden. Außerdem genügt es nicht, dass Adderall vom Markt genommen wurde – alle ADHS-Medikamente sollten die Zulassung verlieren, was zur Folge hätte, dass Ärzte sie nicht mehr verschreiben dürften. Der Gedanke, Verhaltensprobleme mit Medikamenten zu behandeln, ist zutiefst abstoßend. Daran lässt ein sehr detaillierter Review des Oregon Evidence-based Practice Center keinen Zweifel.[41]

ADHS ist ein Notstandsgebiet in Bezug auf die Diagnose, die klinische Forschung und die Schäden, die Millionen von gesunden Menschen zugefügt werden.

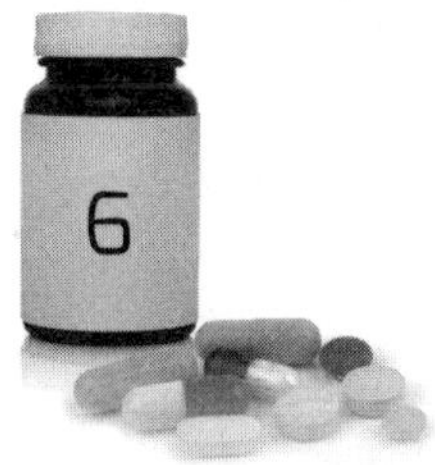

Schizophrenie

Als ich Robert Whitaker im Jahr 2012 bei einer Tagung in Kopenhagen zum ersten Mal erklären hörte, warum Antipsychotika mehr schaden als nützen, war ich einigermaßen skeptisch, weil es meiner Ausbildung in klinischer Pharmakologie und Psychiatrie widersprach. Doch nachdem ich seine beiden Bücher,[1, 2] einige der wichtigsten darin zitierten Artikel und eine Menge anderes Material gelesen hatte, wusste ich, dass er recht hat.

Schizophrenie ist schon immer das dunkelste Kapitel im Geschichtsbuch der Psychiatrie gewesen. Jahrhundertelang waren Patienten der grausamsten Behandlung ausgesetzt, oft gegen ihren Willen.[1] Man fügte den Geisteskranken schreckliche Schmerzen zu, um sie von ihren verrückten Gedanken abzulenken. Mit verbundenen Augen wurden sie in kaltes Wasser getaucht, um eine Schockwirkung zu erzielen, oder man setzte sie in einen herumschwingenden Stuhl, der Erbrechen und heftige Krämpfe auslöste.

Die Geisteskranken fürchteten viele dieser Therapien, und ihre Furcht wurde ausgenutzt, damit sie sich benahmen. Das Schimpfen und Zetern, das für Verrückte typisch zu sein schien – neben dem Zerreißen von Kleidern, dem Verschmieren von Kot und dem Kreischen –, diente hauptsächlich dazu, gegen die unmenschliche Behandlung zu protestieren. Das zu verstehen ist heute nicht weniger wichtig, weil viele Symptome, die scheinbar typisch für die Krankheit sind, von Medikamenten verursacht werden oder ein Aufbegehren gegen die Zwangsbehandlung sind. Die Drohung mit einer Zwangsbehandlung wird immer noch benutzt, um Patienten zu disziplinieren, und in diesem Machtspiel ist der Patient immer der Schwächste (siehe Kapitel 15).

Besonders tragisch ist, dass die Psychiater unermüdlich behaupten, alle ihre schädlichen Therapien seien wirksam. Die Therapien machten die Patienten fertig und in der Folge sanftmütig, verwirrt und inaktiv, was für das Personal bequem war. Die Patienten waren selten mit den Erfolgskriterien des Personals einverstanden, aber ihre Meinung wird selbst heute noch ignoriert, obwohl die Therapien schädlich sind und viele Patienten das Leben kosten.

Im 19. Jahrhundert wurden die Patienten mit Opium und Morphium ruhiggestellt. Das waren die chemischen »Zwangsjacken« jener Zeit. Aber es gab auch eine Behandlung ganz anderer Art.[1] Die Quäker behandelten die Geisteskranken freundlich und respektvoll und dachten sich Beschäftigungen für sie aus. Historiker sind der Meinung, dass diese Art Therapie überraschend erfolgreich war. Nur etwa ein Drittel der Patienten wurde chronisch krank, mehr als die Hälfte blieb bis ans Ende ihres Lebens wohlauf.

Die erste Hälfte des 20. Jahrhunderts war in Amerika ein besonders dunkles Zeitalter. Eugenik war in Mode und begann mit fehlerhaften Studien, die »bewiesen«, dass Geisteskrankheit vererbt wird. Dann wurden die Geisteskranken sterilisiert und manchmal kastriert, weil man sie für nutzlose Mitglieder der Gesellschaft hielt. Führende Wissenschaftler hielten es für denkbar, Geisteskranke zu töten, und im Jahr 1935 schrieb Alexis Carrel, ein mit dem Nobelpreis ausgezeichneter Mediziner am Rockefeller Institut, der die eugenische Forschung unterstützte, in einem Buch, die Geisteskranken, zumindest jene, die irgendein Verbrechen begingen, »sollten auf humane und ökonomische Weise in kleinen Einrichtungen mit geeigneten Gasen eingeschläfert werden«.[1] Die amerikanische Einstellung zu den Geisteskranken inspirierte Hitler; fünf Jahre später begann Nazideutschland mit der Vergasung seiner geisteskranken Patienten.

Viele zu dieser Zeit eingeführten Therapien kosteten zahlreiche Patienten das Leben. Der Gedanke, dass Geisteskrankheiten von einer Infektion verursacht sein könnten, führte dazu, dass den Patienten die Zähne und viele andere Körperteile einschließlich des Dickdarms entfernt wurden. Manche Patienten wurden absichtlich mit Malaria infiziert, weil man beobachtet hatte, dass Fieber bei Geistesstörungen, deren Ursache Syphilis war, eine gewisse Wirkung hatte.

Barbiturate wurden beliebt, nachdem deutsche Wissenschaftler 1903 nachgewiesen hatten, dass sie Hunde zum Einschlafen brachten. Manchmal benutzte man sie, um Patienten tagelang schlafen zu lassen, um »das Nervensystem zu regenerieren«. Das Ende dieses Verfahrens kam, als sich herausstellte, dass sechs Prozent der so behandelnden Patienten starben.

Etwa Mitte des vorigen Jahrhunderts wurden drastische Therapien eingeführt: die Insulinschocktherapie, die Metrazolschocktherapie, die Elektroschocktherapie – sie riefen Krämpfe hervor, bei denen oft Knochen brachen – und die präfrontale Lobotomie. Alle »wirkten«, weil sie Hirnschäden verursachten und zuerst die höheren Funktionen lahmlegten.[1] Wenn die Patienten aus dem Insulinkoma erwachten, benahmen sie sich wie Kinder – sie lutschten am Daumen und riefen nach ihrer Mutter. Die behandelnden Psychiater betrachteten dies als Rückkehr zur geistigen Klarheit, und dem Personal gefiel es, dass die Patienten freundlicher, leiser und »umgänglicher« wurden, dass sie öfter schliefen und dass die Schwestern mit diesen Menschen, die sich in Kinder verwandelt hatten, mütterlicher umgehen konnten. Allerdings starben etwa fünf Prozent der Patienten und die langfristigen Folgen waren verheerend.

Metrazol (Pentetrazol) war nicht weniger barbarisch. Es ist ein Kampferderivat, das schon im 18. Jahrhundert zur Behandlung von Geisteskranken verwendet wurde, weil es ebenfalls Krämpfe auslöst. Die Patienten hatten panische Angst vor der Behandlung. Fast die Hälfte von ihnen erlitt Wirbelbrüche, Muskelrisse, Zahnschäden und Blutungen der inneren Organe. Die Injektionen wurden meist zwei- bis dreimal in der Woche verabreicht, doch schon nach der ersten mussten die Patienten dazu gezwungen werden, weil sie ihre Folterer anflehten, sie nicht umzubringen.

Die Elektroschocktherapie wurde von einem italienischen Psychiater eingeführt.[1] Zunächst steckte er die Elektroden Hunden in Mund und After, aber die Hälfte der Tiere starb. Als er einen Schlachthof besuchte, sah er, wie Schweine mit Elektroschocks am Kopf betäubt wurden, sodass der Schlachter sie leicht abstechen und ausbluten lassen konnte.

Man wusste von Anfang an, dass Elektroschocks »wirkten«, weil sie das Gehirn schädigten. Psychiater beobachteten, dass Patienten ihr Gedächtnis verloren, sich erst nach Wochen erholten, oft müde, geistig behindert und desorientiert blieben und sich unterwürfig und hilflos verhielten. Dass diese Therapie bei Psychosen »wirkte«, lag einfach daran, dass die Patienten ihre höheren kognitiven Fähigkeiten und ihre Emotionen verloren, die zu Fantasien, Halluzinationen und Paranoia geführt hatten.

Diese »Wirkung« verebbte rasch, die Krankheit kehrte zurück. Man hätte also auf die Schocks verzichten können, doch stattdessen wurde ein perverses Konzept in die Tat umgesetzt: Man wiederholte die Schocks viele Male, bisweilen täglich, obwohl die Psychiater sehr wohl wussten, dass die »Wirkung« umso besser war, je schwerer das Gehirn geschädigt wurde.

Kinder wurden nicht verschont. Seit 1942 erhielten 98 Kinder im Alter von vier bis elf Jahren zwanzig Tage lang zweimal täglich Elektroschocks. Ein zehnjähriger Junge wollte die Ärzte umbringen, die ihn behandelt hatten, ein anderer versuchte, sich zu erhängen. Trotzdem hielten die Psychiater ihre Behandlung für einen Erfolg, und eine Ärztin schrieb, sie habe einem zwei Jahre alten Kind erfolgreich die üblichen vierzig Schocks verabreicht.

Manche Psychiater machten sich jedoch nichts vor. Sie stellten fest, dass Elektroschocks im Gehirn ähnliche Veränderungen hervorriefen wie körperliche Traumen. Sowohl bei Tieren als auch bei Menschen kam es zu Blutungen, vor allem im Kortex, die die Lernfähigkeit, die Wahrnehmung der Realität, die Kreativität, die Intuition und die Fantasie dauerhaft schädigten. Aber das verrieten die Psychiater der Öffentlichkeit nicht. Vielmehr erklärten sie, Elektroschocks seien ungefährlich und wirksam. Manche Patienten hatten Todesangst, selbst wenn man ihnen Curare verabreichte, um Knochenbrüchen vorzubeugen. Sie versuchten durch Fenster zu fliehen, manche wurden in die Schockbehandlungsräume gezerrt, während sie laut schrien, und viele hielten die Schocks für eine Strafe, die grausame und herzlose Ärzte ihnen verabreichten. Zur selben Zeit verlangte das Rote Kreüz eine Entschädigung für jene Gefangenen in den Konzentrationslagern der Nazis, die gegen ihren Willen Elektroschocks erhalten hatten, denn es habe sich um »pseudowissenschaftliche« Experimente gehandelt!

Die Frontallappen des Großhirns sind das, was uns zu Menschen macht. Dennoch wurde etwa zur gleichen Zeit die Lobotomie im Bereich des präfrontalen Kortex eingeführt; ihr Erfinder bekam den Nobelpreis. Auch diese Operation machte die Patienten kindisch und apathisch und sie verloren die Fähigkeit, vernünftig zu urteilen. Manche starben, andere legten ein absonderliches Verhalten an den Tag, etwa ein Viertel von ihnen kam aus seiner chirurgisch herbeigeführten Kindheit nie mehr heraus.

Geld spielte dabei mit Sicherheit eine Rolle. Von Rockefeller finanzierte Wissenschaftler stellten die Folgen der Lobotomie völlig verzerrt da und sorgten so dafür, dass der Rubel weiter rollte, obwohl manche Patienten auf die Stufe von Tieren herabsanken – sie weigerten sich, Kleider zu tragen, und verrichteten ihre Bedürfnisse in einer Zimmerecke. Wie zu erwarten war, galt die Lobotomie als »Endlösung« für Menschen, die mit Elektroschocks nicht ausreichend ruhiggestellt werden konnten, und obwohl es sich nicht um eine ausgeprägte Euthanasie handelte, wie die Nazis sie durchgeführt hatten, sprach ein Kritiker mit Recht von einer »teilweisen Euthanasie«.

Auch in diesem Fall wurden »gestörte« Kinder nicht verschont, obwohl während einer Versuchsreihe, an der auch ein vierjähriges Kind teilnahm, zwei von elf Kindern starben.

Kurz nach dem Zweiten Weltkrieg kam es in der amerikanischen Psychiatrie zu einem Skandal. Psychiatrische Kliniken hatten sich zu Gefängnissen entwickelt, in denen manche Patienten jahrelang keinen Arzt sahen und mit Handschellen gefesselt, an Stühle gebunden und geschlagen wurden, wobei einige von ihnen starben.[1]

Menschliche Versuchskaninchen in Amerika

In einem äußerst verstörenden Kapitel seines Buches *Mad in America* dokumentiert Robert Whitaker, dass der Nürnberger Kodex nicht in Amerika galt. Dort missbrauchten Psychiater noch in den Neunzigerjahren ihre Patienten für Forschungszwecke, ohne Einwilligung nach adäquater Aufklärung.[1]

Kurze Zeit nach Abschluss des Nürnberger Ärzteprozesses experimentierten Paul Hoch und seine Kollegen in New York mit LSD und Meskalin, die sie Geisteskranken verabreichten, um ein Modell für Schizophrenie bei Menschen zu entwickeln. Beide Drogen wirkten. Hoch untersuchte auch, ob Lobotomie und Elektroschocks die von den Drogen verursachte Psychose blockierten. Niemand fragte, ob seine Versuche ethisch vertretbar seien, und als er seine Ergebnisse vorstellte, beglückwünschte man ihn zu seiner kreative Arbeit, die andere Psychiater kopierten.

Im Jahr 1973 untersuchte ein anderer Forscher, ob Amphetamin und Methylphenidat – die am häufigsten verordneten ADHS-Medikamente – bei Geisteskranken Halluzinationen und Wahnvorstellungen auslösen könnten.

Das konnten sie in der Tat, wobei Methylphenidat das schlimmste Mittel war. In einem New Yorker Krankenhaus wurde 70 Patienten, die mit einem ersten psychotischen Schub in die Notaufnahme gebracht worden waren, Methylphenidat verabreicht. Daraufhin verschlechterte sich der Zustand der meisten von ihnen derart, dass es lange dauerte, bis sie mit Antipsychotika stabilisiert werden konnten. Andere Forscher folgten auf dem Fuße, aber in medizinischen Fachzeitschriften beschrieben sie meist nicht, wie es den Patienten ergangen war. Im Jahr 1987 räumten NIMH-Wissenschaftler jedoch ein, dass Methylphenidat-Injektionen bei Patienten Schübe von erschreckender Heftigkeit ausgelöst hatten.

Die Zahl dieser grausamen Experimente – die fast ausschließlich in Amerika stattfanden – nahm zu. Sie wurden eher heimlich durchgeführt, unbemerkt von der breiten Öffentlichkeit. Mitte der Neunzigerjahre machte eine Bürgerinitiative, die von Vera Sharav, einer Holocaust-Überlebenden, und dem Biologieprofessor Adil Shamoo angeführt wurde, die Öffentlichkeit auf die unethischen Experimente aufmerksam, die, wie Sharav betonte, nur mit hilflosen Menschen angestellt werden konnten.

Die Rechtfertigungsversuche der Forscher waren erstaunlich. Sie behaupteten, Patienten mit Schizophrenie hätten sich freiwillig für die Experimente gemeldet, um einen Beitrag für die Wissenschaft zu leisten. Das stellte sich als Lüge heraus, als unabhängige Wissenschaftler Zugang zu den Einwilligungserklärungen erhielten, die unglaublich irreführend waren. Als die menschlichen Versuchskaninchen erfuhren, was man ihnen 1998 angetan hatte, fanden sie es abstoßend und verglichen die Versuche mit denen der Naziärzte. Die Erläuterungen der Forscher waren armselig, wie diese Aussage eines Patienten zu deren widersprüchlichen Bestrebungen zeigt:

»Glauben Sie, dass Menschen wirklich sagen: ›He, ich melde mich, damit ich noch mehr leiden muss‹? Viele von uns leiden ohnehin genug. Und diese [Forscher] sind dieselben Leute, die behaupten, wir hätten nicht genug Einsicht und darum müsse es Gesetze über Zwangsunterbringung geben, weil wir nicht wüssten, dass wir krank sind.«

Fünfzig Jahre Forschung dieser Art hatten zu nichts geführt. So wie die Folterungen in Guantánamo zu nichts geführt haben. Es gibt einen guten Grund dafür, dass wir Gesetze haben, und keinen guten Grund dafür, dass manche Menschen über dem Gesetz stehen oder Tatsachen verschweigen, die in einem Gerichtsverfahren einen schlechten Eindruck machen würden.

In einem Prozess in Dänemark, in den ich involviert bin, stellte sich heraus, dass der Allgemeinarzt die Krankenakte gefälscht hatte, nachdem der Patient sich unter dem Einfluss von Sertralin erhängt hatte.

Chemische Lobotomie

Als Chlorpromazin 1954 auf den Markt kam, galt es zunächst als »chemische Lobotomie«, da viele seiner Wirkungen denen der Lobotomie gleichen. Man nannte es auch »chemische Zwangsjacke«, weil es die Patienten ruhigstellte. Später bezeichnete man es als »Neuroleptikum«.

Den Psychiatern fiel auf, dass Chlorpromazin keine spezifischen antipsychotischen Eigenschaften hatte: Die Patienten litten weiter an Wahnvorstellungen und Halluzinationen, fühlten sich von ihnen jedoch weniger gestört.[1] Doch diese Erkenntnis wurde rasch begraben, und 1955 kam Harold Himwich, der Präsident der amerikanischen Society for Biological Psychiatry, auf die völlig verrückte Idee, Antipsychotika wirkten wie Insulin gegen Diabetes.[3] Der Wirbel war enorm. Eine Reihe von Artikeln in der *New York Times* bejubelte Chlorpromazin als Arznei, die den Geist heile und Menschen wieder ein normales Leben ermögliche. Ein Studienbericht im *American Journal of Psychiatry* behauptete, nur bei zwei von 1090 Patienten, die man bis zu drei Jahre lang beobachtet habe, seien leichte Anzeichen von Parkinson aufgetreten, während ein ehrlicherer Psychiater zwei Jahre zuvor berichtet hatte, er habe bei *all* seinen Patienten Parkinson beobachtet.

Der psychiatrischen Folklore zufolge, die wir heute noch hören, leerte die Einführung der Antipsychotika die Irrenanstalten. Aber dieser Prozess begann schon früher, sowohl in den Vereinigten Staaten als auch in Großbritannien, und wurde von wirtschaftlichen Erwägungen angetrieben.[1, 3, 4]

Das NIMH trug auf erstaunliche Weise zur organisierten Wahnvorstellung bei.[1, 5] Im Jahr 1964 berichteten Forscher, die vom NIMH finanziert wurden, über eine sechswöchige Studie mit neu aufgenommenen Schizophreniepatienten, die mit Phenothiazinen wie Chlorpromazin behandelt wurden. Keinem der 270 Patienten sei es schlechter gegangen und die Medikamente hätten die Apathie, die psychomotorische Unruhe und die Gleichgültigkeit der Patienten gelindert. Das war das genaue Gegenteil dessen, was diese Medikamente den Menschen tatsächlich antaten und was die Psychiater ein Jahrzehnt zuvor zugegeben hatten. Die Nebenwirkungen seien »leicht und selten« gewesen, »eher eine Frage der Behaglichkeit der Patienten als der medizinischen Sicherheit«. Die Forscher hielten die Phenothiazine für Heilmittel, die man nicht mehr als Beruhigungsmittel, sondern als antischizophrene Medikamente bezeichnen solle. Es handelte sich um eine Doppelblindstudie mit einer Placebogruppe. Was lernen wir aus dieser Studie?

> *Forscher, die nicht effektiv verblindet wurden, sehen bisweilen das genaue Gegenteil dessen, was wahr ist, wenn sie Patienten medikamentös behandeln. Sie sehen, was sie sehen wollen und was ihnen und ihrem Fachgebiet gelegen kommt, nicht das, was tatsächlich geschieht.*

Haben Psychiater das nicht schon immer getan? Haben sie sich nicht selbst eingeredet, dass ihre primitiven Therapien wirksam sind, obwohl das nicht zutrifft? Besteht ein Unterschied zu ihrem derzeitigen Irrtum: dass Psychopharmaka hochwirksam sind? Diese Studie trug zu der falschen Annahme bei, Schizophrenie könnte mit Medikamenten geheilt werden kann und Antipsychotika sollten ohne zeitliche Begrenzung eingenommen werden. Weiter unten gehe ich näher auf diese Studie ein, weil die Daten der Verlaufsuntersuchung nach einem Jahr sehr aufschlussreich sind.

Die Psychiater fragten die Patienten nicht, was sie von den Medikamenten hielten. Deshalb müssen die Patienten die Folgen des Märchens bis zum heutigen Tag tragen, obwohl die wissenschaftlichen Tatsachen über die Wirkung der Medikamente auf das Gehirn ernüchternd sind.[1] Diese Mittel hemmen die Gehirnfunktion, indem sie wichtige dopaminerge Bahnen lahmlegen. Die Folge sind Verhaltens- und Denkstörungen, emotionale Isolierung (die Patienten fühlen sich wie »Zombies«), Parkinson-Krankheit und chemische Lobotomie, weil die dopaminergen Bahnen zu den Frontallappen teilweise blockiert werden.

Was diese Medikamente bei den Patienten anrichten, ist eine Katastrophe. Fast alle Symptome, die angeblich auf die Schizophrenie zurückzuführen sind, werden in Wirklichkeit von den Medikamenten hervorgerufen: die ruckartigen Armbewegungen, das ausdruckslose Gesicht, die Schläfrigkeit, die fehlende Initiative.[1] Diese Symptome wurden vor mehr als hundert Jahren bei *Encephalitis lethargica* (Europäische Schlafkrankheit) beobachtet, deren Ursache ein Virus ist. Für Patienten, die durch eine Infektion psychotisch geworden waren, war dies die schlimmste Prognose. Der Begriff »Schizophrenie« wurde 1908 mit Bezug auf diese Patienten geprägt.[1] Dieser historische Hintergrund erklärt, warum Nebenwirkungen von Medikamenten selbst heute noch manchmal als Krankheitssymptome fehlgedeutet werden.

Die grotesken unwillkürlichen und irreversiblen muskulären Störungen werden »tardive Dyskinesie« (Spätdyskinesie) genannt. Sie treten bei fünf Prozent der Patienten innerhalb des ersten Jahres der Therapie auf und verschlimmern sich bei weiteren fünf Prozent mit jedem folgenden Behandlungsjahr.[1,6] Das erklärt, warum etwa die Hälfte der langfristig untergebrachten Patienten daran leidet.[7] Tardive Akathisie ist eine besonders heftige Form von tardiver Dyskinesie. Sie löst eine qualvolle innere Erregung aus, die die Patienten zwingt, die Hände und Füße nervös zu bewegen oder hektisch hin und her zu gehen, um ihr Leiden zu lindern.[7]

Die Pharmakonzerne und die Psychiatrie ließen die Öffentlichkeit über diese Schädigungen rund zwanzig Jahre lang im Dunkeln, nachdem Chlorpromazin auf den Markt gekommen war,[7] denn diese Information hätte womöglich den ganzen Medikamentenballon zum Platzen gebraucht, der für beide Parteien eine einträgliche Melkkuh war.[1] Die American Psychiatric Association brach ihr erstaunliches Schweigen erst, als Klagen eingereicht wurden, mit der Begründung, dass die Patienten nicht gewarnt worden waren. Das Risiko, an einem malignen neuroleptischen Syndrom zu erkranken, wurde ebenfalls weitgehend ignoriert, aber man schätzt, dass in einem Zeitraum von zwanzig Jahren 100 000 Amerikaner daran starben und 80 000 möglicherweise noch leben würden, wenn die Ärzte sie gewarnt hätten.[1]

Manche Patienten sind froh, wenn sie mit Antipsychotika beruhigt werden, doch gewöhnlich gelten die Medikamente als furchtbar. Sie werden als Folter- und Unterdrückungsinstrumente wahrgenommen, die manche Patienten jahrelang daran hindern, klar zu denken und ein ganzes Buch zu lesen. Die Muskelkontraktionen können Schmerzen verursachen, die Patienten werden sich selbst fremd, ihre Emotionen verflachen, bisweilen wird ihr Wille gelähmt. Eine Analyse belegte 1999, dass 90 Prozent der Patienten, die Neuroleptika einnahmen, depressiv waren, 88 Prozent sich wie betäubt fühlten und 78 Prozent über schlechte Konzentration klagten.[1]

Zwei Ärzte haben beschrieben, wie eine einzige Dosis Haloperidol sie außer Gefecht setzte.[8] Sie stellten fest, dass ihr Denkvermögen und ihre Bewegungen sich deutlich verlangsamten. Sie litten unter einer starken inneren Unruhe, ihr Wille war gelähmt und es mangelte ihnen an physischer und psychischer Energie. Sie waren unfähig zu lesen oder zu arbeiten. Die gleiche Erfahrung machte David Healy, als er zwanzig Mitarbeitern seines Krankenhauses Droperidol verabreichte.[3] Alle wurden ängstlich, unruhig und distanziert und hatten keine Lust, irgendetwas zu tun. Für einen der Freiwilligen, einen Psychologen, war es zu schwierig, sich ein Sandwich aus einem Automaten zu holen. Manche fühlten sich gereizt und aggressiv, und viele waren nicht in der Lage, ihren veränderten Bewusstseinszustand zu erkennen und ihr Verhalten zu beurteilen. Peter Breggin bezeichnet das als »medikamentösen Zauberbann«.[7]

Es ist leicht zu verstehen, warum Patienten in Befragungen oft berichten, dass die Medikamente schlimmer seien als die Krankheit.[3] Trotzdem werden die schrecklichen Wirkungen in der psychiatrischen Literatur kaum erwähnt; vielmehr behauptet sie fälschlicherweise, die Medikamente wirkten speziell gegen Psychosen.[3] Arzneimittelbehörden machen sich mitschuldig. Die britische Arzneimittelbehörde erwähnte in ihrem Bericht über Risperidon nicht, wie dieses Mittel die Stimmung, die Aufmerksamkeit, die Klarheit des Denkens, das Gedächtnis, die mentale Geschwindigkeit, die emotionale Reaktion, die Motivation, die Kreativität und jede andere intellektuelle Eigenschaft beeinflusst.[3] Es ist unglaublich.

Von Anfang an versteckten Patienten die Tabletten in ihren Wangentaschen und spuckten sie dann in Toiletten. Nach ihrer Entlassung waren sie nicht bereit, das Medikament zu kaufen. Etwa die Hälfte der Patienten wollte keine Medikamente einnehmen.[1] Solche ungehorsamen Patienten werden in der Literatur über Medikamente »nicht kooperationsbereit« genannt, obwohl sie alles tun, um mit ihrer eigenen Sichtweise zu kooperieren. Um dieses »Problem« zu umgehen, entwickelte Smith, Kline & French flüssiges Chlorpromazin, das man insgeheim ins Essen der Patienten mischen konnte. Später wurden langfristig wirkende Injektionsmittel eingeführt, um die vernünftig handelnden Patienten in den Griff zu bekommen. Obwohl diese Substanzen viele Menschen umbrachten, wurden auch sie als »großer taktischer Durchbruch« gefeiert.

Wir wissen von Sorgentelefonen, dass medikamentös behandelte Menschen sich selbst am meisten vermissen. Sogar Patienten mit den stärksten Wahnvorstellungen sind oft imstande, über die Nebenwirkungen der

Medikamente objektiv zu berichten. Sie wissen, dass die Präparate ihnen das Seinsgefühl geraubt haben und dass ihr Leben sinnlos geworden ist.[1] Bei einer Anhörung im US-Senat im Jahr 1975 sagte eine Zeugin, Menschen, die Medikamente einnähmen, befänden sich in einem schrecklicheren Gefängnis, als Häftlinge es jemals sein könnten. Ein Senator bezeichnete Neuroleptika als »chemische Handschellen, die den Geist in Einzelhaft« nähmen.[1]

Studien zu Schizophreniemedikamenten

Nach einer verbreiteten und ziemlich merkwürdigen Auffassung wird der Inhalt eines Artikels, der veröffentlicht wurde, verbindlich, selbst wenn der gleiche Inhalt vor der Veröffentlichung als Unsinn gegolten hätte.

Haskell Weinstein, Arzt bei Pfizer[1]

Studien zu Schizophreniemedikamenten sind nichts anderes als ein Katastrophengebiet, und zwar nicht nur, weil sich der Umgang mit den Probanden schwieriger gestalten kann als der mit anderen Patienten, zum Beispiel solchen mit Bluthochdruck. Als die Cochrane Schizophrenia Group im Jahr 1998 rund 2000 Arzneimitteltests analysierte, die sich über ein halbes Jahrhundert verteilten, fand sie Studien, deren Qualität, Dauer und klinische Brauchbarkeit begrenzt war.[9] An mehr als der Hälfte der Studien waren 50 oder weniger Patienten beteiligt, über 600 verschiedene Interventionen wurden untersucht und 640 unterschiedliche Bewertungsskalen benutzt – 369 von ihnen nur einmal –, um die Ergebnisse zu messen. Die klinische Bedeutung dieser Resultate war unklar und die Qualität der Berichte ungewöhnlich schlecht und wurde im Laufe der Zeit nicht besser. Nur vier Prozent der Tests beschrieben das Zuordnungsverfahren eindeutig, nur 22 Prozent erläuterten die Verblindung ausreichend und 42 Prozent enthielten einige Informationen über abgebrochene Therapien.

Die Autoren bemerkten, es sei schwierig gewesen, die Studien zu verblinden. Eine Verblindung ist jedoch möglich, wenn man Placebos mit Nebenwirkungen benutzt (siehe Kapitel 3).

Wie also sollen wir herausfinden, was die Medikamente den Patienten antun und ob einige besser sind als andere? Die Cochrane Schizophrenia Group hat über hundert Reviews zu Medikamenten veröffentlicht, einige umfassen mehrere hundert Seiten, aber wir können die Ergebnisse hier kurz zusammenfassen. Das Wichtigste ist, dass so gut wie alle Studien unzuverlässig sind. Dafür gibt es fünf Hauptgründe:

1. Die placebokontrollierten Tests sind stark zugunsten des aktiven Medikaments verzerrt, weil sie zu fast 100 Prozent unverblindet waren und die Einschätzung der Resultate höchst subjektiv erfolgte.
2. An fast allen Studien nahmen auch Patienten teil, die bereits mit Medikamenten behandelt wurden, und das aktive Mittel wurde oft abrupt abgesetzt, wenn die Probanden der Placebogruppe zugeteilt wurden. Das kann schlimme Nebenwirkungen auslösen, zum Beispiel Psychosen, Akathisie und den Tod.
3. Die Ergebnisse sind nicht relevant. Die Studien sagen nichts darüber aus, ob die Medikamente den Patienten helfen, sich wieder in die Gesellschaft einzugliedern und ein normales Leben zu führen.
4. Fast alle Studien waren kurz, obwohl wir wissen, dass eine nützliche akute Wirkung von schädlichen langfristigen Wirkungen abgelöst wird, wenn die Medikamente länger als einige Wochen verwendet werden (siehe unten).
5. Die direkten Vergleichsstudien mit verschiedenen Medikamenten sind ebenfalls fehlerhaft. Der übliche Trick besteht darin, neuere Antipsychotika mit einer zu hohen Dosis Haloperidol zu vergleichen, damit die Firmen behaupten können, ihr Mittel sei verträglicher.[1, 10]

Mit solchen Manipulationen ist es gelungen, die neueren, sogenannten atypischen Antipsychotika als Durchbruch zu feiern, obwohl sie ebenso schlecht und manchmal schlimmer sind als die alten Präparate.[11] Dass Janssen behaupten konnte, sein Bestseller Risperidon weise nicht mehr extrapyramidale (muskuläre) Nebenwirkungen auf als ein Placebo, lag daran, dass das vorherige Antipsychotikum plötzlich abgesetzt wurde. Das hatte zur Folge, dass einer von sechs Probanden in der »Placebogruppe« an heftigen Nebenwirkungen litt![1] Die Unternehmen wollten nachweisen, dass ihre Medikamente psychotische Symptome linderten; also lösten sie bei den

Placebopatienten eine Psychose aus, indem sie das Arzneimittel abrupt absetzten.

Dieses Auslassverfahren ist tödlich. Einer von 145 Patienten, die an den Studien über Risperidon (Janssen), Olanzapin (Eli Lilly), Quetiapin (AstraZeneca) und Sertindol (Lundbeck) teilnahmen, starb, doch keiner dieser Todesfälle wurde in der wissenschaftlichen Literatur erwähnt, und die FDA verlangte auch keine Erwähnung.[1] Viele dieser Patienten nahmen sich selbst das Leben. Die Suizidrate bei den Studienteilnehmern war zwei- bis fünfmal höher als die normale Rate bei Schizophrenen. Einer der Hauptgründe dafür war die durch das Absetzen ausgelöste Akathisie.[1] Eine Analyse der Patientenberichte im Internet zeigte, dass Suizidgedanken während der Einnahme von Antipsychotika stark mit Akathisie zusammenhingen. 13,8 Prozent der Befragten, die von Akathisie berichteten, klagten auch über Suizidgedanken, verglichen mit 1,5 Prozent bei denjenigen, die Akathisie nicht erwähnten ($P < 0,001$).[12] Es war zu erwarten, dass diese Nebenwirkungen mit der Dosis des vorherigen Medikaments zusammenhängen, und das ist eindeutig der Fall.[13] Man könnte einwenden, dass die Patienten, die am schwersten erkrankt waren, die höchsten Dosen erhielten und daher anfälliger für diese Nebenwirkungen waren, aber der Effekt der Dosis war so stark, dass dies nicht der Hauptgrund sein konnte.

Die Gutachter der FDA wiesen wiederholt darauf hin, dass die Firmen ein verzerrendes Design verwendeten, das keine echte Placebogruppe vorsah, die eine Wirkung der Medikamente hätte belegen können. Trotzdem wurden die Mittel zugelassen.[1] Dieses grausame Design war nicht nur tödlich für manche Patienten, sondern führte auch zu irreführenden Ergebnissen bei den Überlebenden, da die Patienten in der Placebogruppe geschädigt worden waren.[1]

Die FDA verbot Janssen, in Anzeigen zu behaupten, Risperidon sei Haloperidol in Bezug auf Sicherheit oder Wirkung überlegen. Aber genau diese Behauptung stellte Janssen in wissenschaftlichen Artikeln auf, was die FDA nicht verhindern konnte, obwohl es falsch war. Eine Metaanalyse von 52 Studien mit 12 649 Patienten kam zu dem Schluss, dass es keine Grundlage für die Werbeaussage gab, die atypischen Antipsychotika seien besser als die alten Medikamente.[4]

Diese von der Industrie finanzierten Arzneimitteltests sind extrem irreführend. Whitaker meint, wenn Olanzapin das alte Medikament wäre und

Haloperidol das neue, könnte eine Firma mit ihren Studien mühelos den Eindruck erwecken, Haloperidol sei besser, was sehr wahrscheinlich stimmt.

Am zuverlässigsten sind placebokontrollierte Studien in der ersten schizophrenen Phase, wenn kein Patient jemals ein Medikament eingenommen hat. Ein Cochrane-Review kommt diesem Ideal nahe, doch selbst er ist verzerrt, da die Studien nicht auf Patienten in der ersten Phase beschränkt sind und der Review auch Studien umfasst, deren Probanden »sich mehrheitlich in der ersten und zweiten Phase des schizophrenen Spektrums« befanden«.[14]

Dennoch ist der Review höchst interessant und der relevanteste von allen. In drei Studien zu Chlorpromazin war die Wahrscheinlichkeit, dass die Patienten frühzeitig ausstiegen, halb so groß, wenn sie das Medikament einnahmen, als wenn sie ein Placebo bekamen. Nur in einer dieser Studien (mit 463 Patienten), die vom NIMH finanziert wurde, war von Nebenwirkungen die Rede, und selbstverständlich gab es in der Interventionsgruppe mehr Nebenwirkungen als in der Placebogruppe.

In einer anderen Studie (mit 127 Patienten) wurde von Wiederaufnahmen ins Krankenhaus berichtet. Patienten, die Chlorpromazin einnahmen, wurden innerhalb von drei Jahren doppelt so häufig erneut ins Krankenhaus eingeliefert wie Patienten in der Placebogruppe. Das relative Risiko betrug 2,3 (95 % CI 1,3 – 4,0). Wurden die ausgeschiedenen Patienten in die Analyse einbezogen, war das Ergebnis noch auffallender: relatives Risiko 3,1 (95 % CI 1,6 – 5,8). Während der einjährigen Nachbeobachtung innerhalb der NIMH-Studie gab es in der Placebogruppe ebenfalls weniger Wiedereinweisungen; der Unterschied wurde nicht beziffert und die Originaldaten gingen anscheinend verloren.[14]

In einer vierten randomisierten Studie verglich Loren Mosher 55 Krankenhauspatienten, die alle Antipsychotika erhielten, mit 45 Patienten, die außerhalb des Krankenhauses versorgt wurden. 67 Prozent der Letzteren nahmen keine Antipsychotika ein. Der Cochrane-Review sagt nichts darüber, welche Gründe Mosher für seine Studie hatte, die damals einzigartig war.[1] Mosher war der Leiter des Center for Studies of Schizophrenia im NIMH und kein Gegner von Antipsychotika. 1971 eröffnete er ein Soteria-Haus mit zwölf Zimmern, weil er untersuchen wollte, ob eine humane, einfühlsame Behandlung akut psychotischer Menschen ohne Antipsychotika ebenso wirksam sein konnte wie eine Therapie mit Medikamenten. Die Türen hatten keine Schlösser und die Menschen wurden respektvoll behandelt. Das Personal war nicht auf Geisteskranke spezialisiert, verfügte aber über Sozialkompetenz und Empathie und hörte sich die verrückten Geschichten der Patienten an (die oft Traumata nach Missbrauch und extremes Versagen der Gesellschaft enthüllten).[15] So bereitete Mosher den Weg für das, was man später »offenen Dialog« nannte (siehe Kapitel 10).

Nach sechs Wochen waren die Ergebnisse der von Mosher geleiteten Studie hinsichtlich der Psychopathologie in den beiden Gruppen praktisch gleich. Wie weiter unten kurz dargestellt, können die meisten Patienten also auf Antipsychotika verzichten, selbst bei einer akuten Psychose, mit der ihre Anwendung ansonsten am häufigsten begründet wird. Die Autoren des Cochrane-Reviews drückten sich insofern ziemlich deutlich aus und erklärten, die verfügbaren Daten ließen nicht den Schluss zu, dass eine Behandlung mit Antipsychotika in einem akuten Frühstadium der Schizophrenie wirksam sei.[14] Ihrer Meinung nach war das besorgniserregend, weil die Anwendung von Antipsychotika zur akuten Behandlung von Psychosen vom Schizophrenietyp in deren Frühphase weit verbreitet ist und der Einsatz von Antipsychotika bei Millionen von Menschen in einer Frühphase der Schizophrenie offenbar mit Studien begründet wird, deren Teilnehmer bereits mehrere Schübe hinter sich haben (obwohl diese Studien bekanntlich derart fehlerhaft sind, dass die Daten keinerlei Wert besitzen). Eine Frage haben die Cochrane-Autoren nicht gestellt: Was bedeuten diese Befunde für die Anwendung von Antipsychotika im Allgemeinen, auch bei mehreren psychotischen Schüben? Müssen wir daraus nicht den Schluss ziehen, dass der Einsatz von Antipsychotika überhaupt nicht gerechtfertigt ist, weil wir keine Beweise für ihre Wirksamkeit haben?

Dass Antipsychotika die Rückfallwahrscheinlichkeit (die Zahl der Krankenhausaufnahmen) erhöhen, war erwartet worden. Die Medikamente hemmen nämlich die Dopamintransmission, worauf das Gehirn mit der Bildung von mehr Dopaminrezeptoren reagiert. Dadurch wird das Gehirn sehr viel empfindlicher für Dopamin, sodass das Risiko eines neuen und schwereren psychotischen Schubes steigt, einerlei, ob die Patienten noch Medikamente einnehmen oder nicht.[2, 16]

Im Jahr 2014 wurde ein umfangreicher Cochrane-Review veröffentlicht, der 55 Studien mit 5506 Patienten umfasste. Die Studien verglichen Chlorpromazin mit einem Placebo bei Schizophrenie, und zwar nicht nur in der

Frühphase.[17] Ich finde es erstaunlich, dass die Autoren in der Zusammenfassung ohne jeden Vorbehalt erwähnten, Akathisie sei in der Interventionsgruppe nicht häufiger vorgekommen als in der Placebogruppe. Schlimmer noch, die größte Studie, die zu diesem Ergebnis beitrug, stellte in der Interventionsgruppe *erheblich* weniger Fälle von Akathisie fest als in der Placebogruppe. Das relative Risiko betrug 0,57 (95 % CI 0,37 – 0,88). Da wir wissen, dass Antipsychotika Akathisie *verursachen*[1] und dass ein Placebo Akathisie *nicht* verursachen kann, spricht dieses Resultat Bände darüber, wie lächerlich fehlerhaft Studien zur Schizophrenie sind. Was in der Placebogruppe beobachtet wurde, waren Entzugssymptome, *ausgelöst* vom abrupten Absetzen der Antipsychotika!

Es gibt noch mehr Probleme mit Cochrane-Reviews zur Schizophrenie. Sie schließen regelmäßig Studien in die Metaanalyse mit ein, in denen die Hälfte der Daten fehlt. Meiner Meinung nach führt das höchstwahrscheinlich zu irreführenden Ergebnissen. Zudem empfiehlt es sich, nur die Daten der Patienten zu sammeln, die bis zum Ende der Studie durchhalten, falls es keine Daten über diejenigen gibt, die ausschieden. Da es oft viele Drop-outs gibt, können die fehlenden Daten die Studie zugunsten der aktiven Substanz verzerren. Das zeigt eine Analyse von Studien zu Antidepressiva der schwedischen Arzneimittelbehörde.[18, 19]

Wir können Müll nicht mit statistischer Alchemie in Gold verwandeln. Darum glaube ich, dass die Cochrane-Reviews zur Schizophrenie, die so viele fehlende Daten in Kauf genommen haben, erneut durchgeführt werden sollten, und zwar mit strengeren Kriterien, was die berücksichtigten Studien anbelangt. Die Frage ist allerdings, ob der Aufwand sich lohnen würde, wenn so gut wie all diese Studien aufgrund ihres Designs verfälscht sind.

Trotz der Hilfe durch all diese erheblichen Verzerrungen sind die Resultate der Schizophreniestudien mager. In der ersten Behandlungswoche können Kliniker keine Wirkung der Antipsychotika auf die Symptome feststellen,[20] und selbst später fehlt der Wirkung bisweilen die klinische Relevanz. Auf der Grundlage von in Studien gesammelten Patientendaten haben Stefan Leucht und Kollegen nachgewiesen, dass eine minimale Besserung auf der Skala für den klinischen Gesamteindruck etwa 10 Punkten auf der Brief Psychiatric Rating Scale (BPRS) und 15 Punkten auf der Positive and Negative Syndrome Scale (PANSS) entspricht.[20] Was neuere placebokontrollierte Studien erreichen, auf die Zulassungsanträge an die FDA sich berufen, liegt weit unter diesen minimalen Besserungen, zum Beispiel nur 6 Punkte auf der PANSS,[3, 21] obwohl die Werte sich sehr wohl deutlich verbessern können, wenn ein Patient unter dem Einfluss eines Beruhigungsmittels steht und seine anomalen Gedanken seltener äußert.[3]

Die CATIE-Studie, eine umfangreiche, vom NIMH finanzierte Studie mit 1493 Schizophreniepatienten, die randomisiert vier verschiedenen Antipsychotika zugewiesen wurden, erbrachte ebenfalls ziemlich enttäuschende Resultate.[22] Obwohl geplant war, dass die Patienten ihr Medikament 18 Monate lang nehmen sollten, und die Patienten ständig aufgefordert wurden, ihre Medikamente einzunehmen, setzten 74 Prozent von ihnen das Mittel vorzeitig ab. Zudem waren Olanzapin, Risperidon und Quetiapin nicht besser als das alte Präparat Perphenazin. Diese Studie und andere große, öffentlich finanzierte Studien[23] untergruben die Legitimität der psychiatrischen Therapierichtlinien für Schizophrenie vollständig – diese Regeln empfehlen die neueren, teureren Medikamente.

Da die randomisierten Studien so fehlerhaft sind, werden naturalistische Studien interessant. Die Weltgesundheitsorganisation (WHO) startete 1969 eine Studie, die über acht Jahre lief.[1] Es stellte sich heraus, dass Patienten in armen Länder wie Indien, Nigeria und Kolumbien viel größere Fortschritte machten als jene in den Vereinigten Staaten und vier anderen Industriestaaten. Nach fünf Jahren waren etwa 64 Prozent der Patienten in den armen Ländern symptomfrei und arbeitsfähig, verglichen mit nur 18 Prozent in den reichen Ländern.

Westliche Psychiater taten die Ergebnisse mit der Begründung ab, die Krankheiten der Patienten in den armen Ländern seien vielleicht weniger schwer. Deshalb gab die WHO eine weitere Studie in Auftrag, die sich auf die erste schizophrene Phase konzentrierte, die nach denselben Kriterien diagnostiziert worden war, und zehn Ländern umfasste.[1] Die Resultate waren ziemlich ähnlich. Rund zwei Drittel der Patienten in den armen Ländern ging es nach zwei Jahren wieder gut, in den reichen Ländern war es nur ein Drittel.

Die WHO-Forscher versuchten diesen enormen Unterschied mit einigen psychosozialen und kulturellen Faktoren zu erklären, doch es gelang ihnen nicht. Die plausibelste Erklärung – in den armen Ländern werden weniger Medikamente verwendet – war für die westliche Medizin so bedrohlich, dass sie nicht geprüft wurde. Antipsychotika sind sehr teuer und die Menschen in den armen Ländern konnten sie sich nicht leisten, sodass nur 16 Prozent der Schizophreniepatienten regelmäßig Antipsychotika einnahmen, verglichen mit 61 Prozent in reichen Ländern.[1] Eine über 20 Jahre durchgeführte Studie von Martin Harrow in Chicago kam zum gleichen Ergebnis: Patienten, die viele Jahre lang nicht behandelt wurden, ging es am Ende deutlich besser als jenen, die Antipsychotika einnahmen.[16, 24] Eine Verzerrung durch die Indikation war vermutlich ein Problem, doch die Resultate änderten sich nicht, als Harrow Patienten mit ähnlichen Prognosen verglich.[25]

Diese Befunde sind sehr überzeugend und passen allzu gut zu den Ergebnissen des Cochrane-Reviews über die erste schizophrene Phase,[14] der auch untersuchte, wie die Medikamente die dopaminergen Systeme destabilisieren, sodass die Gefahr eines Rückfalls steigt.[1] Die WHO-Studien zeigen, dass eine Genesung ohne Medikamente wahrscheinlicher ist. Eine neuere Studie von Eli Lilly fand keine Unterschiede zwischen armen und reichen Ländern, jedoch wurden in dieser Studie alle Patienten mit Medikamenten behandelt, die eine Hälfte mit Olanzapin, die andere mit Antipsychotika.[26]

Abgesehen von den Nebenwirkungen der Antipsychotika gibt es weitere gute Gründe dafür, warum es Menschen mit Schizophrenie in armen Ländern so gut erging.[27] Das medizinische Modell für Schizophrenie als Krankheit des Gehirns verringert das Selbstbewusstsein und fördert Verzweiflung, Hoffnungslosigkeit, eine negative Einstellung der Öffentlichkeit und Stigmatisierung (siehe weiter unten). In armen Ländern gilt die Krankheit hingegen oft als Eingriff äußerer Kräfte, zum Beispiel von bösen Geistern, und die Menschen behalten Kranke viel häufiger in der Familie und behandeln sie freundlich. Das hilft den Patienten, zu genesen und wieder am gesellschaftlichen Leben teilzunehmen.

Das wissen nur wenige Psychiater. Sie fragen mich, ob es besser wäre, Menschen an Bäume zu binden und ihrer Freiheit zu berauben, anstatt ihnen Medikamente zu geben. Das mag in Afrika vorkommen, doch insgesamt leisten die Gemeinschaften dort eine viel bessere Arbeit als wir in der westlichen Welt. Wir haben den Freiheitsentzug durch legale Mittel und Zwangsbehandlung institutionalisiert. Im Laufe der Jahre haben wir Hunderttausende von Patienten mit Antipsychotika umgebracht (siehe Kapitel 14). Ist das wirklich ein »humaneres« System?

Freiheit von Neuroleptika sollte das angestrebte therapeutische Ziel sein, aber doch die Psychiatrie schützt lieber ihre Selbsttäuschungen als die Patienten. Im Jahr 1998 wurden 92 Prozent der schizophrenen Patienten in Amerika routinemäßig mit Antipsychotika behandelt.[1]

Und was ist mit den Benzodiazepinen? Da die wichtigste Rechtfertigung für den Einsatz von Antipsychotika darin besteht, die Patienten müssten in der akuten Phase beruhigt werden, sollte man meinen, Benzodiazepine seien die bessere Alternative.

Doch die Pharmakonzerne scheuen sich davor, ihre erschreckend teuren und gefährlichen Antipsychotika mit Benzodiazepinen zu vergleichen, deren Patentschutz abgelaufen ist und die man fast kostenlos bekommt. Die Psychiater verstoßen gegen ihre beruflichen Pflichten, weil sie solche Studien nicht selbst erstellen. Im Jahr 1989, rund 35 Jahre nach der Markteinführung von Chlorpromazin, hatten nur zwei Studien die beiden Medikamentenklassen miteinander verglichen und mit beiden ähnliche Erfolge erzielt.[2] Heute liegen mehr solche Studien vor. Ein Cochrane-Review fasste ihre Ergebnisse im Jahr 2011 zusammen und kam zu dieser aufschlussreichen Schlussfolgerung:[28]

»Es gibt derzeit keine überzeugenden Beweise für oder gegen die Praxis, Benzodiazepine als Monotherapie zu verabreichen.«

In Wahrheit sollten wir Benzodiazepine anstelle von Antipsychotika verwenden. In 14 Studien, die beide Mittel verglichen, wurde die erwünschte Beruhigung mit Benzodiazepinen signifikant häufiger erreicht. Acht Studien verglichen Benzodiazepine mit einem Placebo; die Autoren berichteten, der prozentuale Anteil der erfolglosen Therapien sei bei Benzodiazepinen nicht signifikant geringer gewesen als beim Placebo (sechs Studien, 382 Patienten, relatives Risiko 0,67, 95 % CI 0,44 – 1,02). Ich interpretiere diese Daten völlig anders. Selbstverständlich beruhigen Benzodiazepine die Patienten, worauf auch das relative Risiko von 0,67 hinweist. Ob dieses Ergebnis statistisch signifikant ist oder nicht, spielt keine Rolle; mit ein paar Patienten mehr wäre es signifikant gewesen.

Warum also verordnen Psychiater nicht Benzodiazepine anstelle von Antipsychotika? Und wenn sie meinen, die Studien seien von schlechter Qualität,[28] warum führen sie dann keine eigenen, besseren durch? Das Problem ist, dass die Psychiater die Macht über ihr Fachgebiet den Pharmakonzernen überlassen haben, zum Schaden ihrer Patienten. Wir wissen nicht einmal, ob Antipsychotika oder Benzodiazepine Patienten wirksamer ruhigstellen als Morphin. Wahrscheinlich nicht, und wahrscheinlich sind sie schlimmer, da es viel einfacher ist, Opioide als Antipsychotika oder Benzodiazepine abzusetzen (siehe Kapitel 12).

Antipsychotika töten viele Menschen

Schizophrenie verkürzt die Lebenserwartung um etwa 20 Jahre.[29] Suizide spielen keine große Rolle, die meisten Todesfälle sind wahrscheinlich auf Antipsychotika zurückzuführen. Seltsamerweise werden etwa zwei Drittel der Todesfälle als »natürlich« bezeichnet. Das stimmt nicht, weil die meisten von ihnen von Medikamenten verursacht werden.

Eine Metaanalyse placebokontrollierter Studien belegte, dass Antipsychotika unbestreitbar Menschen töten (siehe Kapitel 14).[31] Dafür gibt es viele Gründe. Sie können das QT-Intervall im EKG verlängern und lebensgefährliche ventrikuläre Arrhythmien hervorrufen. Amerikanische Studien haben nachgewiesen, dass Antipsychotika das Risiko für einen plötzlichen Herztod dosisabhängig verdoppeln.[32, 33] Von 2004 bis 2012 standen Antipsychotika in der Datenbank der FDA auf der Liste der Berichte über eine Verlängerung des QT-Intervalls ganz oben; Antidepressiva folgten auf Platz zwei.[34] Antipsychotika können durch orthostatische Hypotonie, Sedierung und Bewusstlosigkeit auch Stürze und Hüftfrakturen verursachen; außerdem erhöhen sie die Zahl der Schlaganfälle.[31] Die FDA fügte der amerikanischen Verschreibungsinformation für Risperidon im Jahr 2003 eine Warnung von dem erhöhten Schlaganfallrisiko hinzu. 2004 folgte die gleiche Warnung für Olanzapin und 2005 für Aripiprazol.

Andere Gründe dafür, dass Antipsychotika Menschen töten, sind unter anderem die enorme Gewichtszunahme und der Diabetes, die bei vielen Patienten auftreten und die Lebenserwartung deutlich verkürzen. Ein systematischer Review zur Sterblichkeit bei Schizophrenie zeigte, dass die Sterblichkeit in den letzten Jahrzehnten im Vergleich zur Gesamtbevölkerung zugenommen hat. Die mittlere standardisierte Mortalitätsrate betrug in den Siebziger-, Achtziger- und Neunzigerjahren 1,84, 2,98 und 3,20.[35] Die Autoren wiesen auf eine naheliegende Erklärung hin: Die Patienten nehmen immer häufiger neuere Antipsychotika ein, die mit größerer Wahrscheinlichkeit zu Gewichtzunahme und zum metabolischen Syndrom führen als die alten Medikamente.

Antipsychotika können auch dazu führen, dass Betroffene rauchen und zu viel Alkohol trinken, weil Nikotin und Alkohol die Dopaminausschüttung steigern und dadurch einem weiteren Absinken des Dopaminspiegels durch die Medikamente entgegenwirken.

In Übereinstimmung mit der Metaanalyse der randomisierten Studien[31] belegte eine finnische Studie, dass das Sterberisiko für Menschen mit Schizophrenie mehr als doppelt so hoch war wie bei anderen Menschen. Berücksichtigte man andere Risikofaktoren, zum Beispiel Rauchen, betrug das relative Risiko 2,50 (95 % CI 1,46 – 4,30) je Inkrement eines einzigen Neuroleptikums.[36] Diese Studie stellte einen starken umgekehrten Zusammenhang zwischen dem HDL-Cholesterin im Serum und der Zahl der verordneten Neuroleptika fest. Das heißt, je mehr Medikamente der Patient einnimmt, desto größer ist sein Risiko, an einer Herzkrankheit zu sterben. Eine große niederländische Studie bestätigt diese Ergebnisse.[37] Wer die Diagnose Schizophrenie erhalten hatte und ein Antipsychotikum einnahm, besaß ein mehr als doppelt so hohes Sterberisiko wie ein Mitglied der Kontrollgruppe, das nicht an Schizophrenie litt (Hazard Ratio 2,6; 95 % CI 2,0 – 3,2). Wurde ein »Stimmungsaufheller« (ein antiepileptisches Medikament) verwendet, stieg die Hazard Ratioes auf 8,4 (95 % CI 3,1 – 24,1). In einer Kohorte von 88 stationär behandelten Patienten, die zehn Jahre lang beobachtet wurden, starben 39. Ein Suizid kam nicht vor. Die geringere Lebenserwartung korrelierte mit der Zahl der gleichzeitig verabreichten Antipsychotika (relatives Risiko 2,46; 95 % CI 1,10 – 5,47).[38] Bei Patienten mit tardiver Dyskinesie ist die Sterblichkeit ebenfalls höher; dabei besteht ein direkter Zusammenhang mit der Dosis.[1]

Aber die Zweifelindustrie schläft nie.[39] Eine der schlimmsten Studien wurde 2009 von finnischen Forschern in *The Lancet* veröffentlicht.[29] Sie behauptete, die Einnahme von Antipsychotika über sieben bis elf Jahre korreliere mit geringerer Sterblichkeit, verglichen mit dem Verzicht auf Medikamente (bereinigte Hazard Ratio 0,81; 95 % CI 0,77 – 0,84). Das ist zu gut, um wahr zu sein, und das zweite Hauptresultat – je länger die Patienten Medikamente eingenommen hatten, desto geringer war die Sterblichkeit – kann ebenso wenig wahr sein. Andere Wissenschaftler haben auf die schwerwiegenden Fehler in dieser Studie hingewiesen. Zum Beispiel wurden 64 Prozent der Todesfälle nicht erfasst, und die Sterblichkeit der Patienten, die keine Medikamente nahmen, war sehr hoch und passte nicht zu den anderen Daten.[40]

In einer Debatte, die ich mit norwegischen Psychiatern führte, die behaupteten, Antipsychotika verringerten die Sterblichkeit bei Schizophrenen,[41] bezogen sie sich auf die irreführende finnische Studie[29] sowie auf eine schwedische Studie. Letztere stellte eine höhere Sterblichkeit bei höheren Dosen gegenüber geringeren Dosen fest,[42] ganz wie es zu erwarten war, doch die Psychiater erwähnten diesen Befund nicht. Sie vergaßen auch, einen naheliegenden Grund dafür zu erwähnen, dass unbehandelte Patienten eine höhere Sterblichkeit aufwiesen: Sie unterschieden sich von denjenigen, die Medikamente einnahmen, was die Autoren selbst schrieben. Sie starben häufiger an Krebs und Herzkrankheiten als Patienten, die Antipsychotika erhielten, und hatten daher ein höheres Sterberisiko, einerlei, ob sie behandelt wurden oder nicht.

Eine weitere Studie der Zweifelindustrie verwendete Daten der FDA und war ähnlich fehlerhaft.[43] Arif Khan und Kollegen berichteten, Antipsychotika senkten die Sterblichkeit bei Schizophrenen um mehr als 50 Prozent und verringerten zudem die Zahl der Suizide. Die Autoren gingen von Personenjahren anstatt von Personen aus und bezogen nicht nur die Doppelblindphasen der placebokontrollierten randomisierten Studien mit ein, sondern auch die anschließenden Sicherheitsstudien, in denen die Patienten nur das aktive Medikament erhielten (des Placebo wurde im Durchschnitt nur 33 Tage lang verabreicht, das Medikament 132 Tage). Solche Analysen sind völlig unzuverlässig, weil Patienten, die das aktive Medikament weiter einnehmen, jene sind, die es vertragen (diesen schmutzigen Trick habe ich in Kapitel 3 beschrieben). Was Khans Studie wirklich zeigte – wenn man von Personen ausgeht –, war, dass Antipsychotika Menschen töteten (relatives Risiko 1,65, das heißt, die Gesamtsterblichkeit stieg um 65 Prozent) und dreimal so viele Suizide verursachten (relatives Risiko 2,83). Khan war der verantwortliche Prüfer bei über 340 klinischen Studien, die von mehr als 65 Pharmaunternehmen und 30 Auftragsinstituten finanziert wurden.[43] Hat er deshalb eine krass fehlerhafte Metaanalyse zugunsten von Medikamenten veröffentlicht?

Eine Patientengeschichte

Bertel Rüdinger ist ein 40 Jahre alter Apotheker, der 2001 zum ersten Mal in eine psychiatrische Klinik aufgenommen wurde. Die Diagnose lautete: sehr schwere Depression. Es folgten mehrere stationäre Aufenthalte, und der Klinikleiter war der Meinung, Bertel befinde sich in einer tiefen Lebenskrise und müsse sich von seiner Familie und seinem täglichen Leben trennen, um gesund zu werden. Während Bertel sich in einem Rehabilitationszentrum aufhielt, bemerkte eine der ihm zugewiesenen Kontaktpersonen, dass er Stimmen hörte. Daraufhin wurde die Diagnose in »schizoaffektive Störung« geändert.

Im folgenden Jahr war er fast ständig im Krankenhaus, und ab 2005 bekam er eine lebenslange Behindertenrente, weil er als hoffnungslos krank galt. Von 2003 bis 2011 wurden ihm etwa 40 Prozent der in der Psychiatrie üblichen Medikamente verabreicht und er war einer umfangreichen Polypharmazie ausgesetzt. Er nahm Antipsychotika, Antidepressiva und »Stimmungsaufheller«.

Er ist seiner Mutter sehr dankbar dafür, dass sie nie die Hoffnung verlor und weiter daran glaubte, dass er ein anderes Leben führen konnte. Wenn sie die drastischen Aussagen der Psychiater zur Aussichtslosigkeit seiner Situation nicht abgeschwächt hätte, hätte er Suizid begangen. Ein weiterer Glücksfall für ihn war, dass seine Mutter eine Webseite brauchte. Da die Frau, die das Programmieren übernahm, was Computer betraf, ein ziemlich hoffnungsloser Fall war, dachte Bertel, wenn sie diese Arbeit erledigen könne, dann könne er es auch. Er lernte, Webseiten zu programmieren, und das war sein Weg aus der Psychiatrie.

Im Jahr 2009 verließ er das Wohnheim, in dem er betreut wurde, und hatte das Glück, dass eine andere Einrichtung dieser Art einen Webmaster mit Erfahrung als Nutzer suchte. Er bekam den Job und traf nun Patienten, die genesen waren, und zudem Menschen mit einer ganz anderen Einstellung zu Geisteskrankheiten als die, an die er gewöhnt war. Er erfuhr von der Existenz eines »Hearing Voices Network«, und es dämmerte ihm, dass die Tabletten einen großen Teil seiner Persönlichkeit weggefressen hatten. Außerdem wurde ihm klar, dass er als Apotheker mit eigenem Wissen über psychische Störungen und Psychopharmaka die Genesung anderer fördern konnte. Bertel meint, er habe als erster Apotheker in Kontinentaleuropa eine klinische Pharmazie in einem sozialpsychiatrischen Umfeld entwickelt und in Gang gebracht. 2011 setzte er das letzte Psychopharmakon ab. Wie bei vielen anderen Menschen, die mit Antipsychotika behandelt wurden, ist er jedoch außerstande, das erhebliche Übergewicht loszuwerden, das er den Medikamenten verdankt. Deshalb wird sein Risiko, früh zu sterben, immer deutlich erhöht sein.

Während seiner »Karriere« als psychiatrischer Patient erhielt er acht verschiedene Diagnosen: Depression, Depression mit psychotischen Symptomen, paranoide Schizophrenie, einfache Schizophrenie, schizoaffektive Störung mit Bipolarität und bipolare Störung I mit schizoider Persönlichkeit.

Während seines Aufenthalts in der Psychiatrie lernte er unter anderem, dass Vertrauen aufgebaut werden muss, damit das Personal Menschen mit psychischen Störungen und ihren psychologischen Kontext verstehen kann. Viele Angehörige der Heilberufe sehen keinen Zusammenhang zwischen dem derzeitigen Leiden und der Lebensgeschichte. Sie haben kaum jemals Zeit, das notwendige Vertrauen aufzubauen, außerdem bewirken alle Zwangsbehandlungen in der Psychiatrie, dass die Patienten sich unsicher fühlen und nicht offen mit den Ärzten reden, die heute zu Zwangsmaßnahmen greifen und am nächsten Tag versuchen, ein therapeutisches Bündnis zu schließen.

Bertel erzählt, die Psychopharmaka hätten verhindert, dass er Suizid beging, jedoch nur, weil sie ihn derart apathisch machten, dass er überhaupt nichts habe tun können. Er würde eine solche Behandlung als Suizidprophylaxe nicht empfehlen, weil sie erhebliche körperliche, psychische und gesellschaftliche Folgen hatte.

Heute hilft Bertel Menschen mit psychischen Störungen, ihre Medikamente als Teil ihres Genesungsprozesses zu nutzen und jene Medikamente abzusetzen, die ihnen mehr schaden als nützen und die manche gegen ihren Willen und in viel zu hoher Dosis einnehmen müssen. Dabei arbeitet er mit einem sehr guten Psychiater zusammen. Häufiger ist allerdings seine Erfahrung, dass es schwierig oder unmöglich ist, Psychiatern begreiflich zu machen, dass Psychopharmaka Medikamente wie alle anderen sind und dass Richtlinien und Empfehlungen beachtet werden müssen.

Antipsychotika werden gepuscht

Leider wollen die Psychiater das Gegenteil dessen, was Bertel will – sie wollen die Richtlinien lockern. Der dänische Psychiater Henrik Day Poulsen (siehe Kapitel 2) forderte kürzlich, Psychiatern solle erlaubt werden, das Dreifache der von der Arzneimittelbehörde empfohlenen Höchstdosis zu verabreichen.[44] Poulsen behauptete, es sei unbedenklich, diese höheren Dosen zu verordnen, und bezog sich dabei auf Daten von Eli Lilly zur Sicherheit von Olanzapin. Er vergaß jedoch zu erwähnen, dass er von Eli Lilly und vielen anderen Firmen bezahlt wird.

Olanzapin ist das meistverordnete Antipsychotikum in Dänemark und stand im Zentrum eines der größten Skandale rund um Übermedikation, der zur Entlassung mehrerer führender Psychiater führte. Dennoch meinte Poulsen, es schade den Patienten und fördere die Gewalt auf der Station, wenn Psychiater keine höheren Dosen verabreichen dürften. Die Dansk Psykiatrisk Selskab (Dänische psychiatrische Gesellschaft) unterstützte ihn. Mehrere Parlamentsmitglieder und einige Patientenorganisationen waren jedoch der Ansicht, die Psychiater verordneten bereits jetzt zu viele Antipsychotika in zu hohen Dosen.

Psychiater begreifen überhaupt nicht, dass Patienten meist deshalb gewalttätig werden, weil sie unter den Nebenwirkungen der Antipsychotika leiden, die sie einnehmen (siehe Kapitel 14). Deshalb sollten sie auf diese Medikamente verzichten, anstatt die Dosis zu steigern.

Ist es wirklich denkbar, dass eine Verdreifachung der Dosis keinen größeren Schaden anrichtet? Natürlich nicht. Wie oben erwähnt, hängt die höhere Sterblichkeit bei Einnahme von Antipsychotika eindeutig mit der Dosis und der Zahl der Medikamente zusammen.

Doch die Silberrücken stellten erneut ihr organisiertes Leugnen zur Schau. Sie stützten sich auf einen Bericht der dänischen Gesundheitsbehörde aus dem Jahr 2006, den sie selbst verfasst hatten und der behauptet, die gleichzeitige Anwendung mehrerer Antipsychotika erhöhe die Sterblichkeit nicht.[30] Das kann unmöglich stimmen, und es stellte sich heraus, dass die in dem Bericht verwendete statistische Methode völlig falsch war.[45] Der Bericht zeigte, dass die Sterblichkeit bei Patienten, die vier Antipsychotika erhielten, höher war als bei denjenigen, die weniger Medikamente einnahmen.

Der dänische Bericht belegte außerdem, dass die Hälfte der Patienten mit mehr als einem Antipsychotikum gleichzeitig behandelt wurde, obwohl keine wissenschaftlichen Daten diese Praxis stützen und nationale und internationale Richtlinien sich dagegen aussprechen. Der Rekord liegt meines Wissens bei sieben gleichzeitig verordneten Antipsychotika. Die Hälfte der Patienten wurde zudem mit Benzodiazepinen und ähnlichen Medikamenten behandelt, obwohl der Bericht darauf hinweist, dass dadurch die Sterblichkeit um 50 bis 65 Prozent steigt.[30] Außerdem wurden mehr Patienten, als die Arbeitsgruppe erwartete, sowohl mit Antipsychotika als auch mit Antidepressiva behandelt. Der Bericht riet von diesem massiven Einsatz von Antidepressiva ab.

Am erstaunlichsten an diesem Bericht war, dass er ohne jeden Zweifel zeigte, dass die Verordnung von Psychopharmaka längst außer Kontrolle geraten war. Es ist unglaublich, dass Psychiater vor diesem Hintergrund die Überbehandlung noch steigern wollen.

Ein Review der Medikationslisten von 214 zufällig ausgewählten Menschen in Kopenhagen, die im Pflegeheim oder zu Hause betreut wurden (durchschnittliches Alter 84 Jahre), war ähnlich aufschlussreich.[46] Erstaunliche 65 Prozent nahmen ein oder mehrere Psychopharmaka (16 % Antipsychotika, 44 % Antidepressiva, 27 % Anxiolytika/Hypnotika, 16 % Antidementiva). Viele derjenigen, die Antipsychotika schluckten, nahmen auch Antidepressiva (53 %), Anxiolytika/Hypnotika (35 %) und Antidementiva (21 %). Eine Analyse von 500 Risperidon-Verordnungen in Frankreich war ebenfalls deprimierend.[47] 43 Prozent der Patienten nahmen dieses Mittel zusammen mit Antidepressiva ein, 46 Prozent zusammen mit Benzodiazepinen, 27 Prozent zusammen mit anderen Neuroleptika, 22 Prozent zusammen mit einem Phasenprophylaktikum und 19 Prozent zusammen mit Anticholinergika. Den offiziellen dänischen Empfehlungen zufolge sollen Demenzkranke keine Antipsychotika einnehmen, außerdem ist die Kombination von Antipsychotika und Anxiolytika/Hypnotika zu vermeiden.

Die illegale Vermarktung von Antipsychotika ist weit verbreitet,[39] da diese Medikamente teuer sind. Das ist einer der Hauptgründe dafür, dass der Einsatz dieser Präparate völlig aus dem Ruder gelaufen ist. In Großbritannien stellen die Allgemeinärzte die Hälfte der Rezepte an Patienten aus, die an verschiedenen nichtpsychotischen Problemen leiden, zum Beispiel Angst und Schlafstörungen. Antipsychotika werden besonders oft demenzkranken und älteren Menschen verordnet.[48] In den Vereinigten Staaten hat sich die Zahl der Erwachsenen, die Antipsychotika einnehmen, in nur elf Jahren verdoppelt; die Zahl der Kinder, die Antipsychotika schlucken, stieg im selben Zeitraum um das Achtfache.[49] Im Jahr 2005 wurden sieben von tausend Kindern mit Antipsychotika behandelt.[50] Nur 14 Prozent der Rezepte wurden wegen einer Psychose ausgestellt, die meisten anderen wegen Verhaltens- und affektiven Störungen.[3]

Abilify (Aripiprazol) ist derzeit das meistverkaufte aller Medikamente in den Vereinigten Staaten, einschließlich der Statine. Als ich nachforschte, entdeckte ich, dass 30 Tabletten zu je 15 Milligramm 800 Dollar kosten, was obszön ist. Der Hersteller Bristol-Myers Squibb erklärte sich 2007 bereit, mehr als 515 Millionen Dollar zu zahlen, um eine Anklage wegen illegalen Marketings und betrügerischer Preisfestsetzung abzuwenden. Unter anderem hatten Ärzte Geld dafür bekommen, dass sie die Medikamente der Firma verordneten, auch für nicht zugelassene Indikationen.[39] Mehrere andere Unternehmen bestachen die Ärzte ebenfalls.[39]

Die Geschichte der Antipsychotika weist viele Ähnlichkeiten mit der Geschichte der SSRI auf. Die klinische Forschung zielte nicht darauf ab, die Bedeutung der neuen Medikamente für Kliniker und Patienten zu klären, sondern war von Marktstrategien bestimmt. Die neuen Präparate wurden lautstark angepriesen, sowohl in Verkaufsgesprächen als auch in Studien, die von der Industrie bezahlt wurden. Als große, unabhängige, von der Regierung finanzierte Studien verfügbar waren, konnte man mühelos erkennen, dass die neuen Medikamente nicht besser sind als die alten.[22, 23, 51–53] Eine Studie mit 498 Patienten in der ersten schizophrenen Phase fand beispielsweise keinen Unterschied zwischen vier neueren Medikamenten und Haloperidol, was die Drop-out-Quote anbelangte.[53] Die Studie wurde von drei Pharmaunternehmen bezahlt, aber die Firmen wurden auf Distanz gehalten.

Solche unabhängigen Studien, auch in anderen Bereichen der Psychiatrie und der Medizin, haben uns gezeigt, dass die »besten« Medikamente möglicherweise diejenigen sind, deren Daten besonders schamlos manipuliert wurden.[10]

Antipsychotika sind die Standardtherapie bei bipolaren Störungen, die – wie ich in früheren Kapiteln erläutert habe – hauptsächlich iatrogener Natur sind, also von SSRI und ADHS-Medikamenten verursacht werden. Heute sehen wir Anzeigen, zum Beispiel von AstraZeneca, über eine Kombinationstherapie bei Depression, und es gibt Präparate, die mehrere Arzneimittel in derselben Kapsel enthalten. Ein Beispiel hierfür ist Symbyax von Eli Lilly, das Fluoxetin und Olanzapin enthält, zwei der schlimmsten Psychopharmaka, die jemals entwickelt wurden.

Erstaunlicherweise ist einer Metaanalyse veröffentlichter Studien der Nachweis gelungen, dass neue Medikamente nicht besser sind als alte, obwohl die wissenschaftliche Literatur so fehlerhaft ist. Im Jahr 2009 wies eine Metaanalyse von 150 Studien mit 21 533 Patienten nach, dass die Psychiater zwanzig Jahre lang in die Irre geführt worden waren.[54, 55] Die Pharmaindustrie hat sich einprägsame Begriffe ausgedacht, etwa »Antipsychotika der zweiten Generation« und »atypische Antipsychotika«, doch an den neuen Mitteln ist nichts Besonderes, und da es viele verschiedene Antipsychotika gibt – alte wie neue –, ist es schlicht falsch, sie in zwei Klassen einzuteilen. Haloperidol war in den meisten Studien das Vergleichspräparat und wurde, wie oben erwähnt, oft in zu hohen Dosen verwendet. Es überrascht nicht, dass solche Verzerrungen beabsichtigt waren. Ein internes Memo von Pfizer erklärt beispielsweise, dass die rasche Erhöhung der Dosis des Vergleichspräparats wegen der Nebenwirkungen dieses Mittels zu einer hohen Dropout-Quote führt.[56] Angesichts all dieser Fakten habe ich den starken Verdacht, dass die alten Medikamente besser sind als die neuen.

Eli Lillys Verbrechen mit Olanzapin

Im Jahr 2009 bekannte Eli Lilly sich in einem Strafverfahren für schuldig und musste im Rahmen eines Vergleichs mit dem US-Justizministerium mehr als 1,4 Milliarden Dollar wegen illegaler Vermarktung bezahlen.[39] Bei den Straftaten ging es um Olanzapin, mit dem die Firma zwischen 1996 und 2009 weltweit einen Umsatz von 40 Milliarden Dollar erzielte. Daher ist es unwahrscheinlich, dass die Strafe eine abschreckende Wirkung hat.

Der Hauptvorwurf der Anklage lautete, das Unternehmen habe intensiv für die Anwendung von Olanzapin bei Kindern und älteren Menschen geworben. Aber es gab noch viele andere zwielichtige Aktivitäten. Bei Vortragsveranstaltungen über nicht zugelassene Indikationen und bei Audiokonferenzen für Ärzte gaben sich Verkäufer von Eli Lilly als Ärzte aus und stellten vorher abgesprochene Fragen. Obwohl dem Unternehmen bekannt war, dass Olanzapin das Risiko für Gewichtszunahme und Diabetes deutlich erhöhte, spielte es das Problem in einem weitverbreiteten Video mit dem Titel »Der Diabetes-Mythos« herunter. Eli Lilly und seine bezahlten Prostituierten unter den Ärzten produzierten zudem Artikel, in denen sie Schizophrenie zum Risikofaktor für Diabetes erklärten![3] Wie üblich ist nie das Medikament das Problem, sondern die Krankheit.

Im Jahr 2006 erhielt die *New York Times* interne Unterlagen von Eli Lilly zugespielt, die zeigen, in welchem Umfang die Firma die Nebenwirkungen von Olanzapin verharmloste.[39, 57, 58] Daraufhin verklagte Eli Lilly Ärzte, Anwälte, Journalisten und Aktivisten, damit sie die belastenden Dokumente nicht mehr im Internet veröffentlichten. Die Papiere verschwanden.

Noch 2007 behauptete Eli Lilly: »Zahlreiche Studien … haben keinen Hinweis darauf gefunden, dass Zyprexa Diabetes verursacht«, obwohl die eigenen Studien der Firma bewiesen, dass 30 Prozent der Patienten mindestens zehn Kilogramm Gewicht zunahmen, nachdem sie das Mittel ein Jahr lang eingenommen hatten. 16 Prozent nahmen 30 Kilogramm zu. Mehr noch, sowohl Psychiater als auch Endokrinologen erklärten, Olanzapin verursache bei viel mehr Patienten Diabetes als andere Medikamente[58, 59] und es sei wahrscheinlich schädlicher als viele andere Antipsychotika.[60]

Aber die Firma befand sich in einer prekären Situation, genau wie 1988 vor der Markteinführung von Fluoxetin, als der Patentschutz für dieses Präparat auslief. Damals täuschte Eli Lilly vor, Fluoxetin sei ein gutes Medikament, und jetzt versuchte das Unternehmen verzweifelt, die Menschen erneut zu täuschen – mit Olanzapin. Während eines Prozesses vor dem Superior Court des Bundesstaates Alaska wurden Einzelheiten über die vier Studien enthüllt, die Eli Lilly bei der FDA eingereicht hatte, um die Zulassung von Olanzapin zu erwirken. Darüber verfasste ein Arzt im Auftrag des Gerichts einen verstörenden Bericht.[61]

Dass die FDA Eli Lillys Manipulationen verheimlichte, war ebenso beschämend wie der Schutz, den sie Fluoxetin angedeihen ließ. Zwei Studien wies die FDA zurück, aber die beiden anderen waren nicht weniger inakzeptabel. Es gab eine Placeboeinführungsphase von vier bis neun Tagen. Das bedeutet, dass die Placebogruppe unter Entzugssymptomen litt. Ein Benzodiazepin war erlaubt – wie in den Fluoxetin-Studien –, doch es fehlten

Informationen darüber, wie viele Patienten der Interventions- und der Placebogruppe dieses Medikament eingenommen hatten. Mehr als die Hälfte der Teilnehmer gab früh auf, obwohl die Studien nur sechs Wochen dauerten. Viele Daten fehlten, und Patienten konnten nach nur zwei bis drei Wochen auf eine offene Behandlung mit Olanzapin umgestellt werden, wenn es ihnen nicht gut ging. *Es ist unmöglich, aus solchen Studien zuverlässige Schlüsse zu ziehen.* In einer Studie war Haloperidol das Vergleichspräparat, aber es wurde im Vergleich zu Olanzapin bis zu zwanzigfach überdosiert.

Trotz alledem schnitt Olanzapin in vielen Analysen nicht besser ab als ein Placebo. Eine der abgelehnten Studien war sehr groß – 431 Patienten nahmen daran teil –, aber Olanzapin-Dosen von 5, 10 und 15 Milligramm waren nicht wirksamer als 1 Milligramm. Anscheinend hatte diese Studie bei der FDA Panik ausgelöst, sodass die Behörde sie beerdigte. Die Dosis war so niedrig, dass das Olanzapin nur sehr wenige Dopaminrezeptoren besetzen konnte. Diese Studie bewies also nicht nur, dass die Theorie des »chemischen Ungleichgewichts« falsch war, sondern sie belegte einmal mehr, dass die angeblichen Wirkungen der Psychopharmaka hauptsächlich Einschätzungen sind, die durch schlechte Verblindung verfälscht wurden.

Eli Lilly wollte die Ärzte dazu bringen, Olanzapin auch gegen affektive Störungen einzusetzen, und hatte die Dreistigkeit, das Medikament als »Stimmungsstabilisator« zu bezeichnen, obwohl es die Stimmung nicht stabilisiert. Wie andere Antipsychotika dämpft es wilde Gedanken – genauer gesagt, alle Gedanken. Für Eli Lilly war es eine Herausforderung, dass Allgemeinärzte sich wegen der Nebenwirkungen von Antipsychotika Sorgen machten, aber die Firma war entschlossen, »das Paradigma zu ändern«, wie sie es in einem internen Papier euphemistisch ausdrückte. Außerdem versorgte das Unternehmen seine Verkäufer mit erfundenen Patientengeschichten.[60]

Eli Lillys zahlreiche Tricks sorgten sogar dafür, dass die Firma ein drohendes Problem mit ihrem Patent umgehen konnte. Das Patent lief zwar aus, doch das Unternehmen wies nach, dass Olanzapin den Cholesterinspiegel bei Hunden weniger stark erhöhte als ein Medikament, das nie auf den Markt gekommen war, und erhielt ein neues Patent![62] Ich habe viele Absurditäten erlebt, was die Patentierung von Arzneimitteln betrifft, aber diese hier verdient den ersten Preis. Olanzapin erhöht den Cholesterinspiegel mehr als die meisten anderen Medikamente und sollte daher als cholesterinsteigernd beworben werden – aber dann wäre das Mittel kein Bestseller geworden, der mehr als ein Jahrzehnt lang einen Umsatz von rund fünf Milliarden Dollar im Jahr einbrachte[62] und zum meistverkauften Antipsychotikum der Welt wurde.

Eli Lillys kommerzieller Erfolg mit Fluoxetin und Olanzapin ist ein Beleg dafür, dass es in der Psychiatrie nicht darauf ankommt, welche Medikamente eine Firma verkauft. Korruption, Marketing und Lügen sorgen dafür, dass die Ärzte keine Medikamente verordnen, die sowohl besser als auch billiger sind. Ein Beispiel für diese Informationssteuerung finden wir in einem Cochrane-Review aus dem Jahr 2005. Er stellte fest, dass die größte Studie mit Olanzapin *142-mal* in Artikeln und Konferenzprotokollen veröffentlicht worden war![63] Dieses propagandistische Trommelfeuer trug dazu bei, dass der Umsatz mit Olanzapin in Dänemark 54-mal größer war als der Umsatz mit Haloperidol. Es gab keine Entschuldigung für diese Geldverschwendung. Damals kostete Olanzapin täglich siebenmal so viel wie Haloperidol. Zwei Jahre zuvor gelangte eine Metaanalyse im *BMJ* zu dem Schluss, dass »die neuen Medikamente keine eindeutigen Vorteile haben«.[11]

Patientenorganisationen tragen zur Korruption bei. Sie erhalten oft Geld von der Industrie und wissen nur, was die Pharmaunternehmen ihnen sagen oder was die Psychiater ihnen sagen, was ungefähr das Gleiche ist, weil auch die Psychiater ihr Wissen der Industrie verdanken. Deshalb war es keine Überraschung, als die Vorsitzende einer Organisation für Psychiatriepatienten im Jahr 2001 es unethisch nannte, dass dänische Psychiater die neueren Antipsychotika, zum Beispiel Olanzapin und Risperidon, ihrer Meinung nach zu zögerlich verordneten.[64]

Andere Firmen verbreiteten ebenfalls krasse Lügen über ihre Medikamente. AstraZeneca legte auf internationalen Konferenzen Daten vor, die darauf hindeuteten, dass Quetiapin psychotischen Patienten beim Abnehmen helfen würde. Gleichzeitig verschwieg das Unternehmen eine Studie, die eine erhebliche Gewichtszunahme belegte, und interne Daten, denen zufolge 18 Prozent der Patienten mindestens sieben Prozent Gewicht zulegten.[60,65] AstraZeneca log weiter. Die Firma präsentierte eine Metaanalyse zu vier Studien, die aussagte, dass Quetiapin wirksamer sei als Haloperidol, obwohl interne Daten, die während eines Gerichtsverfahrens ans Licht kamen, das genaue Gegenteil nachwiesen: Quetiapin war *weniger* wirksam als Haloperidol.

Stigmatisierung

Es wird oft unterstellt, dass biologische oder genetische Erklärungen für psychische Krankheiten die Toleranz gegenüber psychiatrischen Patienten förderten, weil sie der Vorstellung von eigener Verantwortung und Schuld entgegenwirkten.[66] Der Grundgedanke der Antistigmatisierungsprogramme lautet: Man muss der Öffentlichkeit vermitteln, diese Störungen als Krankheiten zu begreifen, die von biologischen Faktoren ausgelöst werden, zum Beispiel von einem chemischen Ungleichgewicht, von Erkrankungen des Gehirns und von den Erbanlagen. Studien stellen jedoch immer wieder fest, dass dieses Krankheitsmodell die Stigmatisierung und Diskriminierung *erhöht*. Ein systematischer Review von 33 Studien ergab beispielsweise, dass biogenetische Ursachen meist nicht mit größerer Toleranz einhergehen, sondern mit stärkerer Ablehnung. Das ging aus den meisten Studien hervor, die sich mit Schizophrenie befassten.[66]

Der biologische Ansatz macht Patienten scheinbar gefährlicher, und er steigert die Furcht und den Wunsch, sich von Schizophrenen fernzuhalten, weil diese unberechenbar seien.[66–69] Zudem verringert er das Mitgefühl der Kliniker und fördert die soziale Ausgrenzung.[70]

Verglichen mit psychosozialen Erklärungen, führt der biologische Ansatz zu unangebrachtem Pessimismus im Hinblick auf die Genesungsaussichten und verringert die Bemühungen, etwas zu verändern. Deshalb ist es keine Überraschung, dass die Teilnehmer einer Versuchsanordnung die Intensität von Elektroschocks rascher erhöhten, wenn sie die Probleme der anderen Person für krankheitsbedingt hielten, als wenn sie glaubten, sie seien durch Ereignisse in der Kindheit bestimmt.[68]

Viele Patienten sind der Meinung, Diskriminierung sei schlimmer und langlebiger als die Psychose selbst. Deshalb gilt sie als großes Hindernis auf dem Weg zur Genesung.[67, 68] Patienten und ihre Familien werden von Psychiatern und Pflegekräften stärker stigmatisiert und diskriminiert als von jeder anderen sozialen Gruppe. Das lässt sich leicht erklären. Zum Beispiel glauben 80 Prozent der Menschen, denen das Etikett »Schizophrenie« angeheftet wurde, dass die Diagnose selbst schädlich und gefährlich sei. Deshalb benutzen manche Psychiater den Begriff »Schizophrenie« nicht.[68]

Im Gegensatz zu Psychiatern ist die Öffentlichkeit fest davon überzeugt, dass Geisteskrankheiten eher von schlimmen Erfahrungen verursacht werden als von den Genen oder von einem chemischen Ungleichgewicht.[68] Diese Einsicht ist erstaunlich, wenn man bedenkt, dass die Pharmaunternehmen mehr als die Hälfte aller Webseiten über Schizophrenie finanzieren. Die Öffentlichkeit hält zudem eine psychologische Behandlung bei psychischen Störungen für sehr effektiv (was ebenfalls ziemlich korrekt ist, siehe Kapitel 10), während Psychiater meinen, die Öffentlichkeit müsse besser über psychische Störungen aufgeklärt werden, weil die Akzeptanz der evidenzbasierten Therapie (damit meinen sie Medikamente) sonst nachlassen könne.

Vor allem Pharmaunternehmen geben Millionen Dollar aus, um zu erreichen, dass die Öffentlichkeit eher wie die biologisch orientierte Psychiatrie denkt. Die Folgen sind mehr Diskriminierung, mehr Medikamente, mehr Nebenwirkungen und mehr Todesfälle.

Stimmen hören

Eines der Hauptsymptome der Diagnose Schizophrenie ist das Hören von Stimmen. Aber es gibt dazu auch eine andere Auffassung als die krankheitsorientierte und sie setzt nicht unbedingt auf Antipsychotika. Viele Menschen hören Stimmen als Folge von extremem Stress oder Traumata, und in mehreren Ländern ist eine Organisation namens Hearing Voices Network aktiv (www.hearing-voices.org/). Sie hilft Menschen, die Stimmen hören, ein normales Leben zu führen. Solche Netzwerke wollen Betroffenen eine Chance geben, offen über die Stimmen zu reden, zum Beispiel in Selbsthilfegruppen, und sie helfen ihnen, dieses Phänomen zu verstehen und daraus auf ihre Weise zu lernen.

Das Hören von Stimmen bezeichnet man als »akustische Halluzinationen«. Das ist nicht normal, andererseits aber sind die Stimmen für die Menschen, die sie hören, real. Das unterscheidet sie von anderen Halluzinationen, bei denen die Betroffenen beispielsweise glauben, sie seien Jesus oder Napoleon. Doch die Trennlinie ist nicht scharf. Was sollen wir von Menschen halten, die sich für normal halten, aber glauben, sie hätten schon einmal gelebt, oder von den vielen Menschen, die glauben, es gebe ein Leben nach dem Tod?

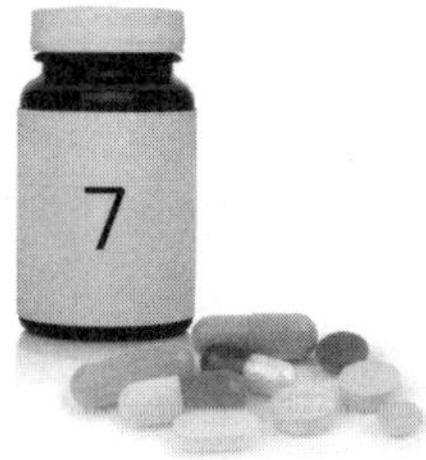

Die bipolare Störung

Die bipolare Störung, früher »manisch-depressive Erkrankung« genannt, kommt heute sehr viel häufiger vor als früher. Opfer dieser Epidemie werden vor allem Kinder, bei denen die Krankheitshäufigkeit in den Vereinigten Staaten in nur 20 Jahren um das Fünfunddreißigfache zugenommen hat.[1] Die Tatsache, dass amerikanische Ärzte diese Diagnose hundertmal öfter stellen als ihre Kollegen in Großbritannien,[2] ist ein Beleg dafür, dass sie in den Vereinigten Staaten meist falsch ist. Echte Manie ist bei Kindern extrem selten, und es gibt hauptsächlich vier Gründe dafür, dass die Zahl der Fälle explosionsartig gestiegen ist:

1. Die diagnostischen Kriterien sind heute viel weiter gefasst, sodass die Diagnose jedem Kind droht, das Wutanfälle bekommt.
2. Das amerikanische Gesundheitssystem setzt oft schwerwiegendere Diagnosen voraus, damit die Kosten erstattet werden. Dadurch wird das Upcoding gefördert.
3. Psychopharmaka und Drogen werden immer häufiger konsumiert.
4. Stimmungsschwankungen kommen bei normalen Menschen oft vor. Die Pharmaindustrie nutzt diese Tatsache geschickt, um Ärzten einzureden, viele depressive Menschen hätten eine bipolare Störung.[3]

Das ist eine Tragödie. Bipolare Störungen werden häufig mit Antipsychotika behandelt, und jedes Jahr steigt die Zahl der Fälle von tardiver Dyskinesie um alarmierende fünf Prozent, wie ich im vorigen Kapitel erwähnt habe.[4] Selbst »leichtes« Blinzeln oder Grimassenschneiden kann ein Kind demütigen, stigmatisieren und isolieren. In schwereren Fällen leiden Kinder an schmerzhaften Krämpfen im Hals und in den Schultern, an Anomalien ihrer Haltung und ihres Gangs oder an ständigen nervösen Bewegungen. Manche müsse hektisch hin und her gehen.

Studien zeigen, dass ein bis zwei Drittel der Patienten mit bipolaren Störungen der ersten Phase emotional instabil wurden, nachdem sie Drogen wie Kokain, Marihuana oder Halluzinogene konsumiert hatten.[1] Selbst die American Psychiatric Association räumt ein, dass jede antidepressive Therapie, auch Elektroschocks, manische Episoden auslösen kann. Eine amerikanische Studie mit fast 90 000 Patienten im Alter von fünf bis neunundzwanzig Jahren kam zu dem Ergebnis, dass die Diagnose bei Patienten, die mit Antidepressiva behandelt worden waren, mit einer Quote von 7,7 Prozent pro Jahr auf bipolare Störung geändert wurde, dreimal so oft wie bei denjenigen, die kein Medikament eingenommen hatten. Das entspricht einer von Medikamenten hervorgerufenen Konversionsrate von rund fünf Prozent im Jahr.[5] Es handelt sich nicht nur ein amerikanisches Phänomen. Ein systematischer Review von Studien mit Kindern und Jugendlichen belegte, dass acht Prozent der mit Antidepressiva behandelten Patienten an Manie oder Hypomanie erkrankten, während es in der Placebogruppe nur 0,2 Prozent waren.[6] Ein systematischer Review, der alle Altersgruppen einschloss, fand ebenfalls eine Quote von acht Prozent.[7] Auch ADHS-Medikamente können eine bipolare Störung hervorrufen, weil es Stimulanzien sind.

Diese Studien beweisen, dass es nur einen wichtigen Grund für die enorme Zunahme der bipolaren Störung gibt: Ärzte. Es ist eine iatrogene Epidemie, und Whitaker schätzt, dass die Zahl der Fälle heute 250-mal größer ist als vor dem Zeitalter der Medikamente.[1] Iatrogene Manie ruft großes Elend hervor, einschließlich außerehelicher Affären bei Menschen, bei denen solche Impulse normalerweise nicht aufträten.[8]

Lithium wurde die Wunderwaffe gegen Manie und bipolare Störungen, nachdem ein Arzt 1949 berichtet hatte, er habe zehn manische Patienten erfolgreich damit behandelt.[1] Er vergaß jedoch zu erwähnen, dass er einen dieser Patienten tötete und zwei andere schwer krank wurden. Lithium ist sehr giftig und man muss seine Konzentration im Blutserum überwachen. Zudem hat dieses Metall ähnliche Nebenwirkungen wie Antipsychotika, unter anderem emotionale Abstumpfung, Apathie, Verschlechterung der kognitiven Funktionen und Verarmung des sozialen Lebens.[1, 9] Wenn ein Patient das Lithium absetzt, geht es ihm möglicherweise schlechter als zuvor. Eine Studie belegte, dass die Zeit zwischen wiederkehrenden Episoden nach dem Absetzen des Lithiums siebenmal kürzer war, als sie es ohne den Einfluss des Metalls gewesen wäre.[1] Entzugssymptome sind unter anderem Manie und Depression, was zu der irrigen Annahme führte, Lithium wäre hilfreich.

Im Gegensatz zu anderen Psychopharmaka verringert Lithium vielleicht das Suizidrisiko. Aber diese Wirkung ist ungewiss. In einer Metaanalyse von vier kleinen Studien mit Patienten, die an unipolaren oder bipolaren affektiven Störungen litten, wurden ungewöhnlich viele Suizide verzeichnet, sechs in der Placebogruppe (241 Patienten) und keiner in der Interventionsgruppe (244 Patienten).[10] Wie die Autoren selbst schrieben, hätten schon eine oder zwei Studien von mittlerem Umfang mit neutralen oder negativen Ergebnissen diesen Befund erheblich verändern können. Mehr noch, in der Placebogruppe war das Risiko wegen der Entzugssymptome möglicherweise künstlich erhöht (weil das Design einen »kalten Entzug« vorsah).

Wie Depression und Schizophrenie nehmen bipolare Störungen offenbar wegen der Medikamente heute eher einen chronischen Verlauf. Früher erlebte etwa ein Drittel der manischen Patienten drei oder mehr Episoden im Leben, heute sind es zwei Drittel. Antidepressiva und ADHS-Medikamente bewirken möglicherweise, dass Hochphasen (manische Episoden) und depressive Phasen einander schneller abwechseln (Rapid Cycling).[1]

Eine weitere künstliche psychiatrische Epidemie ist die bipolare Störung Typ II.[11] Im Gegensatz zur bipolaren Störung Typ I weist sie keine manischen oder psychotischen Symptome auf. Die diagnostischen Kriterien sind sehr vage und setzen lediglich eine depressive und eine hypomanische Episode voraus, die länger als vier Tage dauern. Das öffnet die Schleusen für die Behandlung zahlreicher Patienten mit Antipsychotika, die einen gewaltigen Schaden anrichten und sehr viel Geld kosten. Selbst das alte Medikament Quetiapin kostete in Großbritannien sage und schreibe 2000 Pfund im Jahr.

Die Diagnose Hypomanie stützt sich auf simple Items wie: »Ich trinke mehr Kaffee.« Als ob das nicht schlimm genug wäre, werfen die klinischen Studien der Industrie auch noch die bipolaren Störungen Typ I und

II durcheinander, sodass man nicht feststellen kann, ob Antipsychotika beim Typ II, der angeblich leichter verläuft, eine Wirkung haben. Das ist ein wirklich schlauer Marketingtrick, den manche Patienten mit ihrem Leben bezahlen, um den Umsatz einer ohnehin schwerreichen Branche noch zu vergrößern.

Abilify (Aripiprazol), das derzeit meistverkaufte Medikament in den Vereinigen Staaten, ist nicht nur für die akute Therapie zugelassen, sondern auch für die Erhaltungsbehandlung bei bipolaren Störungen. Im Jahr 2011 fanden Wissenschaftler dazu jedoch nur eine einzige Studie,[12] die noch dazu an den üblichen Problemen litt: abruptes Absetzen in der Placebogruppe, zu kurze Dauer und frühzeitiges Ausscheiden von Teilnehmern. Diese Studie wurde in 80 Veröffentlichungen zitiert, von denen nur 24 Behandlungsschäden und nur vier die offenkundigen Mängel der Studie erwähnten.

Im Jahr 2001 veröffentlichte GSK den Bericht einer klinischen Studie, verfasst von einem Ghostwriter, zur Anwendung von Paroxetin gegen bipolare Störungen bei Erwachsenen.[13] Sie war derart manipuliert, dass einer der Forscher – der zudem darüber klagte, dass die Daten seiner Studie praktisch von ihm gestohlen worden seien[14] – eine Beschwerde wegen wissenschaftlichen Fehlverhaltens einreichte. Das Medikament war nicht wirksamer als ein Placebo. Dennoch täuschte der veröffentlichte Artikel genau das vor.[13] Obwohl es gefährlich ist, solchen Patienten SSRI zu verabreichen, weil das Risiko für die Auslösung einer Manie hoch ist, und obwohl manische Symptome laut Prüfplan ein Zielparameter waren, schwieg der veröffentlichte Artikel darüber! Augenscheinlich hatten die von GSK beauftragten renommierten Autoren den veröffentlichten Artikel nie geprüft und nicht einmal die Entwürfe gesehen, sondern nur das fertige Manuskript, kurz bevor das *American Journal of Psychiatry* es akzeptierte.

Wie anderen Ärzten[15] fällt es auch Psychiatern sehr schwer, die negativen Folgen ihres Tuns einzugestehen; vielleicht führen sie die Zunahme der bipolaren Störungen freudig auf »bessere Diagnosen« zurück.[8] Fast immer behaupten sie, das Medikament habe die Störung erst demaskiert, zum Beispiel als zwölf von 60 Kindern, die Antidepressiva einnahmen, an bipolaren Störungen erkrankten.[1] Die folgenden Worte habe ich einen Professor für Psychiatrie auf öffentlichen Tagungen sagen hören. Was für eine perfekte Methode, Probleme zu verbergen:

Wir Psychiater sind gut, die Medikamente, die wir anwenden, sind gut und unsere Wohltäter, die Pharmaunternehmen, sind gut. Jede unerwünschte Reaktion bei Patienten ist also auf sie oder auf ihre Krankheit zurückzuführen.

»Stimmungsstabilisatoren«

Ich verwende diesen Begriff nur in Anführungszeichen, weil er so irreführend ist. »Stimmungsstabilisatoren« sind antiepileptische Medikamente, die die Stimmung nicht stabilisieren, sondern emotionale Reaktionen unterdrücken, indem sie Menschen abstumpfen und sedieren.[9] Die Psychiater haben diesen Begriff nie genau definiert.[3] Es ist keine Überraschung, dass Ärzte glauben, antiepileptische Medikamente wirkten gegen Manie, da alles, was Menschen abstumpft, gegen Manie »hilft«. Wie andere Psychopharmaka haben auch Antiepileptika viele Nebenwirkungen. Beispielsweise erkrankt einer von 14 Patienten, die Gabapentin einnehmen, an Ataxie, das heißt, er kann seine Muskelbewegungen nicht mehr steuern.[16]

Diese Medikamente erhöhen das Risiko für Suizidgedanken und suizidales Verhalten. Die Packungsbeilage für Gabapentin (Neurontin) weist auf eine Verdopplung des Suizidrisikos hin und fügt hinzu: »Bei Patienten, die in den Studien das Medikament einnahmen, gab es vier Suizide, aber keinen in der Placebogruppe. Diese Zahl ist jedoch zu gering, um irgendwelche Schlussfolgerungen über Suizid als Wirkung des Arzneistoffs zu ziehen.« Ich glaube, ich kann Pfizer eine vernünftigere Interpretation dieser Daten anbieten.

Die Studienberichte in diesem Bereich sind derart verzerrt, dass sie selbst nach psychiatrischen Maßstäben extrem sind. Gabapentin ist ein berüchtigtes Beispiel. Dieses Medikament wurde nur für sehr wenige Patienten zugelassen, aber Warner-Lambert, das später von Pfizer übernommen wurde, bewarb es illegal und verkaufte es gegen fast alles, einschließlich ADHS und bipolare Störungen.[15]

Damit war eine enorme Korruption verbunden, und Ärzte nahmen bereitwillig an den illegalen Aktivitäten der Firma teil. Fast 90 Prozent der einflussreichen Vordenker waren bereit, Gabapentin bei Tagungen anzupreisen, nachdem sie über die Werbestrategie des Unternehmens unterrichtet worden waren. Dafür, dass sie ihren Patienten schadeten, wurden sie üppig belohnt. Warner-Lambert machte zudem die Ärzte ausfindig, die das Präparat besonders häufig verordneten, und belohnte sie ebenfalls. Ein leitender Angestellter der Firma sagte zu einem Verkäufer: »Neurontin hilft gegen alles … Dieses Geschwätz über Sicherheit will ich nicht hören.«[15]

Die Studiendaten wurden ausgiebig verfälscht – man berichtete selektiv über Tests, statistische Analysen und Ergebnisse, die zufällig positiv ausfielen.[15, 17, 18] Patienten wurden ohne vertretbaren Grund bei den Analysen berücksichtigt oder ausgeschlossen, und Tatsachenverdrehung ließ negative Resultate positiv erscheinen. Schon im Designstadium gab es Verzerrungen, höchstwahrscheinlich mit Absicht. Zum Beispiel verwendete man hohe Dosen, die zur Entblindung führten, obwohl Pfizer klar war, dass eine Entblindung durch Nebenwirkungen die Validität der Studie gefährdete. Das i-Tüpfelchen der Korruption setzten die Ghostwriter: »Wir brauchen Hilfe bei der ›Bearbeitung‹.«

Das Unternehmen bestand darauf, Ärzte unter Druck zu setzen, damit sie Neurontin in viel höheren Dosen verordneten, als es zulässig war. Das bedeutet, dass es den Patienten mehr schadete, um mehr zu verdienen. Ich habe mich oft gefragt, wie viele Menschen Warner-Lambert und Pfizer mit Neurontin umgebracht haben.

Im Jahr 2010 verurteilte eine Jury Pfizer wegen organisierter Kriminalität und Verabredung zu kriminellen Handlungen. Sechs Jahre zuvor hatte Pfizer 430 Millionen Dollar bezahlt, um nicht dafür verurteilt zu werden, dass es Neurontin in betrügerischer Absicht für nicht zugelassene Indikationen beworben hatte. Die Höhe der Geldstrafe zeigt, dass Verbrechen sich lohnen. Allein im Jahr 2003 belief sich der Umsatz auf 2,7 Milliarden Dollar – etwa 90 Prozent dieses Betrages waren nicht zugelassenen Indikationen zu verdanken.

Vor ähnlichen Problemen stehen wir bei anderen Medikamenten. Zum Beispiel blieben sieben große negative Studien zu Lamotrigin unpubliziert und wurden vor der Öffentlichkeit zurückgehalten, während zwei positive Studien veröffentlicht wurden.[19] Zwei positive Studien genügen der FDA für eine Zulassung; die Übrigen betrachtet sie als misslungene Studien, obwohl in Wahrheit das Medikament misslungen ist.

Meiner Meinung nach darf man Antiepileptika nicht bei psychischen Störungen anwenden.

Die Erfahrung eines jungen Mannes

Der australische Kinderpsychiater Peter Parry hat geschildert, wie ein junger Amerikaner von der biologischen Psychiatrie zugrunde gerichtet wurde.[20] Adam stammte aus einer zerrütteten Familie und wurde von einem seiner Brüder misshandelt. Seine Eltern ließen sich scheiden, als er noch klein war, und seine Mutter hatte viele Probleme. Er war zwölf, als bei ihm die erste Diagnose gestellt wurde: Depression, Angst und eine schwere Angststörung, die inzwischen verschwunden war. Adam hatte das Pech, dass sein Psychiater offenbar für eines der beiden amerikanischen Zentren arbeitete, die berühmt geworden waren, weil sie eine neue Diagnose erfunden hatten: die bipolare Störung im Kindes- und Jugendalter. Der Psychiater hätte Adam eine Menge Fragen stellen können, was er aber unterließ. Innerhalb von drei Monaten nahm Adam zahlreiche Medikamente ein, darunter mehrere Antikonvulsiva, mehrere Antipsychotika, einige Antidepressiva und Lithium.

Die Unterlagen drückten Besorgnis darüber aus, dass Adam an einer degenerativen neurologischen Störung litt, offenbar ohne die schädlichen Nebenwirkungen der intensiven Medikation in Betracht zu ziehen.

Adams Eltern neigten dazu, jede einzelne Verhaltensweise als Teil der »Krankheit« zu betrachten, und seine Mutter beruhigte damit ihr Gewissen. Adam begann zu begreifen, dass er zu Hause nur in Anwesenheit von zwei oder drei Angehörigen an dieser »Krankheit« litt. Und er erkannte noch etwas: Wenn er bestritt, verrückt zu sein, würde man das seiner »Krankheit« zuschreiben. Er saß in der Falle. Viele seiner Auseinandersetzungen mit seiner Mutter, die ihn ins Krankenhaus brachten, begannen mehrere Stunden früher, weil er seine Medikamente nicht mehr einnehmen wollte und deswegen mit ihr stritt. Es gab immer einen Grund.

Die Diagnose »mitochondriale Störung« erwies sich für ihn als Katastrophe. Die Tests und die Konsultationen zogen sich über Monate hin. Eines Tages sagte seine Mutter zu ihm, die Ärzte wüssten nicht, ob sein Gehirn weiter »degenerieren« werde. »Du wirst sterben«, fügte sie hinzu.

Innerhalb von nur vier Monaten nahm er über 25 Kilogramm zu und fühlte sich aufgeschwemmt. Noch ein Jahr vor seiner Diagnose hätte er sich beinahe für die amerikanischen Schwimmmeisterschaften qualifiziert. Jeder SSRI, den man ihm verabreichte, brachte seinen Sexualtrieb vollständig zum

Erliegen. Schon früh führte ein SSRI zu Akathisie, Unruhe, Schlafstörungen und starker Frustration, doch der berühmte Psychiater diagnostizierte diese Nebenwirkungen als »Manie« – *obwohl keinerlei Symptome einer Manie vorlagen, zum Beispiel Euphorie, Gedankenflucht oder extreme Selbstüberschätzung*.

Tausend Artikel über die »neue Krankheit« wurden verfasst, doch sie enthielten sehr wenig Brauchbares, und das meist auch nur nebenbei, wenn es um Traumata und Missbrauch in der Kindheit ging. Die Häufigkeit des körperlichen und sexuellen Missbrauchs in den Kohortenstudien der beiden kinderpsychiatrischen Zentren, die sich diese »Krankheit« ausgedacht hatten, lag weit unter den Zahlen im American Community Survey. Emotionaler Missbrauch wurde anscheinend gar nicht in Betracht gezogen.

Wenn Adam seinen Psychiater besuchte, erörterte dieser mit Adams Mutter die Symptome des Jungen, der wenig Gelegenheit hatte, über den körperlichen und seelischen Missbrauch durch seinen Bruder oder die Gründe für den Konflikt mit seiner Mutter zu sprechen.

Die Behandlung, die Adam zuteilwurde, hätte in Australien zu einem Ermittlungsverfahren vor dem Medical Board (der Gesundheitsbehörde) führen können, doch Adams juristische Nachforschungen ergaben, dass seine Therapie in den Vereinigten Staaten als »Standardverfahren« galt!

Natürlich wirkten sich Adams Diagnosen auf sein Identitätsgefühl und seine familiären Beziehungen aus. Die Identitätsbildung kann schwer beeinträchtigt werden, wenn bei einem Menschen fälschlicherweise eine bipolare Störung diagnostiziert wird. Dann können jeder Gedanke und jedes Gefühl die Frage aufwerfen, ob sie Teil der Persönlichkeit oder einer »Krankheit« sind.

Wie in Kapitel 6 erwähnt, fördert eine biomedizinische Erklärung wahrscheinlich die Stigmatisierung und pessimistische Prognosen.

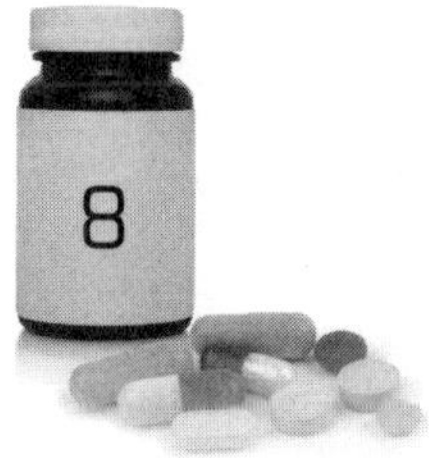

Demenz

Im Jahr 2014 kam es in England zu einem öffentlichen Aufschrei, als der National Health Service beschloss, den Allgemeinärzten für jede Demenzdiagnose 55 Pfund zu bezahlen. Offiziell verfolgte die Gesundheitsbehörde damit das Ziel, »die Identifizierung von Demenzpatienten zu fördern und dafür zu sorgen, dass sie, ihre Angehörigen und ihre Betreuer die Unterstützung bekommen, die sie brauchen«.[1] Mit diesem politischen Kauderwelsch versprach niemand zu viel.

Demenz ist allerdings kein Notfall. Deshalb haben wir Zeit herauszufinden, welche Betreuung diese Menschen brauchen. Das kann diskret geschehen, ohne Menschen mit einer Diagnose zu stigmatisieren, die viele so sehr fürchten, dass sie schwere Demenz schlimmer finden als den Tod. Manchmal kann eine Diagnose jedoch nützlich sein, weil sie den Angehörigen verstehen hilft, was vor sich geht, weil sie verhindert, dass Demente für ihr Verhalten verantwortlich gemacht werden, und weil sie ihnen die Chance gibt, ihre rechtlichen Angelegenheiten in Ordnung zu bringen, bevor sie die Fähigkeit zum klaren Denken verlieren und bevor sie für geschäftsunfähig erklärt werden.

Ein Arzt meinte, damit werde zum ersten Mal eine ethische Grenze überschritten: Es gebe nun Geld für Diagnosen. Wenn er bei einem Patienten mit Gedächtnisstörungen Demenz diagnostiziere, werde er dafür belohnt; wenn er eine leichte kognitive Behinderung oder eine Depression diagnostiziere, bekomme er kein Geld. Man müsse also darauf vertrauen, dass der Arzt im besten Interesse des Patienten handle, ohne finanziellen Anreizen zu erliegen.

Gibt es gute Gründe für diese Jagd nach Diagnosen bei arglosen Patienten, die ihren Arzt aus anderen Gründen aufsuchen? Keineswegs. Wer Diagnosen nachjagt und sich dafür bezahlen lässt, dass er alles erlegt, was nach Demenz aussieht, betreibt Screening. Es gibt jedoch keine Studien, die uns sagen könnten, ob eine Demenzvorsorgeuntersuchung mehr nützt als sie schadet.[2]

Das National Screening Committee, das alle Vorsorgeuntersuchungen in Großbritannien koordiniert, veröffentlichte dazu einen beispielhaften Bericht, und zwar sechs Monate bevor das Demenzkopfgeld eingeführt wurde. Dieser Bericht enthält alles, was wir wissen müssen, um eine vernünftige Entscheidung zu treffen.[2] Nachdem die Behörde die verfügbaren Studien zur Demenz sowie die systematischen Reviews von Cochrane und anderen durchgearbeitet hatte, bei denen es darum ging, welche Unterstützung wir den Patienten anbieten können, kam sie ebenso wie die amerikanische Preventive Task Force (die klinische Präventivmaßnahmen überprüft und Empfehlungen dazu ausspricht) zu dem Schluss, dass Vorsorgeuntersuchungen auf Demenz oder leichte kognitive Beeinträchtigung nicht sinnvoll sind.[2]

Ich kann mich an keinen offiziellen Bericht erinnern, der einer öffentlichen Gesundheitsinitiative so vollständig den Garaus gemacht hätte wie dieser. Das liegt meiner Meinung nach mit Sicherheit daran, dass er nicht von Geriatern geschrieben wurde, sondern von zwei Mitarbeitern der Behörde, die nicht von der Industrie bezahlt werden. Geriater empfehlen Medikamente, die nicht gegen Demenz wirken.

Der Bericht lässt keinen Zweifel daran, dass das Screening Committee töricht gehandelt hat. Er erwähnt pflichtschuldig die Möglichkeit, dass »frühe Demenzdiagnosen den Betroffenen und ihren Betreuern die Chance eröffnen, die Zukunft zu planen, während der Patient noch in der Lage ist, an der Entscheidung mitzuwirken, und mit potenziellen Therapien früher zu beginnen«. Aber welche Therapien? Diese Worte klingen wie eine sorgfältig formulierte pharmafreundliche Erklärung – aber eine »Therapie« kann und sollte sehr viel mehr sein als Medikamente.

Am Ende des Berichts heißt es, ein Screening könne durch falschen Alarm vielen Menschen schaden und nur wenigen helfen. Das sind die Fakten:[2]

- Nur bei Menschen, die 85 Jahre alt oder älter sind, deutet ein positiver Test wahrscheinlich auf Demenz hin.

- Medikamente verringern bei Dementen nicht das Risiko, an Alzheimer zu erkranken.
- Acetylcholinesterasehemmer und Memantin haben eine so geringe Wirkung, dass diese möglicherweise klinisch bedeutungslos ist.
- Andere Klassen von Medikamenten haben ebenfalls keinen Nutzen.
- Es gibt keine Beweise dafür, dass irgendeine pharmakologische Intervention die Lebensqualität oder das Wohlbefinden verbessert.
- Kognitive Stimulation verbessert die allgemeine kognitive Funktion, die selbstberichtete Lebensqualität und das Wohlbefinden. Pflegende bestätigen, dass sie die Kommunikation und die sozialen Kontakte verbessert.
- Bewegung, Massage, Berührungstherapien und Musiktherapie können möglicherweise helfen.

Wir müssen uns um ältere Menschen kümmern, ihnen etwas Sinnvolles und Stimulierendes zu tun geben und sie ermutigen, körperlich aktiv zu bleiben. Das wussten wir schon immer.

Die kleinen Wirkungen, die bei Arzneimitteltests festgestellt werden, sind wahrscheinlich unecht. Sie können leicht damit erklärt werden, dass die Entblindung wegen der auffallenden Nebenwirkungen des Medikaments zu Verzerrungen führt.

Ein Cochrane-Review zu drei Acetylcholinesterasehemmern – Donepezil (Aricept), Galantamin und Rivastigmin – übersah dieses Problem und kam zu dem Schluss: »Die drei Cholinesterasehemmer sind wirksam gegen leichte bis mittelschwere Alzheimer-Krankheit.«[3]

Selbst wenn man das Entblindungsproblem außer Acht lässt, halte ich diese Schlussfolgerung für falsch. Die verbesserte kognitive Funktion betrug 2,7 Punkte und lag damit im mittleren Bereich einer 70-Punkte-Skala. Das sind weniger als die 4 Punkte, die der FDA zufolge für die kleinste bedeutsame klinische Veränderung stehen.[4] Wir können das Ergebnis auch mit der kleinsten Wirkung vergleichen, die auf der Hamilton-Depressionsskala wahrnehmbar ist. Diese beträgt 5 bis 6 Punkte, obwohl auf dieser Skala nur maximal 52 Punkte erreichbar sind (siehe Kapitel 3).

Vielleicht spielt es eine Rolle, dass der Cochrane-Review von einer Statistikerin verfasst wurde, die möglicherweise nicht viel über Medikamente weiß. Sie schrieb beispielsweise: »Donepezil scheint keine schweren oder häufig auftretenden Nebenwirkungen zu haben.« Das liest sich wie ein Satz aus einer Hochglanzwerbebroschüre oder wie ein Studienbericht, den Pfizer verfasst hat, die Firma, die Aricept verkauft. Auf jeden Fall ist diese Aussage höchst irreführend. Die Nebenwirkungen sind sowohl häufig als auch schwer; 29 Prozent der Patienten verließen die Interventionsgruppe wegen unerwünschter Ereignisse, während es in den Placebogruppen nur 18 Prozent waren.[3] Die häufigsten Nebenwirkungen von Donepezil sind Übelkeit, Durchfall, Schlafstörungen, Erbrechen, Muskelkrämpfe, Müdigkeit und Appetitlosigkeit.

Die Liste der häufigen Nebenwirkungen in Pfizers Produktinformation für Aricept ist sehr lang.[5] Bei mehr als einem Prozent der Patienten sank der Blutdruck zu stark und sie wurden ohnmächtig. Wenn alte Menschen stürzen, ist das Risiko groß, dass sie sich die Hüfte brechen und sterben. Eine große kanadische Kohortenstudie belegte, dass Menschen, die Antidementiva einnahmen, fast doppelt so häufig wegen Ohnmacht ins Krankenhaus eingeliefert wurden wie Demente, die diese Medikamente nicht nehmen; außerdem wurden ihnen häufiger Schrittmacher implantiert und sie erlitten häufiger Hüftfrakturen.[6] Das Erstaunlichste ist, dass man mehr als die Hälfte der Patienten, die wegen Bradykardie in ein Krankenhaus aufgenommen wurden, nach der Entlassung wieder mit denselben Medikamenten behandelte![6] Das zeigt einmal mehr, dass Ärzte mit Psychopharmaka nicht gefahrlos umgehen können. Eine andere Studie mit 5406 amerikanischen Pflegeheimbewohnern, die an *fortgeschrittener* Demenz litten, stellte fest, dass ein Drittel von ihnen Cholinesterasehemmer und ein Viertel Memantin erhalten hatten. Auch Memantin wird als Medikament gegen Demenz eingesetzt.[7] *Keiner* dieser Patienten hätte diese Medikamente bekommen dürfen.

Besonders interessant ist, dass keine Intervention einen gesellschaftlichen Nutzen hatte,[2] obwohl wir oft hören, Demenz sei eine Belastung für die Wirtschaft, weshalb Interventionen wichtig seien. Das ist eine dumme politische Verkaufsmasche, die häufig mit Wahlen zusammenfällt.

Eine langfristige Studie mit 565 Patienten mit leichter oder mittelschwerer Alzheimer-Krankheit verglich Donepezil mit einem Placebo und fand keine nennenswerte Wirkung. Die Autoren schlossen daraus, dass Donepezil nicht kostengünstig ist, weil sein Nutzen unterhalb des minimalen relevanten Schwellenwertes liege.[8] Im Gegensatz zu anderen Studien war diese öffentlich finanziert. Sie wurde vom Cochrane-Review ausgenommen, und zwar, soweit ich sehe, ohne vernünftigen Grund.[3] Die Ergebnisse nach drei Jahren waren in der Interventions- und in der Placebogruppe ähnlich, was die Aufnahme in ein Pflegeheim, das Fortschreiten der Aktivitätseinschränkung sowie verhaltensbezogene und psychische Symptome anbelangte.[8] Die Studie wurde 2004 veröffentlicht, doch sechs Jahre später behauptete Eisai Co., Ltd. in seiner Fernsehwerbung zu Aricept, die geistigen Fähigkeiten der Patienten und ihre Funktionsfähigkeit im Alltag, einschließlich der Aufmerksamkeit, der Konzentration, der Orientierung, der Kommunikation, der sozialen Kontakte und des Interesses an Aktivitäten, hätten sich normalisiert.[9] »Warten Sie nicht. Sprechen Sie mit Ihrem Arzt über Aricept«, hieß es im Werbespot. Die FDA teilte der Firma mit, sie habe gegen das Gesetz verstoßen.

Die britische Initiative ist unethisch, teuer und schädlich. Sie verringert die Lebensqualität der Menschen, nur um bei ihnen die Diagnose Demenz zu stellen – Jahre bevor sie oder ihre Angehörigen irgendetwas bemerkt hätten. Hätte man sie in Ruhe gelassen, wären viele von ihnen friedlich gestorben, ohne jemals an die schreckliche Möglichkeit gedacht zu haben, dass ihr Gehirn sich langsam auflösen könnte. Vielleicht hätten sie ohne diese Diagnose zudem ihre Würde und Unabhängigkeit bewahrt. Und vor allem wollen nur wenige von uns bemitleidet und als »hilfsbedürftig« betrachtet werden.

Wir sollten das Leben unserer älteren Mitmenschen nicht mit einer sinnlosen Diagnose durcheinanderbringen. Medikamente sind die dritthäufigste Todesursache,[10] und wer das Glück hat, bis ins hohe Alter zu überleben, sollte nicht überredet werden, Arzneien gegen Demenz einzunehmen. Diese Medikamente sollten vom Markt genommen werden, damit die Ärzte sie nicht verschreiben können.

Ein Bericht beschrieb 2007 die, wie er es nannte, »Kluft« zwischen der Zahl der Menschen, bei denen Demenz diagnostiziert wird, und deren geschätzter Häufigkeit. Er kommt zu dem Ergebnis, dass diese Diagnose in der Gruppe der 65- bis 69-Jährigen bei fünf von 1000 Menschen gestellt wurde, während 13 erwartet worden waren.[2] Ich frage mich, warum die Industrie der Wohltaten solche Diskrepanzen immer als Problem betrachtet. Sie sind nicht unbedingt ein Problem. Es ist doch schön, wenn so viele Menschen keine »Hilfe« benötigen. Natürlich wird es immer welche geben, denen ihre Angehörigen helfen könnten, es aber nicht tun, weil sie und ihre Familie die Demenz noch nicht erkannt haben.

Die Kriterien für die Diagnose wurden erweitert, und das DSM-5 benutzt nicht einmal den Begriff »Demenz«, sondern spricht von »leichter neurokognitiver Störung«. Das bedeutet, es gibt »Belege für einen Abbau der kognitiven Kompetenz im Vergleich zu früheren Leistungsniveaus in einem oder mehreren kognitiven Domänen«.[11] Ich glaube, jeder über 50 erfüllt diese Kriterien.

Raten Sie, von wem die törichte Idee stammt, Ärzte für die Kopfjagd nach dementen Gehirnen zu belohnen? Genau, sie wurde von der britischen Alzheimer's Society gepuscht, die von Eli Lilly finanziert wird,[12] einem der großen Pharmaunternehmen, das sich diesem Fachgebiet widmet.[13] Die Gesellschaft erklärte: »Mehr als 800 000 Menschen in Großbritannien leben mit Demenz, doch nur 43 Prozent von ihnen erhalten derzeit eine Diagnose … Das hält die Menschen davon ab, die Therapie und die Unterstützung zu suchen, die sie nicht nur verzweifelt brauchen, sondern verdienen.« Außerdem bezeichnet die Gesellschaft Eli Lilly als »fantastischen Partner, dessen Beitrag zur Kampagne der Gesellschaft für die Frühdiagnose hoch geschätzt wird«. Ich bin mir sicher, dass Eli Lilly die symbiotische Beziehung noch mehr schätzt.

Auch die *Financial Times* klärt uns auf:[14] »Die hohen Risiken, die mit der Entwicklung von Alzheimer-Medikamenten verbunden sind, schrecken von Investitionen ab. Das veranlasste den britischen Premierminister David Cameron voriges Jahr, im Rahmen der G8-Gruppe der führenden Industrienationen die Initiative zu ergreifen, um die Forschung anzukurbeln.«

Okay, ich habe verstanden. Eine sichere Methode, die Forschung anzukurbeln, besteht darin, uns allen die Diagnose Alzheimer oder leichte kognitive Störung zu verpassen, sobald wir zum ersten Mal etwas vergessen. Wir könnten sogar eine leichte kognitive Störung bei Kindern erfinden. Zur politischen Taktik gehörte es auch, die Initiative »Case Finding« (Identifizierung verdächtiger Fälle) zu nennen, damit das britische Screening Committee sie nicht zu Fall brachte. Aber es gibt keinen Unterschied zwischen Screening und Case Finding. Case Finding *ist* Screening.[15]

Die Alzheimer Society of Canada erhält ebenfalls Geld von der Industrie. 2012 startete sie eine einmonatige Informationskampagne mit der zentralen

Botschaft »Die Notwendigkeit einer frühen Diagnose«.[16] Der Vorsitzende der Gesellschaft erklärte dazu: »Je früher Sie Zugang zu den verfügbaren Medikamenten haben ..., desto größer ist die Wahrscheinlichkeit, dass diese Ihnen helfen, Ihre Symptome in den Griff zu bekommen und möglicherweise sogar das Fortschreiten der Krankheit zu bremsen.« Das ist Industriesprache, und sie ist falsch. In Quebec gibt es ein Sprichwort: »Der Fisch fängt immer vom Kopf an zu stinken.« Doch vielleicht sollten wir ein gräuliches Band spannen und Wettrennen zur Therapie veranstalten, in der Hoffnung, dass wir uns unterwegs nicht verirren, weil wir nicht nur vergessen haben, wer wir sind, sondern auch, wo wir sind.

Die von der Industrie finanzierten Studien werden in ihrer Darstellung extrem aufgebauscht. Eine Analyse der Formulierungen von 13 solchen Studien über Donezepil zeigte, dass sieben zu einer Anwendung für nicht zugelassene Indikationen aufforderten und dass Phrasen wie »gut verträglich und wirksam« weit verbreitet waren.[17] Außerdem stellten die Autoren fest, dass der durchschnittliche berichtete Nutzen einer Veränderung von wenigen Monaten im Fortschreiten der Alzheimer-Krankheit entsprach. Die Verzerrung durch Entblindung haben wir dabei noch nicht einmal berücksichtigt.

Der Verkauf dieser völlig nutzlosen Medikamente bringt jährlich Milliarden von Dollar ein. Für nutzlose Tests gilt wahrscheinlich dasselbe. Die FDA hat einen Tracer zugelassen, um mittels der Positronenemissionstomografie Ablagerungen (Plaques) von Beta-Amyloid im Gehirn sichtbar zu machen. Ein solcher Scan kostet 3000 bis 4000 Dollar.[18] Eli Lilly, der Hersteller, weist auf dem Label darauf hin, dass dieser Scan keine Diagnose für Alzheimer oder andere kognitive Störungen ermöglicht.

Wofür ist er dann gut? Ein krasser Fehler dieses Forschungsgebiets liegt darin, dass die Entwicklung von Medikamenten auf der Annahme basiert, dass die Alzheimer-Krankheit durch Amyloidablagerungen im Gehirn verursacht wird. Mindestens vier Firmen, darunter auch Eli Lilly, haben Antikörper entwickelt und damit das Beta-Amyloid in Phase-II-Studien deutlich reduziert.[19] Phase-III-Studien zeigten allerdings durchweg negative Ergebnisse für die Patienten. Doch anstatt die falsche Hypothese aufzugeben, die seit über zwei Jahrzehnten so beliebt ist, stellen ihre Anhänger alles infrage, nur nicht die Hypothese. Das gleicht meiner Meinung nach einem professionellen Harakiri, aber wenn es um die psychische Gesundheit geht, können

Menschen sich zum Narren machen und gleichzeitig eine glänzende Karriere hinlegen. Es ist wirklich seltsam.

Ich habe mit Peter Whitehouse gesprochen, dessen ursprüngliche neurowissenschaftliche Forschung zur Entwicklung der bekannten Antidementiva führte. Er hat ein Buch über den Mythos von der Alzheimer-Krankheit geschrieben, in dem er erklärt, dass es sich nicht um eine Gehirnerkrankung oder eine Geisteskrankheit handelt.[20] Heute kämpft er für die Entmedikalisierung der Gedächtnisstörungen. Er will den Menschen begreiflich machen, dass die Symptome, die wir mit Alzheimer assoziieren, im Gegensatz zu dem, was wir gelernt haben, nicht einfach ein molekularer Abbau im Gehirn sind, der im Alter vorkommt, und dass es zwischen den Ablagerungen, von denen so oft die Rede ist, und dem nachlassenden Gedächtnis keinen einfachen Zusammenhang gibt. Ich dachte, wir bewegten uns hier auf sichererem Boden als mit dem Mythos vom chemischen Ungleichgewicht, doch leider gibt es rund um Alzheimer ebenfalls eine üppige Mythologie, die Klinikern, Forschern und der Pharmaindustrie nützt, den Patienten aber schadet. Wahrlich kein Unterschied zur Psychiatrie.

Pfizer lieferte mit Donepezil ein höchst bizarres Beispiel für eine »Me-Again-Drug«.[10] Dieses Medikament war das erfolgreichste auf dem lukrativen Markt für Alzheimer-Medikamente und brachte allein in den Vereinigten Staaten einen Jahresumsatz von über zwei Milliarden Dollar ein.[21] Vier Monate vor dem Ablauf des Patents ließ die FDA ein anders dosiertes Donepezil zu. Eine Tablette enthielt 23 Milligramm der Substanz und das Präparat genoss weitere drei Jahre lang Patentschutz, was für die alten Dosen (5 und 10 Milligramm) nicht galt.

Die Werbung zielte auf Patienten ab und enthielt unwahre Aussagen. Aber der Schwindel hatte Erfolg. Man sollte meinen, dass Ärzte, Patienten und Angehörige schlau genug seien, um entweder 20- oder 25-Milligramm-Tabletten zu verwenden. Aber nein. Und die FDA ließ uns natürlich erneut im Stich. Ihre eigenen medizinischen Experten und Statistiker rieten von einer Zulassung ab, da die 23-Milligramm-Dosis keine klinisch bedeutsame Wirkung hatte, dafür jedoch erheblich mehr Nebenwirkungen, vor allem langwierigen Husten. Die Experten wiesen sogar darauf hin, dass die Nebenwirkungen zu Lungenentzündung, starken Magen-Darm-Blutungen, Oesophagus-Rupturen (Rissen der Speiseröhre) und zum Tod führen konnten.[22] Das machte jedoch auf Russel Katz, den Direktor der neurologischen Abteilung der FDA, keinen Eindruck. Er überstimmte seine Wissenschaftler.

Was sollen wir also für demente Menschen tun? Wir müssen uns um sie kümmern! Ein systematischer Review von 33 Studien zu unruhigen Demenzkranken belegte, dass Fürsorge[23] ziemlich große Wirkungen haben kann. Das gilt für das Training der Kommunikationsfähigkeit, Aktivitäten, Musik, Berührung, Massage und Gespräche.

Wir machen Menschen mit Psychopharmaka dement

Wahrscheinlich können alle Psychopharmaka chronische, oft dauerhafte Hirnschäden verursachen, deren Kennzeichen kognitive Störungen sind (siehe Kapitel 11). Da Psychopharmaka so häufig angewandt werden, ist die Demenz, die wir heute beobachten, zu einem großen Teil iatrogener Natur, also von Ärzten verursacht. Eine Anschlussstudie zur Framingham-Herz-Studie stellte nach 17 Jahren fest, dass Antidepressiva das Demenzrisiko um etwa 50 Prozent erhöhen.[24]

Benzodiazepine scheinen das Demenzrisiko zu verdoppeln.[25] Als die Zahl der Verordnungen ihren Höhepunkt erreichte, hätte man zehn Prozent der dänischen Bevölkerung mit Benzodiazepinen behandeln können.[26] Nach einem Bericht des National Audit Office von 2007 waren 560 000 Menschen in England dement.[27] Das lässt darauf schließen, dass etwa 50 000 Engländer an einer iatrogenen Demenz leiden. Man kann mit Sicherheit sagen, dass das Problem etwa diese Größenordnung hat, zumal die anderen Psychopharmaka ebenfalls Demenz verursachen und die Einnahme dieser Arzneimittel mit dem Alter zunimmt. In dem Bericht heißt es, das Alter sei der wichtigste Risikofaktor für Demenz und dass der Zustand des Herz-Kreislauf-Systems ebenfalls eine Rolle spiele.[27] Über Medikamente als Ursache für Demenz wird natürlich kein Wort verloren.

Mir fällt es schwer zu akzeptieren, dass das Alter ein Risikofaktor für alles sein soll. Wir können unser Risiko nicht dadurch senken, dass wir unsere Geburtsurkunde ändern; darum ist das Alter kein veränderbarer Risikofaktor, sondern die unvermeidliche Folge des Weiterlebens. Wer darauf besteht, das Alter als Risikofaktor zu bezeichnen, sollte bedenken, dass die Geburt ebenfalls ein Risikofaktor ist, der irgendwann mit Sicherheit zum Tod führt.

Man stelle sich vor, wir hätten keine Medikamente und wüssten nicht einmal, was das ist, und ein Autor würde über einen Planeten schreiben, auf dem die Menschen so viele Medikamente schlucken, dass jeder Bewohner jeden Tag mit 1,5 Medikamenten behandelt werden könnte, und zwar von der Geburt bis zum Tod (das entspricht dem Konsum von Medikamenten in Dänemark). Nehmen wir weiter an, die Ärzte auf diesem Planeten trieben viele Menschen mit Medikamenten in die Demenz – mit Präparaten, die ihrer Behauptung zufolge glücklich machen und ein chemisches Ungleichgewicht im Gehirn beseitigen, obwohl sie den Menschen das Gedächtnis rauben und ihnen noch auf viele andere Weise Schaden zufügen. In unserem Roman werden die Ärzte für ihre Arbeit gelobt und bekommen eine Prämie für jeden Patienten, dem sie mit ihren psychoaktiven Substanzen geschadet haben. Würden Sie dann nicht sagen, dieser Gedanke sei etwas zu versponnen, zu unrealistisch und zu sehr Science-Fiction und Sie hätten keine Lust, diesen Roman zu lesen? Ich wette, Sie würden das sagen. Doch genau das geschieht heute auf dem Planeten Erde.

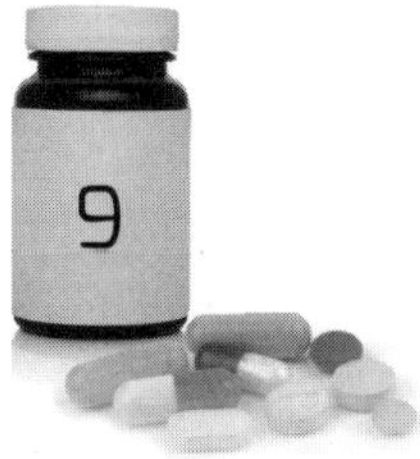

Elektroschocks

Die Elektrokonvulsions- oder Elektrokrampftherapie (EKT) hat eine lange Geschichte.[1] Wie ihre Vorläufer, die Insulin- und die Metrazolschocktherapie, die ebenfalls Krämpfe hervorrufen, könnte sie bei manchen psychiatrischen Störungen eine kurzfristige Wirkung haben, doch je mehr ich darüber lese, desto mehr Zweifel kommen mir.

Der Cochrane-Review zur Schizophrenie stammt aus dem Jahr 2005.[2] Die EKT war wirksamer als ein Placebo oder eine vorgetäuschte EKT (relatives Risiko 0,76; 95 % CI 0,59 – 0,98), doch dieses Ergebnis ist unsicher. Es ist statistisch kaum signifikant, die Studien waren klein (nur 392 Patienten in zehn Studien) und die Autoren wiesen darauf hin, dass die Wirkung umso geringer ausfiel, je größer die Studie war, was darauf hindeutet, dass es unveröffentlichte Studien mit negativem Ergebnis gibt.

Die Review-Autoren versuchten, Verzerrungen zu reduzieren. Sie berücksichtigten zu Beispiel nur Bewertungen, die von Patienten, unabhängigen Auswertern oder Verwandten abgegeben worden waren, nicht von den Therapeuten. Aber die Studien wiesen eine Vielzahl von Problemen auf, und die Autoren waren meiner Meinung nach zu großzügig, weil sie nur Studien ausschlossen, wenn bei mehr als 50 Prozent der Patienten keine Verlaufskontrolle vorlag. Die Autoren berichteten, dass die EKT nach der Brief Psychiatric Rating Scale besser abgeschnitten habe als die Schein-EKT, allerdings umfasste die Analyse nur 52 Patienten und wir wissen nicht, für wie viele Patienten die Daten fehlten und warum sie fehlten. Zudem betrug der Unterschied auf einer Skala, die bis 126 reicht, nur 6

Punkte, also deutlich unterhalb eines klinisch bedeutsamen Unterschiedes (siehe Kapitel 6).

Die EKT war erheblich weniger wirksam als Antipsychotika. Zum Beispiel war in der EKT-Gruppe bei doppelt so vielen Patienten keine Besserung erkennbar (relatives Risiko 2,18; 95 % CI 1,31 – 3,63).

Was den kurzfristigen Nutzen anbelangt, zogen die Autoren keine klaren Schlussfolgerungen, und es gab keine Anzeichen für einen langfristigen Nutzen. Andere systematische Reviews fanden ebenfalls keinen Nutzen über die Behandlungsdauer hinaus, weder bei Schizophrenie noch bei Depression.[3, 4] Meiner Meinung nach ist eine EKT bei Schizophrenie nicht zu rechtfertigen.

Was Depression anbelangt, so stellte ein Review 2003 fest, dass die EKT wirksamer war als die simulierte ETK (sechs Studien, 256 Patienten, Effektstärke –0,91, 95 % CI –1,27 – –0,54), entsprechend einem Unterschied von 10 auf der Hamilton-Skala. Die EKT war auch besser als Medikamente (18 Studien, 1144 Teilnehmer, Effektstärke –0,80; 95 % CI –1,29 – –0,29).[4] Allerdings war die Qualität der Studien schlecht, die meisten waren klein, und die Ergebnisse würden sich wahrscheinlich grundlegend ändern, wenn nur ein paar neutrale Studien hinzukämen, die Studien verwendeten selten primäre Zielparameter, die für die klinische Praxis bedeutsam waren, und die Daten lassen darauf schließen, dass die EKT kortikale Atrophie im Gehirn verursachte.[4] Die Autoren empfahlen, die Vor- und Nachteile der Therapie sorgfältig abzuwägen. Die EKT müsse von optimaler Wirkung sein, um die Symptome der Depression zu lindern, und gleichzeitig müsse man die kognitiven Schäden begrenzen. Wissenschaftlern fällt es oft schwer, sich so deutlich auszudrücken, dass die Leser sie verstehen. Ich glaube, sie wollten sagen, dass es ungewiss ist, ob die EKT bei Depression mehr nützt als schadet.

Psychiater sind der Meinung, die EKT könne manchen Menschen das Leben retten, doch dafür existieren keine überzeugenden Daten.[3, 4] Andererseits wissen wir, dass die EKT tödlich sein kann. Der britische Review schloss vier Beobachtungsstudien zur Gesamtsterblichkeit mit ein, doch die Resultate waren unklar.[4] Ein anderer, umfangreicherer systematischer Review zählte einen Sterbefall je 1000 Patienten.[3] Das übertrifft die Angaben der American Psychiatric Association um das Zehnfache.[3] Vielleicht überrascht es Sie, dass die EKT Menschen töten kann. Deshalb möchte ich Ihnen berichten, was eine Mutter mir vor einem Vortrag anvertraute, den ich in Brisbane hielt. Die Psychiater töteten ihren Sohn mit einer EKT, aber es gelang den Ärzten, ihn wiederzubeleben. Als er aufwachte, hatte er schwere Verbrennungen infolge dieser Prozedur und konnte zwei bis drei Monate lang nicht verständlich sprechen. Er ist dauerhaft hirngeschädigt, seine Sozialkompetenz ist stark eingeschränkt. Er kann nicht alleine leben.

Patienten teilen die Meinung der Psychiater zur EKT nicht, vor allem nicht hinsichtlich ihrer langfristigen Schäden. Im Jahr 2003 behauptete das Royal College of Psychiatrists (der Verband der britischen Psychiater) in einer Informationsbroschüre, mehr als acht von zehn depressiven Patienten, die mit EKT behandelt würden, sprächen gut darauf an und der Gedächtnisverlust sei klinisch nicht von Bedeutung.[5] In einem systematischen Review stimmten in den einzelnen Studien jedoch nur 29 bis 83 Prozent der Patienten der Aussage »Die EKT ist hilfreich« zu, und die geringste Zustimmung erfolgte in Studien, die nicht von Psychiatern, sondern von Patienten geleitet wurden.

Studien zur EKT, die neuropsychologische Standardtests verwendeten, kamen zwar zu dem Schluss, dass es keine Beweise für einen dauerhaften Gedächtnisverlust gibt, aber sie messen üblicherweise die Fähigkeit, nach der Behandlung neue Erinnerungen zu bilden (anterogrades Gedächtnis). Wenn Patienten von einem Gedächtnisverlust berichten, meinen sie, dass autobiografische Erinnerungen gelöscht wurden (retrograde Amnesie), und sie stellen der Therapie ein ziemlich vernichtendes Urteil aus.[5] Wenn wir eine strenge Definition des Begriffs »Gedächtnisverlust« zugrunde legen, sind 29 bis 55 Prozent der Patienten betroffen; wenn wir die Kriterien lockern, sind es 51 bis 79 Prozent. Andere Studien lassen ebenfalls darauf schließen, dass die EKT möglicherweise zu dauerhaften Gehirnschäden führt.[3] In den Vierzigerjahren wurde die Wirksamkeit der EKT anerkannt, weil sie das Gehirn schädigt und Gedächtnisverluste verursacht. Bei Autopsien wurden immer wieder Hirnschäden einschließlich Nekrose festgestellt.[3]

Die Psychiater, die einen Cochrane-Review zu depressiven älteren Menschen verfassten,[6] erklärten: »Derzeit gibt es keine Anzeichen dafür, dass die EKT Hirnschäden verursacht, obwohl eine zeitweilige kognitive Störung häufig berichtet wird.« Und sie fügten hinzu: »Die EKT ist anscheinend eine unbedenkliche Therapie.« Das ist schlicht falsch. Die offiziellen Richtlinien für dänische Allgemeinärzte sind noch schlimmer. Darin heißt es: »Viele haben eine unbegründete Furcht vor der EKT, obwohl es keine Anzeichen dafür gibt, dass diese Behandlung Hirnschäden verursacht. Es existieren sogar starke Anhaltspunkte dafür, dass sich als Reaktion auf die Therapie neue Nervenzellen bilden.«[7] Was die Richtlinien wirklich sagen, ist: Die EKT verursacht Hirnschäden, da sich als Reaktion auf diese Schäden neue Nervenzellen bilden!

Manche führenden Psychiater räumen ein, dass die EKT eine der umstrittensten Therapien in der Medizin ist.[8] Das NICE empfiehlt, die EKT nur anzuwenden, um eine schnelle und kurzfristige Besserung schwerer Symptome zu erreichen, jedoch erst, nachdem andere Therapien in angemessener Form erfolglos ausprobiert worden sind oder wenn der Zustand bei Patienten mit schwerer Depression oder Katatonie oder in einer längeren schweren manischen Episode potenziell lebensbedrohlich ist. Das Royal College of Psychiatrists wehrte sich gegen diese Entscheidung, weil sie seiner Meinung nach Patienten von der EKT abschrecken könne, die möglicherweise von ihr profitieren würden. Der Einspruch wurde jedoch zurückgewiesen.[5]

Die EKT hat offenbar keinen langfristigen Nutzen, aber sie verursacht dauerhafte und schwere Schäden. Sie »wirkt«, weil sie Menschen verwirrt und ihre Erinnerungen zerstört, die Erinnerungen, die sie zu Menschen machen.

Wiederholte Kontrollen des Royal College of Psychiatrists zeigten, dass viele Krankenhäuser die Standards des Colleges nicht einhielten.[5] Bei einer Kontrolle wurde zum Beispiel festgestellt, dass nur ein Drittel der EKT-Kliniken diesen Standards genügten.[4] Zudem gibt es große Unterschiede, was die klinische Praxis und die Standards betrifft.[3–5] In Dänemark haben sich die Fälle von erzwungener EKT in den Neunzigerjahren in nur sieben Jahren vervierfacht. Eine erzwungene EKT ist extrem unangenehm. Die Patienten haben große Angst, sie ruft oft enorme Verbitterung und Wut hervor und sie gilt bei den Patienten als Vertrauensbruch.[9]

Meiner Meinung nach sollte die EKT verboten werden, weil sie Menschen zerstört und häufig zur Zwangsbehandlung missbraucht wird. Solange das nicht geschieht, müssen wir wenigstens sicherstellen, dass niemand dazu gezwungen werden kann (siehe Kapitel 15).

Im dänischen Parlament habe ich einen sehr bewegenden Film über Mette gesehen, eine Krankenschwester, die Stimmen gehört hatte, seit sie acht Jahre alt gewesen war, und 15 Jahre lang psychiatrisch behandelt worden war.[10] Der Film gewann 2014 beim Mad in America International Film Festival den Preis für den besten ausländischen Film. Bei Mette war eine paranoide Schizophrenie diagnostiziert worden. Sie hatte Medikamente in enormen Mengen, 150 Elektroschocks und eine Invalidenrente bekommen. Mette war stigmatisiert und von Vorurteilen umgeben, doch als sie beschloss, ihr Leben zurückzufordern und die Psychiatrie zu verlassen, erreichte sie einige ihrer größten Ziele. Mette und der Filmemacher sowie viele derzeitige und frühere Patienten, Psychologen und Psychiater saßen im Publikum, und ich stellte die Frage, warum um alles in der Welt ihre Psychiater ihr immer wieder Elektroschocks verabreicht hatten, obwohl sie ihr offensichtlich nicht halfen. Niemand konnte mir eine zufriedenstellende Antwort geben.

Mettes Geschichte illustriert, was ich meine, wenn ich Psychiatern Missbrauch durch Zwangsbehandlungen vorwerfe. Selbst wenn sie eindeutig nicht wirken, greifen Psychiater aus Verzweiflung immer und immer wieder dazu und schaden dem Gehirn und der Persönlichkeit der Patienten.

Manche Psychiater haben nie Elektroschocks verabreicht. Einer von ihnen ist Ivor Browne aus Irland, der diese Therapie auf Patienten in lebensbedrohlichen Situationen beschränken wollte, in seiner langen Laufbahn jedoch nie auf solche traf.[11] Die Tatsache, dass die EKT in Triest, Italien, nicht angewandt wird, belegt, dass wir auf sie verzichten können.

Die EKT ist etwa so primitiv und unspezifisch, wie eine »Therapie« nur sein kann. Niemand, der Probleme mit seinem Computer hat, käme auf den Gedanken, ihn mit elektrischem Strom zu traktieren, der die gespeicherten Daten und die Programme verändert. Unser Gehirn ist der außergewöhnlichste »Computer«, den wir uns vorstellen können, und die EKT löst mit Sicherheit Veränderungen aus, was der Grund für ihre Anwendung ist. Darum frage ich mich, warum jemand es wagen sollte, Elektroschocks zu verabreichen.

Vielleicht glauben Sie, es sei einfach für mich, sowohl die EKT als auch Medikamente gegen Depression abzulehnen, da ich kein Psychiater und nicht depressiv bin. Aber ich kenne viele Menschen mit Depression, darunter einige, die mir sehr nahestehen, und ich habe gesehen, wie sehr diese

Therapie ihnen schadet. Außerdem habe ich die wissenschaftliche Literatur studiert. Sollte ich eines Tages an einer ernsten Depression leiden, würde ich daher nur eine Psychotherapie akzeptieren.

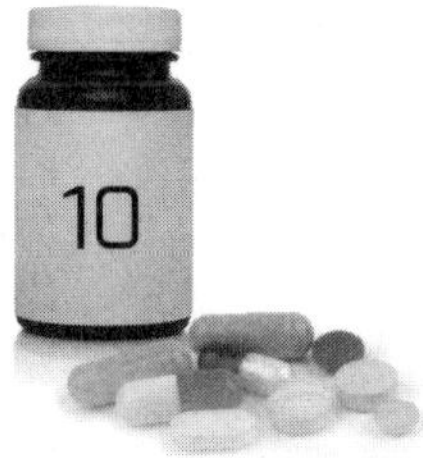

Psychotherapie und Bewegung

Tun Sie so viel wie möglich für den Patienten und so wenig wie möglich mit dem Patienten.

Bernard Lown, Nobelpreisträger

Die Psychotherapie ist ein sehr weites Feld. Es gibt viele Varianten, viele Denkrichtungen und Tausende von Studien darüber. Ich möchte zunächst einige ihrer Schwerpunktthemen erläutern.

Die grundlegenden Theorien und die angewandten Methoden sind selten entscheidend. Wichtiger ist, dass der Therapeut klug und mitfühlend ist und eine gute Beziehung zum Patienten herstellen kann. Dann können sich beide darüber verständigen, welche Probleme vorliegen, was sie verursacht und welches das beste weitere Vorgehen ist. Wenn wir die Patienten respektieren und als vernünftige Wesen behandeln, werden sie sich selbst respektieren. Das ist der erste Schritt zur Heilung.

Psychopharmaka halten Patienten in der Patientenrolle gefangen und verändern ihre Persönlichkeit oft so, dass der Genesungsprozess sehr ungünstig beeinflusst wird und den Patienten die Veränderung nicht gefällt.[1–5] Viele Patienten klagen, dass die Medikamente ihre Gefühle auslöschen und ihr Interesse an anderen Menschen verringern, sodass es für sie schwieriger wird, sich den Herausforderungen des Lebens zu stellen. Die Psychotherapie ist das Gegenteil hiervon. Sie lehrt die Menschen, Herausforderungen zu überwinden, anstatt sie mit Medikamenten zu vernebeln.

Viele Psychiater sind der Meinung, dass sie die Richtigen sind, um in interdisziplinären Teams die Führungsrolle zu übernehmen, weil nur sie Medikamente verschreiben dürfen. Wenn man jedoch bedenkt, wie viel Schaden sie mit ihren vielen Diagnosen und Medikamenten anrichten, muss man verlangen, dass sie solche Teams nicht leiten. Das Hauptaugenmerk sollte darauf liegen, psychiatrische Diagnosen und Medikamente so weit wie möglich zu vermeiden und die Patienten zu verstehen. Psychologen besitzen diese Erfahrung, während heutzutage nur wenige Psychiater über eine psychotherapeutische Ausbildung verfügen.

Auf lange Sicht sind die schädlichen Wirkungen der Medikamente größer als ihr Nutzen. Bei der Psychotherapie ist das anders. Ein guter Psychotherapeut erzielt bisweilen hervorragende Ergebnisse, die ohne Nebenwirkungen ein Leben lang anhalten, und obwohl es auch schlechte Therapeuten gibt und eine Therapie scheitern kann, ist für mich klar, dass der Nutzen der Psychotherapie alle Nachteile überwiegt. Zudem ist oft eine Gruppentherapie möglich, die im Gegensatz zu Medikamenten nicht teuer sein muss, weder für einzelne Patienten noch für die Gesellschaft.

Politiker behaupten üblicherweise, es gebe so viele Menschen mit psychischen Störungen, dass man es sich nicht leisten könne, Psychotherapie im gewünschten Umfang anzubieten. Aber warum kritisieren dieselben Politiker nicht die Vergeudung von Geld für viel zu teure Medikamente, die nicht besser sind als andere Präparate, deren Patentschutz abgelaufen ist? Der derzeitige Tunnelblick der Psychiatrie, die sich ganz auf Medikamente konzentriert, ist für unsere Volkswirtschaften extrem teuer, weil diese Strategie die Zahl der chronisch Kranken und der Menschen, die Invalidenrente bekommen, drastisch erhöht.[4] Es wäre viel billiger und für die geistige Gesundheit der Menschen erheblich zuträglicher, wenn wir Medikamente sehr sparsam verwenden und den Menschen eine Psychotherapie ermöglichen, die sie brauchen.

> *Wir müssen aufhören, die Kosten für Psychopharmaka zu übernehmen, und den dadurch eingesparten riesigen Geldbetrag nutzen, um für einen kleinen Beitrag Psychotherapie anzubieten, ohne zusätzliche Kosten für die Gesellschaft.*

Es gibt zu wenige Psychotherapeuten. Doch auch erfahrene Patienten (Genesungshelfer), Heimbewohner in der Nähe und Studenten können oft helfen.[6] Sie bauen die therapeutische Beziehung nicht so sehr auf gängigen Theorien oder empirischer Forschung auf, sondern auf ihrer Lebenserfahrung und ihrem gesunden Menschenverstand. Sie haben meist eine gewisse Ausbildung und werden von Fachkräften beaufsichtigt.[6] Selbsthilfeprogramme (siehe unten) und die Hilfe von Verwandten und Freunden können ebenfalls einen günstigen Einfluss auf psychische Störungen haben und kosten nichts.

Da Psychiater, die Tabletten verschreiben, viel mehr Geld verdienen als Psychotherapeuten, müssen wir diesen Anreiz beseitigen, indem wir Psychotherapeuten anständig bezahlen.

Manche Interventionen sind so einfach, dass wir keine randomisierten Studien für den Nachweis ihrer Wirksamkeit benötigen. Vieles, was wir tun können, um Menschen mit psychischen Problemen zu helfen, fällt in diese Kategorie, zumindest wenn wir es mit relativ leichten Fällen zu tun haben. In schwereren Fällen brauchen wir Studien, die uns eine Anleitung geben.

Psychotherapie bei Angst und Depression

Angst ist ein psychisches Problem. Alle Eltern wissen, dass sie die Angst ihrer Kinder auf ziemlich einfache Weise lindern können. Dafür brauchen sie keine Ausbildung als Psychotherapeuten und kein Wissen über Rezeptoren und Transmitter im Gehirn. Das Interesse an anderen Menschen genügt.

Schüchternheit ist ein gutes Beispiel. Die Menschen haben schon immer Alkohol getrunken, um ihre Schüchternheit anderen gegenüber zu überwinden, besonders vor einem Versuch, mit dem anderen Geschlecht in Kontakt zu kommen. In der Psychiatrie wird diese normale menschliche Schwäche eine »soziale Phobie« genannt. Sie war eine seltene Störung, bis die Pharmaunternehmen sie in Angststörung umbenannten, was für Marketingzwecke besser klang, und einen Markt dafür erfanden. Dadurch steigerten sie ihre Umsätze enorm, unterstützt von PR-Firmen und bezahlten Verbündeten unter den Psychiatern und Patientenorganisationen.[7] Der Patientenpool wuchs von etwa zwei auf 13 Prozent – jeder Achte –, mit der großzügigen Hilfe der lächerlichen DSM-Kriterien, die mit der Zeit ausgeweitet wurden.

So wurde Schüchternheit zu einer Krankheit, die man jeden Tag mit einem Medikament behandeln muss. Ich bestreite nicht, dass manche Menschen unter ihrer Schüchternheit leiden, doch wenn Marketing und Korruption das Kommando übernehmen, werden nicht die wenigen behandelt, sondern die vielen.

Die Konfrontationstherapie kann bei ängstlichen Menschen sehr wirksam sein, auch bei jenen, die an einer Zwangsstörung leiden. Sie bringt die Teilnehmer in unmittelbaren und ausgedehnten Kontakt mit gefürchteten Situationen. Als junger Student an der Universität Uppsala in Schweden habe ich ein erstaunliches Beispiel dafür erlebt. Ich hatte dort ein Zimmer in einem Studentenwohnheim, und Bengt, der auf der anderen Seite des Flures wohnte, war sehr schüchtern (aber auch recht gutaussehend). Nie hatte ich ihn in Begleitung einer Frau gesehen. Doch eines Tages besuchte er einen Kurs, dessen Namen ich vergessen habe. Die Teilnehmer machten verschiedene Übungen. Eine bestand darin, dass sie sich auf den Boden setzten, ihr Hemd auszogen und nahe aneinanderrückten, bis ihre Rücken sich berührten. Als wir von diesen Körperübungen hörten, dachte sich der witzigste Typ auf unserer Etage dafür den Namen »Knuddelkurs« aus.

Wir fanden diese Gruppentherapie ziemlich amüsant und ein wenig lächerlich – bis wir das erstaunliche Ergebnis sahen. Manchmal, wenn ich Bengt an Wochenenden morgens in der Küche traf, bereitete er ein Frühstück für zwei zu und lächelte fast unmerklich, wenn er zurück zu seiner neuesten Eroberung ging. Ab und zu erhaschte ich einen Blick auf die Frau und mir fiel auf, dass es jedes Mal eine andere war. Als ich ihn fragte, warum er nicht bei der Frau bleibe, die er bereits erobert hatte, lächelte er nur. Unser schüchterner Freund hatte sich zu einem eindrucksvollen Don Juan gemausert. Darum nannte ich ihn fortan auch so.

Zweifellos sollte Schüchternheit mit Psychotherapie und nicht mit Medikamenten behandelt werden. In einer 24-wöchigen Studie wurden 375 Patienten randomisiert in zwei Gruppen eingeteilt. Die eine erhielt Sertralin, die andere wurde nach und nach den gefürchteten Symptomen ausgesetzt.[8] Die Ergebnisse fielen ähnlich aus, doch während einer sechsmonatigen Nachfolgestudie machte die zweite Gruppe weitere Fortschritte, während sich bei den Teilnehmern, die Sertralin bekamen, nichts mehr bewegte. Das war zu erwarten. Menschen, die Medikamente einnehmen, lernen nicht das Geringste darüber, wie sie mit ihrer Angst umgehen sollen. Im Gegensatz dazu hat die Psychotherapie dauerhafte Wirkungen.

Ein Cochrane-Review, der 41 Studien mit Kindern und Jugendlichen mit leichter bis mittelschwerer Angst untersuchte, belegte sehr große Wirkungen der kognitiven Verhaltenstherapie.[9] Das Quotenverhältnis für eine Remission, verglichen mit einer Wartelistenkontrollgruppe, betrug 0,13 (95 % CI 0,09 – 0,19), und der Rückgang der Angstsymptome hatte eine Effektstärke von –0,98 (95 % CI –1,21 – –0,74). Es gab keinen Unterschied zwischen Individual-, Gruppen- und Familien- oder Elterntherapie, und die kognitive Verhaltenstherapie war nicht besser als andere psychologische Therapien oder eine konventionelle Behandlung. Die Ergebnisse wurden in 32 der 41 Studien blind evaluiert. Die Wirkung war in großen Studien kleiner, doch die größten Studien zeigten auch große Wirkungen.

Ein Cochrane-Review zu psychologischen Therapien bei generalisierter Angststörung bei Erwachsenen stellte ebenfalls positive Wirkungen fest.[10]

Ein systematischer Review fand eine erhebliche Wirkung der Psychotherapie bei Depression (Effektstärke 0,67), die jedoch nachließ, wenn die Zahl der Patienten zunahm. Um diesen Einfluss bereinigt, lag die Effektstärke bei 0,42.[11] Eine Studie aus dem Jahr 2013 mit 469 depressiven Patienten, die von Allgemeinärzten betreut wurden und nicht auf Medikamente angesprochen hatten, kam zu dem Schluss, dass eine zusätzliche kognitive Verhaltenstherapie einen ordentlichen Nutzen hatte. Die Effektstärke betrug 0,53.[12]

Ein Cochrane-Review zu Angststörungen und Depression fand keinen Unterschied zwischen den Ergebnissen, die ausgebildete Betreuungskräfte und Heilberufler (Psychiater oder Psychotherapeuten) erzielten. Die Effektstärke betrug 0,09 (95 % CI –0,23 – 0,40).[6] Die Betreuungskräfte schnitten viel besser ab als eine Kontrollsituation (Quotenverhältnis 0,34; 95 % CI 0,13 – 0,88). Diese Resultate stimmen mit denjenigen zahlreicher anderer Studien überein.[6, 13] Selbst Menschen ohne jede professionelle oder Supervisionsausbildung können Patienten mit psychischen Störungen sehr helfen.[13] Das wirft die Frage auf, ob Patienten sich auch selbst helfen können. Das können sie in der Tat.

Eine Intervention mit dem lustigen Namen »Bibliotherapie« stützt sich auf geschriebene Texte, Computerprogramme sowie Audio- und Videoaufnahmen.[6] Metaanalysen haben Effektstärken zwischen 0,53 und 0,96 für verschiedene Störungen festgestellt, darunter Schlafstörungen, sexuelle Probleme, Depression, Angst und andere affektive Störungen. Psychoedukation ist Teil vieler Therapien, und man könnte auch sie als eine Art Bibliotherapie bezeichnen.[6] Ein Cochrane-Review zur Selbsthilfe durch gedrucktes Material, Audio- oder Videoaufnahmen, Computer oder das Internet – damit erlernten erwachsene Patienten mit Angststörungen Methoden der Verhaltenstherapie oder der kognitiven Verhaltenstherapie – stellte eine eindeutige Wirkung fest, verglichen mit einem Verzicht auf Interventionen. Die Effektstärke betrug 0,67 (95 % CI 0,55 – 0,80; 72 Studien und 4537 Teilnehmer), aber diese Strategie schien etwas weniger wirksam zu sein als eine individuelle Therapie.[14]

Ein systematischer Review, der Schlaftabletten vom Benzodiazepintyp mit Verhaltenstherapie verglich, entdeckte nur eine einzige randomisierte Studie, deren Teilnehmer ein Schlaftagebuch geführt hatten.[15] Deshalb bezogen die Autoren 20 Vorher-nachher-Studien in ihre Untersuchung mit ein und kamen trotz des schwachen Designs zu recht überzeugenden Ergebnissen. Beide Therapiearten hatten eine große Wirkung mit mittleren Effektstärken über 0,80. Der einzige Unterschied war, dass die Mitglieder der Verhaltenstherapiegruppe schneller einschliefen als jene, die Tabletten einnahmen.

Freundlichkeit und Empathie können ebenfalls beim Einschlafen helfen. Ich kannte einmal eine Krankenschwester, die, wenn sie Zeit hatte, den alten Patienten auf der Station keine Schlaftabletten verabreichte, sondern sie sanft im Nacken streichelte, worauf sie sich entspannten und einschliefen. Als ich jung war, nahm ich an einem Kurs teil, in dem wir lernten, uns zu entspannen und einzuschlafen, während wir den Kopf auf die gekreuzten Arme auf dem Tisch legten. Ich war davon überzeugt, dass es bei mir nicht klappen würde, aber ich schlief sehr schnell ein. Später zeigte ich diese Methode einem Freund, dem es schwerfiel einzuschlafen. Ich führte ihm vor, wie man alle Muskeln entspannt und langsam und tief atmet, während man seiner eigenen ruhigen, hypnotischen Stimme lauscht. Das war so wirksam, dass ich einschlief, während ich redete!

Psychotherapie bei Zwangsstörungen

Zwangsstörungen hängen oft mit Furcht vor Bakterien zusammen. Typische Zwangshandlungen sind Putzen, Waschen, Beten, Zählen oder das ständige Überprüfen derselben Dinge auf pathologische Weise.[16] Die Lebensqualität ist oft schwer beeinträchtigt, auch die der Familie, die enorm unter dem

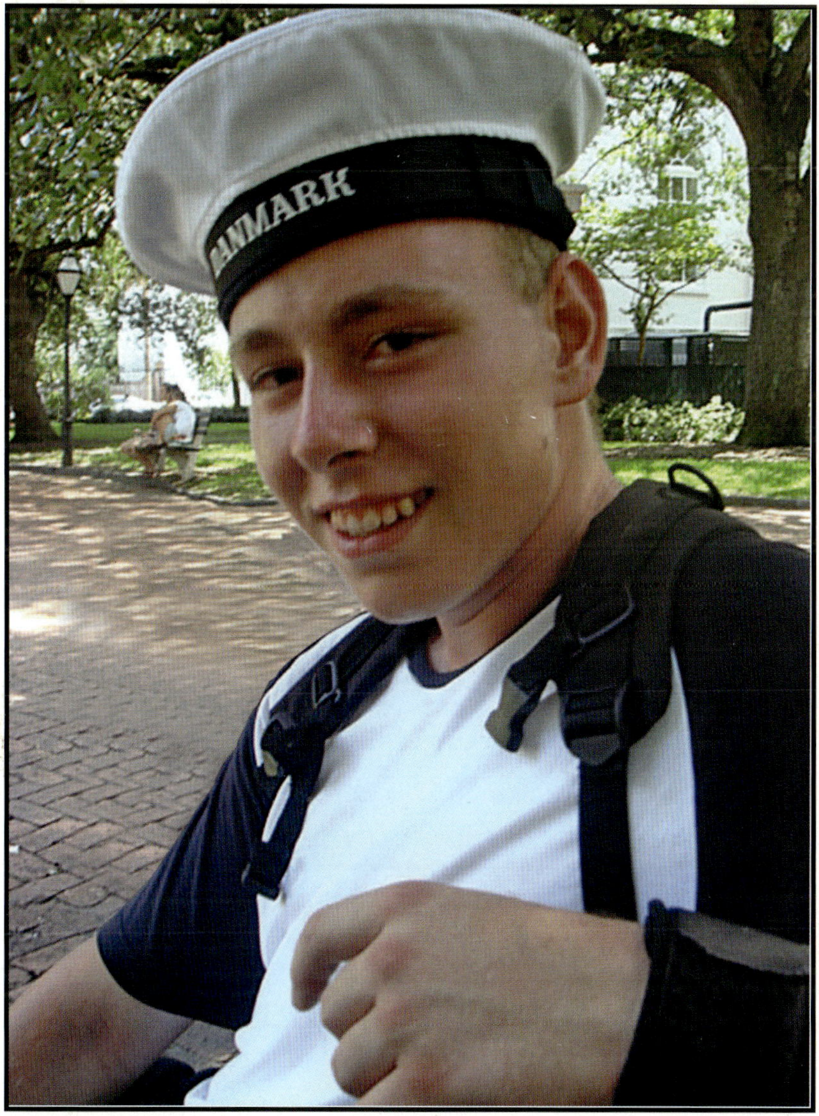

Danilo Terrida

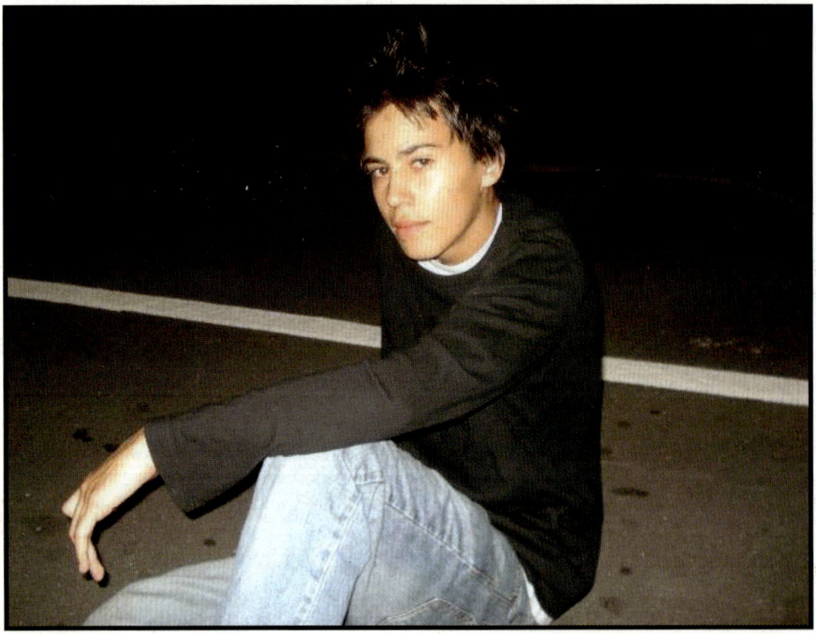

Toran Bradshaw

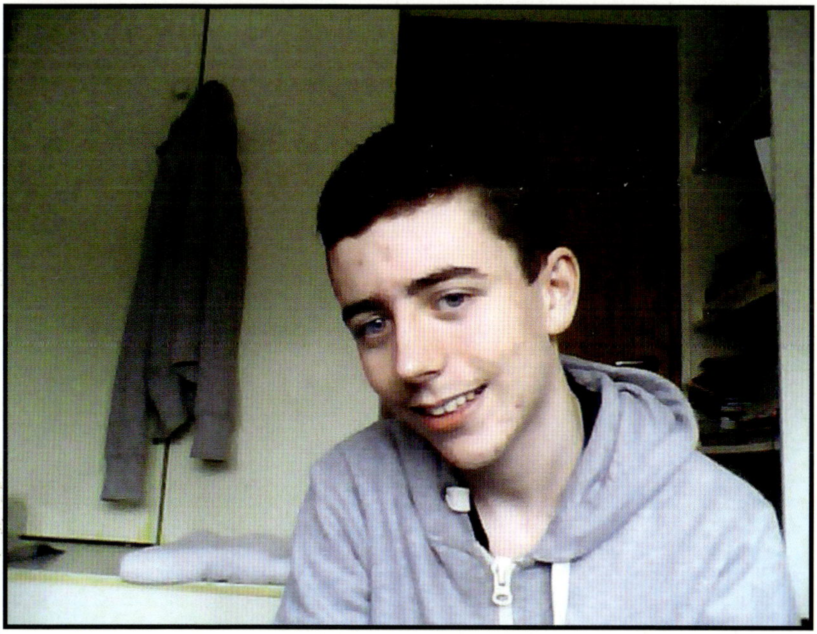

Jake McGill Lynch

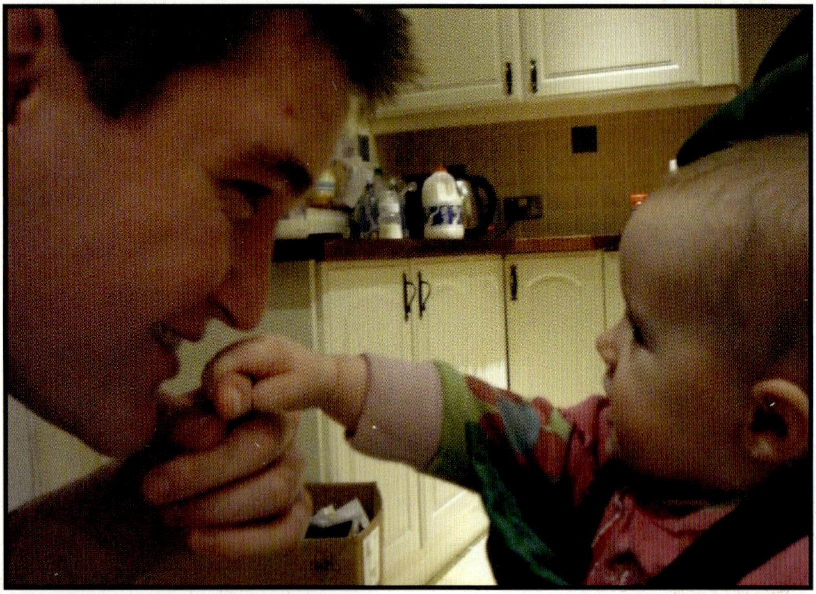

Shane Clancy

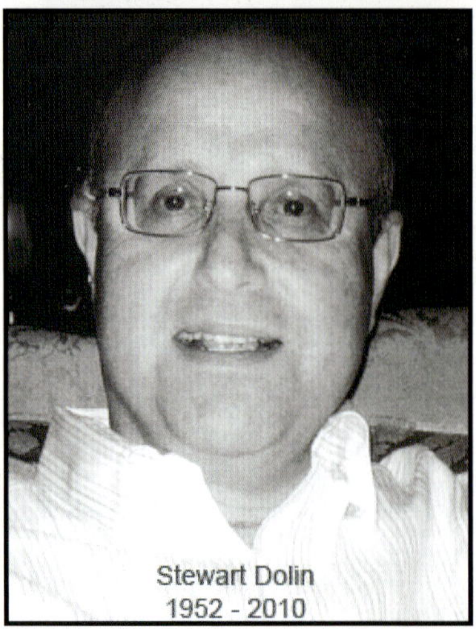

Stewart Dolin

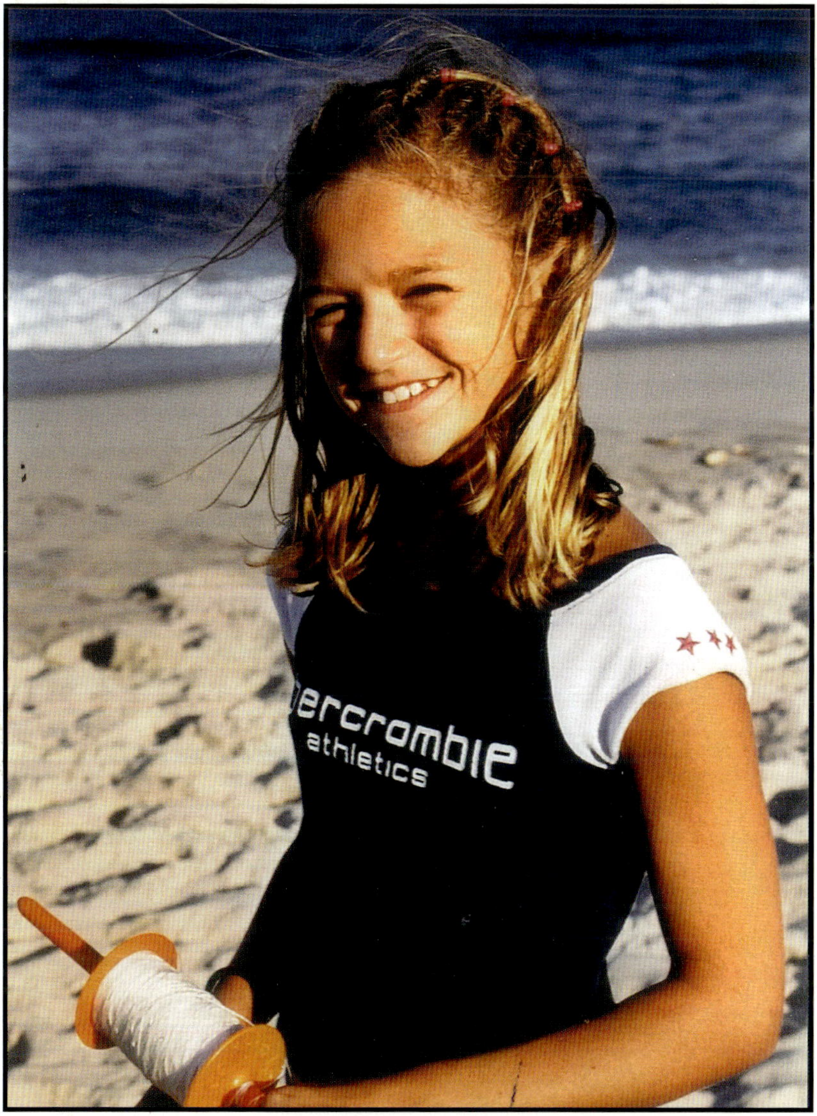

Candace Downing

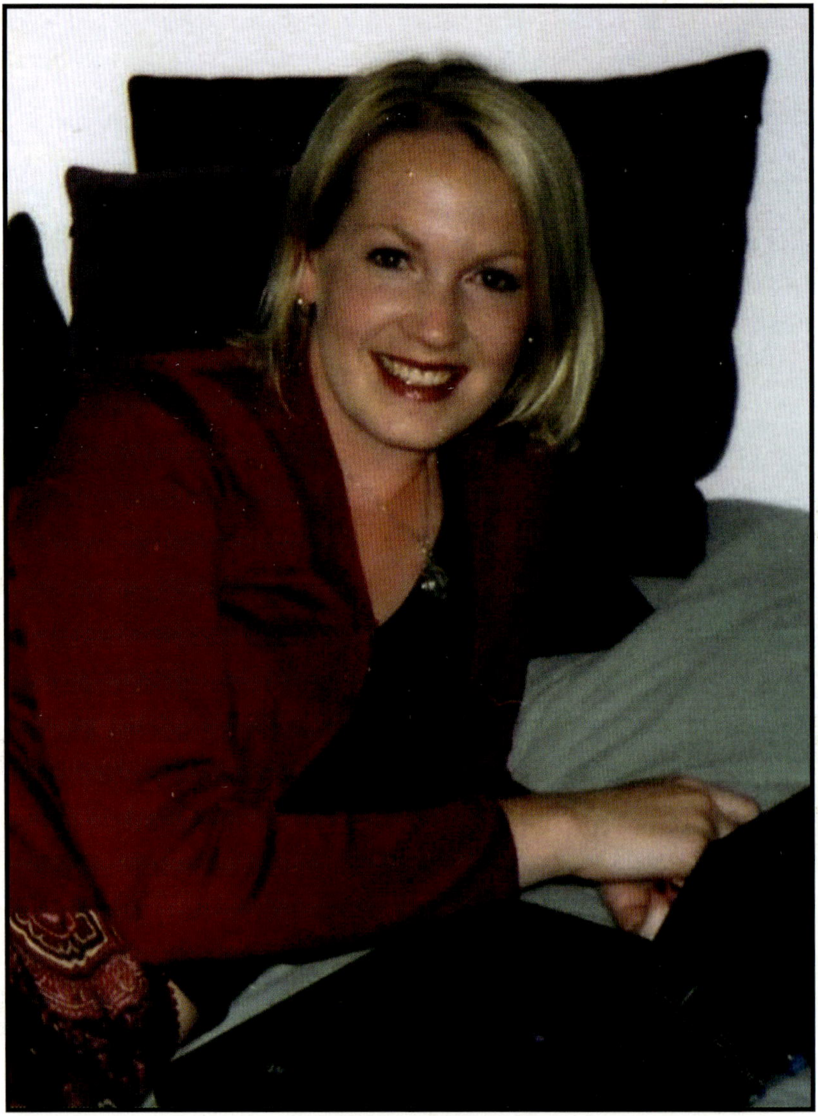

Cecily Bostock

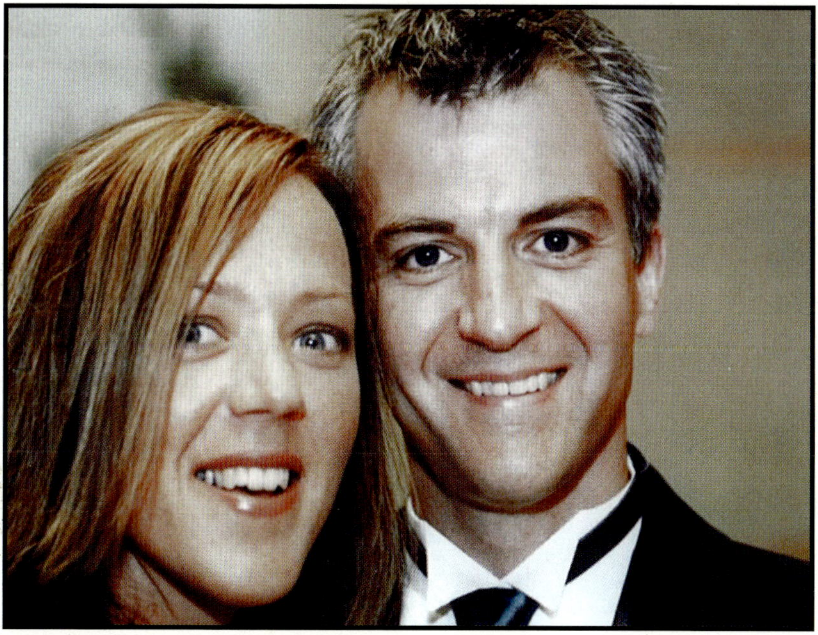

Woody Witczak und seine Frau Kim

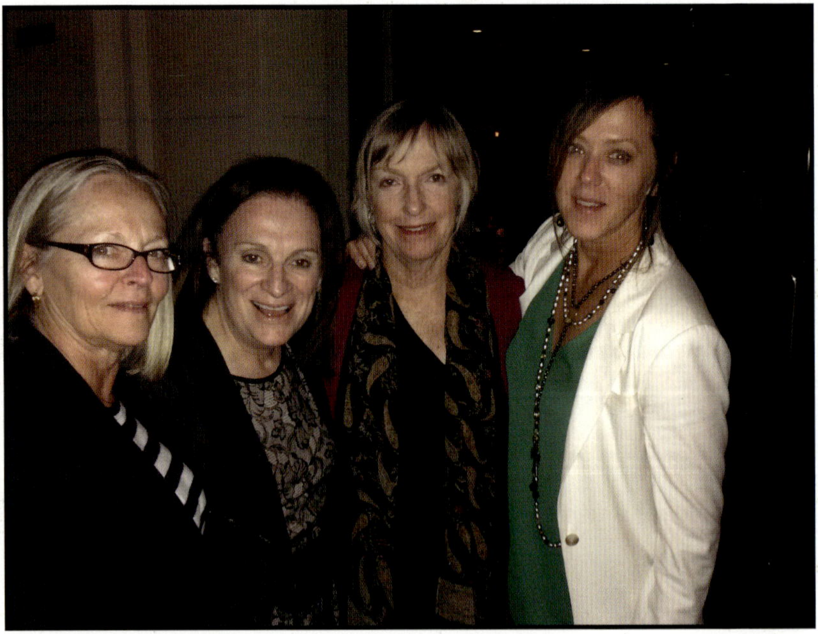

Vier tapfere amerikanische Frauen, die dafür kämpfen, dass die Wahrheit über die Gefahren der SSRIs ans Licht kommt. Von links nach rechts: Mathy Downing, Wendy Dolin, Sara Bostock und Kim Witczak. Los Angeles, November 2014.

neurotischen Verhalten – so wurde es vor nicht allzu langer Zeit genannt – des Patienten leiden kann. Erfreulicherweise sind die Verhaltenstherapie und die kognitive Verhaltenstherapie sehr wirksam.

Ein Cochrane-Review zu Studien mit Erwachsenen stellte fest, dass die Psychotherapie viel mehr Symptome beseitigte als die übliche Behandlung (in der Wartelistenkontrollgruppe). Die Effektstärke betrug –1,24 (95 % CI –1,61 – –0,87; sieben Studien und 241 Patienten).[16] Diese Wirkung wurde erreicht, obwohl in allen Studien mit einer Ausnahme manche Teilnehmer in beiden Gruppen die gleichen Medikamente bekamen.

Ein anderer Cochrane-Review fand eine noch größere Wirkung, verglichen mit einer Wartelistensituation. Die Effektstärke betrug –1,65; 95 % CI –2,62 – –0,67 (von mir berechnet). Dieses Ergebnis basierte jedoch nur auf drei kleinen Studien mit insgesamt 87 erwachsenen Patienten.[17] Außerdem belegte dieser Review, dass die Psychotherapie wirksamer war als Antidepressiva (Clomipramin oder Sertralin). Die Effektstärke betrug –0,36 (95 % CI –0,72 – 0,00, von mir berechnet; drei Studien mit 118 Patienten).

Im Gegensatz zur Psychotherapie ist die Wirkung von SSRI bei Zwangsstörungen deutlich geringer. Ein Cochrane-Review zu 17 Studien und 3087 Erwachsenen fand eine Effektstärke von –0,46; 95 % CI –0,55 – –0,37 (von mir berechnet).[18]

Es besteht also kein Zweifel daran, dass wir Zwangsstörungen mit Psychotherapie behandeln sollten, nicht mit Medikamenten. Dennoch behauptete im Jahr 2014 die Vorsitzende der dänischen Gesellschaft für Zwangserkrankungen, Patienten mit Zwangsstörungen, auch Kinder, sollten Antidepressiva einnehmen und die tragischen Geschichten über Kranke, die unter dem Einfluss von SSRI Suizid begangen haben, ignorieren.[19] Sie erklärte, SSRI schützten auch Kinder vor Suizid, und wer Zwangskranken rate, kein Medikament einzunehmen, könne ebenso gut Diabetikern empfehlen, kein Insulin zu nehmen. Man benötige eine Therapie und Nachbeobachtung, um »die Wirkung des Medikaments zu unterstützen«.

Ihr Artikel hätte durchaus von Lundbeck stammen können. Deshalb fragte ich sie, ob ihre Gesellschaft Geld von der Industrie annehme. Das war nicht der Fall. Die Gesellschaft erlaubte mir, einen Artikel zu veröffentlichen, in dem ich erklärte, warum Kinder und Jugendliche keine Antidepressiva einnehmen sollten.[20]

Meine Erwiderung veranlasste eine ehemalige Patientin, ihre Geschichte aufzuschreiben, die allzu typisch ist.[21] Als sie im Alter von 16 Jahren an einer schweren Zwangsstörung litt, gab ihr Psychiater ihr eine Tablette, die das Serotonin in ihrem Gehirn stabilisieren sollte. Ein halbes Jahr später hatte sie zum ersten Mal Selbstmordgedanken. Sechs Jahre später nahm sie immer noch Medikamente ein, aber ihre Psychiater waren nur daran interessiert, ihre Rezepte zu erneuern. Sie überredete ihren vierten Psychiater, das Medikament allmählich abzusetzen. Eines Abends nahm sie plötzlich den wunderschönen, fröhlichen Gesang der Vögel wahr – zum ersten Mal seit Jahren. Das Glücksgefühl, das sie empfand, war unbeschreiblich. Sie hatte keinerlei Fortschritte gemacht, bevor sie die Tabletten absetzte und der Zwangsstörung mit Unterstützung ihres Psychologen den Krieg erklärte. Ein anderer Psychologe berichtete mir, sein Name sei von einer Liste der Therapeuten der Gesellschaft gestrichen worden. Er habe den Verdacht, dass seine Abneigung gegen Medikamente der Grund dafür gewesen sei. Außerdem vermute er, dass Industriegelder im Spiel gewesen seien. Allerdings sind die Mythen, die Pharmaunternehmen und Psychiater gemeinsam in die Welt gesetzt haben, offenbar so mächtig, dass es nicht immer notwendig ist, Patientenorganisationen mit Geld zu korrumpieren. Worte genügen.

Die ehemalige Patientin beendete ihre Geschichte mit einer glänzenden Idee. Sie fragte, ob es gerecht sei, dass die Kosten für Tabletten übernommen würden, die Kosten einer Psychotherapie aber nicht. Sie schlug vor:

> *Könnten wir nicht vereinbaren, dass wir Geld bekommen, wenn wir Glückspillen ablehnen? Mit diesem Geld könnten wir dann Psychologen bezahlen.*

Psychotherapie bei Schizophrenie

Die guten Ergebnisse, die der Psychiater Loren Mosher erzielte, indem er keine Antipsychotika verordnete (siehe Kapitel 6), stellten für andere Psychiater eine Bedrohung dar.[22] Seine Mitarbeiter behandelten Menschen einfühlsam und respektvoll, und Medikamente wurden auf ein Minimum reduziert. Die Patienten erlitten seltener Rückfälle und kamen in der Gesellschaft besser zurecht als diejenigen, die Antipsychotika bekamen. Keiner seiner Mitarbeiter war Psychiater – und diese Berufsgruppe empfand die Behauptung beleidigend, normale Leute könnten Verrückten besser helfen als Psychiater mit ihren Wundermitteln. Doch Mosher war der Leiter des Center for Studies of Schizophrenia im amerikanischen National Institute of Mental Health. Es war also nicht so einfach, ihn zum Schweigen zu bringen. Deshalb zog der Ausschuss für klinische Projekte des NIMH die wissenschaftliche Sorgfalt seines Forschungsteams in Zweifel und reduzierte die Zuschüsse für Moshers Projekt so stark, dass es einem finanziellen Todesstoß gleichkam.[22]

Das ist die im Gesundheitssektor übliche Methode der Silberrücken, wenn ein Projekt den Status quo und ihr sorgfältig gepflegtes Selbstbild bedroht. Mosher versuchte, das Hindernis zu umgehen, indem er einen Zuschuss bei der für Sozialleistungen zuständigen NIMH-Abteilung beantragte. Der Gutachtersausschuss zeigte sich begeistert. Doch der Ausschuss für klinische Projekte stoppte das Projekt unverzüglich, weil es die Glaubwürdigkeit der akademischen Psychiatrie und ihr medizinisches Modell, die medikamentöse Therapie, gefährdete. Das geschah mit abschätzigen Bemerkungen über die angeblichen »schweren Mängel« der Studie. Weitere Zuschüsse werde es erst wieder geben, wenn Mosher zurücktrete, damit der Ausschuss das Projekt mit einem anderen Forscher neu planen könne! Das war der tödliche Schlag.

Dies ist eines der hässlichsten Manöver gegen einen angesehenen Wissenschaftler, die ich je erlebt habe. Ein verbitterter Mosher sagte 25 Jahre später: »Unsere Ergebnisse waren so gut, dass ich kein ehrlicher Wissenschaftler sein konnte.«[22] Nachdem er das Projekt endgültig abgewürgt hatte und es nicht mehr gefährlich war, ein bisschen ehrlich zu sein, erlaubte sich der Ausschuss ein überraschendes Eingeständnis:

»Dieses Projekt hat wahrscheinlich nachgewiesen, dass ein flexibles, mit Betreuungskräften besetztes psychosoziales Programm auf Gemeindeebene bei Heimbewohnern auch ohne Medikamente ebenso erfolgreich sein kann wie ein eher konventionelles gemeindepsychiatrisches Programm.«[22]

Drei Jahre später wurde Mosher als Paria aus dem NIMH ausgestoßen. Andere in Amerika, die es wagten, den Nutzen der Neuroleptika anzuzweifeln, lernten schnell, dass sie dadurch ihre Karriere nicht eben förderten. Von da an stellte das NIMH für Projekte dieser Art kein Geld mehr zur Verfügung.[4]

Mehrere europäische Länder machten sich jedoch Moshers Konzept zu eigen, und die Ärzte berichteten von ähnlich guten Ergebnissen wie Mosher bei minimalem Einsatz von Medikamenten.[22] Viele Jahre später analysierte der Psychiater John Bola die Daten der Nachbeobachtung zu Moshers Studie, die im Archiv verstaubten, und entdeckte, dass sie noch positiver waren als das, was Mosher veröffentlicht hatte.[22]

Moshers Resultate wurden in Finnland bestätigt.[4] Es begann 1969, als der Psychiater Yrjö Alanen seine Mitarbeiter anwies, auf Patienten zu hören, die trotz paranoider Äußerungen vernünftige Geschichten erzählten, oft über ihre schwierige Vergangenheit. Die Kerntherapie war eine Gruppen-Familien-Therapie, in der nicht die psychotischen Symptome im Mittelpunkt standen, sondern das Bemühen, den Patienten Hoffnung zu machen. Man sprach über ihre bisherigen Erfolge, um ihnen mehr Halt im Leben zu geben. Leider folgen die finnischen Richtlinien heute eher dem Mainstream, da sie verlangen, den Patienten nach der ersten Episode mindestens fünf Jahre lang Medikamente zu verabreichen. Damit ist die Katastrophe vorprogrammiert.

In Lappland machte Jaakko Seikkula weiter. Seine Methode wurde als »Therapie des offenen Dialogs« bekannt. Eine Studie mit 75 Patienten, von denen 30 an Schizophrenie und 45 an anderen Psychosen litten, wies nach, dass zwei Drittel von ihnen nie Antipsychotika eingenommen hatten und dass dennoch 80 Prozent nach fünf Jahren arbeiteten, in die Schule gingen oder sich um einen Arbeitsplatz bemühten.[4] Seikkula sagte Whitaker, Patienten, die Medikamente einnähmen, kämen mit dem Leben nicht mehr zurecht und könnten sich nicht mehr selbst versorgen. Deshalb wurde der Einsatz von Psychopharmaka begrenzt und man führte offene Besprechungen ein, in denen die Teilnehmer ihre Gedanken frei austauschen konnten. Die bei diesen Treffen benutzte Sprache unterscheidet sich stark von der Sprache, die Therapeuten in der Regel verwenden. Die Betreuer hören mehr auf die Erfahrungen und Gedanken der Patienten und ihrer Angehörigen.[4] Wie der dänische Philosoph Søren Kierkegaard im 19. Jahrhundert schrieb, sollten wir unsere Mitmenschen so akzeptieren, wie sie sind. Das gilt auch für die Psychiatrie.

Ein wichtiger Teil dieser Methode besteht darin, dass das Team innerhalb von 24 Stunden ein Treffen einberuft, wenn sich eine Psychose abzeichnet. Im Westen Lapplands werden jährlich nur zwei bis drei neue Fälle von Schizophrenie registriert. Das ist ein Rückgang um 90 Prozent seit Anfang der Achtzigerjahre. Der Grund dafür liegt darin, dass psychotische Episoden selten länger als sechs Monate dauern; das wäre für eine Diagnose jedoch notwendig. Auch die Ausgaben für die psychiatrische Versorgung sind gesunken.

Psychotherapie bei Schizophrenie ist offenbar kostengünstig. Nach einem NICE-Leitfaden aus dem Jahr 2012 belegte ein systematischer Review zur Wirtschaftlichkeit, dass die kognitive Verhaltenstherapie die klinischen Ergebnisse ohne zusätzliche Kosten verbesserte, und eine wirtschaftliche Modellbildung lässt darauf schließen, dass sogar Kosten eingespart werden, weil die Patienten seltener ins Krankenhaus kommen.[23]

In den Vereinigten Staaten kam es ebenfalls zu erstaunlichen Resultaten.[4] Den am schwersten gestörten Kindern in Kalifornien – sie wurden körperlich oder sexuell missbraucht oder entsetzlich vernachlässigt –, die von allen anderen Institutionen aufgegeben worden waren, wurde in einem Jugendheim ein Mentor zugewiesen, der ihnen ihre Persönlichkeit zurückgab, indem er die oft zahlreichen Medikamente absetzte, die sie einnahmen, und eine emotionale Beziehung zu ihnen aufbaute, was nicht möglich ist, wenn ein Mensch unter dem Einfluss starker Medikamente steht.

In randomisierten Studien zu Menschen, die ins Leben zurückfanden, erbrachte das klar umrissene Modellprojekt »Individual Placement and Support« (Individuelle Arbeitsvermittlung mit Unterstützung) spektakuläre Ergebnisse.[24] Ebenfalls interessant ist eine kleine Studie zu einer neuen, sieben Monate langen psychosozialen Behandlung, deren Ziel es ist, einer zweiten psychotischen Episode bei jenen Patienten vorzubeugen, deren erste Episode abgeklungen ist.[25] Nach zwölf Monaten gab es im Vergleich zur üblichen Betreuung weniger Rückfälle. Dieses Ergebnis war aber nicht langfristig durchzuhalten, vielleicht deshalb, weil die Patienten in der psychosozialen Gruppe sich genauer an ihre Medikation hielten als die Patienten, die konventionell versorgt wurden.

Erst 2014 wurde die erste Studie zur Psychotherapie bei Schizophrenen, die keine Antipsychotika einnahmen, veröffentlicht.[26] Die Autoren hatten Patienten ausgesucht, die Medikamente abgelehnt hatten. Die Effektstärke betrug 0,46, verglichen mit der konventionellen Behandlung. Das ist etwa der gleiche Wert wie in den Studien, die Antipsychotika mit einem Placebo verglichen; dort liegt der Median bei 0,44.[26, 27] Diese Arzneimittelwirkung ist jedoch stark übertrieben. Gründe dafür sind die Verzerrung durch Entblindung und die schweren Schäden, die Patienten in den Placebogruppen zugefügt werden, deren Medikamente man abrupt absetzt (siehe Kapitel 6). Das bedeutet:

Die Wirkung der Psychotherapie ist wahrscheinlich größer als die Wirkung der Antipsychotika.

Peter Breggin hat beschrieben, was für eine starke Wirkung Empathie, Fürsorglichkeit und Verständnis bei Patienten mit schwerer Schizophrenie haben.[28] Als achtzehnjähriger College-Studienanfänger ohne psychiatrische Ausbildung arbeitete er freiwillig in einer staatlichen psychiatrischen Klinik und behandelte die Patienten so, wie er selbst behandelt werden wollte: fürsorglich, mitfühlend und mit dem Wunsch, die Patienten kennenzulernen und herauszufinden, was sie brauchten und wollten. Sofort fühlte er sich davon abgestoßen, wie die autoritären und manchmal gewalttätigen Pflegekräfte die Patienten demütigten und misshandelten. Die Behandlung, darunter Insulinschocktherapie, Elektroschocks und Lobotomie, schädigte das Gehirn; aber man versicherte ihm immer wieder, dass diese Maßnahmen »nur die bösen Gehirnzellen abtöten«, was ihm natürlich unwahrscheinlich vorkam.

Breggin entwickelte ein Hilfsprogramm, in dem 15 Studenten jeweils einem Patienten zugeteilt wurden. Diese Patienten gehörten zu denen, die ständig im Heim lebten und denen man angeblich nicht mehr helfen konnte. Es waren »ausgebrannte Schizophrene«, die aber noch nicht durch Chlorpromazin gefügig gemacht worden waren. Er und seine Kollegen konnten elf dieser 15 Patienten helfen, sodass sie wieder nach Hause gehen oder eine bessere Unterkunft in der Gemeinde finden konnten. In den folgenden ein bis zwei Jahren kehrten nur drei ins Krankenhaus zurück. Das Programm machte landesweit Schlagzeilen und wurde 1961 von der Joint Commission on Mental Illness and Health (Gemeinsamer Ausschuss für psychische Krankheiten und Gesundheit) als wichtige Innovation gelobt. Dies war das letzte psychosozial ausgerichtete Dokument, welches das NIMH herausgab. Seither konzentriert es sich auf die Zusammenarbeit mit der Pharmaindustrie und unterstützt biochemische Erklärungen und Medikamente.

In seiner eigenen Praxis nahm Breggin Anteil am Schicksal der Patienten, anstatt sie mit Medikamenten und Elektroschocks zu zerstören und mit diagnostischen Etiketten abzuqualifizieren. Er brannte nie aus, sondern führte, noch lange nachdem er das normale Rentenalter erreicht hatte, seine Arbeit voller Freude fort. So wird man meiner Meinung nach ein erfolgreicher Psychiater. Seit 1968, als Breggin seine Praxis eröffnete, hat er keinem Patienten Psychopharmaka verordnet, abgesehen von gelegentlichen Schlaftabletten während einer Krise oder während des Absetzens.

Während der Studie in den frühen Siebzigerjahren, in der Rosenhan und sieben andere normale Menschen sich in eine psychiatrische Klinik einweisen ließen, weil sie »Stimmen hörten« (siehe Kapitel 2), wurden interessante Beobachtungen über Kontakte zwischen Fachkräften und Patienten gemacht.[29] Im Allgemeinen vermied es das Personal, Gespräche fortzusetzen, die Patienten begonnen hatten, und die weitaus häufigste Reaktion war entweder eine kurze Antwort auf eine Frage im Vorübergehen und mit abgewandtem Gesicht oder gar keine Antwort. Oft nahm das Gespräch den folgenden bizarren Verlauf:

Scheinpatient: »Entschuldigen Sie, Dr. X, können Sie mir sagen, wann ich die geschlossene Abteilung verlassen darf?«

Arzt: »Guten Morgen, Dave. Wie geht es Ihnen heute?« (Geht weiter, ohne eine Antwort abzuwarten.)

Ärzte, vor allem Psychiater, waren sogar weniger zugänglich als das übrige Personal. Sie ließen sich selten auf den Stationen blicken. Ziemlich oft waren sie nur zu sehen, wenn sie kamen oder gingen. Die restliche Zeit verbrachten sie in ihren Büros oder im Aufzug.

Das ist lange her, und vielleicht ist es für die heutige Psychiatrie nicht repräsentativ. Doch das von Rosenhan beschriebene Problem ist immer noch ungelöst. Psychiater haben kürzlich herausgefunden, dass sie seltener eine Zwangsbehandlung anordnen müssen, wenn sie sich häufiger mit ihren schizophrenen Patienten unterhalten. Professor Merete Nordentoft schilderte diese Erfahrung während einer Fernsehdebatte, an der ich ebenfalls teilnahm. Ich frage mich jedoch, warum die Psychiater das neu entdecken müssen. Hätten sie es nicht schon immer wissen müssen? Außerdem frage ich mich, warum das Prinzip des offenen Dialogs so extrem selten genutzt wird.

Bewegung

Bewegung ist für vieles gut, auch für das Selbstwertgefühl. Darum könnte man sie als eine Art Psychotherapie betrachten. Einerlei, welche Wirkung sie bei psychischen Krankheiten hat, es ist besser, Menschen zu körperlicher Bewegung zu ermutigen, als ihnen Medikamente zu verabreichen. In Großbritannien wird Bewegung bei leichter Depression empfohlen, Allgemeinärzte dürfen dafür ein Rezept ausstellen, meist für ein halbes Jahr.[4] Die Patienten finden, dass Bewegung ihnen hilft, sich auf ihre Gesundheit zu konzentrieren anstatt auf ihre Traurigkeit und sich nicht mehr als »Opfer« zu fühlen.

Lehrer haben viel Erfahrung mit Sport. Sie lassen Kinder beispielsweise zwischen den Unterrichtsstunden Gymnastik mit Musik machen und sie berichten, dass dies bei Schülern, denen eine ADHS-Diagnose droht, eine außerordentliche Wirkung hat. Nach der Gymnastik sind sie im Unterricht ruhiger und aufmerksamer. Viele von uns teilen diese Erfahrung.

Bewegung hat auch einen Einfluss auf depressive Störungen. Es gibt nur wenige langfristige Vergleiche zwischen SSRI und Sport, aber sie sind interessant. In einer viermonatigen Studie mit 156 depressiven Patienten hatten körperliche Bewegung und Sertralin eine ähnliche Wirkung, doch sechs Monate später waren nur noch 30 Prozent der Patienten in der Bewegungsgruppe depressiv. In der Sertralin-Gruppe waren es 52 Prozent und in einer Gruppe, die sowohl auf Sport als auch auf Sertralin randomisiert wurde, 55 Prozent.[30] Das magere Ergebnis in der kombinierten Gruppe war zu erwarten, weil eine Psychotherapie bei Menschen, die unter dem Einfluss von Medikamenten stehen, schwierig ist. Die Unterschiede wurden trotz eines geringen Behandlungskontrastes beobachtet: 64 Prozent der Patienten in der Bewegungsgruppe und 66 Prozent in der kombinierten Gruppe berichteten, dass sie weiter Sport trieben, aber auch 48 Prozent der Sertralin Patienten begannen mit einem Fitnessprogramm.

Ein Cochrane-Review zur körperlichen Bewegung fand eine Wirkung bei Depression, die derjenigen vergleichbar war, die für SSRI und psychologische Therapien berichtet wurde.[31] Ein systematischer Review zur körperlichen Aktivität bei depressiven alten Menschen stellte eine ähnliche Wirkung fest (Effektstärke 0,34).[32]

Es liegen auch Studien zum Sport als Prophylaxe bei Kindern vor. Ein Cochrane-Review zu Studien, die intensive Bewegung mit Untätigkeit verglichen, fand sechs Studien, die eine Wirkung der körperlichen Aktivität auf gemessene Angstwerte belegten (Effektstärke –0,48; 95 % CI –0.97 – 0,01).[33] Fünf Studien, die Depressionswerte maßen, fielen ebenfalls positiv aus (Effektstärke –0,66; 95 % CI –1,25 – –0,08). Im Allgemeinen wiesen diese Studien jedoch eine schlechte Qualität auf und waren sehr heterogen, was die Population, die Intervention und die verwendeten Messinstrumente anbelangte.

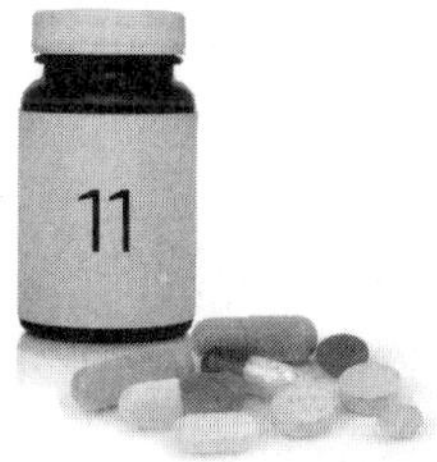

Was geschieht im Gehirn?

Psychopharmaka wirken nicht »gegen« etwas

Die Täuschungen in der Psychiatrie erstrecken sich auch auf die Namen von Medikamenten. Die Bezeichnung »Antibiotika« ist sinnvoll, weil diese Präparate Infektionen heilen, indem sie Mikroorganismen abtöten oder ihr Wachstum hemmen. Im Gegensatz dazu gibt es keine chemische Heilung von psychischen Krankheiten. Antipsychotika heilen eine Psychose nicht, Antidepressiva heilen eine Depression nicht, Medikamente gegen Angst heilen die Angst nicht. Diese Mittel können Psychosen, depressive Störungen und Angst sogar *auslösen*, vor allem wenn man sie längere Zeit anwendet und wenn Patienten versuchen, sie abzusetzen.

Diese Medikamente wirken nicht »gegen« Krankheiten. Sie heilen uns nicht; sie verändern uns nur, indem sie zahlreiche Wirkungen entfalten,[1] genau wie Straßendrogen. Und sie wirken keineswegs gezielt, obwohl ihre Namen das behaupten. Selektive Serotonin-Wiederaufnahmehemmer (SSRI) haben beispielsweise nichts Selektives an sich. Diesen Begriff hat SmithKline Beecham erfunden, um Paroxetin einen Vorteil gegenüber anderen SSRI zu verschaffen, aber alle anderen Firmen übernahmen ihn.[2] Im Körper gibt es Serotoninrezeptoren, und die Medikamente erhöhen nicht nur den Serotoninspiegel, sondern haben noch viele andere Wirkungen. Sie können beispielsweise die Noradrenalin- und Dopamintransmission und die Wirkung von Acetylcholin hemmen.[3] Die Medikamente zielen nicht einmal auf die Depression ab; sie haben eine ähnliche Wirkung wie viele andere psychoaktive Substanzen, einschließlich Alkohol und Benzodiazepine. Es überrascht daher nicht, dass Alprazolam, ein altes Benzodiazepin, einem Cochrane-Review zufolge bei Depression besser abschnitt als ein Placebo und ähnlich wirkte wie trizyklische Antidepressiva.[4] Ob eines dieser Medikamente bei Depression tatsächlich wirkt, ist eine andere Frage. Wahrscheinlich lautet die Antwort Nein (siehe Kapitel 3).

Die Pharmaunternehmen bezeichnen manche der vielen unspezifischen Wirkungen als nützlich, obwohl es zweifelhaft ist, ob die Patienten wirklich von ihnen profitieren. Den Rest nennen sie »Nebenwirkungen«. Das ist ein Begriff aus dem Marketing, der unterstellt, dass ein Problem geringfügig ist, obwohl diese Wirkungen oft die Hauptwirkungen sind, die bei den meisten Patienten auftreten. Beispiele sind sexuelle Störungen durch SSRI und exzessive Sedierung mit Antipsychotika. Die Unterscheidung ist völlig willkürlich. Eine verzögerte Ejakulation, hervorgerufen von SSRI, kann nützlich sein, wenn ein Mann unter vorzeitiger Ejakulation leidet, aber schädlich für andere, weil SSRI die Ejakulation vollständig verhindern können.

Wir wissen eine ganze Menge darüber, wie Medikamente mit Rezeptoren im Gehirn interagieren und Neurotransmitter beeinflussen, doch trotz recht unterschiedlicher biochemischer Wirkungen auf der molekularen Ebene wirken sie mehr oder weniger gleich: Entweder sie unterdrücken emotionale Reaktionen, sodass die Patienten abgestumpft werden und auf erhebliche Beeinträchtigungen ihres Lebens weniger achten, oder sie stimulieren Emotionen.[2, 5–7] Erwähnenswert ist auch, dass Psychopharmaka auf der Grundlage von Versuchen mit Ratten entwickelt werden. Tests gelten als erfolgreich, wenn die Substanzen die normale Hirnfunktion der Ratten stören.[6]

Da Psychopharmaka – wie Alkohol, Marihuana, Heroin und andere Suchtmittel – die Persönlichkeit erheblich verändern, sodass es den Patienten viel schwerer fällt, ein normales Leben in der Gesellschaft zu führen und mit Problemen zurechtzukommen, wäre es angemessener, diese Präparate »Antipersönlichkeitstabletten« oder »antisoziale Mittel« zu nennen, weil viele Patienten sich unter ihrem Einfluss isolieren und sich weniger für sich und andere interessieren. Als freiwillige Versuchspersonen SSRI einnahmen, fiel es ihnen schwerer, negative Gefühle wie Wut oder Furcht am Gesichtsausdruck ihres Gegenübers zu erkennen,[8] und manche Patienten berichteten, sie hätten das Gefühl, unter einer Käseglocke zu leben.

Ich schlage vor, Antidepressiva in »Antisexualia« umzubenennen, weil ihre Hauptwirkung darin besteht, das Sexualleben zu ruinieren. Da andere Psychopharmaka, zum Beispiel ADHS-Medikamente und Antipsychotika, das Sexualleben ebenfalls beeinträchtigen können, sollten wir sie allesamt als »antisexuelle oder lebensfeindliche Präparate« bezeichnen, weil sie Menschen an einem erfüllten Leben hindern.

Antipsychotika würde ich »antimenschlich« nennen, weil Menschen, die sie einnehmen, kein normales, bereicherndes Leben mehr führen können und die Fähigkeit, zu lesen, zu denken, sich zu konzentrieren, kreativ zu sein, zu fühlen und Sex zu haben, reduziert wird. Den Menschen, die Antipsychotika einnehmen, bleibt nicht mehr viel vom Leben. Manche kommen sich vor wie eine Pflanze oder ein Zombie. Es überrascht nicht, dass manche Patienten sich unter dem Einfluss von Antipsychotika das Leben nehmen, weil sie keine Hoffnung mehr sehen. Wir hören oft, dass Schizophrenie das Suizidrisiko deutlich erhöht, aber wir hören nichts darüber, wie hoch das Suizidrisiko bei Menschen ist, die bewusst auf Antipsychotika verzichten. Randomisierte Studien sagen uns nichts darüber, wie stark Antipsychotika das Suizidrisiko erhöhen, weil ihre Ergebnisse aufgrund ihres Designs verzerrt sind. Das abrupte Absetzen von Medikamenten erhöht nämlich das Suizidrisiko in der Placebogruppe künstlich (siehe Kapitel 6).

Was ich eben beschrieben habe, illustriert, wie mächtig die Pharmawerbung ist. Schon mit der Sprache, die sie verwendet, macht sie uns vieles glauben, was einfach nicht wahr ist.

Wie kam es dazu, dass Psychopharmaka heute so häufig angewandt werden? Auch das ist aufschlussreich. Keines der frühen Medikamente wurde auf vernünftige Weise entwickelt, also auf der Grundlage eines profunden Wissens über Biochemie und Rezeptoren. Sie wurden vielmehr zufällig entdeckt und gelangten wegen ihrer Nebenwirkungen in die Psychiatrie, nicht wegen einer spezifischen Wirkung.

Wie bereits erwähnt, wurden Barbiturate Menschen verabreicht, nachdem man herausgefunden hatte, dass sie als Schlafmittel für Hunde sehr wirksam waren.

Chlorpromazin, das erste Antipsychotikum, ist eines von mehreren Phenothiazinen. Diese Verbindungen wurden Ende des 19. Jahrhunderts als synthetische Farbstoffe entwickelt. In den Dreißigerjahren des letzten

Jahrhunderts verwendete man sie als Insektizide und gegen Parasiten bei Schweinen.[9] In den Vierzigerjahren stellte man fest, dass sie die Bewegungsfähigkeit von Ratten derart einschränkten, dass diese bei Fluchtexperimenten den Elektroschocks nicht mehr ausweichen konnten. Danach wurden sie in der Chirurgie benutzt, weil sie die betäubende Wirkung von Anästhetika verstärkten. Chlorpromazin wurde zum ersten Mal als Antihistaminikum bei Allergien eingesetzt, doch die Ärzte beobachteten, dass es die Patienten emotional abstumpfte, sodass sie das Interesse an allem verloren. Das nannte man »chemische Lobotomie«. Als Psychiater es bei manischen Patienten ausprobierten, stellten sie fest, dass es eine tief greifende Dumpfheit hervorrief. Die Patienten äußerten keine Sorgen, Wünsche oder Vorlieben mehr und stellten selten Fragen – als wären sie »durch eine unsichtbare Mauer« von der Welt getrennt.

Das empfinden auch die Patienten. Die dominierenden subjektiven Wirkungen nach der Einnahme von Antipsychotika, von denen sie im Internet berichten, sind Sedierung, kognitive Störungen und emotionale Verflachung oder Gleichgültigkeit.[10]

Chlorpromazin wurde anfangs nicht als Antipsychotikum bezeichnet, sondern als starker Tranquilizer (Beruhigungsmittel) oder Neuroleptikum, und es herrschte Übereinstimmung darüber, dass seine Wirkungen sehr unspezifisch sind. Aber Smith, Kline & French warben von Beginn an dafür, Chlorpromazin lebenslang einzunehmen.[11] Es wurde als großer Fortschritt gepriesen, weil es die Patienten fügsam und ruhig machte, was dem Personal psychiatrischer Kliniken sehr gefiel. Es bestand ein enormer Interessenkonflikt, weil dasselbe Personal einschätzen musste, ob es dem Patienten besser ging oder nicht. Dieser Interessenkonflikt trübt die psychiatrische Forschung noch heute. Wir haben anscheinend vergessen, was die Joint Commission on Mental Illness and Health (der gemeinsame Ausschuss verschiedener Organisationen, der sich, gestützt auf einen Kongressbeschluss von 1955, mit psychischen Krankheiten und psychischer Gesundheit befasst) 1961 in den Vereinigten Staaten erklärte: nämlich dass der Hauptzweck der Antipsychotika darin bestehe, sehr lästige Patienten für jene, die mit ihnen arbeiten müssen, erträglicher zu machen.[12]

Das erste Benzodiazepin war Chlordiazepoxid (Librium), das Mitte der Fünfzigerjahre aus chemischen Farbstoffen synthetisiert wurde, so wie

Chlorpromazin. 1957 entdeckte man zufällig, dass die Verbindung eine hypnotische Wirkung hat, Angst lindert und die Muskeln entspannt.[13]

Das erste trizyklische Antidepressivum war Imipramin, ein Chlorpromazin-Analogon.[14] Es wurde entwickelt, weil man die Wirkung von Chlorpromazin verbessern wollte, und galt anfangs nicht als Mittel gegen Depression. Obwohl das Medikament Manie auslösen konnte, was Berichten zufolge manchmal verheerende Folgen hatte, führte diese paradoxe Reaktion auf ein Sedativum dazu, dass es bei depressiven Patienten getestet wurde.[11]

Von SSRI wird behauptet, sie seien auf vernünftige Weise entwickelt worden, nämlich auf der Grundlage unseres Wissens über Rezeptoren. Ich habe meine Zweifel. Die Serotoninhypothese ist mausetot (siehe Kapitel 3), und ich halte diese Medikamente nicht für vernünftiger als die anderen. Wir haben gelernt, dass detailliertes Wissen über Rezeptoren den Patienten nicht hilft, weil sehr unterschiedliche Präparate die gleichen Wirkungen haben können.

Während meines Medizinstudiums interessierte ich mich sehr für klinische Pharmakologie und lernte eine Menge über Rezeptoren, Chemie und Wirkungsweisen. Ein Phänomen war jedoch für mich ein Rätsel, das ich nicht lösen konnte. Warum wirkten Antihistaminika, die gegen Allergien eingesetzt wurden, auch bei Psychosen? Warum wirkten so viele Medikamente, die entwickelt wurden, damit sie zu einem bestimmten Rezeptor passten, auch bei völlig anderen Krankheiten, die mit diesem Rezeptor nichts zu tun hatten? Ich brauchte viele Jahre, um wirklich zu verstehen, wie trügerisch eine doppelblinde, placebokontrollierte Arzneimittelstudie ist, wenn die Ergebnisse subjektiv beurteilt werden (siehe Kapitel 3). Heute habe ich wenig Interesse an Rezeptoren und an Arzneimittelchemie, weil die Nebenwirkungen der Präparate oft erklären, warum sie bei höchst unterschiedlichen Krankheiten zu wirken scheinen. Leider kümmert es niemanden, dass wir in unseren Studien meist Verzerrungen messen. Die Zulassungsbehörden interessiert das nicht im Geringsten, und die Pharmaindustrie und ihre bezahlten Verbündeten unter den Ärzten sahnen ab. Es ist töricht, dass neue Medikamente zugelassen werden können, wenn sie in zwei placebokontrollierten Studien zufällig eine Wirkung zeigen, einerlei, wie schlecht sie in vielen anderen Tests abgeschnitten haben. Niemand verlangt, Verzerrungen durch Entblindung auszuschließen, niemand fragt, wie groß die Wirkung sein muss, um bedeutsam zu sein, und niemand fordert klinisch sinnvolle Zielparameter.

In der alten Zeit wurden Antipsychotika als *major tranquilizers* (»starke Tranquilizer«) und Benzodiazepine als *minor tranquilizers* (»leichte Tranquilizer«) bezeichnet. Das war ehrlicher als der heutige »Anti«-Unsinn, weil die beruhigende Wirkung der Grund dafür war, dass man sie bei Menschen anwandte. Doch selbst diese Terminologie war falsch, weil die Stärke der Sedierung von der Dosis abhängt, die die Patienten bekommen.

Trotz ihrer unrühmlichen Geschichte sind Antipsychotika das Kernstück des Märchens vom Fortschritt in der Psychiatrie.[9] Antipsychotika senken den Dopaminspiegel, worauf die Zahl der Dopaminrezeptoren steigt, um diesen Rückgang zu kompensieren. Wenn man die Medikamente plötzlich absetzt, kann die Folge durchaus eine Psychose sein. Dieses Phänomen kennt man als tardive Psychose, und es ist der Grund dafür, dass sich eine Psychose sogar während einer ununterbrochenen Behandlung entwickeln kann und dann möglicherweise nicht auf höhere Dosen reagiert.[15]

Ähnlich verhält es sich mit Antidepressiva. Sie erhöhen den Serotoninspiegel und die Folge ist, dass die Zahl der Rezeptoren sinkt. Deshalb kann das plötzliche Absetzen des Medikaments eine Depression auslösen. Dieser Rebound-Effekt ist auch bei Benzodiazepinen und Lithium zu beobachten.[6, 11] Nach kurzer Zeit können schlimmere Symptome auftreten als jemals zuvor, *obwohl die Patienten das Medikament immer noch einnehmen*. Und wenn sie versuchen, es allmählich abzusetzen, geht es ihnen möglicherweise noch schlechter.

Offensichtlich gefällt es unserem Gehirn nicht, zu einem neuen Gleichgewicht mit chemischen Stoffen gezwungen zu werden, und wenn die neue Homöostase länger als ein paar Wochen andauert, werden die Patienten vom Medikament abhängig, genau wie von einer Straßendroge.

Genetische Studien und Transmitterforschung

Milliarden Dollar werden für die Suche nach Genen ausgegeben, die uns für psychische Krankheiten empfänglich machen, und für die Suche nach ihren biologischen Ursachen. Deshalb existieren Tausende von Studien über Rezeptoren und Transmitter. Allein im Jahr 2010 gab das NIMH 400 Millionen Dollar für die Gehirn- und die Verhaltensforschung aus,[16] doch die Ergebnisse dieser gewaltigen Investition sind fast gleich null.[1]

Der Rummel, den die Forscher veranstalten, vermittelt der Öffentlichkeit einen völlig falschen Eindruck davon, was wir über Genetik, Transmitter und Rezeptoren und ihren Zusammenhang mit psychischen Krankheiten wissen. Genetische Assoziationsstudien zur ADHS haben beispielsweise nichts gefunden, was von Interesse wäre. Nur schwache Zusammenhänge wurden berichtet,[17] aber die veröffentlichte Literatur ist nicht ehrlich. Eine Analyse aller Artikel, die behaupten, Polymorphismen des Gens, das den Dopamin-D4-Rezeptor kodiert, hingen mit ADHS zusammen, stellte fest, dass nur 25 von 159 Zusammenfassungen erwähnten, wie klein das damit verbundene Risiko ist.[18] Ich hörte mehrere Psychiatrieprofessoren in Interviews sagen, dass genetische Faktoren die Hauptursachen für die Entwicklung einer ADHS seien, aber ich glaubte das nicht, unter anderem deshalb, weil ADHS keine Krankheit ist. Erst nach einigen Jahren enthüllte eine von ihnen die »Beweise« für diese Behauptung. Die Professorin sagte, zwischen eineiigen Zwillingen bestehe eine Übereinstimmung von 80 Prozent. Menschen mit identischen Genen sind also auch ziemlich identisch, wenn es darum geht, sie mit dem gesellschaftlichen Konstrukt zu brandmarken, das wir ADHS nennen. Was für eine Überraschung. Das sagt nichts über ADHS aus, sondern eher etwas darüber, dass Studienleiter unterschiedliche Meinungen vertreten, da die Übereinstimmung ja nicht 100 Prozent betrug.

Die Vorstellung, dass ADHS von einem Defizit des dopaminergen Systems verursacht wird, das hauptsächlich genetische Ursachen hat, ist ebenfalls unbegründet.[17] Es gibt keine zuverlässigen neurochemischen, genetischen, neuropharmakologischen oder durch bildgebende Verfahren gewonnenen Daten, die die Dopaminmangelhypothese stützen würden.[17] Medikamente, die den Noradrenalintransporter selektiv hemmen, ohne den Dopamintransporter zu beeinflussen, sind ebenso wirksame Psychostimulanzien wie jene, die auf den Dopamintransporter einwirken. Zudem ist L-Dopa, das die Freisetzung von Dopamin fördert und Parkinson-Symptome spürbar lindert, indem es einen offenkundigen Dopaminmangel beseitigt, bei ADHS unwirksam.[17]

Ich kann hier nicht die sehr umfangreiche Literatur besprechen, doch alles, was ich geprüft habe – auch das, was Verfechter der Theorien mir zum Lesen empfahlen, weil sie es überzeugend fanden –, war eine Enttäuschung, denn es enthielt keine genetische oder biochemische Erklärung für die psychiatrischen Erkrankungen. Beispielsweise wurde eine Positronenemissionstomografie-Studie in *Science*, die behauptete, Schizophrene hätten mehr Dopaminrezeptoren als Kontrollpersonen, später widerlegt. Auch auf diesem Gebiet ignorieren die Wissenschaftler unbequeme Befunde, zum Beispiel wenn sie erfahren, dass die Rezeptorendichte mit der Einnahme von Antipsychotika zusammenhängt.[11]

Die Gläubigen haben ihre Dopaminhypothesen über ADHS und Schizophrenie inzwischen so stark geändert, dass sie zu den vielen widersprüchlichen Daten passen. Das sieht nach Pseudowissenschaft im Sinne von Karl Popper aus. Wenn eine Hypothese gegen Experimente, die sie widerlegen könnten, immunisiert wird, ist keine Wissenschaft mehr möglich.

Ähnlich abwegig ist es, einem komplexen Phänomen wie Depression einen einzigen Neurotransmitter zuzuweisen, obwohl es im Gehirn mehr als 200 solche Transmitter gibt, die innerhalb eines sehr komplexen Systems miteinander interagieren, das wir nicht verstehen.[17] Aber biologische Psychiater können es sich nicht leisten, die Realität anzuerkennen, denn das würde bedeuten, dass ihr Kartenhaus zusammenbrechen und ihre attraktiven Geldquellen versiegen würden. Ich wäre begeistert, wenn man bei Menschen mit psychischen Störungen eines Tages einen echten Gehirnschaden fände, den man mit einem Medikament beheben könnte. Aber das ist unwahrscheinlich.

Chronische Hirnschäden

Bildgebungsstudien stehen im Mittelpunkt vieler Versuche, die Psychiatrie wissenschaftlicher erscheinen zu lassen, als sie ist. Wenn wir nachweisen könnten, dass Krankheiten zu Hirnschäden führen, wäre das ein starkes Argument für eine medikamentöse Behandlung, vor allem wenn ähnliche Studien belegen würden, dass Medikamente den Schaden verringern.

Für rheumatoide Arthritis haben wir Medikamente, die wirken. Das zeigen bildgebende Verfahren. Lang wirksame Antirheumatika verlangsamen die fortschreitende Zerstörung der Gelenke, doch die Medikamente, die das bewerkstelligen, sind gefährlich und manchmal tödlich. In der Psychiatrie haben wir nur die abträglichen Wirkungen der Medikamente, die nicht nur manche Patienten umbringen, sondern auch ihr Gehirn schädigen. Zudem ist nicht nachgewiesen, dass psychiatrische Erkrankungen Hirnschäden verursachen. Es ist absurd, dass Psychiater Millionen von Patienten jahrzehnte- oder lebenslang mit Psychopharmaka behandeln und ihnen vorspiegeln, dass die Mittel Hirnschäden verhinderten.

Es wäre keine Überraschung, wenn es in der psychiatrischen Literatur viele fehlerhafte Gehirnbildgebungsstudien gäbe. Das ist in der Tat der Fall. Eine Studie dieser Art, die mir ein Psychiatrieprofessor schickte, weil er sie überzeugend fand, konnte Spontanremissionen der Depression nicht von den Wirkungen der Medikamente unterscheiden, was die Autoren selbst einräumten.[20] Dafür brauchen wir eine randomisierte Studie. Eine große Studie mit 630 Patienten kam zu dem Ergebnis, dass die Einnahme von Antidepressiva, nicht die Depression selbst, mit kleinerem Gehirnvolumen und mehr weißer Materie zusammenhingen; doch die Unterschiede waren gering und es handelte sich um eine Querschnittsstudie.[21]

Bildgebungsstudien mit ADHS-Patienten waren ebenfalls nicht erhellend.[17]

Ein systematischer Review untersuchte 2012 die Methodik von 241 Studien, in der mit funktioneller Magnetresonanztomografie (fMRI) gearbeitet worden war.[22] Der Review stellte fest, dass viele Studien nicht über wichtige methodische Details berichteten, die das Studiendesign, die Datenerfassung und die Datenanalyse betrafen. Zudem war die Teststärke vieler Studien unzureichend. Die Methoden der Datenerfassung und -analyse waren äußerst flexibel und es gab fast so viele Analysemethoden wie Studien. Der Review kam zu dem Schluss, dass die funktionelle Bildgebung (Neuroimaging) besonders anfällig für falsch positive Ergebnisse sein könnte, weil die Zahl der falsch positiven Ergebnisse mit der Flexibilität des Designs zunimmt. Weniger als die Hälfte der Studien nannten weder die Zahl der Patienten, die von der Analyse ausgeschlossen worden waren, noch die Ausschließungsgründe. Ein anderer Review stützte sich auf eine Metaanalyse und stellte fest, dass die Rate der falsch positiven Resultate bei Neuroimagingstudien zwischen zehn und 40 Prozent liegt.[23]

Ein 38-seitiger Bericht aus dem Jahr 2012, verfasst für die American Psychiatric Association, in dem es um Neuroimagingbiomarker ging, war völlig negativ. Er kam nämlich zu dem Schluss: »In Zeitschriften, welche die National Library of Medicine katalogisiert, wurden keine Studien veröffentlicht, die untersuchten, ob das Neuroimaging in der Psychiatrie Störungen bei Erwachsenen oder Kindern vorhersagen kann.«[24]

Das bedeutet, dass die Wissenschaftler das Ergebnis erzielen können, das sie haben wollen, indem sie ihre Tests manipulieren. Trotz dieses enormen Verzerrungspotenzials belegen Studien und Metaanalysen – durchgeführt von Forschern, denen ihre Resultate eindeutig missfielen und die in ihren Artikeln keinen Hehl daraus machen –, dass Antipsychotika das Gehirn zum Schrumpfen bringen,[25, 26] und zwar abhängig von der Dosis[9, 25] und auch bei Primaten.[27] Im Gegensatz dazu hat die Schwere der Krankheit minimale oder gar keine Auswirkungen.[25]

Es gibt keine zuverlässigen Belege dafür, dass die Psychose an sich das Gehirn schädigen kann.[28] Obwohl eine große Studie 2013 ebendas behauptete,[29] konnte sie die Wirkungen der Behandlung nicht vom möglichen Einfluss der Krankheit unterscheiden, was die Autoren auch einräumten. Eine Studie mit Patienten in der ersten Episode einer Psychose stellte fest, dass eine kurze Behandlung mit Antipsychotika zu einem Schrumpfen der grauen Materie führen kann. Auch hier bestand kein Zusammenhang mit der Schwere der Krankheit.[30]

Es ist falsch, Patienten einzureden, dass sie Antipsychotika einnehmen müssen, um Hirnschäden vorzubeugen. Tatsache ist, dass Antipsychotika, nicht die Krankheit Hirnschäden verursachen.

Schizophrenie ist *keine* fortschreitende Gehirnerkrankung, obwohl viele Psychiater das glauben.[27] Ihrer Meinung nach wird die Krankheit chronisch und zerstört die Sozialkompetenz. Diese Auffassung ist jedoch durch Auswahlverzerrungen beeinflusst. Die Patienten, die die Psychiater in ihren Kliniken sehen, sind die schlimmsten Fälle, nicht diejenigen, die wieder gesund werden – und die Wahrheit ist, dass rund 40 Prozent der Patienten funktionell gesund werden.[28]

Ich kenne keine überzeugenden Forschungsergebnisse, die belegen würden, dass die Krankheit Hirnschäden hervorruft. Ich kenne jedoch überzeugende Studien, die belegen, dass die Medikamente Hirnschäden verursachen.[25, 28, 31] In vielen Artikeln, die ich gelesen habe, zogen die Autoren den naheliegenden Gedanken, dass das Medikament und nicht die Krankheit für den Hirnschaden verantwortlich sein könnte, nicht einmal in Betracht. Das ist unentschuldbar, wenn man bedenkt, was wir seit Jahrzehnten über diese

Medikamente wissen, und angesichts der Tatsache, dass fast allen Patienten Medikamente gegen ihre Krankheit verabreicht werden.

Chronische Hirnschäden mit dauerhafter Persönlichkeitsveränderung, zum Beispiel Abbau der kognitiven Fähigkeiten und emotionale Abstumpfung, und das noch lange nach dem Absetzen der Medikamente, wurden für nahezu alle Psychopharmaka nachgewiesen.[5, 31] Chronische Hirnschäden hängen mit der Dauer der medikamentösen Behandlung zusammen und verschlimmern sich oft, wenn die Dosis erhöht wird, während sie sich meist deutlich verbessern, wenn die Medikamente allmählich abgesetzt werden. Würde die Krankheit die Störungen verursachen, müsste es den Patienten nach der Verringerung der Dosis schlechter gehen.[31] Zu den Symptomen, die die Medikamente hervorrufen, gehören nicht nur zunehmende Gedächtnisstörungen, sondern oft auch emotionale Instabilität mit Reizbarkeit und Wutausbrüchen, die bisweilen mit Alzheimer verwechselt wird und den Patienten nebst ihren Angehörigen Angst einjagt.[31]

Antipsychotika töten Nervenzellen so wirksam, dass man ihren möglichen Einsatz gegen Hirntumore erforscht.[11] Die Hirnschäden stören die Neurotransmission und verringern die Zahl der Rezeptoren. Das ist nicht verwunderlich. Haschisch, LSD, Alkohol und andere psychoaktive Substanzen können ebenfalls chronische Hirnschäden verursachen und die Persönlichkeit verändern.

Obwohl die wissenschaftlichen Befunde überzeugend sind, informieren die Psychiater ihre Patienten selten darüber, dass ihre Medikamente Hirnschäden hervorrufen können. Führende Psychiater behaupten oft das Gegenteil: Es sei wichtig, Antipsychotika und Antidepressiva einzunehmen, weil eine unbehandelte Schizophrenie[32] oder Depression[33, 34] Gehirnschäden verursachen könne. Je früher die Erkrankung diagnostiziert und behandelt werde, desto besser sei die Prognose.[11] Meiner Meinung nach schadet diese Lüge den Patienten ebenso sehr wie die Lüge vom chemischen Ungleichgewicht.

Vor Kurzem erklärte ein einflussreicher Depressionsforscher, eine Depression verdopple das Demenzrisiko, und Antidepressiva könnten die Regeneration des Gehirns fördern.[34] Er bezog sich dabei auf eine Metaanalyse,[35] die typisch für die Pseudowissenschaft in der Psychiatrie ist. Sie erwähnte nichts von früheren Behandlungen, und es gab nicht den geringsten Hinweis darauf, dass das erhöhte Demenzrisiko auf die Medikamente zurückzuführen sein könnte, obwohl das viel wahrscheinlicher ist (siehe Kapitel 8).

Klinische Beobachtungen bestätigen, dass Antidepressiva chronische Hirnschäden verursachen können.[36–38] Entzugssymptome und andere mit SSRI zusammenhängende Nebenwirkungen können nach dem Absetzen des Medikamente noch jahrelang andauern.[1, 39] Zudem gibt es viele glaubhafte Berichte über anhaltende sexuelle Störungen bei Menschen,[37, 40] darunter Empfindungslosigkeit im Genitalbereich und Orgasmen ohne Lust.[41] Bei Ratten können dauerhafte sexuelle Störungen auftreten, wenn man ihnen früh im Leben SSRI verabreicht.[42] Das haben wir in unserem systematischen Review zu Tierversuchen bestätigt.[43] Sehr wahrscheinlich gehen diese Wirkungen auf die Hemmung der Dopamintransmission zurück, ausgelöst von den SSRI. Das erklärt auch, warum SSRI tardive Dyskinesie und tardive Dystonie hervorrufen können, ebenso wie Antipsychotika.[40, 44–47] Dechallenge- und Rechallenge-Experimente bestätigen, dass SSRI solche Bewegungsstörungen verursachen können.[45, 47]

Benzodiazepine können ebenfalls chronische Hirnschäden hervorrufen.[6, 31] Eine sorgfältig durchgeführte Studie legt nahe, dass sie das Demenzrisiko verdoppeln.[48]

ADHS-Medikamente, in jungen Jahren eingenommen, können ebenfalls zu chronischen Hirnschäden führen. Mögliche Folgen sind, wie Tierversuche belegen, Angst, geringere Stresstoleranz, eine schwächere Reaktion auf natürliche Belohnungen, eine schwächere Reaktion auf eine neue Umgebung und der Verlust des sexuellen Interesses und der sexuellen Fähigkeiten.[49–52] Bei Kindern, die mit Stimulanzien behandelt werden, atrophiert oft das Gehirn,[53] doch wie immer behaupten einige Wissenschaftler, daran sei die Krankheit schuld. Das ist eine ziemlich bizarre Vorstellung, weil ADHS keine Krankheit ist, sondern nur die Bestätigung dafür, dass manche Kinder aktiver und irritierender sind als andere.

Psychiater berufen sich oft auf Studien mit bildgebenden Verfahren, um die medikamentöse Behandlung von ADHS-Kindern zu rechtfertigen.[54] Diese Studien sind jedoch ebenso fehlerhaft wie alle anderen, die angeblich nachweisen, dass die Krankheit das Problem ist, nicht das Medikament. Die Forscher haben es versäumt zu erwähnen, ob die Patienten ADHS-Medikamente bekommen haben, doch Kollegen von ihnen fanden heraus, dass dies der Fall war.[17] Die wenigen neuen Studien zu ADHS-Kindern, die keine Medikamente bekamen, vermeiden es sorgsam, direkte Vergleiche zwischen diesen Kindern und normalen Kindern zu ziehen, im Gegensatz zu all den Studien, in denen die Forscher nicht berichteten, dass die Kinder Medikamente bekamen. Das sieht nach groß angelegtem wissenschaftlichen Fehlverhalten aus.

Abhängigkeit von Psychopharmaka

Die medikamentöse Therapie führt in die Abhängigkeit. Das ist eines der bestgehüteten Geheimnisse der Psychiatrie. Den Patienten fällt es schwer, die Mittel abzusetzen, weil dies Entzugssymptome auslöst.[31] Es ist unglaublich, dass führende Psychiater diese Tatsache seit vielen Jahrzehnten bestreiten[55] und dass die meisten von ihnen heute noch entschieden leugnen, dass SSRI abhängig machen können. Aber Patienten sind nicht so leicht zu täuschen wie Psychiater; sie wissen allzu gut, dass die Medikamente, auch SSRI, zu einer Abhängigkeit führen.[56, 57]

Mehrere Fakten sollten unvoreingenommene Beobachter davon überzeugen, dass die Therapie mit Psychopharmaka eine Abhängigkeit hervorrufen kann.

Soweit ich weiß, machen alle psychoaktiven Substanzen süchtig, zum Beispiel Alkohol, Opioide, Barbiturate, Benzodiazepine und Straßendrogen, von denen einige mit Medikamenten identisch oder ihnen sehr ähnlich sind. Entzugssymptome wurden für alle Psychopharmaka empirisch nachgewiesen.

Außerdem können wir aufgrund der Wirkungsweise vorhersagen, dass eine Abhängigkeit unvermeidlich ist. Psychoaktive Substanzen regeln Rezeptoren hoch oder herunter und erzeugen eine neue Homöostase (einen Gleichgewichtszustand). Das bedeutet, dass das Gehirn nicht mehr normal arbeitet. Wird die störende Substanz plötzlich abgesetzt, leiden manche Menschen an Entzugssymptomen. Diese Reaktion kommt auch in anderen Bereichen der klinischen Pharmakologie vor und wird oft »Rebound-Effekt« oder »Absetzphänomen« genannt. Wird ein Protonenpumpenhemmer, der wegen Sodbrennens verordnet wurde, abrupt abgesetzt, können die dyspeptischen Symptome schlimmer werden als vor Beginn der Einnahme. Deshalb bleiben manche Patienten bis ans Ende ihres Lebens von einem

Medikament abhängig – die Entzugssymptome täuschen ihnen vor, dass sie das Medikament immer noch brauchen.

Die Vertuschung der Abhängigkeit ist nur möglich, weil Pharmaindustrie, Zulassungsbehörden und Ärzte sich daran beteiligen. Diese unheilige Allianz hat eine lange Geschichte. In den Dreißigerjahren wurde nicht erkannt, dass Barbiturate süchtig machen, und Ärzte, die darauf hinwiesen, wurden ignoriert.[58] Es dauerte vierzig Jahre, bis das britische Gesundheitsministerium das Problem endlich anerkannte und man begriff, dass die Menschen nicht deshalb an den Barbituraten festhielten, weil sie krank waren, sondern weil sie nicht ohne starke Beschwerden mit der Einnahme aufhören konnten. Im Jahr 1955 wurden in den Vereinigten Staaten so viele Barbiturattabletten produziert, dass sieben Prozent der Bevölkerung jeden Tag eine Tablette hätten schlucken können. Diese Medikamente schienen endlich den Traum von der schnellen Heilung sämtlicher Schmerzen zu erfüllen, den Aldous Huxley 1932 in seinem Roman *Schöne neue Welt* beschrieben hatte: Die Menschen dieser Welt können jeden Tag die Droge Soma einnehmen, um ihr Leben in den Griff zu bekommen und unangenehme Gedanken zu vertreiben. Die Somatabletten der damaligen Zeit waren Barbiturate. Heute drängt die Fernsehwerbung in den Vereinigten Staaten die Menschen, genau das Gleiche zu tun. Sie präsentiert unglückliche Menschen, die aber nach Einnahme einer entsprechenden Pille ihr Leben wieder meistern und glücklich wirken.[59]

In den Sechzigerjahren waren die Benzodiazepine an der Reihe. Ärzte hielten sie für harmlos und verschrieben sie gegen fast alles. Hoffmann-La Roche warb so intensiv für Diazepam (Valium), dass es zum meistverkauften Medikament der Welt wurde.[58] Die Umsätze mit Benzodiazepinen waren so hoch, dass 10 Prozent der dänischen Bevölkerung mit ihnen hätten versorgt werden können.[60] Das ist außergewöhnlich, weil die Wirkung nach wenigen Wochen nachlässt, denn der Körper gewöhnt sich an die Substanz. Jahrzehntelang bestritten die Unternehmen, dass Benzodiazepine abhängig machen können, und obwohl schwere Abhängigkeit bereits 1961 nachgewiesen wurde, dauerte es mehr als 20 Jahre, bis man sie allgemein akzeptierte.[61] Das kollektive Leugnen war umfassend. Noch in den Achtzigerjahren erklärte die britische Arzneimittelbehörde, gestützt auf ihr vorliegende Berichte über Nebenwirkungen, nur 28 Menschen seien von 1960 bis 1977 von Benzodiazepinen abhängig geworden. Die korrekte Zahl lag wahrscheinlich bei etwa einer halben Million.

Als die Behörden in den Achtzigerjahren endlich zugaben, dass der enorme Konsum von Benzodiazepinen eine Katastrophe für die Volksgesundheit war, und anfingen, vor diesen Medikamenten zu warnen, ging der Verbrauch zurück.[60] Zur gleichen Zeit engte die American Psychiatric Association die Kriterien für Substanzabhängigkeit ein, gerade rechtzeitig vor der Markteinführung der SSRI.[61] Ich habe mich oft gefragt, wie viel Korruption dabei im Spiel war, weil dieser Wechsel der Kriterien für die Firmen Milliarden wert gewesen sein muss.

Die Änderung war erheblich. Vor 1987 war »Abhängigkeit« die Entwicklung einer Toleranz gegen eine Substanz oder das Auftreten von Entzugssymptomen. So würden die meisten Leute sie definieren. Doch von 1987 an mussten mindestens drei von neun Kriterien erfüllt sein, außerdem wurde ein Zeitkriterium hinzugefügt.[61]

Jetzt war völlig unklar, ob ein Mensch abhängig war oder nicht, und wie es DSM-üblich ist, kann sich niemand das alles merken oder die Kriterien von Fall zu Fall einheitlich anwenden. Es gibt eine Menge Willkür, Urteile und Abstufungen. Einige Beispiele: »Eine Menge Zeit« (wie viel?); »Substanz wird oft genommen« (wie oft?); »Wichtige soziale, berufliche oder freizeitliche Aktivitäten wurden aufgegeben« (was ist wichtig und wer entscheidet das?); »Häufige Intoxikation oder Entzugssymptome« (wie häufig?); »Substanz wird oft eingenommen, um Entzugssymptome zu lindern oder zu vermeiden« (dieses Kriterium ist bedeutungslos: Wenn ein Patient nur eine einzige Dosis Paroxetin verpasst, kann das zu Entzugssymptomen führen; bedeutet »oft« drei Paroxetin-Tabletten am Tag?).

Die neuen Kriterien nahmen den Patienten die Entscheidungsfreiheit, weil einige von ihnen eine Beurteilung durch andere erfordern, zum Beispiel ob die Patienten »wichtige Pflichten am Arbeitsplatz, in der Schule oder zu Hause« erfüllen. Ich bestreite nicht, dass Fremdbeurteilungen bisweilen notwendig sind, etwa wenn ein Heroinsüchtiger seine Abhängigkeit bestreitet, aber ich bin davon überzeugt, dass Patienten, die mit Medikamenten behandelt werden, für sich selbst sprechen sollten.

Das Zeitkriterium ist immer töricht. Symptome sollen mindestens einen Monat lang anhalten oder längere Zeit immer wieder vorkommen. Bei sehr vielen Patienten, die von Medikamenten abhängig sind, ist dieses Kriterium nicht erfüllt. Vielleicht haben sie mehrere Male versucht aufzuhören, die Einnahme aber rasch fortgesetzt und beschlossen, nie wieder einen Versuch zu wagen – weil sie an schlimmen Entzugssymptomen litten. Solche Patienten sind dem Zeitkriterium nach nicht abhängig, obwohl sie von allen Patienten am abhängigsten sind!

Die neuen Kriterien sind ein Deckmantel und sollen die Aufmerksamkeit davon ablenken, dass SSRI süchtig machen. Bei unseren Forschungen haben wir festgestellt, dass Entzugserscheinungen von Patienten, die Benzodiazepine oder SSRI einnahmen, mit ähnlichen Worten beschrieben wurden und bei 37 von 42 identifizierten Symptomen sehr ähnlich waren.[61] Doch als Lundbeck zu unseren Befunden befragt wurde, bestritt die Firma, dass Menschen von SSRI abhängig werden können.[62]

Das schlimmste Argument, das ich gehört habe – es stammt ebenfalls von Psychiatrieprofessoren –, lautet: Patienten sind nicht abhängig, weil sie kein Verlangen nach höheren Dosen verspüren. Wenn das zuträfe, wären Raucher nicht nikotinsüchtig, weil sie ihren Zigarettenkonsum nicht steigern!

Es ist irrational, ähnliche Symptome einmal als Abhängigkeit (von Benzodiazepinen) und ein andermal als Entzugssymptome (beim Absetzen von SSRI) zu bezeichnen. Für die Patienten ist es ohnehin dasselbe. Es kann sehr schwer sein, eines dieser Medikamente abzusetzen. In einer Umfrage stimmten 57 Prozent von 500 dänischen Patienten der Aussage zu: »Wenn man lange Zeit Antidepressiva eingenommen hat, ist es schwierig, damit aufzuhören.«[56] In einer anderen Umfrage erwähnten 55 Prozent von 1829 Patienten in Neuseeland, die Antidepressiva einnahmen, Entzugserscheinungen, 25 Prozent nannten sie schwer.[57]

Arzneimittelbehörden, der verlängerte Arm der Industrie

Es fällt schwer, einen großen Unterschied zwischen den Kontrolleuren und den Kontrollierten zu finden. Nachdem die Behörden über das Problem der Abhängigkeit informiert worden waren, dauerte es mehr als ein Jahrzehnt, bis sie davor warnten. Das gilt sowohl für Benzodiazepine als auch für SSRI. Dieser Prozess war charakterisiert von Leugnen, Herunterspielen der Schäden und sogar deren falscher Darstellung.[58, 61, 63] Die britische Arzneimittelbehörde bezeichnete die Entzugserscheinungen nach dem Absetzen von SSRI als generell selten und leicht. Unabhängige Forscher wiesen jedoch nach, dass die Kontrolleure 60 Prozent der »leichten« Reaktionen als mittelschwer und 20 Prozent als schwer eingestuft hatten![63]

Der Trick mit den neuen DSM-Kriterien für Abhängigkeit wurde von den Behörden unkritisch akzeptiert. Sie verließen sich auf sie, als sie das Suchtpotenzial der SSRI bestritten. Die britische Behörde behauptete beispielsweise 1998, die Einnahme von SSRI führe nicht zu einer Erhöhung der Dosis und nicht zu einem Beschaffungsverhalten,[61] als wäre dies ein Beweis dafür, dass sie nicht abhängig machen. Medikamente können auch ohne diese Eigenschaften abhängig machen, und es stimmte nicht einmal, dass SSRI kein Beschaffungsverhalten auslösen. Sie tun es, wie dieselbe Behörde 2004 einräumte, als sie sogar zugab, dass SSRI den neuen, engen Abhängigkeitskriterien genügten.

Von Beecham durchgeführte Studien zu Paroxetin zeigten Mitte der Achtzigerjahre, bevor das Medikament auf den Markt kam, dass es gesunde Freiwillige abhängig machen konnte. Aber die Firma unternahm nichts, obwohl Experten sie warnten. Die Studien blieben unveröffentlicht.[2]

Einige Jahre nach der Markteinführung der SSRI wurden erneut Bedenken wegen ihrer süchtig machenden Wirkung geäußert. Doch die Pharmaunternehmen und ihre bezahlten Verbündeten unter den Psychiatern brachten unterschiedliche Aspekte durcheinander und neigten dazu, jede Entzugsreaktion als Rückfall zu deuten.[61] Paroxetin wurde in den Vereinigten Staaten sogar direkt an Konsumenten verkauft, und zwar als »nicht abhängig machend«. Auf der Rückseite der britischen Paroxetin-Packungen war der folgende Satz zu lesen: »Sie können Prozac ohne Bedenken längere Zeit einnehmen – es macht nicht abhängig.«[2]

Noch im Jahr 2000 erklärte die Europäische Arzneimittel-Agentur entschieden: »SSRI führen nicht zu Abhängigkeit.«[58, 61] Die Behörde fügte allerdings hinzu, dass SSRI »nachweislich den Konsum von süchtig machenden Substanzen wie Kokain und Ethanol [Alkohol] verringern. Das ist schwer zu interpretieren.«[58] Es ist nur für diejenigen schwer zu interpretieren, die nichts sehen *wollen*. Im Jahr 2003 veröffentlichte die Weltgesundheitsorganisation einen Bericht, in dem drei SSRI (Fluoxetin, Paroxetin und Sertralin) unter den dreißig am stärksten abhängig machenden Medikamenten aufgelistet wurden![58]

Die Pharmaunternehmen taten, was sie konnten, um die Probleme zu verbergen,[61] und die von ihnen bezahlten Silberrücken unter den Psychiatern waren für sie enorm nützlich, weil sie ihnen halfen, mehr als hundert Millionen Menschen von Medikamenten abhängig zu machen, die die meisten von ihnen nicht brauchten. Zuerst waren es die Barbiturate, dann die Benzodiazepine und heute sind es die SSRI. Wenn es Probleme gibt, wenden die Psychiater und die Firmen die gleiche Taktik an: Sie beschuldigen immer die Krankheit, nie die Tabletten.[2, 5, 64] Darum geht es im nächsten Abschnitt.

Arzneimittelabhängigkeit wird oft als Rückfall fehlgedeutet

Wie bereits erwähnt, können alle Psychopharmaka abhängig machen.[31] Es ist nützlich, Entzugssymptome in zwei Phasen einzuteilen: in die Anfangsphase, in der neue Symptome und Rückschlagsymptome auftreten, und zwar bis zu sechs Wochen nach dem Absetzen des Medikamentes – der Zeitpunkt hängt von der Eliminationshalbwertszeit ab –, und in die Phase nach diesen ersten sechs Wochen,[6, 31, 39] die bisweilen Jahre dauert.[1, 39, 65]

Viele Menschen kommen nicht von SSRI los, nicht einmal durch Ausschleichen. Von 20 Patienten mit Panikstörungen und Agoraphobie, die eine erfolgreiche Verhaltenstherapie hinter sich hatten, litten neun an Entzugssymptomen, die bei sechs von ihnen innerhalb eines Monats abklangen.[66] Bei den drei anderen Patienten, die alle Paroxetin bekommen hatten, blieben die Symptome bestehen, und bei allen stellten sich Stimmungswechsel ein, die für bipolare Störungen typisch sind, die aber vorher nicht aufgetreten waren. Andere Studien bestätigen, dass es bei etwa der Hälfte der Patienten zu Entzugssymptomen kommt.[56, 67, 68]

Wenn Patienten nach einer erfolgreichen Psychotherapie ein Medikament allmählich absetzen und dann unangenehme Symptome auftreten, ist es ziemlich klar, dass es sich um Entzugssymptome handelt und nicht um eine Rückkehr ihrer Panikstörung. Leider neigen Psychiater und andere Ärzte sehr dazu, Entzugssymptome als Krankheitssymptome zu deuten. Die Skalen, die sie verwenden, um die Schwere der Krankheit zu beurteilen, führen sie in die Irre, weil sie oft Items enthalten, die sich auf Entzugssymptome beziehen.[11] Deshalb setzen die Ärzte ihre Patienten unter Druck, wenn sie versuchen, von den Medikamenten loszukommen, und drängen sie weiterzumachen.

Auf einer großen Psychiaterkonferenz führte ich aus, dass es vielen Patienten schwerfalle, mit der Einnahme von Antidepressiva aufzuhören, doch zu meiner großen Überraschung sagte ein Professor, es bereite ihm keine Mühe, Patienten zum Absetzen dieser Medikamente zu verhelfen. Das könnte daran liegen, dass Entzugssymptome oft als Rückfall interpretiert werden. Wer das immer so handhabt, hat auch keine Mühe, weil er den Patienten, die die Entzugssymptome nicht ertragen konnten, einfach wieder die volle Dosis verabreicht. Aber hier liegt eine Tautologie vor, etwa in dieser Art: »Dieses Medikament wirkt bei allen Patienten mit Hysterie, und wenn es bei manchen Patienten nicht wirkt, dann deshalb, weil sie nicht an Hysterie leiden.«

Der britische Psychiater Stuart Montgomery, der viele finanzielle Beziehungen zu Pharmaunternehmen unterhält, interpretiert offenbar *alle* Entzugssymptome als Rückfall.[69] Er untersuchte 135 depressive Patienten, die auf eine achtwöchige Therapie mit Paroxetin angesprochen hatten und die er randomisiert für ein Jahr einer Interventions- oder Placebogruppe zuteilte. *Obwohl Paroxetin bei den 67 Patienten in der Placebogruppe abrupt abgesetzt wurde, erwähnte er in seinem Artikel kein einziges Entzugssymptom!* Nachdem sie den Patienten in der Placebogruppe erheblichen Schaden zugefügt hatten, kamen die Autoren zu dem Schluss, sie hätten »die Befunde akuter Studien, wonach die Nebenwirkungen von Paroxetin mit der Zeit abklingen, bis sie vom Placebo nicht mehr zu unterscheiden sind«, bestätigt. Es ist unglaublich. Ein Patient erhängte sich in den ersten acht Wochen unter dem Einfluss von Paroxetin.

Interne Pfizer-Unterlagen belegen, dass Montgomery es absichtlich vermied, die Arzneimittelbehörde, für die er arbeitete, darüber zu informieren, dass er gleichzeitig für Pfizer tätig war.[58] Er informierte Pfizer darüber, was die Behörde vom Zulassungsantrag für Sertralin hielt, und erklärte dem Konzern, war er tun müsse, damit sein Medikament zugelassen würde.

Andere sind umsichtiger und führen ihre Leser manchmal trotzdem in die Irre. Ein systematischer Review berichtete 2003 in der *Lancet* von 31 Studien mit 4410 Patienten, die randomisiert in zwei Gruppen eingeteilt wurden. Die erste bekam weiter ein aktives Medikament, die andere ein Placebo, nachdem alle Patienten auf ein Antidepressivum angesprochen hatten.[70] Die Rückfallquote betrug 18 Prozent in der ersten und 41 Prozent in der zweiten Gruppe. Diese scheinbar eindrucksvolle Wirkung verleitete die

Autoren dazu, in der Zusammenfassung zu behaupten: »Viele Patienten mit einer depressiven Erkrankung würden von einer kontinuierlichen Behandlung mit Antidepressiva profitieren.«

Die meisten Leute lesen nur die Zusammenfassung und erfahren daher nicht, dass die Autoren im Haupttext vorsichtiger formulierten. Sie erklärten, das erhöhte Rückfallrisiko in der Placebogruppe sei möglicherweise die Folge einer Entzugsreaktion, nicht eines Rückfalls. Man kenne dieses Problem im Zusammenhang mit Lithium, das bei abruptem Absetzen einen manischen Rückfall auslöse. Es sei ziemlich klar, dass Studien mit Absetzdesign (oft als »Erhaltungsstudien« oder »Rückfallpräventionsstudien« bezeichnet) die scheinbare Wirkung von Lithium überhöhten. In ihrer eigenen Metaanalyse schrieben die Autoren, selbst nach einem bis drei Jahren bestehe ein eindeutiger Unterschied zwischen der Interventionsgruppe und der Placebogruppe. Manche Patienten leiden jedoch jahrelang an Entzugssymptomen, und es ist zu erwarten, dass dies das Risiko eines neuen Depressionsschubes vergrößert. Allerdings würde es sich dann nicht um eine echte Depression handeln, sondern um eine, die vom Absetzen des Medikaments ausgelöst wurde. Zudem gab es in diesem Zeitraum ziemlich wenige Rückfälle, sodass auch der Zufall die Befunde beeinflusst haben könnte. Am wichtigsten ist vielleicht, dass eine Nachbeobachtung, die ein bis drei Jahre dauert, zu kurz ist (siehe die Schizophreniestudie unten).

Es ist heikel, dass Entzugssymptome und Krankheitssymptome identisch sein können. Wenn ein Patient die Dosis eines Antidepressivums verringert und depressiv wird, bedeutet das nicht unbedingt, dass die Krankheit zurückgekehrt ist. Typisch für depressionsähnliche, vom Absetzen ausgelöste Symptome ist, dass sie meist sehr schnell auftreten und gewöhnlich innerhalb von Stunden verschwinden, wenn der Patient wieder die volle Dosis einnimmt. Wenn er an einer echten Depression leidet, dauert es dagegen Wochen, bis es ihm wieder besser geht.

Eine Studie, die 242 Patienten mit Depression im Stadium der Remission umfasste, illustriert diese diagnostischen Schwierigkeiten.[71] Die Patienten hatten vier bis 24 Monate lang eine offene Erhaltungstherapie mit Fluoxetin, Sertralin oder Paroxetin erhalten, nachdem sie genesen waren. Dann wurde die Therapie plötzlich geändert und sie bekamen fünf bis acht Tage lang ein Placebo, wobei der Zeitpunkt der Behandlungsunterbrechung weder den Patienten noch den Klinikern bekannt war. Die Forscher hatten eine 43-Punkte-Liste erarbeitet, die auf Entzugssymptomen beruhte, über die in der Literatur berichtet wurde. Nach der Placebophase fragte man die Patienten, ob eines dieser Symptome aufgetreten sei. Diese Checklistenmethode kann Entzugssymptome übertreiben, zudem wurde die Studie von Eli Lilly finanziert, dem Fluoxetin-Hersteller, der ein offenkundiges Interesse daran hatte nachzuweisen, dass der Arzneistoff dank seiner sehr langen Halbwertszeit seines aktiven Metaboliten – etwa ein bis zwei Wochen – weniger Entzugssymptome verursachte als die beiden anderen Medikamente.

Dennoch sind die Ergebnisse interessant. Die drei häufigsten Entzugssymptome waren Stimmungsverschlechterung, Reizbarkeit und Unruhe (Tabelle 11.1), die nichts mit einem Rückfall in die Depression zu tun haben. Wie zu erwarten war, traten bei relativ wenigen Patienten, die Fluoxetin einnahmen, Symptome auf. Von 122 Patienten, die Sertralin oder Paroxetin erhielten, stiegen 40 auf der Hamilton-Skala um mindestens acht Punkte nach oben, was eine klinisch relevante Zunahme ist.

Es hätte viel mehr Entzugssymptome gegeben, wenn die Medikamente zwei bis drei Wochen lang abgesetzt worden wären; tatsächlich erfüllten jedoch 25 der 122 Patienten die Depressionskriterien des Autors. Diese Studie zeigt also, warum die meisten Ärzte sich irren, wenn sie von einem Rückfall ausgehen. Denken Sie nach: Wie viele Patienten in einer Gruppe von 122 werden in einer zufällig ausgewählten Woche wahrscheinlich an einer neuen Depression erkranken, wenn ihre Depression seit vier bis 24 Monaten am Abklingen ist? Nicht 25, sondern vielleicht einer!

	Fluoxetin	**Sertralin**	**Paroxetin**
	(n = 63)	(n = 63)	(n = 59)
Schlechtere Stimmung	22 %	28 %	45 %
Reizbarkeit	17 %	38 %	35 %
Unruhe	16 %	37 %	31 %
Hamilton-Anstieg ≥8	6 %	30 %	36 %

Tabelle 11.1: Entzugssymptome bei Patienten mit einer remittierten Depression während einer fünf- bis achttägigen Placebophase vier bis 24 Monate nach der Remission.

In sechs kurzen Therapiestudien, in denen die Behandlung abrupt beendet und das Medikament durch ein Placebo ersetzt wurde – der Zeitpunkt war weder den Forschern noch den Patienten bekannt –, traten laut Eli Lilly bei 44 Prozent der Patienten, die Duloxetin einnahmen, und bei 23 Prozent der Patienten, die ein Placebo erhielten, Entzugssymptome auf.[68]

Manche Patienten leiden an schrecklichen Symptomen, wenn sie versuchen, ihr Medikament abzusetzen. Einige Symptome ähneln der Krankheit, viele andere, die sie nie zuvor erlebt haben, machen ihnen vielleicht Angst, zum Beispiel Kopfschmerzen, die an leichte Stromschläge erinnern, nach dem Absetzen von SSRI.[72]

Führende Psychiater verstehen das alles nicht oder tun so, als verstünden sie es nicht. Fast alle Silberrücken interpretieren die Erhaltungsstudien mit Antidepressiva und Antipsychotika so, dass diese Präparate neuen depressiven Störungen und Psychosen sehr wirksam vorbeugen[9, 73, 74] und dass die Patienten diese Medikamente daher jahrelang oder sogar ein Leben lang einnehmen sollten. Dänemark verfolgt das nationale Ziel, über 90 Prozent der Schizophrenen mit Medikamenten zu behandeln. Das ist eine nationale Tragödie.

Psychiater behaupten außerdem, depressive Störungen nähmen heute eher einen chronischen Verlauf als früher. Im Lehrbuch der American Psychiatric Association *(Textbook of Psychiatry)* aus dem Jahr 1999 heißt es beispielsweise, dass die meisten Patienten sich bis vor Kurzem von einer depressiven Episode erholt hätten, heute hingegen sei »eine Depression eine häufig wiederkehrende, bösartige Störung«.[5]

Die Psychiater übersehen, dass sie selbst diese Epidemie verursacht haben, weil sie bestreiten, dass Entzugssymptome eine wichtige Rolle spielen, und weil sie zögern, die Medikamente ihrer Patienten abzusetzen. Da es keine Belege dafür gibt, dass psychische Krankheiten chronisch sind und die Betroffenen ein Leben lang plagen, gibt es keine wissenschaftliche Rechtfertigung für die lebenslange Einnahme von Psychopharmaka. Die scheinbare »Chronizität« psychischer Störungen ist eine Folge der Medikamente.[1] Das belegte eine Studie mit 172 Patienten, die an wiederholt auftretender Depression litten und deren letzte Episode seit mindestens zehn Wochen beendet war.[75] Von den Patienten, die weiter Medikamente einnahmen – was sie den internationalen Richtlinien zufolge tun sollten –, erlitten 60 Prozent innerhalb von zwei Jahren einen Rückfall. Bei denjenigen, die das Medikament unregelmäßig einnahmen, war die Rückfallquote ähnlich (64 Prozent), während sie bei Patienten, die keine Medikamente einnahmen, 46 Prozent und bei denjenigen, die psychotherapeutisch behandelt wurden und ebenfalls keine Medikamente einnahmen, nur acht Prozent betrug. Unterschiede in der Schwere der Erkrankung konnten diese Ergebnisse nicht erklären; sie beruhten also nicht auf einer Verzerrung durch die Indikation.

Eine sorgfältige Analyse von 66 Auslassstudien enthüllte das Hauptproblem solcher Studien.[9, 76] Die Rückfallquote war in Gruppen mit abruptem Absetzen dreimal höher als in Gruppen mit allmählichem Absetzen!

Wie ich in diesem Buch immer wieder erklärt habe, verursachen Psychopharmaka, die länger als einige Wochen lang eingenommen werden, die Krankheiten, bei denen einige von ihnen für kurze Zeit Wirkung zeigen, oder andere oder noch schlimmere Erkrankungen; zudem werden akute Störungen chronisch.[2, 5, 6, 36, 77, 78] Darauf wurde in den letzten 30 bis 40 Jahren immer wieder hingewiesen, doch einerlei, wie überzeugend die neuen Beweise waren, die führenden Psychiater wischten sie jedes Mal so schnell wie möglich vom Tisch.[5, 9] Nachdem sie auf die unwissenschaftliche Psychoanalyse verzichten mussten, ist es zu schmerzhaft für sie anzuerkennen, dass die biologische Psychiatrie, die ihr Fachgebiet – oberflächlich betrachtet – so wissenschaftlich aussehen lässt wie die innere Medizin, ihre Versprechen nicht hält.

Für Erhaltungsstudien (Auslassstudien) gab es einen guten Grund: Man wollte herausfinden, wie lange die Patienten ein Medikament einnehmen müssen. Aber diese Studien sind höchst irreführend, wenn sie eine kurze Laufzeit haben. Es gibt nur sehr wenige Langzeitstudien, doch eine Studie dieser Art mit 128 schizophrenen Patienten ist aufschlussreich.[79] Patienten, die eine erste Episode hinter sich hatten, wurden zwei Jahre lang auf Reduzierung oder Absetzen der Medikation oder auf Erhaltung randomisiert. Danach stand es den Klinikern frei, die Behandlung zu wählen, die die Patienten ihrer Meinung nach brauchten.

Sieben Jahre nach der Randomisierung konnte man noch 103 Patienten aufspüren. Die kurzfristigen Ergebnisse zeigten, dass die Patienten in der Reduzierungs- oder Absetzungsgruppe zwei Jahre nach dem Randomisieren häufiger einen Rückschlag erlitten hatten als jene in der Erhaltungsgruppe (43 Prozent gegenüber 21 Prozent). Nach sieben Jahren gab es jedoch keinen Unterschied mehr (62 Prozent gegenüber 69 Prozent). Zudem waren

Rückfälle nicht der primäre Zielparameter der Studie. Es ist viel wichtiger, dass die Patienten von ihrer Schizophrenie genesen. Nach sieben Jahren waren in der Gruppe, in der die Medikation reduziert oder abgesetzt wurde, mehr Patienten geheilt als in der Erhaltungsgruppe (40 Prozent gegenüber 18 Prozent), obwohl die Dosis in den letzten zwei Jahren vor dem Abbruch der Studie in der Erhaltungsgruppe um 64 Prozent höher war und weniger Patienten in dieser Gruppe das Medikament nach sieben Jahren ganz abgesetzt hatten (sechs gegenüber elf Patienten). Den Patienten, deren Medikation reduziert oder abgesetzt worden war, ging es also langfristig viel besser als jenen, die ihr Antipsychotikum weiter einnahmen.

Eine große Metaanalyse der placebokontrollierten Studien belegte, dass eine fortgesetzte Therapie mit Antipsychotika das Rückfallrisiko nur scheinbar beeinflusst. Nach drei Jahren ist die Wirkung fast gleich null.[80] Mehr noch, die meisten dieser Studien sind fehlerhaft, weil das Medikament der Patienten in der Placebogruppe abrupt abgesetzt wurde.

Ein Cochrane-Review zur periodischen Medikation bei Schizophrenie ist irrelevant, weil die Resultate aller berücksichtigten Studien kurzfristiger Natur sind.[81]

Es ist gefährlich, Patienten jahrelang Medikamente zu verabreichen, nur weil die Ärzte der irrigen Meinung sind, dies verbessere die Prognose.

Der Unsinn vom chemischen Ungleichgewicht

Wenn ich Vorträge für psychiatrische Patienten halte und sie frage, ob ihnen jemand gesagt habe, sie bräuchten ein Medikament, um ein »chemisches Ungleichgewicht« zu beheben, antwortet etwa die Hälfte von ihnen mit »Ja«. Recht oft haben sie auch gehört, sie seien vergleichbar mit einem Diabetespatienten, der Insulin braucht. Das Märchen, das Antipsychotika und Antidepressiva mit Insulin vergleicht, dachten sich die Psychiater in den Fünfzigerjahren aus.[5, 11] Damals wurden auch die »psychischen Stimulanzien« *(psychic energizers)* in »Antidepressiva« umbenannt.[5] Die »Arzneimittelrevolution« in der Psychiatrie wurde sogar mit der Einführung des Penicillins verglichen, aber, wie David Healy trocken bemerkte, man findet in den Interventionsgruppen der Studien mehr Leichen als in den Placebogruppen,[5] im Gegensatz zu den Penicillintests.

Die Geschichte vom chemischen Ungleichgewicht wird im Zusammenhang mit fast allen Psychopharmaka erzählt, auch für Benzodiazepine, aber sie ist eine unverfrorene Lüge.[1, 5, 9] Es wurde nie nachgewiesen, dass eine der verbreiteten psychiatrischen Krankheiten von einem biochemischen Defekt verursacht wird, und es gibt keinen biologischen Test, der uns sagen könnte, ob jemand an einer bestimmten psychischen Störung leidet.

Die Vorstellung, dass depressive Patienten an Dopaminmangel leiden, wurde beispielsweise überzeugend widerlegt.[2, 82, 83] Manche Medikamente, die den Serotoninspiegel *senken*, scheinen gegen Depression zu wirken,[2, 5] zum Beispiel Tianeptin. Die irische Arzneimittelbehörde verbot GSK die Behauptung, Paroxetin beseitige ein chemisches Ungleichgewicht. Mäuse mit einem genetisch bedingten Serotoninmangel im Gehirn waren nicht depressiv, sondern verhielten sich wie Mäuse in der Wildnis.[84] Aber das ist längst nicht alles, was gegen die Geschichte vom chemischen Ungleichgewicht spricht. Es dauert beispielsweise Wochen, bevor Antidepressiva zu wirken scheinen,[85] und die Wirkung – falls es sie gibt – tritt langsam und allmählich ein, während der Monoaminspiegel innerhalb von einem bis zwei Tagen nach Beginn der Behandlung steigt.[83] Und warum sollten diese Medikamente bei sozialen Phobien »wirken«, die nicht als Erkrankungen aufgrund eines Serotoninmangels gelten?[83]

Dennoch unterstützte die britische Arzneimittelbehörde die Industrie bis 2003, indem sie Broschüren für Patienten herausgab,[64] in denen sie die völlig unbewiesene Behauptung propagierte, Serotoninmangel sei die Ursache der Depression.

Dopaminmetaboliten sind bei Schizophrenen normal, doch wenn man die Patienten mit Medikamenten behandelt, nimmt die Zahl ihrer Dopaminrezeptoren um etwa 50 Prozent zu, weil die Medikamente den Dopaminspiegel senken.[9]

Wenn ich Ärzten erklärte, dass vielen Patienten eingeredet werde, sie hätten ein chemisches Ungleichgewicht, reagierten sie anfangs oft wütend und forderten mich auf, meine Anschuldigungen zu beweisen. Offensichtlich wollten sie nicht zugeben, dass sie ihre Patienten belogen. Ich berichtete ihnen, was ich von Patienten, Pflegenden und anderen gehört hatte und was ich auf Webseiten erfahren hatte, auf denen Patienten ihre Erfahrungen austauschten. Aber sie behaupteten, ich wisse nicht, wovon ich rede, als sei es sinnlos, Patienten zuzuhören. Wenn ich darauf hinwies, dass die Berichte im Internet sehr überzeugend seien, weil Patienten immer wieder die gleichen Erfahrungen machten, erwiderten sie, es handle sich um nicht mehr als um Anekdoten, die zudem nicht in einer angesehenen wissenschaftlichen Zeitschrift veröffentlicht worden seien. Als wenn das etwas ändern würde!

Das organisierte Leugnen ist äußerst beunruhigend. In der bereits zitierten dänischen Studie mit 500 Patienten, die an Depression oder bipolaren Störungen litten, stimmten 80 Prozent der Aussage zu: »Antidepressiva beseitigen die Veränderungen in meinem Gehirn, die vom Stress oder von Problemen verursacht wurden.«[56]

Es wurde nie nachgewiesen, dass eine psychische Krankheit auf ein chemisches Ungleichgewicht zurückzuführen ist. Doch selbst wenn Psychiater das zugeben – ziemlich selten, muss ich sagen –, behaupten sie, der Ausdruck sei nur eine Metapher, als spielte es keine Rolle, Metaphern zu verwenden. Es spielt eine Rolle. Ärzte verwenden diese Metapher, um Patienten, die sich mit ihrem Medikament nicht wohlfühlen und es absetzen wollen, davon zu überzeugen, dass sie weiter leiden müssen, in der Hoffnung, später eine gewisse Wirkung zu erzielen. Professor Poul Videbech, ein dänischer Silberrücken, illustrierte das kürzlich auf einer Konferenz, auf der ich erklärte, viel zu viele Menschen bekämen Antidepressiva. Vor 600 Leuten sagte er: »Wer würde einem Diabetiker das Insulin wegnehmen?« Dieselbe Allegorie benutzte er in einem Interview. Also nehme ich an, dass er sie ernst meint.

Leute haben mir von Medizinstudenten erzählt, die beim ersten Arztbesuch ein Antidepressivum verschrieben bekamen, weil sie Schwierigkeiten in ihrem Studium hatten. Auch sie erhielten die falsche Auskunft, man müsse ein chemisches Ungleichgewicht beseitigen, ähnlich wie bei Diabetikern und Insulin. Als die Studenten versuchten, das Medikament abzusetzen, und sich Entzugssymptome einstellten, erklärten die Ärzte, ihre Depression sei zurückgekehrt. Einer Studentin sagte der Psychiater bei ihrem ersten Besuch unverblümt, sie müsse die Tabletten ihr Leben lang einnehmen! Wenn wir Krebs behandeln, wissen wir, wie wichtig es ist, dass die Patienten nicht die Hoffnung verlieren, doch in der Psychiatrie, in der Hoffnung für die Genesung noch viel wichtiger ist, verkünden manche Ärzte, der Patient müsse die Tabletten sein Leben lang nehmen, und nehmen ihm dadurch seine Hoffnung.[6] Aber es gibt keine Studien »bis ans Lebensende«; daher ist das reine Spekulation und obendrein falsch. Ein wichtiger Grund dafür, dass die meisten Studien nur einige Wochen dauern, liegt darin, dass viele Patienten frühzeitig ausscheiden, weil sie die Medikamente nicht mögen.

Es fällt schwer, nicht wütend zu werden, wenn man solche Geschichten hört. Im Jahr 2003 waren sechs amerikanische Überlebende der Psychiatrie ebenfalls wütend. Sie kündigten ein »Fasten für die Freiheit« an und schickten der American Psychiatric Association und anderen Organisationen einen Brief, in dem es hieß, sie träten in den Hungerstreik, solange man ihnen keine wissenschaftlich stichhaltigen Beweise dafür vorlege, dass die Geschichten über psychische Störungen, die man der Öffentlichkeit auftische, wahr seien.[5] Sie wollten Beweise dafür sehen, dass die hauptsächlichen psychischen Störungen von biologischen Faktoren ausgelöste Erkrankungen des Gehirns sind und dass irgendein Psychopharmakon ein chemisches Ungleichgewicht beheben kann. Außerdem forderten sie die Organisationen auf, es öffentlich zuzugeben, falls sie außerstande seien, diese Beweise vorzulegen.

Der medizinische Leiter der American Psychiatric Association versuchte, sich mit folgender Behauptung aus der Affäre zu ziehen: »Die Antworten auf Ihre Fragen stehen in der wissenschaftlichen Literatur jedem zur Verfügung.« Der Hungerstreik wurde beendet, als es bei den Teilnehmern zu gesundheitlichen Problemen kam, aber es war klar, dass die APA bluffte, als sie in einer Presserklärung bekannt gab, sie lasse sich »nicht von denjenigen ablenken, die bestreiten, dass schwere psychische Störungen echte Krankheiten sind, die man exakt diagnostizieren und wirksam behandeln kann«. Die katholische Kirche hätte sich keinen besseren Bluff ausdenken können, wenn Menschen einen Beweis für die Existenz Gottes gefordert hätten: »Wir Priester und Kardinäle lassen uns nicht von denjenigen ablenken, die bestreiten, dass Gott existiert und die Probleme der Menschen kennt und sie wirksam behandeln kann.«

Die Psychiatrie ist in erheblichem Umfang eine Pseudowissenschaft und der Schwindel mit dem chemischen Ungleichgewicht gehört vor Gericht, weil er nach Verbrauchertäuschung aussieht.

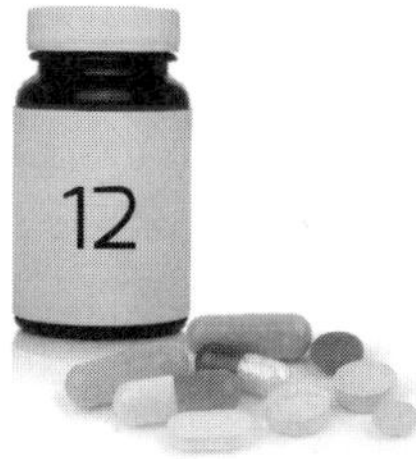

Das Absetzen von Psychopharmaka

Es ist nicht nur gefährlich, mit der Einnahme von Psychopharmaka zu beginnen, sondern es kann auch gefährlich sein, damit aufzuhören. Das Absetzen von Psychopharmaka sollte sorgfältig unter der Aufsicht erfahrener Kliniker geschehen.

Peter Breggin[1]

Die schlimmste Arzneimittelepidemie aller Zeiten

Wie ich im vorigen Kapitel erklärt habe, beseitigen Psychopharmaka kein chemisches Ungleichgewicht, sie rufen es hervor. Deshalb fällt es vielen Patienten so schwer, von den Medikamenten loszukommen.

Es ist beängstigend, wie viele Patienten jahrelang ständig SSRI einnehmen, vor allem wenn man bedenkt, dass naturalistische Studien keinen Nutzen bei langfristiger Anwendung finden.[2] Das finnische Fernsehen interviewte mich 2014 für einen Dokumentarfilm über Depression, und der Journalist verfügte über Daten der Sozialversicherungsbehörde. Von 260 322 Menschen, die im Jahr 2008 SSRI eingenommen hatten, schluckten viele diese Tabletten auch in den folgenden Jahren (manche hatten sie vielleicht sogar zeitweilig abgesetzt). Noch fünf Jahre später nahmen 45 Prozent diese Medikamente ein (Abbildung 12.1). Am bedenklichsten ist, dass die Kurve abflacht. Das deutet darauf hin, dass viele Patienten ihr Leben lang von diesen Präparaten abhängig sind.

In Neuseeland berichteten 52 Prozent der Patienten, ihre Antidepressiva seit mehr als drei Jahren einzunehmen,[3] und in den Vereinigten Staaten nahmen 60 Prozent ihr Antidepressivum nach zwei Jahren immer noch ein, genau wie in Finnland, und 14 Prozent hatten das Medikament seit mindestens zehn Jahren eingenommen.[4] Erstaunliche 23 Prozent aller Frauen im Alter von 40 bis 59 Jahren schluckten diese Tabletten, und nur 29 Prozent von ihnen hatten im vergangenen Jahr einen Arzt konsultiert. Diese Zahlen lassen vermuten, dass die Einnahme von Antidepressiva aus dem Ruder läuft. Wenn wir vorsichtig schätzen, dass 30 Prozent der Patienten die Medikamente nehmen, weil sie nicht von ihnen loskommen, dann sind in Dänemark mehr als 100 000 Menschen von SSRI abhängig. Etwa gleich viele Menschen sind von Benzodiazepinen abhängig.

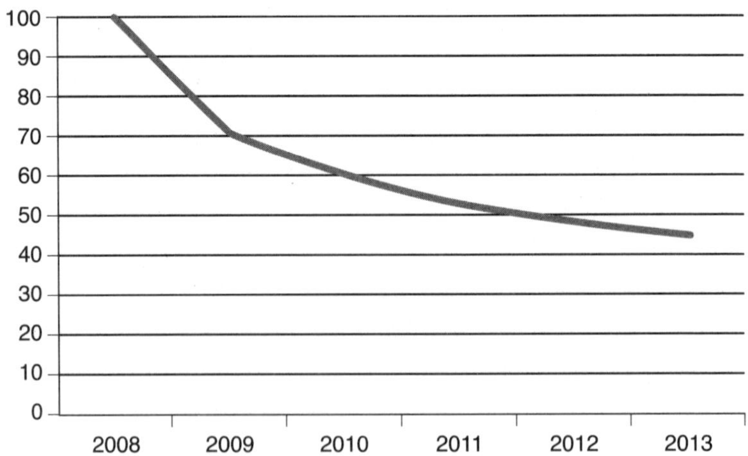

Abbildung 12.1: Prozentualer Anteil der Menschen in Finnland, die bis zu fünf Jahre nach der ersten Verordnung immer noch einen SSRI einnahmen.

Allgemeinärzte tragen am meisten zu dieser Misere bei. Sie leisten mehr als 90 Prozent der psychiatrischen Versorgung.[5] In Australien verschreiben sie über 90 Prozent der Antidepressiva, meist gegen leichte Depression,[6–8] obwohl international anerkannt ist, dass diese Mittel nicht wirken und bei leichter Depression nicht angewandt werden sollten. Außerdem verordnen die Allgemeinärzte 71 Prozent der Antipsychotika.[7] Ich habe gehört, wie ein einflussreicher dänischer Allgemeinarzt auf einer Tagung erklärte, Antidepressiva seien bei leichter Depression hilfreich als Überbrückungstherapie, bevor die Patienten einen Termin beim Psychotherapeuten bekämen. Das ist sehr gefährlich.

Jahrein, jahraus Medikamente einzunehmen hat wenig mit Kranksein und viel mit Abhängigkeit zu tun. Bei Menschen mit unkomplizierten depressiven Episoden (die nicht länger als zwei Monate andauern und nicht mit Suizidgedanken, psychotischen Vorstellungen, psychomotorischer Retardierung oder einem Gefühl der Wertlosigkeit einhergehen) ist die Wahrscheinlichkeit einer weiteren Episode innerhalb von zwölf Monaten kaum größer als bei Menschen, die nie depressiv waren, und die Rückfallquoten sind sehr niedrig (3,7 Prozent gegenüber 3,0 Prozent).[9] Historische Daten sind ebenfalls aufschlussreich.[10] 60 Prozent von 450 »nur depressiven« Patienten Emil Kraepelins erlebten vor hundert Jahren eine einzige depressive Episode, nur 13 % drei oder mehr Episoden. Ähnlich sehen die Daten für mehr als die Hälfte von 2700 depressiven Patienten aus, die von 1909 bis 1920 in New York nach einer ersten Episode in ein Krankenhaus gebracht worden waren: Mehr als die Hälfte hatten nur diese eine Episode, nur 17 Prozent drei oder mehr Episoden. Von 216 Patienten, die in Schweden 18 Jahre lang beobachtet wurden, erlebten 49 Prozent nie eine zweite Episode und bei weiteren 21 Prozent war die zweite Episode die letzte.

Vor vielen Jahre, bevor der massive Missbrauch von Psychopharmaka begann, war die Depression eine selbstlimitierende Krankheit, die meist innerhalb weniger Monate vorbei war. Selbst heute dauert eine unbehandelte Depression durchschnittlich nur drei Monate.[11]

Abbildung 12.1 sagt uns etwas anderes. Und es wird nicht dadurch besser, dass die andere wichtige Indikation für SSRI Angst ist, denn es ist ähnlich falsch, Angst jahrelang mit süchtig machenden Medikamenten zu behandeln. Die Einnahme von Antidepressiva senkt offenbar nicht einmal das Risiko, weitere depressive Episoden zu erleiden – sie scheint das Risiko zu *erhöhen*.[12] Die Studien, die das belegen, haben eine Reihe von Schwächen, zum Beispiel Verzerrung durch die Indikation, wenn behandelte und unbehandelte Patienten verglichen werden. Trotzdem ist es interessant, dass die mittlere Genesungszeit bei Patienten, die eine zweite depressive Episode erlitten, 23 Wochen dauerte, wenn sie Medikamente erhielten, aber nur 13 Wochen, wenn dies nicht der Fall war.[11]

Wie ich in anderen Kapiteln erklärt habe, ist eine langfristige Behandlung mit Psychopharmaka eindeutig schädlich. Träfe es zu, dass psychiatrische Patienten mit Diabetikern vergleichbar sind, wäre die Zahl der arbeitsunfähigen psychisch Kranken gesunken, nachdem die Antipsychotika und Antidepressiva eingeführt wurden. Aber die Zahl der Menschen mit psychiatrischen Diagnosen, die in den Vorruhestand gehen mussten, ist in allen Ländern explodiert, in denen der Trend ermittelt wurde.[10] Ich bin wie Whitaker und Breggin der Meinung, dass viele, wahrscheinlich die meisten Arbeitsunfähigen an Schäden leiden, die durch Medikamente verursacht wurden, nicht an einer psychischen Krankheit. Nie zuvor haben wir eine so gigantische Welle iatrogener Krankheiten erlebt.

Die Katastrophe hat auch unsere Kinder schwer getroffen. Im Jahr 1987, kurz bevor die absatzstarken SSRI auf den Markt kamen und der Umsatz mit ADHS-Medikamenten in den Himmel stieg, waren in den Vereinigten Staaten nur sehr wenige Kinder wegen psychischer Krankheiten lernbehindert; 20 Jahre später waren es mehr als 500 000 – das ist das 35-Fache.[10] Eine Befragung von amerikanischen Kinder- und Jugendpsychiatern kam 2002 zu dem Ergebnis, dass 91 Prozent der Patienten mit Psychopharmaka behandelt wurden.[13] Nur die restlichen neun Prozent erhielten eine Psychotherapie, aber keine Medikamente. In den Vereinigten Staaten ist die Übermedikation viel schlimmer als anderswo, zweifellos wegen der ultraliberalen Traditionen dieses Landes auch im Gesundheitswesen. Im Jahr 2000 nahmen 6,6 Prozent aller amerikanischen, aber nur zwei Prozent aller deutschen Kinder Psychopharmaka ein.[14] Was Stimulanzien anbelangt, betrugen die Quoten 4,3 und 0,7 Prozent. Die amerikanische Quote ist also sechsmal so hoch wie die deutsche.

Whitaker weist mit Recht darauf hin, dass die enorme Übermedikation unmöglich wäre, wenn es in der Psychiatrie ehrlich zuginge.[10] Die Tageszeitung *The Guardian* skizzierte, wie eine ehrliche Information aussehen könnte:[15]

Stellen Sie sich vor, Sie haben sich eine Weile unwohl gefühlt und gehen zu Ihrer Hausärztin. »Was Sie brauchen«, sagt diese entschieden, »ist das Medikament X. Es ist oft wirksam, aber es kann Nebenwirkungen haben. Vielleicht nehmen Sie zu oder Sie fühlen sich benommen. Und es kann zu einem Tremor kommen, der an die Parkinson-Krankheit erinnert.« Unbehaglich betrachten Sie das Rezept auf dem Schreibtisch der Ärztin. Aber die ist noch nicht fertig. »Manche Patienten bekommen sexuelle Probleme. Auch Diabetes und Herzprobleme sind möglich. Und langfristig kann das Medikament sogar eine Gehirnschrumpfung hervorrufen.«

Die folgende Geschichte illustriert, wie verrückt unsere Gesellschaft im Umgang mit der biologischen Psychiatrie geworden ist.

Stellen Sie sich vor, dass plötzlich ein Virus auftaucht, das bewirkt, dass die Menschen zwölf bis 14 Stunden täglich schlafen, sich langsam bewegen und emotional abstumpfen. Manche nehmen zehn, 20 oder 40 Kilogramm zu, der Blutzucker- und der Cholesterinspiegel steigen und sie erkranken an Diabetes. Infizierte sterben erheblich früher als andere Leute; manche bringen sich um, viele geraten in Panik, weil ihre Kinder sich ebenfalls anstecken könnten. Wissenschaftler bekommen Hunderte Millionen Dollar, um dem Virus auf die Schliche zu kommen. Sie finden heraus, dass es zahlreiche Rezeptoren im Gehirn blockiert – dopaminerge, serotonerge, muscarinerge, adrenerge und histaminerge –, wodurch die Gehirnfunktion teilweise lahmgelegt wird. Mittels Kernspintomografie stellen die Forscher fest, dass das Virus die Hirnrinde schrumpfen lässt, was zu einem Abbau der kognitiven Fähigkeiten führt. Die entsetzte Öffentlichkeit schreit nach einem Heilmittel.

Eine solche Krankheit hat Millionen Kinder und Erwachsene tatsächlich befallen. Was ich eben beschrieben habe, sind die Wirkungen des Antipsychotikums Olanzapin (Zyprexa) von Eli Lilly.

Ich habe eine Geschichte, die Whitaker verfasst hat,[10] leicht modifiziert. Unsere verrückte Gesellschaft ignoriert die Tatsache vollständig, dass unsere verschreibungspflichtigen Medikamente nach Herzkrankheiten und Krebs die dritthäufigste Todesursache sind.[16]

Wie soll man vorgehen?

Ich vermute, dass die Ärzte die SSRI deshalb nicht absetzen, weil sie damit bereits einige schlechte Erfahrungen gemacht haben. Ich habe den Verdacht, sie wollen glauben, dass die Probleme nichts mit dem Absetzen zu tun haben, sondern mit dem erneuten Auftreten des mythischen chemischen Ungleichgewichts oder der bipolaren Störung. Wenn wir bedenken, wie viele Patienten der durchschnittliche Hausarzt oder Psychiater mit SSRI behandelt – und sich selbst, ihren An-

gehörigen und Freunden ebenfalls – und welche langfristigen Folgen diese Verordnungen haben, denn sind die Folgen in der Summe derart schlimm, dass die Ärzte nicht mehr mit sich selbst leben könnten, wenn sie wirklich informiert wären.

Stuart Shipko, Psychiater in Kalifornien[17]

Shipko beschreibt hier das organisierte Leugnen seines Berufsstandes. Er hat zweifellos recht, wenn er sagt, dass viele Ärzte wegen schlechter Erfahrungen davor zurückschrecken, die Medikamente ihrer Patienten abzusetzen. Es ist auch wahr, dass Ärzte erschreckend wenig über Entzugssymptome und über das sichere Ausschleichen wissen.[1] Niemand hat ihnen beigebracht, wie man Medikamente absetzt, während sie von ihren Silberrücken und der Pharmaindustrie allzu gut gelernt haben, wie man eine Medikation beginnt und wie man für unerwünschte Nebenwirkungen immer die Krankheit verantwortlich macht. Das hilft ihnen, sich aus ihrer schwierigen Lage zu befreien. Es ist viel leichter, ein Rezept zu erneuern, als ein süchtig machendes Medikament abzusetzen, und es garantiert ein viel höheres Einkommen, weil man mehr Patienten pro Stunde versorgen kann.

Wer mit der Einnahme eines Medikaments aufhören will, ist meist auf sich selbst angewiesen und muss im Internet und in den sozialen Medien Informationen austauschen. Eine Patientin berichtete mir, wie sie der Tyrannei einer lebenslangen Medikation und einer unfähigen Psychiaterin entkam:[16]

»Nach einem traumatischen Erlebnis bekam ich Glückspillen verschrieben, ohne ausreichende Information über mögliche Nebenwirkungen. Ein Jahr später wollte ich das Medikament absetzen, weil ich nicht den Eindruck hatte, dass es mir half, und bat die Psychiaterin um Unterstützung. Sie überzeugte mich davon, dass ich eine zu geringe Dosis einnähme, und warnte mich davor, mit der Einnahme aufzuhören, weil das zu einer chronischen Depression führen könne. Als die Psychiaterin längere Zeit krank war, hatte ich den Mut, das Medikament mit der Hilfe eines Psychologen allmählich abzusetzen. Ich hatte es dreieinhalb Jahre lang eingenommen und fühlte mich zunehmend lethargisch und gleichgültig gegenüber allem. Es war, als wäre ich einer Käseglocke entkommen. Dieses langsame Absetzen ist nicht unproblematisch, weil es eine Menge Entzugssymptome auslöst. Als die Psychiaterin in ihre Praxis zurückkehrte, fühlte sie sich ›beleidigt‹, weil ich mich entschieden hatte, die Tabletten nicht mehr zu nehmen. Aber mir ging es jetzt viel besser, und als ich sie fragte, warum ich nicht mehr depressiv sei, antwortete sie: ›Das weiß ich nicht.‹ ›Aber was ist, wenn ich keine Glückspillen mag?‹ ›Nun, dann kann ich Ihnen nicht helfen!‹ Diese Psychiaterin stand in engem Kontakt mit einem Hersteller von Glückpillen.«

Leider ist diese Geschichte ziemlich typisch. Patienten und ihre Angehörigen haben mir Tausende von E-Mails geschickt und mich inspiriert, mehr Erfahrungsberichte von Patienten auf Webseiten zu lesen. Wissenschaftliche Fortschritte kann man auf vielen Wegen erreichen, und es ist äußerst wichtig, auf die Erfahrungen der Patienten mit Medikamenten zu hören, denn sie sind oft zuverlässiger als das, was wir in den sorgfältig manipulierten Berichten der von der Industrie finanzierten Studien lesen.

In einer besseren Welt wären die Psychiater begierig darauf, Patienten zu zeigen, wie sie ohne toxische Substanzen im Gehirn leben können, doch in der realen Welt versuchen viele Psychiater, ihre Patienten zeitlich unbegrenzt unter Drogen zu setzen.[18] Ärzte fühlen sich nicht respektiert, wenn Patienten die Medikamente, die sie ihnen verordnet haben, nicht mehr nehmen wollen. In Krankenakten ist sehr häufig zu lesen: »Patient will keine Medikamente einnehmen. Entlassen.«

Darum helfen oft Psychologen, Therapeuten, Apotheker, Freunde und Verwandte den Patienten, ihre Medikamente loszuwerden. Manche Psychologen machen sich Sorgen wegen möglicher rechtlicher Auswirkungen, doch angesichts des Unheils, das Ärzte anrichten, und ihres Unwillens, den Patienten zu helfen, müssen andere es tun. Wenn ein System den Menschen schadet, haben wir die moralische Pflicht, es zu bekämpfen, und solange die Psychologen einen Patienten nur dann unterstützen, wenn er selbst beschlossen hat, ein Medikament abzusetzen, sollte es keine rechtlichen Probleme geben. Ich vermute, dass manche Nichtmediziner zögern, weil sie fürchten, von den Medien attackiert zu werden, wenn etwas schiefgeht (siehe unten). Zum Beispiel kommen Entzugspsychosen bei 30 bis 40 Prozent der Patienten vor, die Antipsychotika lange eingenommen haben, und wenn ein Patient das Medikament absetzt und dann etwas Schreckliches tut, schreien alle, Patienten dürften ihre Medikamente niemals absetzen.[18] Nur wenige klinische Herausforderungen sind schwieriger und riskanter als das Absetzen von Antipsychotika, die ein Patient jahrelang eingenommen hat. Auch beim Absetzen von Lithium ist die Gefahr groß, dass eine Manie wieder ausbricht.[18]

Im Jahr 2012 fragte das Royal College of Psychiatrists 817 Patienten, wie sich das Absetzen von Antidepressiva bei ihnen ausgewirkt habe, und 63 Prozent berichteten von Entzugssymptomen.[19] Das häufigste Symptom war Angst (70 Prozent). Andere interessante Symptome waren an leichte Stromschläge erinnernde Empfindungsstörungen *(brain zaps)* (48 Prozent), Magenverstimmung (33 Prozent), grippeähnliche Symptome (32 Prozent), Depression (sieben Prozent) und Suizidgedanken (zwei Prozent).

Natürlich endete der Bericht mit einer falschen Aussage: »Wir möchten den Lesern versichern, dass Antidepressiva nicht abhängig machen, obwohl manche Leute an Entzugssymptomen leiden, wenn sie versuchen, das Medikament abzusetzen.«

Manche Patienten leiden an schrecklichen Symptomen, wenn sie versuchen, das Medikament abzusetzen. Ein Patient, der von Olanzapin loskommen wollte, nannte die Symptome »reine Hölle« und zählte furchtbare Angst, schwere Panikattacken, Paranoia und heftigen Tremor auf.[10] Dagegen ist es meist einfach, Medikamente bei Kindern abzusetzen. Das ist ein Glück, weil Kinder keine Psychopharmaka bekommen sollten.[1]

Die meisten Patienten können ihren Zustand nicht selbst beurteilen, weil die Medikamente ihr Gehirn verändert haben. Wenn das Gehirn gestört ist, merkt es nicht, dass es gestört ist, dafür ist ein äußerer Beobachter notwendig. Die Medikamente schwächen oder vernebeln die höchsten menschlichen Funktionen, zum Beispiel Liebe, Kreativität und Spiritualität, und viele Menschen haben keine Ahnung, was ihnen entgangen ist, solange sie von ihren Medikamenten nicht loskommen.[18] Das ist der Zauberbann der Medikamente, wie Peter Breggin es ausdrückt.[1] Während die Patienten die Präparate einnehmen, fühlen sie sich oft besser, obwohl es ihnen eindeutig schlechter geht. Das ist eine wichtige Tatsache. Ärzte neigen dazu, ihren Patienten zu glauben, wenn sie ihnen versichern, dass es ihnen gut geht, darum erhöhen sie oft die Dosis, um weitere »Fortschritte« zu erreichen. Aber die Aussage »Mir ist es nie im Leben besser gegangen« kann einfach bedeuten, dass der Patient auf eine manische Episode zusteuert.[1] Antidepressiva verschlechtern das Leben der Menschen, obwohl sie glauben, es gehe ihnen besser.[18]

Wenn Patienten, die Antipsychotika eingenommen haben, sich mitten in einem schmerzhaften Absetzungsprozess befinden, macht ihr Gehirn eine von der Chemikalie ausgelöste Krise durch. Dann trifft es mehr denn je zu, dass sie nicht glauben können, was ihr Verstand ihnen sagt. Sie glauben meist, sie seien sie selbst, und versuchen ihr seltsames Verhalten schönzureden, wenn man sie darauf anspricht. Während des Ausschleichens bestreiten sie oft rundweg, dass sie reizbar, nervös, feindselig oder auf andere Weise schwierig geworden sind, und reagieren wütend auf solche »Vorwürfe«.

Auch deshalb ist es so wichtig, dass Patienten nicht allein bleiben, sondern nahe Angehörige oder Freunde sie genau beobachten. Es kann äußerst gefährlich sein, wenn die Familie die falschen Erklärungen des Patienten akzeptiert. Darum sollte der Patient damit einverstanden sein, dass Freunde und Angehörige sich an den Therapeuten wenden, falls sie sich Sorgen machen.[1]

> *Wenn Patienten Suizidbriefe hinterlassen, gibt es nur sehr selten einen Hinweis darauf, dass das Medikament das Problem war. Die Patienten wissen das einfach nicht und halten sich selbst für das Problem.*[1]

Ein abruptes Absetzen ist besonders gefährlich. Wenn Patienten Medikamente aus mehreren Arzneimittelklassen eingenommen haben, kann die »Akathisie« genannte extreme Unruhe die Folge sein. Sie kann Gewalttätigkeit auslösen, die nicht zur Persönlichkeit des Patienten passt, auch Mord und Suizid. Ein Ausschleichen ist notwendig, am besten mit tatkräftiger Unterstützung der Familie und der engen Freunde und in Zusammenarbeit mit einem Therapeuten mit umfangreichen Kenntnissen über Psychopharmaka. Leider verfügen nur wenige Ärzte über dieses Wissen und noch weniger kennen den »Zauberbann der Medikamente«.

Aber ein Zauberbann kann auch andersherum wirken. Wenn Patienten die Dosis ihres Medikaments verringern, bemerkten sie vielleicht keine Verbesserung oder Veränderung ihres Zustandes, obwohl alle anderen es wahrnehmen. Auch in diesem Fall braucht der Patient die Hilfe der Menschen, die ihm nahestehen, damit er den Entzugsversuch nicht abbricht.

Es ist keine Überraschung, dass viele Patienten irgendwann ihr Schicksal annehmen, wenn ihre Versuche, ein Medikament abzusetzen, jedes Mal scheitern. Es erfordert oft große Entschlossenheit, viel Zeit, Geduld und eine lange Ausschleichphase, um Patienten von ihren Medikamenten loszubekommen, ohne dass ihre Symptome unerträglich werden. Wenn Patienten jahrelang Medikamente eingenommen haben, kann die Absetzphase länger als ein Jahr dauern. Der dänische Psychiater Jens Frydenlund erzählte mir, sein Rekord betrage acht Jahre für einen SSRI! Er arbeitet seit Jahrzehnten mit Drogensüchtigen, und wie andere Psychiater, die sowohl mit legalen als auch mit illegalen Drogen Erfahrung haben,[1] sagt er, es sei meist viel leichter, auf Heroin zu verzichten als auf ein Benzodiazepin oder einen SSRI, weil die Heroinentzugssymptome sich ziemlich rasch legen.

Einmal hörte sich Frydenlund zwei Stunden lang die Geschichte einer neuen Patientin an. Ihr Vater berichtete, dies sei das erste Mal gewesen, dass jemand ihr zugehört und dann gesagt habe, sie sei nicht schizophren, sondern tablettensüchtig. Langsam setzte Frydenlund die enorm vielen Medikamente ab, eines nach dem anderen, und die Frau wurde gesund.

Die Hälfte der Schizophrenen wird zusätzlich mit Benzodiazepinen behandelt, obwohl dadurch die Sterblichkeit steigt (siehe Kapitel 6). Frydenlund ist es jedoch gelungen, fast alle Patienten in den beiden Kliniken, in denen er arbeitete, von diesen Substanzen zu befreien. Die dänische Gesundheitsbehörde überprüfte ihn 2014 dreimal, weil es sie beunruhigte, dass er so wenige Medikamente verwendete! Eine andere Dänin, die Kinderpsychiaterin Lisbeth Kortegaard, setzt bei fast allen Kindern die ADHS-Medikamente ab, die ihre Kollegen ihnen verordnet haben, und macht dabei die gleichen Erfahrungen wir Breggin:[1] Den Kleinen geht es erheblich besser und sie werden wieder normale Kinder, sobald sie ihnen die Medikamente wegnimmt. Ihre Kollegen reagierten auf ihre Widerspenstigkeit so feindselig, dass ich sie ermutigte, ihre Stelle als Chefärztin aufzugeben und eine eigene Praxis zu eröffnen, in der sie sich darauf konzentrieren konnte, Kinder zu entgiften. Das hat sie inzwischen getan.

Was wir in der Psychiatrie am dringendsten brauchen, sind Entzugskliniken im ganzen Land, in allen Ländern, die jeder leicht, schnell und kostenlos in Anspruch nehmen kann. Außerdem müssen wir über die schädlichen Wirkungen der Psychopharmaka aufklären und darüber informieren, wie man diese Medikamente absetzt. Millionen von Menschen auf der ganzen Welt brauchen Hilfe, darum wären staatliche Investitionen sehr profitabel und nützlich, weil es weniger Berufsunfähige und Todesfälle durch Medikamente (siehe Kapitel 14) gäbe und die Menschen viel gesünder wären. Zudem würde die Zahl schwerer Straftaten sinken (siehe die früheren Kapitel).[18]

Es ist äußerst wichtig, den Menschen zu erklären, wie sie von den Medikamenten loskommen können, ohne den Arzt zu konsultieren, der ihnen die Mittel verschrieben hat – er wird oft dagegen sein. Das wird durch die traurige Tatsache bestätigt, dass die meisten Versuche, die Dosis zu verringern oder das Medikamente abzusetzen, von den Patienten oder ihren Familien ausgehen.[1] Die Angehörigen reagieren oft auf die Folgen der chronischen Gehirnschäden, die sie beobachten: Lethargie, Apathie, Gleichgültigkeit, Gedächtnisstörungen oder Persönlichkeitsveränderungen.

Peter Breggin hat ein sehr informatives Buch über Entzugssymptome und das richtige Ausschleichen geschrieben.[1] Es sollte Pflichtlektüre für alle Ärzte sein, die Psychopharmaka verwenden, weil es ihre Einstellung zu diesen Medikamenten für immer ändern wird. Das Buch ist auch für Patienten, Angehörige und Freunde sehr nützlich, da es den Patienten helfen kann, ihre Medikamente gefahrlos abzusetzen, auch gegen den Willen ihres Arztes. Es gibt auch nützliche Webseiten von Psychiatern und gemeinnützigen Organisationen.[20–22] Man sollte immer nur ein Medikament allmählich absetzen.

Menschen, denen es gelungen ist, Psychopharmaka loszuwerden und zu einem normalen Leben zurückzukehren, bezeichnen sich oft als »Psychiatrieüberlebende«. Das ist ein sehr treffender Begriff. Einer von ihnen, der Rechtsanwalt Jim Gottstein, gibt Patienten diesen Rat:[24]

> *Sie müssen die Verantwortung für Ihre geistige Gesundheit und für Ihr Verhalten übernehmen.*
>
> *Sie müssen lernen, Ihre Symptome zu erkennen.*
>
> *Sie müssen lernen, was gut für Sie ist.*

Breggin empfiehlt Patienten ebenfalls, auf das Tempo des Ausschleichens zu achten, und weist darauf hin, dass Entzugsversuche ohne eigene Motivation und Entschlossenheit wahrscheinlich scheitern.[1] Viele Patienten berichten, dass der letzte Schritt – von einer kleinen Dosis zum Totalentzug – der schwerste ist. An diesem Punkt sind Entschlossenheit und Unterstützung also am wichtigsten.

Der Patient muss unbedingt seine Entmachtung durch die Medizin überwinden. Breggin erklärt, warum:[1]

Krankenschwestern, Psychologen, Sozialarbeiter, Lehrer und andere Personen, die keine Medikamente verschreiben, haben oft gelernt, dass es ihre Aufgabe sei, den Patienten die verordneten Arzneimittel aufzudrängen. In diesem autoritären System steht der Arzt an der Spitze der Hierarchie und verordnet Tabletten ganz so, wie ein allwissender Richter Gerechtigkeit verordnen würde. Wie vom Patienten wird von Personen auf den unteren Ebenen der Hierarchie erwartet, sich kein eigenes Urteil über die Medikation zu bilden und sie nicht zu kommentieren. Dieses System ist nicht plausibel. Patienten und ihre Familien können sich im Internet über Medikamente informieren. Das Gleiche gilt für Angehörige des medizinischen Fachpersonals, die keine Arzneimittel verschreiben. Auf diese Weise erfahren sie rasch mehr über die Nebenwirkungen eines Medikaments als der Arzt, der mit Verkäufern spricht, von der Industrie gesponserte Vorträge hört und sich auf die Daten der ebenfalls von den Pharmaunternehmen finanzierten Studien verlässt. Die Psychotherapie verlangt einen ehrlichen und offenen Dialog mit dem Patienten, der auch eine Diskussion über die Medikamente des Patienten einschließt, da die Medikamente oft die Ursache der Probleme des Patienten sind.

Ein Therapiemodell, das eher auf Gleichberechtigung beruht, ist in anderen Fachgebieten der Medizin die Norm. Diabetiker kontrollieren sich beispielsweise oft selbst. Im Bereich der psychischen Gesundheit, wo Selbstbestimmung noch viel wichtiger ist, ist das autoritäre System immer noch gesund und munter. Das muss aufhören.

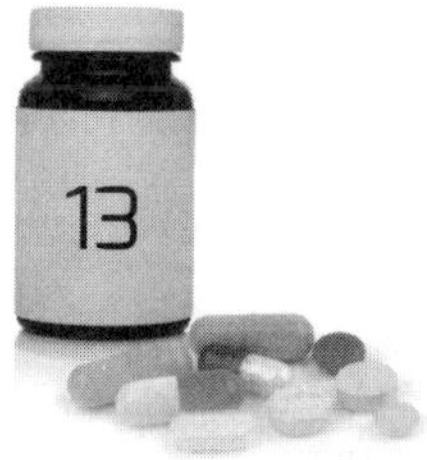

Organisiertes Verbrechen, Korruption bei Menschen und in der Wissenschaft und andere Übel

Wir haben dem medizinisch-industriellen Komplex der Psychiatrie erlaubt, wie ein bösartiger Tumor zu wachsen und Metastasen in alle Richtungen unserer Gesellschaft zu streuen. Und wir haben den psychiatrischen Oligarchen gestattet zu medikalisieren, was normal ist – sogar bei unseren Kindern und Vorschulkindern –, und Krankheiten, die früher akut waren, in chronische zu verwandeln. Eine weitere Ähnlichkeit mit Tumoren besteht darin, dass Psychopharmaka ungeheuer viele Menschen umbringen (siehe das folgende Kapitel).

Bestechung und illegale Vermarktung tragen erheblich zur Arzneimittelepidemie bei. Obwohl beide Praktiken illegal sind, berichten 52 Prozent der dänischen Allgemeinärzte, Pharmaverkäufer hätten ihnen gegenüber erklärt, ein bestimmtes Medikament sei auch für nicht zugelassene Indikationen geeignet, und 34 Prozent hätten Informationen über Medikamente bekommen, die auf unveröffentlichten Ergebnissen beruhten.[1]

Wir haben den Pharmaunternehmen erlaubt, gewohnheitsmäßig Straftaten zu begehen. Dazu gehört auch die verbreitete Korrumpierung führender Ärzte und anderer Entscheidungsträger. Und wir lassen uns ständig belügen, sowohl von ihren Studien als auch von ihrer Werbung und ihrem Zusammenspiel mit Arzneimittelbehörden.[2]

Nach dem amerikanischen Gesetz sind die Pharmakonzerne des organisierten Verbrechens schuldig,[2] vor allem im Bereich der Psychiatrie. Eine ungewöhnlich hohe Zahl der Straftaten steht in Zusammenhang mit Psychopharmaka. Es handelt sich unter anderem um illegale Vermarktung, Betrug gegenüber Medicare und Medicaid, Bestechung von Ärzten, Beamten und Politikern (sogar Ministern) und Vernichtung von Beweisen.

Im Jahr 2012 gab ich bei Google die Namen der zehn größten Pharmaunternehmen und den Begriff *fraud* (Betrug) ein. Vieles, was ich auf der ersten Ergebnisseite fand, betraf die Psychiatrie.[2] Die von mir beschriebenen Fälle betrafen oft unsere verletzlichsten Mitbürger – Kinder und ältere Menschen – und gingen häufig mit illegalen Schmiergeldern einher, die Ärzte verleiten sollten, bestimmte Medikamente zu verschreiben:

- Ziprasidon (Zeldox), ein Antipsychotikum von Pfizer
- Pregabalin (Lyrica), ein Antiepileptikum von Pfizer
- Oxcarbazepin (Trileptal), ein Antiepileptikum von Novartis
- Bupropion (Elontril), ein Antidepressivum von GSK
- Paroxetin (viele Handelsnamen), ein Antidepressivum von GSK
- Lamotrigin (Lamictal u. a.), ein Antiepileptikum von GSK
- Quetiapin (Seroquel), ein Antipsychotikum von AstraZeneca
- Risperidon (Risperdal), ein Antipsychotikum von Johnson & Johnson
- Olanzapin (Zyprexa), ein Antipsychotikum von Eli Lilly
- Valproat, Valproinsäure (Convulex u. a.), ein Antiepileptikum von Abbott

Die Psychiatrie ist für die Pharmakonzerne eine Goldmine.[2] Die Diagnosen sind vage und leicht zu manipulieren und viele Medikamente lächerlich teuer, obwohl sie nicht besser sind als Generika. Das ist jedoch kein Hindernis für eine weitverbreitete Anwendung.

Führende Psychiater sind stark korruptionsgefährdet, sowohl hinsichtlich der Zahlungen, die sie erhalten, als auch hinsichtlich ihrer akademischen Integrität und Objektivität. Psychiater bekommen mehr Geld von Pharmaunternehmen als die Ärzte jedes anderen Fachgebietes. Außerdem nehmen sie häufiger als alle anderen Fachärzte die »Fortbildungsangebote« der Industrie in Anspruch.[3] Führende Psychiater sind sehr erfolgreiche Pharmavertreter, auch für Indikationen, für die die Firmen nicht werben dürfen, und sehr oft werden sie für ihre »Unterstützung« gut bezahlt, selbst wenn sie unter ihrem Namen Lehrbücher und Artikel veröffentlichen, die Ghostwriter verfasst haben,[2] was als wissenschaftliche Unehrlichkeit gilt.

Bis 2015 war kaum bekannt, dass Allen Frances, der Vorsitzende der Arbeitsgruppe für das DSM-IV, das der American Psychiatric Association mehr als 100 Millionen Dollar eingebracht hat, sowie John P. Docherty und David A. Kahn, zwei andere Psychiater, gegen Bezahlung sehr aktiv für Risperidon geworben haben.[4] Sie bekamen etwa eine Million Dollar dafür, dass sie Johnson & Johnson halfen, Risperidon zu vermarkten, zum Teil auch illegal, also für nicht zugelassene Indikationen. Die Werbung begann 1995, ein Jahr nach der Veröffentlichung des DSM-IV, und ging, wie ein Ethiker es nannte, mit schwerer Täuschung, Korruption und dem Hinbiegen wissenschaftlicher Befunde einher. Frances und seine Kollegen verfassten Richtlinien, die eigens darauf ausgelegt waren, Ärzte zur Verordnung von Risperidon als Erstlinientherapie gegen Schizophrenie zu überreden. Diese Richtlinien waren nicht objektiv, sondern wurden in enger Zusammenarbeit mit der Firma formuliert. Anschließend gründeten die drei Psychiater Expert Knowledge Systems, um einen Marketingplan für Risperidon zu erstellen und in die Tat umzusetzen. Unter anderem ging es darum, »Behörden und Gesundheitsberufe zu beeinflussen« und Key-Opinion-Leader zu identifizieren, um bei Tagungen, die als »kontinuierliche medizinische Fortbildung« angekündigt wurden, Risperidon anzupreisen. Später musste Johnson & Johnson wegen seines ungesetzlichen und betrügerischen Marketings mehr als 1,5 Milliarden Dollar zahlen. Unter anderem hatte die Firma die lebensbedrohlichen Nebenwirkungen des Medikaments verschwiegen.[2]

Im Jahr 2006 steuerte die Pharmaindustrie etwa 30 Prozent der Einnahmen (insgesamt 62,5 Millionen Dollar) der American Psychiatric Association bei.[5] Psychiater, die mindestens 5000 Dollar von Antipsychotikaherstellern bekamen, schrieben dreimal so viele Rezepte für Kinder wie ihre Kollegen, obwohl die Medikamente für die meisten Indikationen bei Kindern nicht zugelassen waren. Joseph Biederman und andere Harvard-Psychiater, die sich intensiv, mehr als alle anderen, für die Anwendung von Medikamenten bei Kindern einsetzen, hatten der Universität ihre Einkünfte teilweise verschwiegen. Jeder von ihnen hatte innerhalb von acht Jahren mehr als eine Million Dollar von Pharmaunternehmen erhalten. Bekanntlich haben Studien nachgewiesen, dass Wissenschaftler, die von einer Firma bezahlt werden, häufiger über positive Ergebnisse berichten, wenn sie die Produkte dieser Firma beurteilen sollen.[2]

Für Ärzte ist es sehr lukrativ, an Studien teilzunehmen, die von der Industrie bezahlt werden, denn im Gegenzug erhalten sie Publikationsmöglichkeiten, Ruhm und andere Vergünstigungen.[2] Vor allem aber Geld, das sie dann für andere Forschungen in ihrer Klinik verwenden oder in die eigene Tasche stecken können. Fachärzte bekommen bis zu 42 000 Dollar, wenn sie einen Patienten für eine Studie rekrutieren, und es kommt vor, dass sie Patienten zur Teilnahme nötigen oder darauf drängen, dass die Patienten ein Medikament weiter einnehmen, trotz unangenehmer Nebenwirkungen oder sogar eines erhöhten Sterberisikos. Gezahlt wird nämlich bisweilen nur für Patienten, die bis zum geplanten Abschlussdatum der Studie mitmachen.

Führende Psychiater können Millionen Dollar verdienen und ihren Institutionen noch viel höhere Beträge verschaffen. Das erklärt, warum Institutionen die Machenschaften der Psychiater verschweigen. Beispielsweise wurde die Korruption an der Emory University, an der Charles Nemeroff arbeitete, mehr als ein Jahrzehnt lang geheim gehalten.[2] Ein Grund dafür, dass der Schwindel so lange unentdeckt blieb, bestand darin, dass Emory mindestens fünfzehn Whistleblower von seinen Psychiatern untersuchen ließ. Diese schrieben ihre Berichte angeblich, ohne die Zielpersonen – von denen mehrere anschließend entlassen wurden – untersucht oder die tatsächlichen Umstände ermittelt zu haben. Einige dieser »Beurteilungen« verfasste Nemeroff selbst.

Ärzte, die von vielen Firmen Geld bekommen, behaupten oft, sie seien nicht von einem bestimmten Unternehmen abhängig und daher keine Handlanger der Industrie. Aber die Firmen sehen das anders – sie nennen diese Ärzte »Arzneihuren«.[6] Was die Ärzte wirklich meinen ist: Wir dürfen uns prostituieren, solange wir dafür sorgen, dass wir jeden Tag viele Freier haben und daher nicht auf einen einzelnen angewiesen sind.

Auch unsere akademischen Institutionen schrecken nicht vor Korruption zurück. Sie überlassen die gesammelten Daten den Sponsoren und akzeptieren es oft, dass die Ärzte wenig Einfluss auf Publikationen haben.[7] Der Wettbewerb um Forschungsgelder führt dazu, dass Unternehmen sich unter den akademischen Zentren diejenigen aussuchen können, die am wenigsten bereit sind, unbequeme Fragen zu stellen.

Die Patienten wissen sehr wohl, dass sie der Pharmaindustrie nicht trauen können. In großen Umfragen, in denen es um das Vertrauen der Leute in bestimmte Wirtschaftszweige geht, liegt die Pharmaindustrie zusammen mit Autowerkstätten und Tabakfirmen weit hinten.[2] Der Grund dafür, dass Patienten ihren Arzneien vertrauen, liegt darin, dass sie ihr Vertrauen zu ihrem Arzt auf die von ihm verschriebenen Medikamente übertragen. Den Patienten ist nicht klar, dass ihre Ärzte fast ihr gesamtes Wissen über Arzneimittel der Industrie verdanken, der die Patienten nicht trauen. Sie wissen auch nicht, dass es für ihre Ärzte möglicherweise eigennützige Gründe gibt, bestimmte Medikamente zu verordnen, zum Beispiel gut bezahlte Nebenjobs in einer Firma – die viele Ärzte haben[2] –, und dass viele Verbrechen der Pharmaindustrie nur möglich sind, weil korrupte Ärzte mitmachen.

Die wichtigste Aufgabe der Ärzte besteht darin herauszufinden, ob die Therapien, die sie in Betracht ziehen, Vorteile haben, die die Nachteile überwiegen. Was Medikamente anbelangt, haben wir in dieser Hinsicht völlig versagt. Wir haben es der Industrie überlassen, die placebokontrollierten Schlüsselstudien durchzuführen, obwohl wir wissen, dass Firmen mit ihren Studien oft betrügen.[2] Das können sie hinter verschlossenen Türen tun, weil sie anderen den Zugang zu den Primärdaten für eine erneute Analyse verweigern.

Nicht einmal die Ärzte, die die Daten sammelten, haben Zugang zum gesamten Datensatz. Die Folgen dieser Korruption des Datenmaterials trägt der Patient.[2] Als die FDA 2003 unveröffentlichte Daten aus Studien zu SSRI bei Kindern und Jugendlichen prüfte, um herauszufinden, ob die Medikamente das Suizidrisiko erhöhten, bekamen die Akademiker, die positive Ergebnisse veröffentlicht hatten, es mit der Angst zu tun und bestritten in einem Bericht, dass die Präparate suizidales Verhalten förderten, obwohl Belege dafür vorlagen. Sie hatten die Firmen um die Daten gebeten, die sie selbst gesammelt hatten, doch einige Pharmaunternehmen weigerten sich, diese herauszugeben.[8]

Es ist beängstigend und völlig unakzeptabel, dass Firmenmitarbeiter die einzigen Menschen auf der Welt sind, die den gesamten Datenbestand der Industriestudien gesehen haben.

Wenn unabhängige Forscher ihre eigenen Studien erstellen wollen und eine Firma um geeignete Placebos bitten, erhalten sie oft eine Absage oder die

Firma verlangt einen lächerlich hohen Betrag für die Placebos, wohl wissend, dass sie die Studie dadurch verhindert.[2]

Von der Industrie bezahlte randomisierte Studien sind keine Wissenschaft. Die medizinische Wissenschaft will die Wahrheit herausfinden und Therapien verbessern. Doch wenn die Studiendaten geheim sind, kann von Wissenschaft keine Rede sein – dann handelt es sich um als Wissenschaft getarntes Marketing. Zudem sind die Studien oft fehlerhaft.[2] Rigorose Wissenschaft sollte das Risiko eingehen, dass ihre Ergebnisse widerlegt werden, doch die Industrie schützt ihre Hypothesen durch Ad-hoc-Modifikationen oder Designs, die ihre Studien gegen eine Widerlegung immunisieren.[2] Deshalb gehören die Hypothesen der Industrie in die gleiche Kategorie wie die Pseudowissenschaften.[9]

Zudem ändert die Industrie häufig den Prüfplan, sobald der Geldgeber die Daten gesehen hat.[2, 10, 11] Bis vor Kurzem war es schwierig, diesen Schwindel aufzudecken, weil die Prüfpläne als vertraulich galten. Vor etwa 15 Jahren gelang es jedoch unserer Forschungsgruppe, Zugang zu einer Anzahl von Prüfplänen zu erhalten, die einem Ausschuss für Forschungsethik in Kopenhagen vorgelegt worden waren.[10] Wir sichteten 102 Prüfpläne und die dazugehörigen Veröffentlichungen. Drei Viertel dieser Studien waren von der Industrie bezahlt worden. Zu unserer großen Überraschung war in 63 Prozent der Studien mindestens ein vom Prüfplan festgelegter primärer Zielparameter geändert worden. Und in 33 Prozent der Studien war im veröffentlichten Bericht ein neuer primärer Zielparameter hinzugefügt worden, von dem im Prüfplan nicht die Rede gewesen war. *Keine einzige Veröffentlichung wies darauf hin, dass primäre Zielparameter geändert worden waren!*

Das ist deshalb so verheerend für die Vertrauenswürdigkeit von Studien, weil es oft viele Zielvariablen gibt, die bisweilen unterteilt oder kombiniert werden, sodass die Chance größer wird, das Ziel zu treffen. Nur etwa die Hälfte aller Studien wird jemals veröffentlicht, und diejenigen, die das Licht des Welt erblicken, geben nur die Hälfte der Zielvariablen an.[2, 10] Übrig bleibt somit nur ein Viertel der untersuchten Zielvariablen, und dieses Viertel musste möglicherweise eine Datenfolter erdulden, ehe es ein Geständnis ablegte.

Die Psychiatrie liefert viele Beispiele dafür, dass wir den Industriestudien in keinster Weise trauen können.[2] In direkten Vergleichsstudien beispielsweise hing die Wirkung von Fluoxetin gegenüber anderen Antidepressiva davon ab, wer die Studie bezahlte.[12] Wenn Fluoxetin das zu prüfende Medikament war, dann schnitt es am besten ab, wenn es das Vergleichspräparat war, am schlechtesten. Ein anderes Beispiel: Eine Analyse von 142 Studien zu sechs Antipsychotika oder Antidepressiva zeigte, dass die meisten Todesfälle (62 Prozent) und Suizide (53 Prozent) in Artikeln nicht erwähnt wurden, wenn man die Artikel mit den Zusammenfassungen derselben Studien auf Webseiten verglich.[13]

Randomisierte Studien wurden eingeführt, um uns vor den vielen nutzlosen Arzneimitteln auf dem Markt zu schützen, doch seltsamerweise haben sie den Pharmakonzernen die ultimative Macht der Datensammlung gegeben, die sie heute nutzen, um die Zulassung für Medikamente zu erlangen, die wenig oder gar keinen Wert haben und oft schädlich sind.[2] Es ist ziemlich merkwürdig, dass wir ein System akzeptieren, in dem die Industrie sowohl Richter als auch Angeklagter ist. Eine der strengsten Regeln in der öffentlichen Verwaltung lautet nämlich: Niemand darf sich selbst beurteilen.

Drummond Rennie, der stellvertretende Herausgeber des *JAMA*, erklärte die Minderwertigkeit der von der Industrie finanzierten Studien, indem er sie mit Gerichtsverfahren verglich.[16] In einem Prozess sind die Parteien – Richter, Geschworene, Anwälte, Zeugen und Polizei – voneinander unabhängig. In einer klinischen Studie ist der Geldgeber sehr daran interessiert, alle anderen Parteien von sich abhängig zu machen und so viele Interessenkonflikte wie möglich zu provozieren. Der Geldgeber plant die Studie so, dass ihre Ergebnisse ihn wahrscheinlich zufriedenstellen werden: Er bezahlt diejenigen, die die Daten sammeln – oft Ärzte und Pflegende –, bezahlt diejenigen, die die Daten analysieren, kehrt unter den Tisch, was ihm missfällt, und hält alles geheim, sogar vor den Ärzten, die an den Studien beteiligt sind. Der Geldgeber legt der FDA (dem Richter) einen Teil der Daten vor und bezahlt sie dafür, dass sie die Daten geheim hält. Ausschüsse (die Jury), die vom Geldgeber meist Beraterhonorare erhalten, entscheiden darüber, ob die FDA ein Medikament zulässt, und häufig werben bezahlte Patientengruppen lautstark für die Zulassung. Geht der Prozess günstig für den Geldgeber aus, bezahlt er Subunternehmer dafür, dass sie den Studienbericht nach den Vorstellungen des Geldgebers formulieren. Zudem bezahlt er »angesehene« Akademiker dafür, dass sie ihre Namen als »Autoren« zur Verfügung stellen, um der Studie Glaubwürdigkeit zu verleihen, und oft auch Artikel in Zeitschriften veröffentlichen, die vom Auftraggeber der Studien finanziell abhängig sind. Wenn das Medikament sich als nutzlos oder schädlich herausstellt, wird die Studie beerdigt und alle Beteiligten auf ihre Schweigepflicht hingewiesen. Ist die Studie nicht nach diesem Schema angelegt, lehnt die Firma die Finanzierung ab, und selbst wenn sie ihren Vorstellungen entspricht, zieht sie sich möglicherweise plötzlich von ihr zurück und lässt die Patienten und ihre Ärzte im Stich. Kurzum, wir haben ein System, in dem der Angeklagte, die Polizei, der Richter, die Geschworenen und sogar die Gerichtsreporter dazu verleitet werden, bestimmte Schlussfolgerungen zugunsten des neuen Medikaments zu ziehen.

Unsere Aufsichtsbehörden sollten unparteiische Richter sein, aber sie sind Teil des Problems. Sie sind entschieden dagegen, unabhängigen Forschern Zugang zu unveröffentlichten Studienberichten, Prüfplänen und anderen in ihrem Besitz befindlichen Daten zu gewähren, und behaupten hartnäckig, sie müssten die wirtschaftlichen Interessen der Pharmaindustrie schützen.[15] Anscheinend haben sie vergessen, dass es ihre Pflicht ist, die Patienten zu schützen. Stattdessen sind sie eifrig bemüht, sich selbst zu schützen und ihre Arbeit dem prüfenden Blick der Öffentlichkeit zu entziehen. Korruption kommt in der FDA häufig vor, und wenn leitende Beamte die eigenen Wissenschaftler der Behörde überstimmen und offenkundig falsche Entscheidungen treffen, riecht das nach Korruption.[2] Die Patienten wissen wohl kaum, dass die Arzneimittelbehörden sie vielen unwirksamen und schädlichen Medikamenten aussetzen, die zahlreiche Menschen umbringen.[2]

Wenn es um die Gesundheit geht, darf Betrug nicht geduldet werden,[16] dennoch wird im Marketing der Industrie und in den von ihr bezahlten Studien oft betrogen – Lundbeck hat das mit Escitalopram bewiesen. Ich habe bereits detailliert beschrieben, wie diese Firma die Welt davon überzeugte, dass ein Molekül besser sein kann als es selbst.[2]

Lundbecks immergrünes Citalopram

Lundbecks Medikamente Citalopram (Cipramil, Seropram u. a.) war einer der meistgebrauchten SSRI. Als das Patent auslief, hatte die Firma ein neues Patent für die gleiche Substanz parat. Citalopram besteht aus zwei Hälften, die jeweils Spiegelbilder der anderen sind, doch nur eine von ihnen ist aktiv. Lundbeck entfernte die inaktive Hälfte, patentierte die aktive Hälfte und nannte das verjüngte Medikament Escitalopram (Cipralex, Lexapro, Escitalopram-Hexal u. a.).

Lundbeck verzögerte die Markteinführung des billigen generischen Citaloprams, indem es die Hersteller dafür bezahlte, auf den Verkauf zu verzichten. Daraufhin verhängte die Europäische Kommission wegen Verstoßes gegen die Antikartellgesetzgebung der EU eine Geldbuße von 94 Millionen Euro gegen die Firma.[17] Lundbeck wartete mit einigen Studien auf, die zwei Versionen des Moleküls verglichen und behaupteten, die neue sei besser als die alte.[18] Doch selbst wenn wir die Ergebnisse für bare Münze nehmen, zeigten sie, dass zwischen den beiden Versionen des Medikaments kein nennenswerter Unterschied bestand. Nach acht Wochen betrug der Unterschied auf einer Skala, die bis 60 reicht, nur 1, was bedeutungslos ist (siehe Kapitel 3).

Es ist bemerkenswert, dass sich dies in dem Land ereignete, in dem Hans Christian Andersen *Des Kaisers neue Kleider* schrieb. Unabhängige Forscher stellten fest, dass Escitalopram in direkten Vergleichsstudien wirksamer zu sein schien als Citalopram (Quotenverhältnis 1,60; 95 % CI 1,05 – 2,46). Bei einem indirekten Vergleich zwischen den beiden Medikamenten, gestützt auf zehn placebokontrollierte Studien mit Citalopram und zwölf mit Escitalopram, war die Wirksamkeit jedoch ähnlich (Quotenverhältnis 1,03; 0,82 – 1,30).[19] Direkte Vergleiche sind meist verlässlicher als indirekte; aber die Pharmaindustrie fälscht ihre Studien in einem derartigen Ausmaß, dass indirekte Vergleiche manchmal am brauchbarsten sind.

Forest, Lundbecks Partner in Amerika, musste eine Geldbuße von über 313 Millionen Dollar zahlen und wurde von vielen Eltern verklagt, deren Kinder Suizid versucht oder begangen hatten. Forest bekannte sich schuldig hinsichtlich des Vorwurfs, es habe die Justiz behindert und Citalopram und Escitalopram illegal für die Anwendung bei Kindern und Jugendlichen beworben.[2, 20] Sechs Jahre zuvor hatte ein Forest-Manager den Kongress belogen, als er behauptete, seine Firma halte sich an das Gesetz und habe keines der beiden Medikamente für die Anwendung bei Kindern beworben.

Forest bestach in großem Umfang Ärzte, um Lundbecks Medikamente zu promoten.[2] Im Jahr 2009 veröffentlichte der US-Senat einige abstoßende Dokumente, die er von Forest angefordert hatte.[21] Forest pflegte zu behaupten, Escitalopram sei wirksamer und verträglicher als alle SSRI, was völlig irreal ist. Ich habe noch nie von einem Medikament gehört, das sowohl wirksamer als auch sicherer ist als alle anderen ähnlichen Produkte. Man behauptet mit Recht, der Umsatz spiegele die verkaufsfördernden Maßnahmen wider. Der Umsatz mit SSRI hängt eng mit der Zahl der Medikamente auf dem Markt zusammen (r = 0,97),[22] und in den Vereinigten Staaten steigerte jeder hinzugefügte Wirkstoff den Gesamtumsatz, ohne dass der Umsatz bereits vorhandener Wirkstoffe zurückgegangen wäre.[23] Das zeigt, dass der Einsatz dieser Medikamente keinen echten Bedarf widerspiegelt. Es geht nur um Marketing.

Außerdem belegen die Forest-Unterlagen, dass Ghostwriter Artikel für die »Vordenker« verfassten und die Firma etwa 2000 Ärzte als Verkaufsförderer anwarb, um Lexapro bei Tagungen anzupreisen. Dafür griffen die Ärzte auf eine von Forest zusammengestellte Diasammlung zurück.

Es gab zudem ein riesiges Programm von »Studien«, deren Ergebnisse anscheinend im Voraus festgelegt worden waren – noch vor Beginn der Studien –, und natürlich gab es auch »Forschungsgelder zur freien Verfügung«, die der American Psychiatric Association und anderen helfen sollten, »vernünftige Richtlinien« zu entwickeln, um »den Anteil der Patienten zu vergrößern, die an der Therapie bis zu deren Abschluss festhalten«.

Wie reagierte Lundbeck auf die Straftaten seines Partners? »Wir kennen Forest als anständige und ethisch verantwortungsbewusste Firma und sind uns daher sicher, dass es sich bei diesem Fehler um einen Einzelfall handelt«, sagte Lundbecks Verkaufsleiter.[24] Vielleicht hängt dieses Vertrauen in die Unternehmensethik von Forest damit zusammen, dass Lexapro im Jahr 2008 einen Umsatz von 2,3 Milliarden Dollar aufwies.[2] Auf jeden Fall ist es pervers, eine Firma wie Forest anständig und ethisch verantwortungsbewusst zu nennen.

Lundbecks Chef Ulf Wiinberg hatte ebenfalls einen interessanten Sinn für Unternehmensethik. Im Jahr 2014 musste er seinen Posten räumen, weil er von einer Firma Aktien als »Geschenk« erhalten hatte, an der Lundbeck einen Monat später einen Anteil erwarb.[25] Der Wert der Aktien betrug rund eine Million Dollar; obendrein bekam Wiinberg eine Abfindung von etwa drei Millionen Dollar von Lundbeck.[26] Wahrscheinlich wird er keine Sozialhilfe benötigen – er hat sie sich bereits selbst geholt.

Die Fantasiewelt der Psychiatrie

Die führenden Psychiater haben sich eine eigene Scheinwelt geschaffen, voller falscher Vorstellungen, die auf schlechter Wissenschaft und Pseudowissenschaft basieren, vor allem was die Gültigkeit von Diagnosen, die

Auswirkungen von Krankheiten auf das Gehirn und die Wirkung von Medikamenten bei Patienten anbelangt. In diesem Pseudouniversum werden sie intensiv unterstützt und verführt von einer kriminellen Pharmaindustrie, die mit Lügen Milliarden verdient und zugleich Millionen Patienten umbringt, von denen viele das Medikament, an dem sie gestorben sind, nicht hätten bekommen sollen.

Psychiater gelten als Experten für Psychopharmaka, aber das sind sie nicht. Sie sind überraschend unwissend. Im Jahr 2014 schrieb die American Psychiatric Association (APA) auf ihrer Homepage zum Thema Depression:

»Antidepressiva können verordnet werden, um ein Ungleichgewicht der chemischen Stoffe im Gehirn zu beheben. Diese Medikamente sind keine Anregungs- oder Beruhigungsmittel und machen auch nicht abhängig. Im Allgemeinen haben Antidepressiva keine anregende Wirkung auf Menschen, die nicht an Depression leiden.«

Das *alles* ist falsch, und selbst bei Gesunden sind Benommenheit oder Manie mögliche Nebenwirkungen, wenn sie ein Antidepressivum einnehmen. Die APA behauptete ferner: »Wenn ein Patient sich nach mehreren Wochen kaum oder gar nicht besser fühlt, ändert der Psychiater die Dosis des Medikaments oder ersetzt es durch ein anderes oder verordnet ein weiteres Medikament.« Es gibt keine zuverlässigen Belege dafür, dass es hilfreich ist, die Dosis zu erhöhen oder ein Medikament auszutauschen. Wenn ein Medikament scheinbar besser wirkt als ein anderes, liegt es sehr wahrscheinlich nur daran, dass sich der Patient zu diesem Zeitpunkt ohnehin erholt hätte, sogar ohne Behandlung.

Im Jahr 2008 erklärte John Ioannidis von der Stanford University, die angebliche Wirkung von Antidepressiva sei möglicherweise ein Märchen und basiere auf kleinen randomisierten Studien mit irrelevanten Zielparametern, falschem Verständnis von statistischer Signifikanz, manipuliertem Studiendesign, voreingenommener Auswahl von Studienpopulationen, kurzer Nachbeobachtung sowie selektiver und verzerrter Ergebniserfassung.[28] Zudem forderte er sehr umfangreiche und langfristige Studien.

Drei Jahre später erwiderte eine Gruppe prominenter Psychiater:

»Eine anhaltende, nicht behandelte Depression führt zu einer neurodegenerativen Störung, begleitet von synaptischen Veränderungen … Ähnlich wie ein schlecht eingestellter Blutzuckerspiegel bei Diabetikern gehen schlecht behandelte Symptome bei einer klinischen Depression mit einer schlimmeren langfristigen Prognose und einer stärkeren allgemeinen Aktivitätsstörung einher … Antidepressiva verhindern Rückfälle … 53 Prozent der Placebopatienten erlitten einen Rückfall, dagegen nur 27 Prozent der Patienten, die das Medikament einnahmen … Nachdem die FDA für Antidepressiva einen Warnhinweis auf der Packungsbeilage angeordnet hatte, ging die Zahl der Verschreibungen dafür zurück; gleichzeitig stieg die Zahl der Suizide … Es wurde der Verdacht geäußert, bestimmte Antidepressiva könnten Suizide verursachen. Heute wissen wir, dass dies eine Legende ist, die im Wesentlichen von den Medien neue Nahrung erhält … Neuere Studien mit Kindern bestätigen keine Zunahme von Suizidgedanken … Naturalistische Studien belegen, dass die Zahl der Suizide eher abnimmt, wenn die Zahl der verordneten Antidepressiva steigt.«

Das alles ist völlig falsch oder irreführend. Diese Autoren zitierten Robert Gibbons dreimal und Göran Isacsson einmal (zu ihrer Forschung siehe Kapitel 3), um ihre Behauptung zu »beweisen«, Antidepressiva schützten Kinder vor Suizid. In Wahrheit verdoppeln sie das Suizidrisiko. Ihr Artikel stammt aus dem Jahr 2011. Ich verstehe nicht, wie Stefan Leucht, der eine Menge gute Arbeiten veröffentlicht hat und ein Herausgeber der Cochrane Schizophrenia Group ist, sich für all diesen gefährlichen Unsinn als Koautor zur Verfügung stellen konnte. Das sagt einiges darüber aus, wie tief die kollektiven Illusionen und das kollektive Leugnen in die Psychiatrie eingedrungen sind. Sogar die besten Psychiater sind davon betroffen. Es ist sehr, sehr tragisch.

Ähnlich tragisch und zutiefst ironisch war 2012 ein Zeitungsartikel mit der Überschrift »Hinter den Legenden über Antipsychotika«, weil seine Autoren vier führende dänische Psychiater, genau das förderten, wovor sie warnten: Legenden über Antipsychotika.[30] Sie schrieben:

»Bei den meisten Patienten, die an Schizophrenie leiden, ist das Dopaminsystem gestört. Die Gene sind bei Weitem am wichtigsten (etwa 70 bis 80 Prozent). Große internationale Registerstudien belegen, dass das Sterberisiko bei schizophrenen Patienten, die nicht mit Antipsychotika behandelt werden, höher ist als bei behandelten Patienten. Zahlreiche Studien dokumentieren, dass das Risiko für neue psychotische Episoden und einen ernsteren Krankheitsverlauf steigt, wenn Patienten aufhören, Antipsychotika einzunehmen. In unserer großen Studie fanden wir keinen Hinweis darauf, dass die Einnahme mehrerer Antipsychotika die Sterblichkeit erhöht, und auch große Registerstudien in Dänemark und Finnland zeigen, dass eine

Behandlung mit mehreren Antipsychotika nicht zu einer höheren Sterblichkeit führt.«

Das alles ist völlig falsch oder schwer irreführend (siehe Kapitel 6). Ich möchte anhand einer Patientengeschichte aus der Kopenhagener Universitätsklinik eines der vier Autoren darlegen, warum diese Legenden für Patienten so gefährlich sind. Der Patient war mit Manie aufgenommen worden, und obwohl er verlangt hatte, nicht medikamentös behandelt zu werden, zwang man ihm Olanzapin auf. Er berichtete: »Als ich nach meiner ersten Episode für geheilt erklärt wurde, versuchte ich, mich anständig zu benehmen, weil ich fürchtete, man werde mich sonst nicht entlassen. Die Psychiaterin zwang mich, weiter Olanzapin einzunehmen. Ich wagte es nicht, ihr zu sagen, dass ich die meisten Tabletten ins Waschbecken gespuckt hatte. Stattdessen fragte ich sie zum Schein, wie lange ich das Medikament ihrer Meinung nach würde einnehmen müssen. Bis ans Ende meines Lebens, antwortete sie, weil ich an einer chronischen Krankheit leide und das Rückfallrisiko hoch sei. Wegen der Nebenwirkungen bräuchte ich mir keine Sorgen zu machen.«

Der Patient nahm das Medikament nicht, weil er einen Zeitungsartikel über zehn Legenden in der Psychiatrie gelesen hatte, den ich im Januar 2014 veröffentlicht hatte[31] (er steht auch auf Englisch zur Verfügung).[32] Seither ist er ohne Medikamente gesund.

Gibt es für ein Fachgebiet wie dieses überhaupt eine Hoffnung? Ich habe kritische Psychiater sagen hören, ihre führenden Kollegen litten anscheinend an kognitiver Dissonanz, weil das, was sie sehen und hören, sie nicht beeinflusse. Viele Patienten, denen es gelang, auf eigene Faust der medikamentösen Hölle zu entfliehen, beklagen, dass die Medikamente ihnen viele Jahre ihres Lebens geraubt hätten.

Eine dänische Hexenjagd

Am selben Tag, an dem mein Artikel über die zehn Legenden erschien, erklärte der Vorsitzende der Dansk Psykiatrisk Selskab (Dänische psychiatrische Gesellschaft) auf der Webseite der gleichen Zeitung: »Antidepressiva schützen vor Suizid«. Einen Monat später antworteten 16 dänische Psychiatrieprofessoren auf meinen Artikel, jedoch ohne meinen Namen zu erwähnen, so wie man den Namen des bösen Voldemort in *Harry Potter* nicht aussprechen darf.[33] Sie behaupteten, eine Reihe von Studien belege, dass eine Behandlung mit Antipsychotika die Lebenserwartung erhöhe, verglichen mit Nichtbehandelten. Das ist falsch. Antipsychotika verkürzen das Leben (siehe Kapitel 6).

Mein erster Artikel hieß »Psychiatrie auf Abwegen«.[31] Den Professoren antwortete ich in einem zweiten Artikel mit der Überschrift »Führende Psychiater sind immer noch auf Abwegen«.[34]

Zwei Monate später versuchte die Dansk Psykiatrisk Selskab, an mir einen Rufmord zu begehen, womit sie beinahe Erfolg hatte. Sie schrieb einen einseitigen Brief an die Cochrane Schizophrenia Group und an die Cochrane Depression, Anxiety and Neurosis Group und beklagte sich über meinen ersten Artikel.[31] Dabei konzentrierte sie sich auf einen Satz, den sie aus dem Kontext riss: »Die dänischen Bürger wären besser dran, wenn alle Psychopharmaka vom Markt genommen würden.« Tatsächlich endete mein Artikel so:[31]

> *»Psychopharmaka können bisweilen für manche Patienten nützlich sein, vor allem bei kurzfristiger Anwendung, in akuten Situationen. Aufgrund meiner Studien in diesem Gebiet bin ich jedoch zu einer unbequemen Schlussfolgerung gelangt: Unseren Bürgern würde es viel besser gehen, wenn wir alle Psychopharmaka vom Markt nähmen, weil Ärzte unfähig sind, mit ihnen umzugehen. Es ist unvermeidlich, dass ihre Verfügbarkeit mehr schadet als nützt. Die Ärzte können nicht mit dem Paradoxon umgehen, dass Medikamente, die bei kurzfristiger Anwendung nützlich sein können, sehr schädlich sind, wenn man sie jahrelang einnimmt, und ebendie Krankheiten verursachen, die sie lindern sollen, sogar schlimmere Krankheiten. In den kommenden Jahren sollte die Psychiatrie daher alles tun, was in ihrer Macht steht, um so wenig wie möglich, so kurz wie möglich oder gar nicht mit Psychopharmaka zu behandeln.«*

In ihrem Brief behaupteten die Psychiater, der Gesundheitsminister, der Direktor der dänischen Gesundheitsbehörde, der Vorsitzende der dänischen Patientenvereinigung, der Präsident der Krebsgesellschaft, der Präsident der Dansk Psykiatrisk Selskab und der Präsident des Verbandes der dänischen medizinischen Gesellschaften (Organisationen af Lægevidenskabelige Selskaber) hätten mich kritisiert. Die Kritik des Letzteren kam allerdings sechs Monate früher, als mein Buch über die Verbrechen der Pharmaindustrie veröffentlicht wurde.[2] Seine Beanstandungen waren unzutreffend, und er hatte mein Buch anscheinend nicht gelesen. Aber das störte die Psychiater nicht im Geringsten, weil sie sich jetzt auf einer Hexenjagd befanden. Sie nahmen eine Übersetzung seiner Kritik in ihren Brief auf, ignorierten aber meine veröffentlichte Erwiderung. Ihren Brief beendeten sie mit der Frage: »Wie bewerten Sie mit Ihrem Fachwissen über Antipsychotika und Antidepressiva die Behauptungen, die Peter Gøtzsche in seinem Artikel aufstellt? Wir wären Ihnen sehr verbunden, wenn Sie sich die Mühe einer solchen Einschätzung machen würden.«

Nicht die jeweiligen Herausgeber beantworteten den Brief, sondern Cochranes Direktor, der Vizedirektor und zwei weitere führende Mitglieder. Vor ihrer Antwort an die Psychiater wurde ich nicht konsultiert. Ich wusste, dass Cochrane mehrere Beschwerden von Leuten und Organisationen erhalten hatte und gefragt worden war, ob Cochrane meine im Buch geäußerten Ansichten teile;[2] aber ich wusste nicht, dass die Dansk Psykiatrisk Selskab sich an Cochrane gewandt hatte.

Weil ich zu der Zeit gerade Urlaub in Panama machte, in einem Urwaldgebiet und umgeben von Vögeln, Taranteln, Affen, Schmetterlingen und Faultieren, aber mit wenig Kontakt zur äußeren Welt, hatte ich auch keine Möglichkeit, mich zu verteidigen. Die Nachricht, dass meine eigene Organisation mich denunziert habe, erregte in den dänischen Medien großes Aufsehen, und die Psychiater feierten ihren Abschuss mit der Verlesung des Cochrane-Briefes auf der Jahrestagung der Dansk Psykiatrisk Selskab.

In dem Brief der Cochrane-Führungsriege, der nur eine Seite lang war, hieß es: »Cochrane nimmt die Punkte, die Sie genannt haben und die Professor Gøtzsches Bemerkungen zur Anwendung von Psychopharmaka betreffen, sehr ernst. Ich möchte ausdrücklich feststellen, dass diese nicht die Meinung der Cochrane Collaboration wiedergeben und dass wir ihnen nicht beipflichten.« Außerdem erklärten sie, ich spräche ausschließlich für mich selbst – das stimmte – und meine Aussagen seien »Teil der Werbung« für mein Buch, was nicht stimmte. Ich schrieb meinen Zeitungsartikel, um auf einige wichtige Probleme der Psychiatrie hinzuweisen. Deshalb begann er wie folgt: »Ich forsche seit mehreren Jahren über Antidepressiva und frage mich seit Langem, warum führende dänische Psychiater, einschließlich mehrerer Professoren, ihre Praxis auf irrigen Legenden ohne Grundlagen aufbauen. Diese Legenden schaden den Patienten, vor allem seitdem die dänische Psychiatrie in extremer Weise von oben nach unten geführt wird. Vielen Psychiatern ist sehr wohl bewusst, dass die Legenden unhaltbar sind, und haben mir das auch gesagt, aber sie trauen sich nicht, von den offiziellen Positionen abzuweichen, weil sie um ihre Karriere fürchten. Als Facharzt für innere Medizin laufe ich nicht Gefahr, meine Karriere zu ruinieren, indem ich mir den Zorn der Professoren zuziehe. Deshalb möchte ich hier versuchen, den vielen gewissenhaften, aber unterdrückten Psychiatern und Patienten zu Hilfe zu kommen, indem ich die schlimmsten Legenden nenne und erläutere, warum sie schädlich sind.«

In dem Artikel wies ich nur einmal auf mein Buch hin, und dieser Verweis war notwendig, weil ich schrieb, ich hätte in meinem Buch geschätzt, dass schon eines der vielen Antipsychotika, nämlich Olanzapin (Zyprexa), auf der ganzen Welt 200 000 Patienten umgebracht habe.

Im Cochrane-Brief hieß es außerdem: »Die in diesem Buch geäußerten Ansichten sind ebenfalls nicht die Ansichten von Cochrane.« Diese Bemerkung war unnötig, weil es selbstverständlich ist, dass Autoren in ihren Büchern ihre eigene Meinung äußern und nicht die einer Organisation, und weil die Psychiater mein Buch gar nicht angesprochen hatten. Zudem geht es in meinem Buch nicht um meine persönlichen Ansichten, sondern um Tatsachen, und mit mehr als 900 Literaturhinweisen sind seine Aussagen ungewöhnlich gut belegt.

Ein Satz im Cochrane-Brief war keine Antwort auf eine von den Psychiatern gestellte Frage. Er stand für sich selbst und wurde missverstanden: »Wir werden Professor Gøtzsche ersuchen, etwaige unveröffentlichte Daten, die noch nicht öffentlich zugänglich sind, mit Cochrane-Kollegen zu teilen, damit sie objektiv in neue oder bereits vorhandene Cochrane-Reviews aufgenommen und von Ihnen [den dänischen Psychiatern] und anderen Spezialisten des Fachgebietes gelesen und beurteilt werden können.«

Es überraschte mich nicht, dass dänische Journalisten diesen Satz so interpretierten, dass ich nunmehr von Cochrane zensiert wurde und nichts mehr veröffentlichen durfte, was von Cochrane nicht gebilligt worden war.

Das war natürlich nicht der Zweck des Briefes. Wir untersuchen zwar unveröffentlichte Daten über Antidepressiva, die wir von der EMA erhalten, aber wir sind selbstverständlich nicht verpflichtet, diese Daten mit jemandem zu teilen, bevor wir unsere eigenen Untersuchungen beendet haben und uns aus freiem Willen dafür entscheiden. Unsere ersten Arbeiten wurden bereits veröffentlicht und belegen, dass die Berichte der klinischen Studien ein umfangreiches Datenmaterial über schwere Schäden enthalten, die in veröffentlichten Zeitschriftenartikeln oder Berichten für die Verzeichnisse klinischer Prüfungen nicht auftauchen.[35, 36]

Wie sich herausstellte, gefährdete der Brief der Cochrane-Führung alles, was ich in 30 Jahren aufgebaut hatte, auch mein Zentrum, das staatlich finanziert wird. Das Gesundheitsministerium erklärte öffentlich, meine Person und das Zentrum seien nicht dasselbe, was ich und meine leitenden Wissenschaftler als Hinweis deuteten, dass ich entlassen werden konnte. Das ist äußerst seltsam, weil ich nichts Unrechtes getan hatte. Ich hatte lediglich aufgezeigt, was ich in diesem Buch näher erläutere und worauf viele andere vor mir ebenfalls hingewiesen haben.

Cochranes Führungsmannschaft schickte der Zeitung, die als Erste mit der Story herausgekommen war, einen Brief und sprach von Missverständnissen. Aber es war zu spät. Der Schaden war angerichtet, und kein einziger Journalist gab zu, dass er den ersten Brief falsch verstanden hatte, obwohl manches, was in der Presse geschrieben worden war, nachweislich nicht der Wahrheit entsprach. Ich veröffentlichte mehrere Gegendarstellungen, darunter einen Artikel mit einem Titel, der an ein berühmtes Märchen *(Das ist wirklich wahr)* von Hans Christian Andersen erinnerte: »Die Cochrane-Feder, aus der fünf Hühner wurden«. In dem Artikel ging es darum, wie aus Gerüchten Wahrheiten werden, wenn man sie oft genug wiederholt.

Die Zeitung, die die Geschichte zuerst gedruckt hatte, missdeutete den ersten Cochrane-Brief gründlich.[37] Darauf wies der zweite Brief hin. Im Untertitel wurde beispielsweise behauptet, ich fände keine Unterstützung »für eine Reihe umstrittener Äußerungen über die Pharmaindustrie und die Anwendung von Psychopharmaka«. Manche Leute verstanden das als Freispruch für die Pharmaindustrie und ihre schmutzigen Methoden und als Urteil über mein Buch. Nun stellte Cochrane jedoch klar, dass sie meine Interpretation der Befunde weder unterstützte noch ablehnte. Die Zeitung schrieb: »Die Organisation stimmt auch nicht mit Peter Gøtzsches Ansichten überein, die er in seinem Buch erläutert. Dort vergleicht er das

Geschäftsmodell der Pharmaunternehmen mit kriminellen Organisationen.« Das war frei erfunden und wurde von Cochrane zurückgewiesen: »Wir haben zu keinem Zeitpunkt Stellung zu Gøtzsches Ansichten über Pharmaunternehmen genommen.«

Es war erschreckend zu beobachten, in welchem Ausmaß Journalisten manchmal ihre Storys verzerren, wenn sie Blut riechen. Dieser Zeitungsartikel vermittelte den Eindruck, alles sei falsch, was ich in meinem Buch so sorgfältig belegt habe – dass die Pharmaindustrie sich des organisierten Verbrechens schuldig macht.

Der zweite Cochrane-Brief enthielt folgende sehr wichtige Information: »Die Cochrane Collaboration hat derzeit fast 34 000 Mitglieder in über 100 Ländern. Jedes Mitglied, auch Professor Gøtzsche, hat das Recht, seine persönliche Meinung zu äußern und unabhängig von der Cochrane Collaboration Forschung zu betreiben.«

Nach dieser Erfahrung kam ich mir vor wie der Senator im alten Rom, der sagte, es werde niemandem gelingen, ihn in den Rücken zu stechen, weil er bereits so viele Narben habe, dass ein Messer die Haut nicht durchdringen könne.

Erlauben Sie mir, an dieser Stelle zu erwähnen, dass ich Mitglied mehrerer Netzwerke kritischer Psychiater bin und dass ich aus der ganzen Welt Einladungen für Vorträge vor Psychiatern bekomme. Das wäre wohl kaum der Fall, wenn das, was ich sage, sachlich falsch wäre. Mein Artikel über die zehn Legenden der Psychiatrie[32] wurde ins Englische, Spanische, Norwegische und Finnische übersetzt und ist auf mehreren Webseiten zu finden, darunter jenen von David Healy und Robert Whitaker, die über die Schäden, die Psychopharmaka anrichten, eine ganze Menge mehr wissen als meine Kritiker.

Zehn Monate nach der Hexenjagd erschien im *BMJ* ein Artikel, der eine sehr ähnliche Meinung wie ich vertrat.[38] Es ging darin um Strategien in Ländern mit niedrigen und mittleren Einkommen, doch die Lösungsvorschläge sollten überall befolgt werden. Der Autor bemerkte, die Gesundheitsfürsorge für psychisch Kranke in den reichen Ländern sei teuer und ineffizient und Behörden, Unternehmen und Experten träfen oben Entscheidungen für Menschen ganz unten, die nicht am Entscheidungsprozess beteiligt seien und vom Gesundheitssystem oft nicht erfasst würden. Trotz extrem hoher

Aufwendungen erreiche das amerikanische Gesundheitssystem mehr als die Hälfte der Menschen mit den schwersten psychischen Krankheiten nicht.

Der Artikel bemerkte auch, dass wir zunächst den Menschen zuhören und ihnen Mut machen müssen, damit sie ihre Bedürfnisse ausdrücken und die Gesundheitssysteme planen können, die sie haben wollen.

Wir sollten Laiengesundheitshelfer(innen) und Generalisten ausbilden, nicht Spezialisten.

Laiengesundheitshelfer(innen), unterstützt von medizinischen Generalisten – Ärzten und Krankenpfleger(innen) in der Grundversorgung –, leisten derzeit über 90 Prozent der psychischen Gesundheitsfürsorge auf der Welt. Sie können lernen, mit Depression, Angst, Psychosen und Substanzmissbrauch umzugehen, so wie sie lernen, Malaria, Aids und Tuberkulose zu behandeln. Spezialisten neigen zu selektiver Unaufmerksamkeit, wenn ein Sachverhalt außerhalb ihres Fachgebietes liegt; dabei übersehen sie den Kontext und errichten abgeschottete Pflegezentren, in denen Überdiagnosen und Überbehandlung normal sind. Reiche Länder geben heute Milliarden Dollar für den Versuch aus, Systeme, die sich auf Spezialisten stützen, wieder in integrierte Fürsorgemodelle umzuwandeln, um ein Übermaß an Therapien zu verhindern.

Wir sollten psychosoziale Interventionen auf Gemeindeebene stärker fördern als medikamentöse Therapien.

Unterstützung durch Kollegen und Angehörige, Meditation, Jobs und technische Hilfsmittel erweisen sich meist als effektiv, haben wenige Nebenwirkungen und sind beständiger als Psychopharmaka. Reiche Länder geben enorme Summen für Medikamente aus, hauptsächlich weil Werbung und Lobbyarbeit diese verteuern, nicht weil sie wirksam wären. Ein vernünftiges Gesundheitssystem würde in großem Umfang Generika einsetzen.

Es ist schwierig, etwas gegen diesen Artikel einzuwenden. Vor langer Zeit warf man Geisteskranke in eine Schlangengrube, weil das, was einen normalen Menschen verrückt machte, einen Verrückten normal machen musste.[39] Aber Moment mal – tun wir das nicht heute noch? Wir behandelt psychisch Kranke mit Medikamenten, die normale Menschen verrückt machen können, und hoffen, dass wie durch ein Wunder das Gegenteil geschieht![39]

Vortragsreise in Australien

Im Februar 2014 erhielt ich eine E-Mail von einem Farmer in Victoria, Australien, dessen einziger Sohn sich ein Jahr zuvor im Alter von 19 Jahren das Leben genommen hatte, während er mit Venlafaxin behandelt worden war. Der Mann wollte die Öffentlichkeit darüber informieren, wie gefährlich SSRI sind, und fragte mich, ob ich bereit sei, eine Vortragsreise zu unternehmen, die er finanzieren würde. Nachdem er mehr als 20 Bücher über die skrupellosen Praktiken der Pharmakonzerne gelesen hatte, war er der Meinung, mein Buch werfe »das stärkste Licht auf die Probleme«.

Ich möchte tun, was ich kann, um den Schaden zu verringern, den Psychopharmaka anrichten, außerdem war die Reise eine gute Gelegenheit, unser Netzwerk in Australien zu stärken. Der Farmer war ein vorzüglicher Organisator, und ich hielt 17 Vorträge in nur elf Tagen zu vier verschiedenen Themen, einschließlich Cochrane und Brustkrebsfrüherkennung, an öffentlichen Orten, in Krankenhäusern und in Universitäten. Zudem wurde ich von Rundfunk-, Fernseh- und Zeitungsreportern interviewt.

Die Leute waren sehr interessiert, und ich lernte eine Menge von den Menschen, die ich traf: Psychiater, andere Ärzte, Patienten, Angehörige von Patienten, Politiker, Beamte im Gesundheitsministerium und Filmemacher. Die Machtstrukturen in der australischen Psychiatrie bestürzten mich, denn es gibt viele Beispiele dafür, dass sie eine offene Debatte über Fragen verhindert, die für die öffentliche Gesundheit äußerst wichtig sind. Zwei Psychiatrieprofessoren ragen heraus: Ian Hickie und Patrick McGorry. Der Letztere war einmal »Australier des Jahres«, und beide haben enormen Einfluss auf die nationale Gesundheitspolitik.

Im Jahr 2011 reichten die psychiatrische Epidemiologin Melissa Raven und vier akademische Kollegen, darunter der Psychiater Jon Jureidini und zwei Ethiker, bei der University of Sydney eine Beschwerde über eine klinische Studie ein, die den Namen »The Beyond Ageing Project« (Projekt jenseits des Alterns) trug und von Ian Hickie gegleitet wurde. Sie hatten schwere Bedenken hinsichtlich der Ethik und der Methodik der Studie, die untersucht, ob Sertralin bei nicht depressiven älteren Menschen eine Depression verhindern kann. Die Universität holte den Rat zweier Experten ein und behauptete, die Probleme seien nunmehr gelöst. Allerdings weigerte sich die Universität mehrere Male, den Bericht der Gutachter vorzulegen, und zwar mit der lahmen Ausrede, das öffentliche Interesse an der Vertraulichkeit habe Vorrang.

Im Gegensatz zu dieser australischen Engstirnigkeit erhält meine Forschungsgruppe in Dänemark über unser System für Forschungsethik Zugang zu neueren Studienberichten. Raven legte bei einem externen Gremium Beschwerde gegen die Entscheidung der Universität ein und berief sich dabei auf das Gesetz zur Informationsfreiheit von New South Wales. Das Gremium befand, dass die Universität nicht begründet dargelegt habe, dass das öffentliche Interesse an einer Nichtveröffentlichung Vorrang habe. Natürlich nicht – das ist gar nicht möglich! Die Öffentlichkeit hat *immer* ein Interesse daran zu erfahren, was bei klinischen Studien vor sich geht und warum, und *das* hat Vorrang. Dennoch weigerte sich die Universität immer noch, die Unterlagen vorzulegen. Der Streit ist bis heute nicht beigelegt, sondern beschäftigt nun die Gerichte. Es ist unglaublich. Meiner Meinung nach sollte es Hickie und anderen verboten werden, Studien durchzuführen oder zu genehmigen, wenn sie nicht offenlegen, was sie tun und warum sie es tun.

Es gäbe gewiss manches Interessante zu enthüllen. Der Ethikausschuss für Humanforschung der University of Sydney, an den Raven und ihre Kollegen sich zunächst gewandt hatten, hatte erhebliche Einwände gegen die Studie. Eine 50-Milligramm-Dosis Sertralin wurde abrupt abgesetzt – und das wurde als übliches Verfahren bezeichnet! Außerdem war der Ausschuss der Meinung, ein Telefonanruf zwei Wochen nach der Beendigung der Therapie komme reichlich spät, wenn man Entzugssymptome registrieren wolle, und verlangte einen Anruf drei bis fünf Tage nach dem Absetzen. Zudem forderte der Ausschuss, das Informationsformular für die Teilnehmer so zu ändern, dass es die bekannten Risiken der Studie eindeutig beschreibe; die Einwilligung der bereits vorhandenen Teilnehmer müsse erneut eingeholt werden, nachdem die Patienten über diese Risiken informiert worden seien.

Wenn man bedenkt, was wir über Antidepressiva wissen, ist die Idee, einer Depression bei alten Menschen vorzubeugen, völlig absurd. Patrick

McGorry leitete ebenso absurde Studien über den Einsatz von Antipsychotika, um Psychosen bei Menschen, die nie psychotisch waren, zu verhindern. Es gibt keinen vernünftigen Grund zu glauben, dass diese Medikamente einer Psychose vorbeugen können. In Wirklichkeit *verursachen* sie Psychosen, wenn Patienten sie langfristig einnehmen oder versuchen, von ihnen loszukommen. McGorry hat mindestens eine derartige Studie veröffentlicht.[40] Eine andere Studie zur Wirkung von Quetiapin bei Kindern, die zum Teil erst 15 Jahre alt waren und bei denen angeblich ein Risiko für eine Psychose vorlag, wurde nach internationalen Protesten abgebrochen.[41] Einige Kollegen McGorrys sagten, für seine Theorie, man müsse bei Jugendlichen früh eingreifen, sei »viel zu viel Reklame« gemacht worden. Allen Frances' Kritik fiel besonders harsch aus.[42] Er griff den Plan der australischen Regierung an, McGorrys Programm mit 222 Millionen Dollar zu subventionieren, damit es ausgeweitet werden konnte. Das Vorhaben, weitere 16 Zentren für die frühe Vorbeugung und Behandlung von Psychosen einzurichten, nannte Frances »ein riesiges, unerprobtes Experiment mit der öffentlichen Gesundheit« und fügte hinzu, die Quote der falsch positiven Ergebnisse beim Erfassen von präklinischen Psychosen als Vorstufen für klinische Psychosen liege bei mindestens 60 bis 70 Prozent, wenn das Screening in den allerbesten Händen liege, und sie könne auf bis zu 90 Prozent steigen, wenn man wie üblich arbeite. Es ist, als wolle man allen Frauen beide Brüste entfernen, um Krebs vorzubeugen – auch in diesem Fall wären etwa 90 Prozent der Betroffenen nie an Krebs erkrankt.

Das sind also die beiden Silberrücken, die die Australier beraten, wenn es um Psychiatrie geht. Bei beiden liegen zahlreiche Interessenkonflikte vor, weil sie mit der Pharmaindustrie zusammenarbeiten. Andere Meinungen als ihre sind nicht willkommen. Maryanne Demasi von der Australian Broadcasting Corporation (ABC) arbeitete an einem Dokumentarfilm über Antidepressiva und interviewte unter anderem David Healy und mich. Wir verbrachten viel Zeit damit, Ian Hickies Argumente zu widerlegen und Demasi zu erklären, warum Hickie sich irrte. Zehn Monate später strich die ABC-Leitung den Film aus dem Programm. Hickie hatte sich mit McGorry verbündet. Die beiden weigerten sich, vor der Kamera Stellung zu nehmen, doch das ist keine akzeptable Begründung dafür, einen sehr wichtigen Film aus dem Programm zu nehmen – Journalisten weisen oft darauf hin, dass sich jemand nicht äußern wolle. Demasi hatte hart gearbeitet, um die wissenschaftlichen Fakten richtig darzustellen, und mir deshalb viele E-Mails von Hickie vorgelegt. Es war surreal, wie er die Tatsachen leugnete.

Hickie bestritt, dass Antidepressiva bei Kindern und Erwachsenen das Suizidrisiko erhöhen, und empfahl Demasi, Gibbons' Arbeiten zu lesen. Er behauptete, die Suizidrate steige, wenn die Anwendung von Antidepressiva zurückgehe (Hickie schickte Demasi zehn Artikel von Gibbons), und fragte, welche Beweise es dafür gebe, dass Suizide eine Nebenwirkung seien. Hickie behauptete, die von der FDA angeordnete Warnung auf dem Beipackzettel sei nicht gerechtfertigt und möglicherweise gefährlich. Antidepressiva würden nicht zu häufig verordnet, und Suizidgedanken seien etwas anderes als vollendete Suizide. Der Frage nach dem chemischen Ungleichgewicht wich er aus, aber er meinte, Antidepressiva verursachten kein chemisches Ungleichgewicht, und verwarf die Meinung, Allgemeinärzte fehle die Zeit für ausführliche Vorgeschichten und Nachbeobachtungen. Hickie behauptete, eine sehr umfangreiche Literatur beweise, dass Antidepressiva Rückfälle verhindern könnten, und es gebe keine breite Debatte über die Psychiatrie, weil die Kritiker eine Randgruppe darstellten.

Was für ein Humbug. Australier sollen die Wahrheit über Antidepressiva nicht erfahren, und sie bekommen keine Gelegenheit, die Ansichten anderer zu hören. Nur wer den Silberrücken genehm ist, darf sich äußern. Doch die Zensur hat Risse. Einige meiner Vorträge wurden aufgezeichnet, und der Vortrag in Melbourne ist für jedermann zugänglich (Links sind auf meiner Webseite zu finden: http://www.deadlymedicines.dk).

Als Hickie sich weigerte, im Fernsehen aufzutreten, zog er sich doppelt aus der Affäre. Er wusste, dass Demasi ihn nach seinen Interessenkonflikten fragen würde, und zwar im Zusammenhang mit einem äußerst zweifelhaften unsystematischen Review, den er als Erstautor in der *Lancet* veröffentlicht hatte.[43] Es ging um Medikamente auf Melatoninbasis gegen Depression, aber »wir stellten vor allem Agomelatin in den Mittelpunkt«, und zwar auf vier Seiten, während vier andere Medikamente auf insgesamt einer Seite abgehandelt wurden. Beide Autoren hatten zahlreiche Verbindungen zu Servier, dem Hersteller von Agomelatin, und bekamen wahrscheinlich Honorare, die in dem Artikeln nicht angegeben wurden. Naomi Rogers, die zweite Autorin, hatte von Servier einen »nicht rückzahlbaren Fortbildungszuschuss« erhalten. Meiner Meinung nach ist das ein Euphemismus für Korruption, weil die Industrie ihr Geld nicht einfach verschenkt.[2] Hickie und Rogers behaupteten, bei Patienten, die Agomelatin bekommen hatten, habe es weniger Rückfälle (24 Prozent) gegeben als bei denjenigen, die ein Placebo eingenommen hatten (50 Prozent). Ein systematischer Review anderer Psychiater fand jedoch keine Wirkung, was die Rückfallprävention anbelangte, und keine Wirkung gemäß der Hamilton-Depressionsskala. Zudem war keine der negativen Studien veröffentlicht worden.[44] Briefe an den Herausgeber der *Lancet* (21. Januar 2012) wiesen auf drei Seiten – das ist außergewöhnlich viel – auf die vielen Fehler in Hickies Übersichtsarbeit hin.

Die Psychiatrie ist keine evidenzbasierte Medizin

Anstelle einer Wissenschaft der Verrücktheit haben wir eine verrückte Wissenschaft dokumentiert.

Kirk, Gomory und Cohen in Mad Science[45]

Wir alle wollten evidenzbasierte Medizin praktizieren, die auf drei Säulen ruht: zuverlässige Forschung, klinische Fachkenntnis sowie Werte und Präferenzen des Patienten. Die Psychiatrie ist *keine* evidenzbasierte Medizin, weil keine dieser Voraussetzungen erfüllt ist:

1. Die Forschung ist unzuverlässig. Die Diagnosen sind unwissenschaftlich und willkürlich. Die placebokontrollierten Arzneimitteltests sind unzuverlässig, weil sie nicht effektiv verblindet werden. Die Placebogruppen sind wegen der Entzugssymptome wertlos. Die Nebenwirkungen der Medikamente werden als Krankheitssymptome fehlgedeutet, vor allem wenn Medikamente abgesetzt werden. Über Behandlungsschäden wird sehr häufig nicht berichtet. Und fast alle Studien werden von der Pharmaindustrie gesteuert.
2. Die klinische Fachkenntnis ist völlig unzuverlässig. Ärzte schreiben spontane Besserungen fast immer den Medikamenten zu und machen die Krankheit oder eine neue Erkrankung für unerwünschte Symptome verantwortlich. Die Folge sind zusätzliche psychiatrische Diagnosen. Das ist ein wichtiger Grund dafür, dass so viele Patienten mehrere Typen von Psychopharmaka erhalten.

3. Die Werte und Präferenzen der Patienten werden fast vollständig ignoriert. Die Psychiater hören den Patienten und ihren Angehörigen selten zu, schon gar nicht, wenn sie sich über Nebenwirkungen von Medikamenten beklagen. Manche Patienten werden gezwungen, Medikamente einzunehmen, obwohl sie wissen, dass sie ihnen schaden.

Selbst eindeutige Beweise werden ignoriert. In dänischen Studien werden SSRI für suizidgefährdete Kinder[46] und für depressive alte Menschen[47] empfohlen, obwohl SSRI die Sterblichkeit in diesen Altersgruppen erhöhen (siehe Kapitel 3). In nur 14 Jahren, von 1996 bis 2010, nahm die Zahl der Psychopharmaka, die Kindern und Jugendlichen verordnet wurden, in Dänemark um das Neunfache zu.[48] Die Autoren der beiden Studien spielten diese schreckliche Entwicklung herunter und behaupteten, wenn man die steigende Zahl von Patienten berücksichtige, hätte sich die Zahl der Rezepte nur verdoppelt. Hat die Zahl der Kinder in Dänemark um das 4,5-Fache zugenommen? Nein. Die Autoren behaupten vielmehr, dass heute 4,5-mal so viele Kinder in psychiatrische Einrichtungen geschickt werden. Auch das ist falsch. Deshalb ist eine Bereinigung um diese Variable sinnlos. Aber der Versuch könnte damit zusammenhängen, dass einer der Autoren Verbindungen zu Firmen hatte, die Psychopharmaka verkaufen.

Wenn man die Verzerrung durch fehlende Verblindung berücksichtigt, überrascht es nicht, dass Psychopharmaka gegen fast alles zu helfen scheinen. Antidepressiva werden zum Beispiel gegen allerlei Beschwerden angewandt, darunter Harninkontinenz, Schmerzen, prämenstruelle Symptome, vorzeitige Ejakulation und Hitzewallungen während des Klimakteriums. Offenbar wirken sie sogar bei Kaufsucht.[2]

Einige Wirkungen sind natürlich echt. Dass Antidepressiva zu sexuellen Störungen führen, könnte beispielsweise erklären, warum manche Männer sie bei vorzeitiger Ejakulation nützlich finden. Die meisten gemessenen Wirkungen existieren jedoch nicht. Betrachten wir zum Beispiel eine Studie, die belegte, dass Escitalopram die Zahl der Hitzewallungen bei Frauen im Klimakterium verringert.[49] Vor Behandlungsbeginn hatten die Frauen zehn Hitzewallungen; nach acht Wochen betrug der Unterschied zwischen Medikament und Placebo eins! Diese winzige Wirkung beruht wahrscheinlich auf einem Verzerrungseffekt, da die meisten Frauen errieten, welches Medikament sie bekamen. Und selbst wenn das Ergebnis zuträfe – wen würde es kümmern? Es kann klinisch nicht relevant sein, erst recht nicht, wenn wir all die schädlichen Nebenwirkungen der SSRI bei Frauen berücksichtigen.

Im Jahr 2014 ließ die FDA Paroxetin bei Hitzewallungen zu. Auch sie berief sich auf eine Hitzewallung weniger am Tag.[50] Die Zulassung erfolgte gegen die Empfehlung des beratenden Ausschusses der FDA, der zu dem Schluss gelangt war, das Nutzen-Risiko-Profil für Paroxetin sei ungünstig. Die FDA war der Meinung, man brauche die Dosen nicht allmählich zu verringern, bevor man das Medikament absetze. Aber die Dosis war 7,5 Milligramm, nicht weit von der Startdosis von 10 Milligramm bei Depression entfernt. Wegen seiner kurzen Halbwertszeit ist Paroxetin einer der schlimmsten SSRI, was die Entzugssymptome anbelangt! Die FDA genehmigte auch einen neuen Namen: Brisdelle. Infolgedessen wussten die meisten Patientinnen nicht, dass dieses Präparat ein Antidepressivum war. Der Hersteller Noven legt diese Tatsache auf seiner Homepage nicht gerade offen:[51]

»Wenn Sie eine der Millionen Frauen sind, die unter Hitzewallungen leiden, dann stehen Sie nicht allein. Sie können störend, lästig und peinlich sein. Und bei manchen Frauen dauern sie jahrelang. Warum also mehr leiden als nötig? Sie können etwas tun, denn es gibt ein nichthormonelles, verschreibungspflichtiges Medikament gegen mittelschwere bis schwere Hitzewallungen namens Brisdelle® (Paroxetin).« *Nirgendwo informiert Noven die Frauen darüber, dass es sich um das gleiche Medikament handelt wie Prozac, und nirgendwo wird ausdrücklich erwähnt, dass Brisdelle ein Antidepressivum ist.* Ich nenne das Verbrauchertäuschung. Auf der Homepage heißt es: »Sprechen Sie heute noch mit Ihrem Arzt.« Ja, tun Sie das, aber sagen Sie ihm, dass Sie gegen Hitzewalllungen weder Brisdelle noch andere Antidepressiva einnehmen wollen.

Einer der neuesten Modetrends in der Psychiatrie ist die Hypothese, dass manche Krankheiten von einer Entzündung verursacht werden. Ein systematischer Review von 14 Studien zu Celecoxib, einem sogenannten nichtsteroidalen Antirheumatikum oder Entzündungshemmer (*nonsteroidal anti-inflammatory drug*), zeigte eine Wirkung bei Depression; die Effektstärke betrug 0,34.[52] Eine Wirkung dieser Größe kann leicht auf Verzerrung durch Entblindung beruhen. Außerdem sind nichtsteroidale Antirheumatika keine antientzündlichen Mittel; der Name ist schlicht irreführend.[2] Und wenn die Patienten irgendwo Schmerzen haben, was auf viele Depressive zutrifft, scheinen Schmerztabletten die »Depression« zu lindern. Viele der Patienten hatten Arthritis, und in einer anderen Studie mit depressiven Patienten, die mit Duloxetin behandelt wurden, litten die Patienten ebenfalls an erheblichen Schmerzen.[53] Im Übrigen sollten wir Depression nicht mit nichtsteroidalen Antirheumatika behandeln, die zu den tödlichsten Medikamenten gehören, die wir haben.[2]

Psychiater werden meist für jeden Patienten bezahlt, der an einer klinischen Studie teilnimmt, und machen sich daher vielleicht nicht die Mühe, mit dem Patienten alle Items auf den Bewertungsskalen durchzugehen, zum Beispiel auf der Hamilton-Depressionsskala. Stattdessen beurteilen sie einige Items möglicherweise anhand ihres Gesamteindrucks, ohne Fragen zu stellen, oder sie nehmen die Beurteilung später vor und stützen sich auf ihr Gedächtnis.[54] Auch Patienten schwindeln. Manche Studienteilnehmer sind gar nicht krank und wollen nur das Geld einstecken. Das gestand ein Gesunder einem Arzt während einer Zugfahrt:[55]

»Ich bin nicht depressiv … Für die Studien wird geworben, und Freiwillige bekommen bis zu 100 Pfund am Tag. Das sind 2000 Pfund für eine zwanzigtägige Studie … Und es ist nett, alte Freunde wiederzusehen.«

Können wir die Psychiatrie reformieren oder brauchen wir eine Revolution?

Wann werden die Psychiater endlich akzeptieren, dass wir es mit empfindsamen menschlichen Wesen mit einer heiklen psychischen Balance zu tun haben, nicht mit Maschinen zum Herumpfuschen, und dass Selbstorganisation und Selbstmanagement integrale Bestandteile der Definition des Lebens sind? Ein echter und dauerhafter Wandel ist nur möglich, wenn wir einem Menschen helfen, die schmerzhafte Arbeit und Veränderung in sich selbst zu bewerkstelligen.

Ivor Browne, irischer Psychiater im Ruhestand[56]

Zwischen dem, was Psychiater von ihren Medikamenten halten, und der Meinung der Patienten zu diesen Medikamenten besteht ein enormer Unterschied. In einer großen Umfrage im Jahr 1995, an der 2031 Personen teilnahmen, äußerten die Teilnehmer die Meinung, Antidepressiva, Antipsychotika, Elektroschocks und die Einweisung in die Psychiatrie seien häufiger schädlich als nützlich.[57, 58] Diese Ansicht stimmt mit den besten Daten überein, die wir haben, aber die Sozialpsychiater, die diese Umfrage durchgeführt hatten, waren mit den Antworten unzufrieden und erklärten, man müsse die Menschen schulen, damit sie zur »richtigen Meinung« gelangten. Wie denn? Durch mehr Gehirnwäsche?

In einer anderen Umfrage aus dem Jahr 1991 waren 91 Prozent von 2003 befragten Laien der Meinung, Depressive sollten eingehend beraten werden. Nur 16 Prozent hielten Antidepressiva für angebracht, lediglich 46 Prozent sagten, Antidepressiva seien wirksam, und 78 Prozent glaubten, dass Antidepressiva abhängig machen.[59] Die Psychiater reagierten auf diese Ansichten mit folgendem Rat: »Ärzte spielen eine wichtige Rolle bei der Aufklärung der Öffentlichkeit über Depression und die Gründe für die Behandlung mit Antidepressiva. Vor allem sollten die Patienten wissen, dass Antidepressiva nicht abhängig machen.« Ich verstehe sehr gut, warum bei der Umfrage auch herausgefunden wurde, dass »an dem Wort Psychiater ein Makel haftete und es sogar einen Beiklang von Furcht hatte«.

Nicht die Patienten müssen aufgeklärt werden, sondern die Psychiater und andere Ärzte. Aber die Psychiatrie ist derart wirklichkeitsfern, dass selbst die umfassendste Aufklärung uns vermutlich nicht einmal in die Nähe unseres Zieles bringen würde.

Die Selbsttäuschung, das Leugnen und der Werberummel in der Psychiatrie sind wirklich enorm. Kurz vor der Markteinführung von Fluoxetin im Jahr 1988 gab das NIMH eine Umfrage in Auftrag, um herauszufinden, wie die Leute über Depression denken. Nur zwölf Prozent wollten Tabletten schlucken, um sie zu behandeln.[60] Aber die NIMH-Leitung war entschlossen, diese Einstellung zu ändern, und startete eine völlig irreführende sogenannte öffentliche Aufklärungskampagne: Depression ist eine schwere Krankheit, die tödlich verlaufen kann, wenn sie nicht behandelt wird; Depression wird zu selten diagnostiziert und behandelt; wenn Patienten ein Medikament einnehmen, geht es 70 bis 80 Prozent von ihnen besser; wenn sie ein Placebo einnehmen, sind es nur 20 bis 40 Prozent. Dieser behauptete Unterschied von 45 Prozent ist ein Schwindel – selbst die industriefreundliche FDA fand nur zehn Prozent, und der wahre Unterschied liegt nahe bei null (siehe Kapitel 3). Die Kampagne war enorm erfolgreich, und die Medien priesen Prozac als neues Wundermittel an.

Der Rummel war selbst nach amerikanischen Maßstäben extrem. Ein beliebter Trick besteht darin, die Gefährlichkeit einer Depression zu betonen, indem man behauptet, das Suizidrisiko bei Depressiven betrage 15 Prozent.[61] Jedes wichtige Lehrbuch zitiert dieses hohe Suizidrisiko, das auf eine im Jahr 1970 durchgeführte Studie zurückgeht. Das wahre Lebenszeitrisiko beträgt jedoch nur zwei bis drei Prozent.[61]

Viele Patienten werden als therapieresistent bezeichnet. Nicht, dass die Medikamente nicht wirken würden – nein, der Patient ist therapieresistent. Für die Psychiater ist diese Behauptung sehr bequem, weil sie dem Opfer die Schuld gibt und nicht dem Arzneimittel oder ihnen, obwohl sie immer wieder neue Kombinationen von Medikamenten und immer höhere Dosen ausprobiert haben, anstatt sämtliche Mittel abzusetzen und mit den Patienten zu reden – das könnte eine Genesung bewirken. Der Begriff »therapieresistent« sollte verboten werden, weil er die Fehler des Systems vertuscht. Wenn Psychiater darauf bestehen, ihn zu verwenden, sollten sie akzeptieren, dass wir sie tatsachenresistent nennen. Die psychologische Forschung hat nachgewiesen, dass Menschen ihre falschen Auffassungen oft umso hartnäckiger verteidigen, je mehr Tatsachen man ihnen vorlegt, die ihren Irrtum entlarven. An diesem Punkt steht die Psychiatrie heute. Darum sind die tatsachenresistenten Psychiater auch behandlungsresistent.

Die Psychiatrie liefert nicht, was die Patienten wollen und was ihnen ihrer Meinung nach am meisten hilft. Eine Metaanalyse von 34 Studien zeigte, dass die Patienten, von denen fast 90 Prozent an Depression oder Angst litten, eine psychologische Behandlung dreimal häufiger als Medikamente nannten, wenn sie nach ihrer bevorzugten Therapie gefragt wurden.[62] Doch nur wenige Patienten erhalten eine Psychotherapie, fast allen werden Medikamente verabreicht. David Healy hat recht, wenn er sagt, Psychopharmaka seien wie Gifte, die in Düngemittel umbenannt wurden, um sie so umfangreich und früh wie möglich einsetzen zu können.[63] Die Vergiftung durch Psychopharmaka ist für unsere Gesundheit sehr viel gefährlicher als die Giftstoffe in unseren Lebensmitteln und in unserer Umwelt.

Allgemeinärzte können ebenfalls nicht mit psychiatrischen Erkrankungen umgehen.[64] Der Vorsitzende der dänischen Allgemeinärztevereinigung sagte beispielsweise 2014, seine Kollegen hätten nicht »unermesslich viel Zeit« und könnten keine ganze Stunde für einen Patienten opfern, weil sie auch wirtschaftlich denken müssten. Genau das ist der Punkt. Was wir brauchen, ist eine Menge Zeit, um auf eine medikamentöse Behandlung verzichten und Patienten heilen zu können, nicht nur Depressive, sondern so gut wie alle, die an einer psychiatrischen Erkrankung oder unter schwierigen Lebensumständen leiden.

Was also können wir tun? Gibt es Hoffnung, dass Ärzte lernen, Psychopharmaka so anzuwenden, dass sie mehr nützen als schaden? Die vorliegenden Indizien sprechen dagegen. Meines Wissens wurden alle Initiativen wegweisender Psychiater oder Psychologen abgewürgt, deren Ziel es war, Medikamente so selten wie möglich anzuwenden, und die ziemlich regelmäßig bessere Ergebnisse lieferten als Mainstreampsychiater. Was im Gesundheitssektor geschieht, hat wenig mit richtig oder falsch zu tun, aber viel mit Macht. Starke Interessengruppen schützen sich selbst, und Politiker und Behördenvertreter haben keine Lust, gegen mächtige Lobbyisten vorzugehen, weil das eine Menge Ärger für sie bedeutet. Es ist viel bequemer, führende Psychiater zu unterstützen, wenn sie behaupten, Initiativen mit dem Ziel, viel weniger Medikamente zu verwenden, seien unethische Experimente mit ernstlich kranken Menschen, die Medikamente dringend bräuchten. Das sagen Spezialisten immer, wenn ihre Interessen bedroht sind.

Um die Psychiatrie wenigstens ein klein wenig umzustrukturieren, müssen wir hauptsächlich mit Anwälten, Journalisten, Patienten und deren Angehörigen zusammenarbeiten, aber auch mit jungen Psychiatern in der Ausbildung, die von den Silberrücken noch nicht verdorben wurden. Wir brauchen nichts Geringeres als eine Revolution in der Psychiatrie. Wie bei allen Revolutionen müssen die Mächtigen abdanken, und wir müssen sorgfältig einen völlig neuen Lehrplan für künftige Psychiater entwickeln.

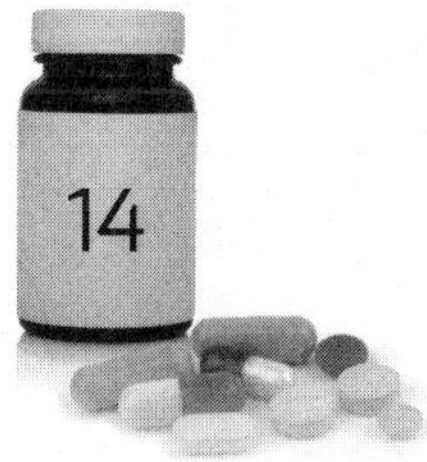

Tödliche Psychiatrie und Sackgassen

Ich habe den größten Teil meines Berufslebens damit verbracht, die Qualität der klinischen Forschung zu bewerten, und ich glaube, diese ist in der Psychiatrie besonders schlecht. Von der Industrie bezahlte Studien werden selektiv veröffentlicht; sie sind oft zu kurz angelegt und werden so geplant, dass sie das Medikament in ein günstiges Licht rücken. Der Nutzen, von dem sie berichten, ist so gering, dass er wahrscheinlich den langfristigen Schaden nicht aufwiegt.

Marcia Angell, ehemalige Herausgeberin
des *New England Journal of Medicine*[1]

Die fast manische Besessenheit der Psychiatrie von unwirksamen, abhängig machenden Medikamenten hat, was die öffentliche Gesundheit anbelangt, eine derartige Katastrophe herbeigeführt, dass nichts, was ich in anderen Bereichen der Medizin erlebt habe, ihr nahekommt.

Robert Whitaker ist davon überzeugt, dass es den meisten psychiatrischen Patienten ganz ohne Medikamente besser ginge.[2, 3] Einmal lud Whitaker mich ein, am Safra Center for Ethics der Harvard University in Boston, an dem er arbeitet, einen Vortrag zu halten. Ich habe mehrere Male in verschiedenen Ländern mit ihm Vorträge gehalten, und jedes Mal waren Psychiater im Publikum, die unsere Meinung teilten, dass die Art und Weise, wie wir heute Psychopharmaka einsetzen, mehr schadet als nützt.

Aus einem dieser Anlässe hielt ich einen Vortrag bei der Jahrestagung der International Society for Ethical Psychology and Psychiatry, die als führende Organisation der kritischen Denker im Bereich der psychischen Gesundheit in Nordamerika gilt.[4] Die Tagung trug einen flotten Titel: »Wie können wir eine verrückte Wissenschaft transformieren und die psychische Gesundheitsfürsorge revolutionieren?« Der Presseerklärung zufolge »teilen die Plenarredner die umstrittene Auffassung, dass ein medizinisches Modell der Gesundheitsfürsorge – die Vorstellung, dass Leid und Fehlverhalten physische Ursachen haben und am besten mit physischen Mitteln wie Medikamenten behandelt werden – dem Individuen und der Gesellschaft mehr schadet als nützt«. Zu diesen Rednern gehörten führende Psychiater wie Allen Frances und David Healy sowie Psychologen, Psychotherapeuten, Sozialarbeiter, Neurowissenschaftler und ein ehemaliger Patient. Peter Breggin, der nicht teilnahm, ist ebenfalls der Meinung, dass Psychopharmaka mehr schaden als nützen.[5]

Es war eine faszinierende Tagung, die keinen Zweifel daran ließ, dass wir eine Revolution in der Psychiatrie brauchen. Die Psychiatrieüberlebende Laura Delano schilderte, wie Patienten kleine Gruppen bildeten und einander unterstützten, um von Psychopharmaka und vom biologischen Modell der psychischen Krankheiten loszukommen und psychische Krisen und sozialen Wandel gemeinsam durchzustehen. Als sie Whitakers Buch *Anatomy of an Epidemic*[2] las, das 2010 mit dem Preis der Investigative Reporters and Editors für die herausragendste Leistung im Bereich des investigativen Journalismus ausgezeichnet wurde, dämmerte ihr plötzlich, dass sie ihre Menschlichkeit zurückfordern und sich aus dem Gefängnis der psychiatrischen »Versorgung« befreien musste. Sie war von der Psychiatrie entmenschlicht und als therapieresistent bezeichnet worden, sie nahm fünf Medikamente, und ihre Gewichtszunahme, eine Nebenwirkung der Therapie, bekam sogar eine psychiatrische Diagnose: Esssucht! Whitakers Buch rettete sie und half ihr, friedlicher mit ihren Schmerzen zu leben, bis sie genug Selbstvertrauen aufgebaut hatte, um gesund zu werden. Danach musste sie sich nicht mehr ständig daran erinnern, dass sie nicht alles glauben durfte, was ihr Geist behauptete, solange er noch unter dem Einfluss der Medikamente stand.

Laura arbeitet mit vielen Ärzten zusammen, die allmählich begreifen, wie unwirksam und schädlich die heutigen Behandlungsstandards sind, sich aber machtlos fühlen und sich scheuen, ihren eigenen Therapieansatz zu ändern, weil sie fürchten, ihre Zulassung zu verlieren oder verklagt, entlassen oder nicht befördert zu werden. Das darf nicht so bleiben, sondern es muss akzeptabel werden, Menschen, welche die Mainstreampsychiatrie als »unverantwortlich«, »gefährlich« oder sogar »lebensgefährlich« einstuft, nicht medizinisch zu behandeln. Wir müssen der Öffentlichkeit klarmachen, wie sehr unsere »Schnellreparatur«-Mentalität die Patienten niederdrückt und gefährdet, und wir müssen erkennen, wie falsch der Versuch einer »Schnellreparatur« überhaupt ist. Dann wird die Nachfrage nach »psychiatrischer Versorgung« sinken.

Der Organisator der Tagung, der Psychologe David Cohen, war nicht überrascht zu hören, dass Menschen mit unterschiedlichem Hintergrund unabhängig voneinander zu den gleichen Schlussfolgerungen gelangt waren, was die Probleme der Psychiatrie und deren Lösung anbelangt. Er machte das Publikum auf einen Sinneswandel der Gesundheitsbehörden in den letzten paar Jahren aufmerksam: Sie räumen ein, dass die biologische und genetische Forschung keine Erkenntnisse geliefert hat, die eine bessere Versorgung der Patienten ermöglichen würden. Die Behörden erkennen an, dass zunehmend raffiniertere Therapien nach 50 Jahren die Last der psychischen Störungen nicht verringert, sondern sogar erheblich vergrößert haben.[2] Gleichzeitig wurden mächtige Interessenkonflikte entlarvt, die Ärzte und Patienten über die wahren Wirkungen von Medikamenten im Unklaren lassen.

In der Regel bilden Menschen mit extremen Ansichten eine kleine Minderheit, doch in diesem Fall ist es die große Mehrheit der Psychiater, die extreme Ansichten vertritt. Es ist wirklich extrem, dass die Psychiater ihr Fachgebiet auf einer Reihe von Legenden, Lügen und gefälschten Studien aufgebaut und dadurch unserer Gesellschaft in dem Ausmaß geschadet haben, das wir beobachten. Marcia Angell rät den Psychiatern, darüber nachzudenken, dass andere Fachärzte eine langfristige symptomatische Therapie nur sehr widerstrebend befürworten würden, wenn sie nicht wissen, was die Symptome hervorruft, zum Beispiel wenn ein Patient an Übelkeit oder Kopfschmerzen leidet.[1] In meinem Fachgebiet, der inneren Medizin, befinden wir uns auf viel festerem Boden, wenn wir Patienten behandeln. Zudem dürfte es schwierig sein, eine allgemein gebräuchliche Arzneimittelgruppe zu benennen, die giftiger ist als Antipsychotika (abgesehen von Chemotherapie bei Krebs).

Unfreiwillig unterstrich im Jahr 2014 ein leitender Psychiater im Rigshospitalet, der staatlichen dänischen Universitätsklinik, wo auch ich arbeite, wie notwendig die Revolution ist. In einem Interview sagte er dem Journalisten,

SSRI schützten vor Suizid, und bezog sich dabei auf Beobachtungsstudien. Er fügte hinzu, SSRI würden nicht zu oft angewandt, da der Verbrauch die Zahl der Kranken widerspiegle. Das ist ein krankes System, das wir mit allen uns zur Verfügung stehenden Mitteln bekämpfen müssen.

Allmählich wird manchen Psychiatern bewusst, was für eine Tragödie sie herbeigeführt haben. Selbst zum Mainstream zu rechnende psychiatrische Fachzeitschriften, zum Beispiel das *British Journal of Psychiatry*, veröffentlichen heute Artikel, die sich mit dem derzeitigen Modell der biologischen Psychiatrie sehr kritisch auseinandersetzen. In einem dieser Artikel stand beispielsweise, die Erforschung der biologischen Mechanismen der mentalen und verhaltensbezogenen Reaktionen habe zur klinischen Psychiatrie nichts Bedeutendes beigetragen und werde auch in Zukunft sehr wahrscheinlich nichts zu ihr beitragen.[6] Ein anderer Artikel sagte voraus, das heutige biologische Modell werde die Psychiatrie ruinieren, weil es immer wieder versage.[7] Man beachte, dass diesen pessimistischen Aussagen mehr als 60 Jahre biologische Psychiatrie vorausgingen.

Offenbar wurden viele Milliarden Forschungsgelder aufgrund falscher Theorien vergeudet. Selbst Thomas Insel, der Direktor des NIMH, zeigt sich kritisch. Es lägen keine Beweise dafür vor, dass die in den letzten 20 Jahren entwickelten neuen Medikamente die Krankheitsrate oder die Sterblichkeit bei psychisch Kranken gesenkt hätten – im krassen Gegensatz zur stetig abnehmenden Sterblichkeit bei Herz-Kreislauf-Erkrankungen, Schlaganfall und Krebs. Zudem gebe es wenig Anhaltspunkte dafür, dass die Chancen auf Heilung im vergangenen Jahrhundert gestiegen seien.[8] Das sind starke Worte, aber sie sind immer noch zu zurückhaltend. Es gibt durchaus solide Beweise dafür, dass die Heilungschancen sich wegen der Medikamente, die wir anwenden, deutlich *verschlechtert* haben. Trotzdem hört die Öffentlichkeit nur von Reformen, Revolutionen, Fortschritten, Neuerungen und Paradigmenwechseln.[8] Leere Fässer machen den größten Lärm.

Der Zusammenhang zwischen Psychopharmaka und Tötungsdelikten

Es ist gesundheitsschädlich, normale Gehirnfunktionen mit chemischen Stoffen durcheinanderzubringen, einerlei, ob sie legal oder illegal sind. Zudem können Psychopharmaka Gewalt auslösen, auch Mord.[9–13] Eine Analyse von Arzneimittelschäden, die der FDA zwischen 2004 und 2009 vorgelegt wurde, nannte 1937 Fälle von Gewalt, darunter 387 Mordfälle.[11] Gewalt wurde besonders häufig von Menschen angewandt, die Psychopharmaka einnahmen: Antidepressiva, Sedativa/Hypnotika, ADHS-Medikamente und Vareniclin, ein Medikament zur Raucherentwöhnung, das auch die Gehirnfunktionen beeinflusst.

Wir wissen, dass Antidepressiva und ADHS-Medikamente zu Tötungsdelikten führen können.[11] Doch wenn wir die neueste wissenschaftliche Literatur lesen, müssen wir den Eindruck gewinnen, dass nicht klar ist, ob Antipsychotika Gewalt fördern oder verringern. Die Beobachtungsstudien auf diesem Gebiet sind allerdings ebenso problematisch wie jene, die behaupten, Antidepressiva senkten das Suizidrisiko (siehe Kapitel 3). Deshalb sollten wir ihnen nicht viel Beachtung schenken. Aber ich möchte auf eine schwedische Studie aus dem Jahr 2014 eingehen, die in der *Lancet* veröffentlicht wurde und ein Strafregister mit einem Rezeptregister abglich.[14] Die Autoren räumten ein, dass die Belege für eine Verringerung des Gewaltrisikos durch Medikamente schwach seien, doch sie fügten hinzu, in ihrer eigenen Studie sei die Zahl der Straftaten von Patienten, die Antipsychotika erhalten hätten, um 45 Prozent gesunken, verglichen mit Perioden, in denen die Teilnehmer keine Medikamente eingenommen hätten.

Solche Studien sind äußerst irreführend. Manche Patienten setzen ein Medikament ab, weil es unangenehme Wirkungen auslöst, die Straftaten begünstigen. Entzugssymptome fördern Straftaten ebenfalls, und Patienten mit schweren psychischen Krankheiten haben vielleicht ein Verbrechen begangen, aber Medikamente gemieden.

Im Jahr 2015 nahm ich an einer Debatte in einer Zeitung mit norwegischen Psychiatern teil. Einer von ihnen schrieb, die gefährlichen Patienten seien jene, die nicht behandelt würden. Die Studie, auf die er sich bezog, stützt seine Behauptung jedoch nicht.[15] Sie zeigte zwar, dass das Mordrisiko in der ersten psychotischen Episode am größten ist und abnimmt, wenn Patienten behandelt werden. Aber wir wissen nicht, ob dieses Risiko ebenso stark oder gar mehr abgenommen hätte, wenn man die Patienten *nicht* mit Antipsychotika behandelt hätte.

Seltsamerweise haben unsere angesehensten Zeitschriften einige der irreführendsten Studien oder Kommentare veröffentlicht, die mir je untergekommen sind. Eine NIMH-Studie berichtete, Patienten mit einer schweren psychischen Krankheit – Schizophrenie, Depression oder bipolarer Störung – würden zwei- bis dreimal häufiger gewalttätig als gesunde Menschen. Ein Psychiatrieprofessor, der die Studie im *New England Journal of Medicine* kommentierte, meinte, die Therapie sei zwar nicht gezielt beobachtet worden, aber »es erscheint möglich, dass die Behandlung einer psychischen Krankheit nicht nur den Zustand der Patienten verbessert, sondern auch das Risiko eines gewalttätigen Verhaltens drastisch senkt«.[16] Dieses Wunschdenken widerspricht den Tatsachen. Antipsychotika und Antidepressiva können Gewalt auslösen, und meist sind die Medikamente und nicht die Krankheit schuld, wenn psychiatrische Patienten – selten – schreckliche Taten begehen. Studien, die behandelte und unbehandelte Patienten nicht trennen, sind nicht einmal das Papier wert, auf dem sie stehen. Aber diese Patienten hatten Medikamente eingenommen!

Im Gegensatz zu solchen fehlerhaften Studien ist es recht aufschlussreich, sich Studien aus der Zeit vor der Markteinführung der Antipsychotika anzusehen.[3] *Vor 1955 stellten vier Studien fest, dass Patienten nach der Entlassung aus einer psychiatrischen Klinik ebenso viele oder weniger Straftaten begingen als die allgemeine Bevölkerung. Acht Studien, die zwischen 1965 und 1979 durchgeführt wurden, fanden hingegen eine höhere Quote.*

Der Akathisie, dem bekannten kausalen Faktor bei Gewalttaten und Gewaltverbrechen, wurde in jenen Jahren wenig Beachtung geschenkt. Ärzte interpretierten die Unruhe meist als Zeichen dafür, dass die Patienten eine höhere Dosis ihres Medikaments brauchten – was die Wahrscheinlichkeit einer Straftat jedoch erhöht. Als die Psychiater sich endlich für ihre Patienten interessierten, waren die Ergebnisse erschreckend. Laut einer Studie litten 79 Prozent der psychisch kranken Patienten, die versucht hatten, sich das Leben zu nehmen, an Akathisie.[3] Im Jahr 1990 berichtete eine Studie, dass die Hälfte aller Tätlichkeiten auf einer psychiatrischen Station mit Akathisie zusammenhing, und eine andere kam zu dem Ergebnis, Haloperidol in mäßigen bis hohen Dosen mache die Hälfte der Patienten deutlich aggressiver, manchmal so sehr, dass sie ihre Peiniger – die Psychiater – umbringen wollten.[3]

Psychopharmaka führen bisweilen dazu, dass Menschen einen Teil ihres Gewissens verlieren und ihr Verhalten nicht mehr steuern können.[10] Bei solchen Menschen ist das Risiko, dass sie gewalttätig werden oder Verbrechen begehen, erheblich erhöht.

Mehrere spektakuläre Tötungsdelikte wurden von Patienten begangen, die gerade ein Medikament absetzten, was ebenfalls zu Akathisie führen kann.[5,10] Die Tatsache, dass die Psychiater aus solchen Ereignissen fast immer den Schluss ziehen, die Patienten müssten ihr Medikament weiter einnehmen, anstatt die Gefährlichkeit der medikamentösen Therapie einzuräumen, ist ein klares Zeichen dafür, dass sie meist nicht wissen, was sie tun und was sie anrichten.[3] Es ist ihre Schuld, dass die Medien nicht darüber berichten und nicht dazu recherchieren. David Healy sagt mit Recht: »Gewalt und andere potenziell kriminelle Verhaltensweisen, die von verschreibungspflichtigen Medikamenten verursacht werden, sind das bestgehütete Geheimnis der Medizin. Nie zuvor hat es in den Fachgebieten Medizin und Recht so viele Ereignisse mit so vielen verheimlichten Daten und so wenig zielgerichteter Fachkompetenz gegeben.« Als man feststellte, dass Eric Harris, einer der Teenager, die das Massaker in der Columbine High School verübten, ein Antidepressivum eingenommen hatte, bestritt die American Psychiatric Association sofort einen Kausalzusammenhang und behauptete, eine nicht diagnostizierte und nicht behandelte psychische Krankheit fordere einen hohen Tribut von den Betroffenen und ihren Mitmenschen.[17] Dieser widerwärtige Marketingjargon stammt direkt von der Pharmaindustrie, die die psychiatrische Gesellschaft großzügig mit Geld unterstützt (siehe Kapitel 13). Harris' Partner Dylan Klebold hatte Sertralin und Paroxetin eingenommen.

Adam Lanza tötete 2012 in Newtown, Connecticut, 20 Schulkinder, sechs Lehrer, seine Mutter und sich selbst. Nach diesem Verbrechen verlangte die International Society for Ethical Psychology and Psychiatry eine Untersuchung des Zusammenhangs zwischen derartigen Massenmorden und der Einnahme von Psychopharmaka.[18] In den Medien hieß es, Lanza habe wegen einer neurologischen Entwicklungsstörung verschreibungspflichtige Medikamente eingenommen. Um welche Medikamente es sich handelte, wurde nicht erwähnt. Die Society wies auf mehrere andere Massenmorde hin, bei denen Psychopharmaka eine kausale Rolle gespielt haben könnten, und fügte hinzu, bei 14 Schießereien in Schulen in jüngster Zeit seien die Verbrechen von Menschen begangen worden, die Psychopharmaka eingenommen oder abgesetzt hätten. Die Folge seien 58 Tote und über 100 Verwundete gewesen.[18] Bei anderen Schießereien in Schulen wurden Informationen über die Medikamente der Täter und ihre Krankengeschichten nicht veröffentlicht.

Es ist schwer zu sagen, wann Psychopharmaka der wichtigste Faktor bei solchen Verbrechen sind, weil die Menschen, die sie einnehmen, bisweilen an schweren Persönlichkeitsstörungen leiden. Aber es besteht kein Zweifel daran, dass diese Mittel schuld an einem Mord sein können. Deshalb sollte man Massenmorde routinemäßig auf diese Möglichkeit hin untersuchen. Nach Auffassung der FDA und ihres kanadischen Gegenstücks gibt es zum Beispiel genügend Beweise dafür, dass Antidepressiva das Gewalt- und Suizidrisiko erhöhen. Darum verlangen diese Behörden einen Warnhinweis in der Packungsbeilage. Antidepressiva vergrößern offenbar das Risiko für feindseliges Verhalten bei placebokontrollierten Studien mit Erwachsenen und Kindern um mehr als das Doppelte.[18] Bei unserem systematischen Review von Studien mit Freiwilligen stellten wir fest, dass Antidepressiva die Zahl der auslösenden Ereignisse verdoppeln (siehe auch Kapitel 3).

Wie wenig Medikamente brauchen wir?

Wir könnten eine viel bessere Psychiatrie fast ohne Medikamente haben. Manche Psychiater setzen sie nur selten ein. Einer von ihnen ist Lois Achimovich, seit 40 Jahren Kinderpsychiater in Australien, der noch nie Stimulanzien oder Antipsychotika verwendet hat. Er verordnet nur Valium in geringen Dosen und für kurze Zeit, wenn ein Kind in einer akuten Situation nicht schlafen kann, zum Beispiel nach dem Tod eines Elternteils. Peter Breggin diskutierte einmal mit einem Kinderarzt, der sich bemühte, einen sehr besonnenen Eindruck zu machen, als er behauptete, er verabreiche nur wenigen Kindern im Jahr Medikamente. Er forderte Breggin mit der Frage heraus, was daran falsch sei. Breggin antwortete: »Doktor, ich wüsste nicht, welches Kind ich vergiften soll.«

Mehrere Psychiater, die ich kenne, haben nie Antidepressiva verordnet, weil sie glauben, dass sie nichts nützen, aber großen Schaden anrichten. Wie Achimovich verwendet auch Peter Breggin nur Benzodiazepine, jedoch nur zeitweilig, wenn es Patienten während des Absetzens schlecht geht. Vielleicht werden Ärzte wie sie nicht mit den schlimmsten Fällen konfrontiert, dennoch haben sie bewiesen, dass wir Medikamente nur sehr selten brauchen.

Eine mögliche Lösung, die David Healy und David Cohen vorgebracht haben, bestünde im rezeptfreien Verkauf von Psychopharmaka. Das ist ein interessanter Vorschlag, natürlich nur unter der Voraussetzung, dass öffentliche Werbung verboten wäre. Wenn Ärzte mit all ihren falschen Ansichten über chemische Ungleichgewichte, mit ihrer gezielten Therapie und mit ihrer falschen Behauptung, Medikamente seien unbedenklich und könnten heilen und Rückfälle verhindern, keine Vermittler mehr wären, würden viele Patienten sehr schnell auf Psychopharmaka verzichten, weil ihre Nebenwirkungen so schrecklich sind.

Wir könnten aber auch den umgekehrten Weg gehen. Vor über 40 Jahren schrieb Archie Cochrane, dessen Namen die Organisation trägt, für die ich arbeite:[20]

»Ich würde das Verschreiben von Amphetaminen verbieten und zahlreiche andere Psychopharmaka auf eine Liste setzen, die nur von Fachärzten für Psychiatrie verschrieben werden könnte. Das schlage ich nicht deshalb vor, weil ich glaube, Psychiater wüssten besser als Allgemeinärzte, welches Medikament langfristig mehr nützt als schadet. Ich glaube, das weiß niemand. Aber vielleicht wissen sie mehr über die Nebenwirkungen und, was viel wichtiger ist, es gibt weniger Psychiater als Allgemeinärzte, sodass es schwieriger wird, Rezepte zu bekommen. Meiner Meinung nach müssen wir die Psychiatrie dafür kritisieren, dass sie viele Medikamente verwendet, deren Wirkung nicht nachgewiesen wurde. Sie sind im Wesentlichen unwirksam.«

Es ist erstaunlich, dass Cochrane diese Worte vor so langer Zeit schrieb, weil Psychopharmaka heute noch ziemlich unwirksam sind.

Peter Breggin hat vorgeschlagen, die Verabreichung von Psychopharmaka an Kinder zu verbieten, so wie Misshandlung und sexueller Missbrauch verboten sind.[21] Ich teile seine Ansicht voll und ganz, dass es eine Form von Kindesmisshandlung ist, Kindern Psychopharmaka zu verordnen, und dass diese Praxis mit sehr seltenen Ausnahmen verboten werden sollte. Wir dürfen unsere Kinder nicht schlagen, aber wir dürfen ihr Gehirn mit Medikamenten zerstören. Wir medikalisieren die unvermeidlichen Konflikte zwischen Eltern und Kindern, und Methylphenidat (Ritalin) ist zur modernen Version des Rohrstocks geworden. Das ist ein empörender Missbrauch eines fehlerhaften Krankheitsmodells und ein schwerer Verstoß gegen die Menschenrechte. Dem müssen wir ein Ende bereiten.

Das Gehirn eines Kindes, das Medikamente schluckt, kann sich nicht natürlich entwickeln. Es entwickelt sich vielmehr unter dem Einfluss eines toxischen inneren Milieus. Zudem sind die Stigmatisierung und der Verlust des Selbstwertgefühls, die psychiatrischen Diagnosen und Therapien häufig folgen (siehe Kapitel 6), gerade für Kinder verhängnisvoll, weil ihre Persönlichkeit sich erst noch bilden muss; sie können Zukunftschancen vereiteln, selbst wenn man die möglichen Gehirnschäden außer Acht lässt, die von den Medikamenten verursacht werden. Manche Kinder halten sich vielleicht für körperlich oder genetisch behindert, was die Selbstbestimmung schwächt und ein Gefühl der Hilflosigkeit auslöst.[21] Es ist schrecklich.

Für Erwachsene sind Psychopharmaka ebenfalls eine gefährliche Waffe, mit der die Ärzte nicht umgehen können und die meist viel mehr Schaden als Nutzen bringt. Deshalb könnten wir sie vom Markt nehmen und nur einige wenige für akute Situationen und legitime Zwecke außerhalb der Psychiatrie behalten, zum Beispiel für das Herbeiführen einer Anästhesie und für die Behandlung der Epilepsie. Das wäre ein gewaltiger Fortschritt für die psychische Gesundheit, weil viel weniger Menschen behandelt und viel weniger geschädigt würden.

Ich möchte versuchen zu schätzen, wie wenig wir Psychopharmaka brauchen. Auf Antiepileptika werde ich nicht eingehen, weil ich nicht weiß, im welchem Umfang sie für psychiatrische Zwecke verwendet werden (allerdings bin ich der Meinung, dass diese Mittel nicht bei psychiatrischen Krankheiten eingesetzt werden sollten). Übrig bleiben demnach fünf Arzneimittelgruppen: Antidepressiva, ADHS-Medikamente, Antipsychotika, Antidementiva sowie Benzodiazepine und ähnliche Sedativa.

Da Antidepressiva wahrscheinlich nicht wirken, aber große Schäden hervorrufen – unter anderem Todesfälle, Persönlichkeitsveränderungen, sexuelle Störungen und Abhängigkeit –, sollten wir sie überhaupt nicht anwenden.

Auf ADHS-Medikamente sollten wir ebenfalls verzichten. Sie mögen kurzfristig Erleichterung bringen, aber sie sind mit Sicherheit schädlich, wenn man sie langfristig einnimmt, was fast immer der Fall ist.

Antipsychotika töten viele Menschen und zerstören das Leben vieler weiterer Menschen. Zudem können wir Benzodiazepine wahrscheinlich für die gleichen Indikationen verwenden. Whitaker schätzt, dass wir die Zahl der Erwachsenen halbieren könnten, die in den Vereinigten Staaten wegen

Schizophrenie arbeitsunfähig wurden, wenn wir Antipsychotika selektiv und umsichtig anwenden würden.[2] Ich zweifle nicht daran, dass er recht hat. Aber man kann darüber diskutieren, ob wir diese Arzneimittelklasse überhaupt brauchen.

Antidementiva sollten wir nicht verwenden, weil sie nicht nur nicht wirken, sondern auch ziemlich schädlich sind.

Benzodiazepine und ähnliche Medikamente sind ebenfalls sehr schädlich. Aber wir brauchen Medikamente als Sedativa in akuten Situationen; zudem sind sie weniger schädlich als Antipsychotika.

Ich möchte anhand einer dänischen Statistik (http://medstat.dk; auch englisch) aufzeigen, wie wenig wir Psychopharmaka brauchen. Derzeit verwenden wir so viele Psychopharmaka, dass wir einen von sieben Dänen sein Leben lang, von der Wiege bis zur Bahre, jeden Tag damit behandeln könnten, wenn er aus jeder Klasse ein Medikament einnähme (Tabelle 14.1).

	Derzeitiger Gebrauch	**Erforderlicher Gebrauch**	**Derzeitiger Umsatz**	**Erforderlicher Umsatz**
N05A Antipsychotika	14,3	1,2	591	34
N05B Anxiolytika	9,6	0,5	83	4
N05C Hypnotika und Sedativa	19,9	1,0	88	4
N06A Antidepressiva	80,0	0	367	0
N06B Psychostimulanzien	8,1	0	335	0
N06D Antidementiva	3,4	0	71	0
Summe	135,3	2,7 1535	42	135,3

Tabelle 14.1: Die Verwendung von Psychopharmaka in Dänemark 2013. Definierte Tagesdosis (DDD) je 1000 Einwohner pro Tag. Umsatz in Millionen Dänische Kronen.

Antipsychotika werden langfristig eingesetzt, obwohl sie bei diesem Gebrauch sehr schädlich sind. Wir sollten sie nur in akuten Situationen anwenden, das heißt in etwa fünf Prozent aller Fälle oder seltener. Der heutige

Gebrauch liegt bei 14,3 definierten Tagesdosen (*defined daily doses*, DDD) je 1000 Einwohner pro Tag. Davon entfallen 1,1 DDD auf Lithium. Lithium ist vielleicht ein wichtiges Medikament, weil es möglicherweise die Zahl der Suizide senkt (siehe Kapitel 7).[22] Andererseits werden bipolare Störungen meist von Antidepressiva und ADHS-Medikamenten verursacht, und wenn wir diese nicht mehr verwenden, bestünde wenig Bedarf an Lithium; 0,5 DDD wären dann wohl mehr als genug. Die 14,3 DDD könnten wir dann also auf 0,5 plus fünf Prozent von 13,2 verringern. Das wären 1,2 DDD.

Bei akuter Angst oder Schlafstörungen würden wir ein Medikament nicht sehr oft benötigen, zudem sollte der Gebrauch kurzfristig sein. Da die meisten Menschen Anxiolytika jahrelang einnehmen, weil sie von ihnen abhängig geworden sind, können wir etwas großzügig schätzen, dass nur etwa fünf Prozent des derzeitigen Gebrauchs erforderlich sind (= 0,5 DDD).

Würden wir Psychopharmaka umsichtig anwenden, bräuchten wir nicht 135,3 DDD, sondern nur 2,7, was zwei Prozent des heutigen Gebrauchs entspräche (siehe Tabelle 14.1).

Unser derzeitiger Gebrauch von Psychopharmaka könnte um 98 Prozent verringert werden.

In Dänemark werden 97 Prozent aller Psychopharmaka außerhalb von Krankenhäusern verwendet. Darum sollten wir vor allem Fachärzte ins Visier nehmen, vor allem die Allgemeinärzte, die bei Weitem die meisten Medikamente verschreiben. Würden wir Psychopharmaka nur in Krankenhäusern anwenden, könnten wir unsere Arzneimittelepidemie eindämmen. Ich weiß, dass dieser Vorschlag radikal klingt, aber das ist er nicht. Auch eine Chemotherapie wird normalerweise nicht außerhalb eines Krankenhauses durchgeführt, und Psychopharmaka sind ebenfalls toxisch und gefährlich. Zu restriktiv dürfen wir allerdings nicht sein, weil Fachärzte für Psychiatrie die Möglichkeit haben müssen, in akuten Fällen Medikamente einzusetzen.

Die potenzielle finanzielle Einsparung ist sogar größer als 98 Prozent. Unsere Kosten würden nur noch etwa drei Prozent der heutigen Kosten betragen (Tabelle 14.1). Dabei ist aber noch nicht berücksichtigt, dass Kliniker oft Medikamente verordnen, die fünf- bis zehnmal so teuer sind wie gleichwertige Präparate. Wir könnten also mühelos 99 Prozent unserer derzeitigen Kosten einsparen. Für Dänemark würde dies eine jährliche Einsparung von rund

1,5 Milliarden Kronen bedeuten, für die Vereinigten Staaten deutlich mehr als 15 Milliarden Dollar, weil es dort praktisch keine Preisüberwachung gibt.

Beachten Sie, dass es hier nicht um einen Wettstreit zwischen Medikamenten und Psychotherapie oder anderen spezifischen Methoden bei psychischen Erkrankungen geht. Der potenziell welterschütternde Wettstreit spielt sich zwischen Medikamenten und dem wahren Leben ab, zwischen einem künstlich gestörten psychischen Leben und einem klaren Geist und Verstand.[10] Peter Breggin hat warnend darauf hingewiesen, dass Menschen, die am dringendsten Hilfe brauchen, am wenigsten von Hilfe in irgendeiner Form profitieren. Wenn wir ihnen Medikamente verabreichen, vergrößern wir ihre Hilflosigkeit und verkrüppeln sie psychisch und sozial noch mehr. Obwohl Breggin selbst Psychiater ist, empfiehlt er, die am stärksten gestörten Patienten vor Psychiatern zu schützen.[10]

Wie viele Menschen sterben durch Psychopharmaka?

Psychopharmaka sind viel, viel gefährlicher, als die Ärzte, die sie verschreiben, Ihnen gegenüber jemals zugeben würden. Ich bin fest davon überzeugt, dass die meisten Menschen niemals Psychopharmaka einnehmen würden, wenn sie wüssten, wie gefährlich sie wirklich sind, und ich bin ebenfalls davon überzeugt, dass die meisten Ärzte aufhören würden, sie zu verschreiben, wenn sie auch nur die leiseste Vorstellung davon hätten, wie gefährlich sie sind. Wie kommt es, dass so viele Menschen nichts über Psychopharmaka wissen? Nun, die Wahrheit ist, dass alle ihre Informationen von den Pharmaunternehmen bekommen.

Peter Breggin[23]

Wahrscheinlich können alle Psychopharmaka Verwirrung auslösen und die Koordination und das Gleichgewicht stören. Stürze und Verkehrsunfälle können die Folge sein.[24–29] Antidepressiva werden am weitaus häufigsten verschrieben (Tabelle 14.1). Sie können orthostatische Hypotonie, Sedierung und Verwirrung auslösen, und sie verdoppeln, abhängig von der Dosis, das Risiko für Stürze und Hüftfrakturen.[28, 29] Hüftfrakturen sind oft tödlich, was

Psychopharmaka zu stillen Mördern macht, weil wir nur selten den Verdacht hegen, dass das Medikament den Sturz verursacht hat.

Um herauszufinden, wie viele Menschen sterben, weil sie Psychopharmaka einnehmen, scheinen placebokontrollierte Studien ideal zu sein, aber das ist nicht der Fall. Schizophrenie ist das beste Beispiel dafür. Da bei den meisten dieser Studien das Medikament plötzlich abgesetzt wird, begehen manche Patienten in der Placebogruppe Suizid (siehe Kapitel 6). Deshalb müssen wir Patienten finden, die vor der Randomisierung noch nicht mit Antipsychotika behandelt wurden.

Bei Teilnehmern von Demenzstudien ist eine Vorbehandlung weniger wahrscheinlich. Eine Metaanalyse solcher Studien wies nach, dass Antipsychotika Menschen töten,[30] doch die Autoren einer Studie über die Verordnung von Antipsychotika in der britischen Grundversorgung schwächten das unwillkommene Ergebnis ab und erklärten, zwischen Demenz und der Gesamtsterblichkeit bestehe »möglicherweise ein Zusammenhang«.[31] Weder »möglicherweise« noch »Zusammenhang« trifft hier zu: Die Metaanalyse wies nach, dass Antipsychotika Menschen umbringen.

Die Metaanalyse schloss auch Studien mit neueren Medikamenten ein: Aripiprazol (Abilify), Olanzapin (Zyprexa), Quetiapin (Seroquel) und Risperidon (Risperdal). Die Patienten litten an Alzheimer oder Demenz und Todesfälle wurden bis zu 30 Tage nach dem Ende der Doppelblindstudie registriert. Unter jeweils 100 behandelten Patienten gab es in der Interventionsgruppe einen zusätzlichen Todesfall (3,5 Prozent verglichen mit 2,3 Prozent starben; P = 0,02). Ältere Patienten werden oft mit mehreren Medikamenten behandelt und sind anfälliger für deren Nebenwirkungen. Das bedeutet, dass die Sterberate wahrscheinlich höher ist als bei jungen Patienten. Andererseits dauerten die Studien meist nur zehn bis zwölf Wochen, obwohl die meisten Patienten im wahren Leben jahrelang behandelt werden. Zudem werden Todesfälle in Interventionsgruppen in den Studienberichten oft untererfasst, wenn die Industrie die Studie bezahlt hat.[13] Deshalb halte ich eine Sterberate von einem Prozent für eine vernünftige Schätzung.

Die Autoren der Metaanalyse berichteten außerdem, dass 32 Prozent der Teilnehmer in der Interventionsgruppe und 31 Prozent der Teilnehmer in der Placebogruppe vorzeitig ausschieden. Die Abbruchrate ist ein guter Parameter, weil sie angibt, ob die Teilnehmer das Medikament für nützlich oder schädlich halten. Das Ergebnis legt nahe, dass die Medikamente ziemlich unwirksam sind.[32] Ältere Patienten werden also in gewaltiger Zahl getötet, ohne dass die Therapie ihnen nützen würde. Trotzdem erhält in den Vereinigten Staaten ein Drittel der Pflegeheimbewohner Antipsychotika.[32]

Was Benzodiazepine und ähnliche Mittel anbelangt, stellte eine Kohortenstudie mit 34 727 Patienten fest, dass mit steigender Dosis auch die Sterblichkeit zunahm und dass die Medikamente die Sterberate verdoppelten, obwohl das Durchschnittsalter der Patienten lediglich 55 Jahre betrug.[33] Die enorme Todesrate lag bei rund einem Prozent pro Jahr. Eine andere große Kohortenstudie über solche Medikamente – sie wurden gegen Schlafstörungen verordnet – bestätigte, dass höhere Dosen die Sterblichkeit erhöhen.[25] Die Autoren berichten nichts über die absoluten Sterberaten, schätzen aber, dass Schlaftabletten in Amerika jedes Jahr zwischen 320 000 und 507 000 Menschen töten.

Eine britische Kohortenstudie mit 60 746 Patienten über 65 Jahre kam zu dem Ergebnis, dass SSRI mehr Stürze verursachen als die älteren Antidepressiva und dass unbehandelte Menschen ebenfalls seltener stürzten. Von den Patienten, die ein Jahr lang behandelt worden waren, starben 3,6 Prozent.[34] Die Studie war von sehr guter Qualität; zum Beispiel waren die Patienten in einer Analyse ihre eigenen Kontrollpersonen. Man könnte einwenden, es habe sich nur um eine Beobachtungsstudie gehandelt, die nicht nachgewiesen habe, dass Antidepressiva ältere Menschen töten. Aber es ist ein starkes Indiz, dass die tödliche Wirkung selbst dann eindeutig war, wenn die Patienten ihre eigenen Kontrollpersonen waren (was eine gute Methode ist, die Wirkung von Störfaktoren zu eliminieren). Eine weitere Kohortenstudie mit 136 293 postmenopausalen Amerikanerinnen im Alter von 50 bis 79 Jahren, die an der Women's Health Initiative (WHI) teilnahmen, stellte fest, dass die Gesamtsterblichkeit bei den Frauen, die Antidepressiva einnahmen, nach einer Bereinigung um Störfaktoren um 32 Prozent stieg (Hazard Ratio 1,32; 95 % CI 1,10 – 1,59).[35] Das bedeutet, 0,5 Prozent der Patienten starben durch SSRI, wenn sie ein Jahr lang damit behandelt wurden. Die Sterberate betrug somit nur ein Siebtel der Quote, die die britische Kohortenstudie ermittelte, doch dafür gibt es gute Erklärungen. Die Autoren weisen darauf hin, dass ihre Ergebnisse mit großer Vorsicht behandelt werden müssen, weil die Methode, mit der die Einnahme von Antidepressiva ermittelt wurde, das Risiko einer falschen Klassifizierung erhöht, wodurch es wahrscheinlich schwieriger wird, eine höhere Sterblichkeit festzustellen.

Zudem waren die Patienten viel jünger als die Teilnehmer der britischen Studie, und die Sterberate stieg mit dem Alter deutlich (0,3 % für 50 bis 59 Jahre, 0,6 % für 60–69 Jahre, 1,4 % für 70 bis 79 Jahre).[35] Und schließlich unterschieden sich die Frauen, die Antidepressiva einnahmen, hinsichtlich vieler wichtiger Faktoren, die einen frühen Tod wahrscheinlicher machen, von denjenigen, die keine Antidepressiva einnahmen, während die Teilnehmer der britischen Kohortenstudie ihre eigenen Kontrollpersonen waren.

	Gebrauch	Population	Sterberate	Todesfälle
Antipsychotika				
65–79 Jahre	14,3	811 720	1,0 %	116
80+ Jahre	10,4	239 409	1,0 %	25
Summe				141
Benzodiazepine und Ähnliche				
65–79 Jahre	61,1	811 720	1,0 %	496
80+ Jahre	94,2	239 409	1,0 %	225
Summe				721
Antidepressiva				
65–79 Jahre	119,3	811 720	2,0 %	1937
80+ Jahre	186,7	239 409	2,0 %	894
Summe				2831
Summe für alle drei Medikamentenklassen				3693

Tabelle 14.2: Gebrauch von Antipsychotika, Benzodiazepinen und ähnlichen Mitteln sowie Antidepressiva in Dänemark im Jahr 2013 bei mindestens 65 Jahre alten Menschen und geschätzte Zahl der von Medikamenten verursachten Sterbefälle. Definierte Tagesdosen (DDD) je 1000 Einwohner pro Tag. Der geschätzte Gebrauch in Krankenhäusern (ein bis drei Prozent) wurde einbezogen.

Deshalb halte ich die jährliche Sterberate von 3,6 Prozent für zuverlässiger als die Rate von 0,5 Prozent. Dennoch möchte ich hier eine vorsichtig geschätzte Rate von zwei Prozent zugrunde legen.

Wir können nun schätzen, wie viele Todesfälle Antipsychotika, Benzodiazepine und ähnliche Medikamente sowie Antidepressiva jedes Jahr verursachen. Ich verwende wieder die dänischen Daten, weil sie ziemlich typisch für den Gebrauch von Psychopharmaka in der westlichen Welt sind. Zum Beispiel werden zwölf Prozent der Menschen zwischen 65 und 79 Jahren mit einem Antidepressivum behandelt (Tabelle 14.2). In den Vereinigten Staaten sind es 14,5 Prozent derjenigen, die mindestens 60 Jahre alt sind.[36]

Tabelle 14.2 zeigt die geschätzte Zahl der von Medikamenten verursachten Todesfälle pro Jahr bei Menschen, die 65 Jahre alt oder älter sind und Antipsychotika, Benzodiazepine oder ähnliche Medikamente oder Antidepressiva einnehmen. Die Gesamtzahl der Todesfälle pro Jahr korrespondiert mit 209 000 Todesfällen in den Vereinigten Staaten und 539 000 Todesfällen in den Vereinigten Staaten und in der Europäischen Union zusammengenommen.

Psychopharmaka töten in der westlichen Welt jedes Jahr mehr als eine halbe Million Menschen, die 65 Jahre alt oder älter sind.

Diese Schätzung ist mit einigen Unsicherheiten behaftet. Manche Leute werden mit zwei oder sogar drei verschiedenen Arten von Medikamenten behandelt, aber man kann nur einmal sterben. Außerdem gibt es ein Survivorship Bias, eine »Verzerrung zugunsten der Überlebenden«, nämlich derjenigen, die jahrelang weiterbehandelt werden, und derjenigen, die das Medikament vertragen. Andererseits kann der Tod jederzeit erfolgen, auch bei Menschen, die seit Jahren ein Medikament einnehmen. Beispielsweise verlängern sowohl Antipsychotika als auch Antidepressiva das QT-Intervall im EKG. Diese Medikamente stehen in der FDA-Datenbank der Behandlungsschäden ganz oben auf der Liste aller Medikamente, die diese Nebenwirkung verursachen.[37] Es kann also sein, dass ein Patient stirbt, wenn man ihm ein weiteres Medikament verabreicht. Wir wissen zudem, dass Benzodiazepine die Sterblichkeit bei Patienten erhöhen, die bereits Antipsychotika einnehmen;[38] auch diese Kombination ist also gefährlich. Außerdem sind viel mehr Menschen den Risiken dieser Medikamente ausgesetzt, als die Daten in der Tabelle zeigen, weil ich angenommen habe, dass alle Patienten ein ganzes Jahr lang behandelt werden.

Selbst wenn wir uns auf Menschen im Alter von 65 Jahren oder älter beschränken, zeigt die Schätzung, dass Psychopharmaka auf der Liste der wichtigsten Todesursachen hinter Herzkrankheiten und Krebs an dritter Stelle stehen. An Herzkrankheiten starben im Jahr 2010 rund 600 000, an Krebs etwa 575 000 Amerikaner.[13] Ich bin absichtlich zurückhaltend und berücksichtige Todesfälle bei Menschen unter 65 Jahren nicht.

Auf der Basis von Studien in Europa und in den Vereinigten Staaten habe ich oben geschätzt, dass verschreibungspflichtige Medikamente in den Vereinigten Staaten jedes Jahr etwa 200 000 Menschen töten.[13] Diese Schätzung scheint nunmehr viel zu niedrig zu sein, da Psychopharmaka alleine mehr Todesfälle verursachen.

Wir können uns auch die Gesamtumsätze mit Medikamenten anschauen, zum Beispiel für Fluoxetin (Prozac), den Bestseller von Eli Lilly. 2004 wurde die Firma heftig kritisiert und veröffentlichte daraufhin diese schriftliche Erklärung: »Prozac hat Millionen Menschen zu einem besseren Leben verholfen. Es ist eines der meistuntersuchten Medikamente in der Geschichte der Medizin und wurde bisher über 50 Millionen Menschen auf der ganzen Welt verschrieben. Die Sicherheit und die Wirksamkeit von Prozac sind gut untersucht, gut belegt und allgemein anerkannt.«[39] Wenn Pharmaunternehmen in Schwierigkeiten sind, versuchen sie oft, sich mit großen Zahlen herauszureden. Prozac hat Millionen Menschen das Leben vermiest, nicht erleichtert. Versuchen wir einmal zu schätzen, wie viele Menschen es getötet hat. In Dänemark entfallen 45 Prozent des Gesamtverbrauchs von Antidepressiva auf Menschen zwischen 40 und 64 Jahren und 31 Prozent auf Menschen im Alter von 65 Jahren oder älter. Wenn wir die oben genannten Annahmen zugrunde legen, hat Prozac bis 2004 bei Menschen im Alter von 65 Jahren oder älter auf der ganzen Welt 311 000 Todesfälle verursacht.

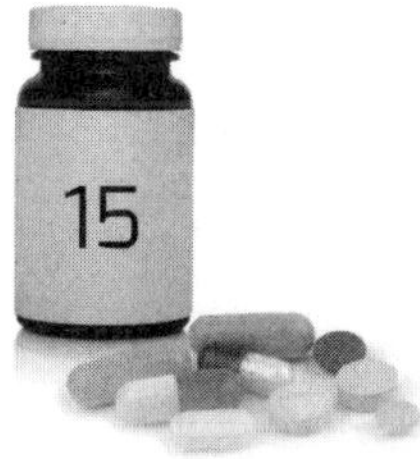

Zwangsbehandlung und zwangsweise Unterbringung müssen verboten werden

Von allen Tyranneien dürfte eine Tyrannei, die aufrichtig das Wohl des Opfers zum Ziel hat, die bedrückendste sein. Es wäre besser, unter Räuberbaronen zu leben als unter allmächtigen moralischen Wichtigtuern. Die Grausamkeit eines Räuberbarons ermattet vielleicht gelegentlich, und seine Habgier könnte irgendwann befriedigt sein. Diejenigen, die uns zu unserem eigenen Wohl quälen, werden uns hingegen immer quälen, weil sie die Billigung ihres Gewissens haben.

C. S. Lewis, nordirischer Schriftsteller (1898–1963)

Zwangsbehandlung ist das größte moralische Problem der Psychiatrie. Obwohl sie uns zutiefst zuwiderläuft, wird sie häufig angewandt, nicht nur bei schweren Psychosen, sondern bisweilen auch bei Menschen, die Suizidgedanken äußern, und bei Menschen, die nicht sonderlich psychotisch sind. Als freie Bürger wehren wir uns entschieden gegen Unterdrückung und Tyrannei in allen Formen. Andererseits liegt es in der Natur des Menschen, andere zu beherrschen und zu kontrollieren. Diese Tendenz ist in den Genen quasi festgeschrieben, bringt sie doch einen großen evolutionären Vorteil mit sich. Das Streben nach Dominanz ist eine der stärksten Triebkräfte in der Natur, und Macht über andere verschafft uns nicht nur emotionale Befriedigung, sondern auch mehr Nachwuchs, was wir bei unseren Vettern, den

Menschenaffen, deutlich beobachten können. Macht jedoch korrumpiert, und so brauchen wir ein Machtgleichgewicht in der Gesellschaft. Patienten, die in eine psychiatrische Klinik eingewiesen werden, sind aber völlig machtlos. Dieses extreme Machtungleichgewicht führt unvermeidlich in die Katastrophe. Psychiatriepatienten fürchten nichts mehr als Zwangsbehandlung. Sie sind seit Jahrhunderten Opfer von Strafmaßnahmen, deren bloße Androhung sie oft derart einschüchtert, dass sie gefügig werden. Manche Psychiater verabreichen den Patienten, die sie am wenigsten mögen, Elektroschocks, und Ärzte verordnen regelmäßig Elektroschockbehandlungen für Patienten, die sich wehren oder unruhig, laut, aufsässig oder stur sind.[1]

Aufgrund des extremen Machtungleichgewichts ist die Gefahr groß, dass eine Zwangsbehandlung verordnet wird, um die Arbeit des Personals zu erleichtern, nicht, um dem Patienten zu helfen. Viele Patienten berichten, man habe ihnen eine Fixierung angedroht, um sie zur Einnahme von Medikamenten zu zwingen, die sie wegen der schrecklichen Nebenwirkungen ablehnten. Die Drohungen enden nicht, wenn ein Patient die Klinik verlassen hat und in einem Pflegeheim lebt. Weigert er sich, sein Medikament einzunehmen, wird er möglicherweise aus der Einrichtung gewiesen und gegen seinen Willen wieder ins Krankenhaus eingeliefert.[1] Dann verliert er möglicherweise seine Sozialleistungen und wird vielleicht nicht einmal in ein Zentrum für psychisch Kranke aufgenommen. Das passierte einem vierjährigen Kind, als eine *Nurse Practisioner* (Krankenpflegerin mit spezieller Ausbildung, die zum Teil ärztliche Aufgaben übernimmt) in New York behauptete, die Kleine leide an einer bipolaren Störung und einem chemischen Ungleichgewicht und brauche drei Medikamente: Valproat (ein Antiepileptikum), Risperidon und Lithium. Die Eltern weigerten sich, ihrer Tochter diesen gefährlichen Cocktail zu verabreichen, und sie wurde ohne Medikamente gesund.[2]

Menschenrechte in Europa

Patienten betrachten eine Zwangsbehandlung oft als Folter. In Europa hat die Aufsicht über Zwangsbehandlungen den Artikel 3 der Europäischen Menschenrechtskonvention zu beachten, der sehr kurz, aber prägnant ist: »Niemand darf der Folter oder unmenschlicher oder erniedrigender Strafe oder Behandlung unterworfen werden.«[3]

Was das bedeutet, wird in der Europäischen Antifolterkonvention[4] näher ausgeführt, und um zu gewährleisten, dass die Konvention keine bloße Kosmetik ist, wurde ein Komitee gebildet, das Einrichtungen besucht und die Behandlung von Menschen überprüft, die ihrer Freiheit beraubt sind. Wenn nötig, verstärkt es den Schutz solcher Patienten vor Folter oder unmenschlicher oder erniedrigender Strafe oder Behandlung.[5]

In Bezug auf die Psychiatrie wies das Komitee 2013 in seinem Bericht darauf hin, dass die Arbeit mit psychisch Kranken immer eine schwierige Aufgabe sein werde und dass die überwältigende Mehrheit des Personals in den meisten psychiatrischen Einrichtungen die Patienten hingebungsvoll versorge. Aber es stellte auch fest, dass vorsätzliche Misshandlungen von Patienten in psychiatrischen Einrichtungen vorkommen. Ich werde die beiden Kernaussagen des Berichts aus dem Jahr 2013 in den nächsten beiden Abschnitten wiedergeben und anschließend dazu Stellung nehmen.

Zwangsbehandlung

Die Einweisung eines Menschen ohne seine Einwilligung bedeutet nicht, dass eine Behandlung ohne seine Einwilligung erlaubt ist. Die Fixierung sehr erregter oder gewalttätiger Patienten mag bisweilen notwendig sein, doch dies ist ein Bereich, der dem Europäischen Komitee zur Verhütung von Folter (CPT) besonders am Herzen liegt, weil Missbrauch und Misshandlungen möglich sind. Die Fixierung von Patienten sollte sich auf eindeutig formulierte Regeln stützen, und die ersten Versuche, Patienten zu fixieren, sollten, soweit möglich, nichtphysischer Art sein (zum Beispiel verbale Anweisungen). Wenn physische Fixierung notwendig ist, »sollte sie sich im Prinzip auf manuelle Fixierung beschränken«. Die Beruhigung des Patienten durch Worte ist vorrangig.

Instrumente der physischen Fixierung (Riemen, Zwangsjacken usw.) sind nur selten gerechtfertigt und müssen immer von einem Arzt ausdrücklich angeordnet oder gebilligt werden. Vorrichtungen dieser Art sollten so bald wie möglich entfernt und nie als Strafe angewandt werden. Ihre Anwendung sollte auch nicht zur Strafe verlängert werden.

Jede psychiatrische Einrichtung sollte über umfassende, sorgfältig ausgearbeitete Regeln zur Fixierung verfügen. Dazu gehören auch Bestimmungen zur Ausbildung des Personals, zum Umgang mit Beschwerden, zur internen und externen Berichterstattung und zur Nachbesprechung.

Patienten erklären immer wieder, sie fänden die ganze Tortur demütigend. Dieser Eindruck wird manchmal durch die Art und Weise der Fixierung verstärkt.

Das CPT stellt häufig fest, dass Patienten fixiert werden, meist mit mechanischen Vorrichtungen, um sie für angebliches Fehlverhalten zu bestrafen oder zu einer Verhaltensänderung zu bewegen.

In vielen psychiatrischen Einrichtungen wird fixiert, um die Arbeit des Personals zu erleichtern. Die übliche Rechtfertigung lautet: Personalmangel. Aber diese Begründung ist nicht stichhaltig. Eine Fixierung erfordert nicht weniger, sondern mehr Personal, weil jeder Patient von einem Mitarbeiter unmittelbar, persönlich und ständig überwacht werden muss. Videoüberwachung kann die ständige Anwesenheit eines Mitarbeiters auf keinen Fall ersetzen.

Ein spezifisches Register sollte eingerichtet werden, um alle Fälle von Fixierung festzuhalten. Fixierungen auf ein Minimum zu reduzieren setzt einen Kulturwandel voraus.

In vielen psychiatrischen Einrichtungen kann die Zahl der Fixierungen erheblich verringert werden. Programme, die in manchen Ländern zu diesem Zweck erstellt wurden, sind anscheinend erfolgreich, ohne dass dies zu einer höheren Zahl von chemischen oder manuellen Fixierungen geführt hätte. Daher stellt sich die Frage, ob der vollständige (oder nahezu vollständige) Verzicht auf mechanische Fixierungsvorrichtungen ein realistisches langfristiges Ziel sein könnte.

Patientenrechte

Das CPT verlangt, psychiatrische Patienten respektvoll, würdevoll und menschlich zu behandeln und ihren freien Willen und ihr Selbstbestimmungsrecht zu achten. Eine Einführungsbroschüre, die die Gepflogenheiten und die Patientenrechte erläutert, sollte jedem aufgenommenen Patienten und seiner

Familie ausgehändigt werden. Denjenigen Patienten, die den Inhalt dieser Broschüre nicht verstehen, muss angemessene Hilfe geleistet werden.

Wie an jedem Ort, an dem die Freiheit eingeschränkt ist, muss ein Beschwerdeverfahren gewährleistet sein. Das ist die wichtigste Schutzmaßnahme gegen Misshandlungen. Spezifische Vorkehrungen sollten getroffen werden, damit Patienten bei einem eindeutig bestimmten Gremium formelle Beschwerden einreichen und mit einer zuständigen Behörde außerhalb der Einrichtung vertraulich Kontakt aufnehmen können.

> *Patienten sollten grundsätzlich in die Lage versetzt werden, sich nach hinreichender Information frei für eine Behandlung entscheiden zu können. Jede Abweichung von diesem fundamentalen Prinzip muss auf einem Gesetz beruhen und ist nur in klar definierten und eng begrenzten Ausnahmefällen zulässig.*

Natürlich kann von einer freien Einwilligung nach vorheriger Aufklärung nur dann die Rede sein, wenn der Patient vollständige, genaue und verständliche Informationen über seinen Zustand und die vorgeschlagene Therapie erhalten hat. Die Bezeichnung »Schlaftherapie« für eine Elektrokonvulsionstherapie ist ein Beispiel für eine unvollständige und ungenaue Information. Alle Patienten sollten regelmäßig mit wichtigen Informationen über ihren Zustand und die empfohlene Behandlung versorgt werden.

Die Aufrechterhaltung des Kontakts mit der Außenwelt ist äußerst wichtig, nicht nur, um einer schlechten Behandlung vorzubeugen, sondern auch vom therapeutischen Blickwinkel aus. Patienten sollten in der Lage sein, Briefe zu verschicken und zu erhalten, zu telefonieren und Besuche von Angehörigen und Freunden zu empfangen. Auch ein vertraulicher Kontakt zu einem Anwalt sollte gewährleistet sein.

Der Patient sollte seine Krankenakte einsehen dürfen, es sei denn, dies ist aus therapeutischen Gründen nicht ratsam, und er sollte verlangen dürfen, dass der Inhalt der Akte seiner Familie oder seinem Anwalt zugänglich gemacht wird. Wird ein Patient entlassen, sollte seine Krankenakte mit seiner Einwilligung an einen behandelnden Arzt außerhalb der Einrichtung geschickt werden.

Sobald eine Fixierung aufgehoben wurde, muss sie mit dem Patienten nachbesprochen werden. Das ist für den Arzt eine Gelegenheit, den Grund für die Maßnahme zu erläutern und auf diese Weise das psychische Trauma zu lindern, das sie ausgelöst hat, und die Beziehung zum Patienten zu verbessern. Für den Patienten ist dieses Gespräch eine Chance, seine Gefühle vor der Fixierung darzulegen. Das kann ihm und dem Personal helfen, sein Verhalten zu erklären.

Eine psychiatrische Behandlung sollte einen Plan für jeden Patienten enthalten, der eine breite Palette von rehabilitativen und therapeutischen Aktivitäten umfasst, darunter auch Zugang zu Beschäftigungstherapie, Gruppentherapie und individueller Psychotherapie sowie zu Kunst-, Schauspiel-, Musik- und Sportgruppen. Patienten sollten regelmäßig Zugang zu zweckmäßig ausgestatteten Erholungsräumen haben und sich jeden Tag im Freien bewegen dürfen. Auch Bildungsangebote und geeignete Arbeitsangebote sind wünschenswert.

> *Das CPT stellt allzu oft fest, dass fundamentale Komponenten einer effektiven psychosozialen rehabilitativen Behandlung unterentwickelt sind oder sogar völlig fehlen und dass die Therapie, die den Patienten angeboten wird, im Wesentlichen eine medikamentöse Therapie ist.*

Die regelmäßige Evaluation des Gesundheitszustands eines Patienten und jedes verordneten Medikaments sind eine Grundvoraussetzung für vernünftige Entscheidungen, wenn es um eine Entlassung aus der Klinik oder um den Umzug in eine weniger restriktive Einrichtung geht.

Meine Kommentare

Die Empfehlungen der europäischen Institutionen können für alle Nationen ein Vorbild sein. Es ist unerlässlich, dass Patienten den Kontakt mit der äußeren Welt aufrechterhalten, aber das ist nicht immer gewährleistet. Ein Sozialarbeiter in Norwegen berichtete mir beispielsweise von einem Patienten, der niemanden außerhalb des Krankenhauses anrufen durfte. Eine solche Isolation erhöht das Risiko für Misshandlungen und für das Stockholm-Syndrom, von dem man spricht, wenn Geiseln Mitgefühl oder sogar Sympathie für ihre Geiselnehmer empfinden. Solche Gefühle sind irrational angesichts der Gefahr, in der die Opfer sich befinden. Beispielsweise zwang ein norwegischer Psychiater Patienten zur Einnahme von Olanzapin und behauptete fälschlicherweise, unbehandelte Schizophrenie schädige das Gehirn.

Allerdings widerspreche ich entschieden der Ansicht des CPT, ein Patient solle seine Akte nicht einsehen dürfen, wenn es vom therapeutischen Blickwinkel aus nicht ratsam sei. Das CPT erklärt nicht, was das bedeutet, und diese Ausnahme vom Recht des Patienten auf Akteneinsicht wird häufig missbraucht. Der amerikanische Rechtsanwalt Jim Gottstein teilte mir mit, er kenne keinen einzigen Patienten, der die Akte allein deshalb erhielt, weil er darum gebeten hatte. Deshalb erteilten die Patienten der Organisation PsychRights (siehe unten) das Recht auf Akteneinsicht, die dann die Unterlagen an die Patienten weiterreicht. Das klappt in etwa der Hälfte der Fälle. Um Patienten daran zu hindern, ihre eigene Krankenakte zu bekommen, verlangen manche Einrichtungen Geld für Kopien. Das kann abschreckend wirken, weil die meisten Patienten ziemlich arm sind.

In den Vereinigten Staaten werden viele Patienten unnötig ins Gefängnis gesperrt oder sie leben als Obdachlose auf der Straße.[6] In manchen Bundesstaaten gibt es immer noch die Todesstrafe und ein psychisch Kranker kann vom Staat hingerichtet werden, wenn ein Ausschuss entscheidet, dass er nicht unzurechnungsfähig war, als er ein Tötungsdelikt beging. Das kommt vor und ist moralisch abstoßend. Ein Patient unter dem Einfluss eines Psychopharmakons mag scheinbar rational handeln, wenn er jemanden tötet; dennoch verhält er sich möglicherweise völlig irrational und untypisch.[7] Wenn ein Psychiater also in einem Gerichtsgutachten erklärt, ein bestimmter Mensch sei nicht psychisch krank – was eine sehr willkürliche Aussage ist –, wird er womöglich zum Mittäter eines Mordes, den der Staat begeht. Ein schlimmerer Verstoß gegen das Ethos eines Arztes ist nicht vorstellbar. Psychiater müssen sich weigern, König oder Gott zu spielen und über Leben und Tod zu entscheiden.

Ich war als Gutachter an einem viel beachteten Strafverfahren beteiligt. Angeklagt war Graham Bishop, ein Engländer, der seine beiden Töchter in dem Krankenhaus, in dem ich arbeite, fast erstochen hatte. Er wurde zu elf Jahren Gefängnis verurteilt und für immer aus Dänemark ausgewiesen. Doch die Anwälte legten Berufung ein. Der gerichtsmedizinische Ausschuss hatte eingeräumt, dass Methylphenidat (Ritalin) eine »erhöhte Reizbarkeit und emotionale Instabilität« auslösen könne. Es sei nicht auszuschließen, dass das

Medikament den psychischen Zustand des Angeklagten beeinflusst habe, als er die Tat beging. Das hielt der Ausschuss allerdings für unwahrscheinlich, weil er zuvor ähnlich hohe Dosen ohne Probleme eingenommen habe.

Gegen dieses Argument gibt es mehrere Einwände. Bishop hatte nämlich nie zuvor eine so hohe Dosis eingenommen wie kurz vor dem Messerangriff auf seine Töchter; doch selbst wenn er die Dosis nicht erhöht hätte, wäre es möglich, dass er unter dem Einfluss des Medikaments völlig untypisch reagiert hätte, weil die Ereignisse vor der Straftat ihn sehr belastet hatten. Zudem sind die Nebenwirkungen von Methylphenidat viel schlimmer, als die euphemistische Bemerkung des Ausschusses über »erhöhte Reizbarkeit und emotionale Instabilität« es vermuten lassen. Methylphenidat kann Gewalt auslösen, sogar Tötungsdelikte.[8]

Ich fragte den gerichtsmedizinischen Ausschuss, ob er es für eine angemessene Therapie halte, dass Bishops Psychiater offenbar zu ihm gesagt hatte, er könne die Dosis ohne Probleme erhöhen, es gebe keine Obergrenze. Diese Frage und mehrere andere, die ich stellte, ignorierte der Ausschuss, und auf meine Frage: »Ist der medizinische Ausschuss der Meinung, dass die Einnahme von Methylphenidat das Risiko für Gewalttätigkeit einschließlich Tötungsdelikten erhöhen kann?«, antworteten die Experten: »Das ist eine Frage allgemeiner Art.«

Ja, sie ist allgemein, aber wichtig für den Fall. Ich fühlte mich ziemlich unbehaglich, weil ich keine Antworten bekam und weil der Ausschuss letztlich aufgefordert wurde, seine eigene frühere Stellungnahme zu beurteilen. Das führte zu einem unannehmbaren Interessenkonflikt, da nur wenige Menschen bereit sind, ihre Fehler einzuräumen und ihre frühere Meinung zu revidieren. Niemand weiß, ob Bishop sein grauenhaftes Verbrechen begangen hätte, wenn er kein Methylphenidat eingenommen hätte.

Ich finde die Gesetze über Zwangsbehandlung höchst problematisch. In vielen Ländern kann man einen Menschen, der als geisteskrank gilt oder sich in einem ähnlichen Zustand befindet, ohne seine Zustimmung in eine psychiatrische Klinik einweisen, wenn die Aussicht auf Heilung oder deutliche Besserung andernfalls beeinträchtigt wäre.

Doch ist das jemals der Fall? Gibt es Therapien, die Geisteskranke heilen oder eine so erhebliche Besserung bewirken, dass der Zustand des Patienten sich deutlich verschlechtern würde, wenn man ihn nicht zwänge, sofort ins Krankenhaus zu gehen? Ich glaube das nicht. Und wenn man bedenkt, wie oft Patienten in der Psychiatrie misshandelt werden, sollte man diese Bestimmung aus den Gesetzen aller Länder streichen. Es gibt ja bereits ein Gesetz, dass es ermöglicht, Patienten gegen ihren Willen unterzubringen, wenn sie offensichtlich eine erhebliche Gefahr für sich oder andere darstellen. Selbst diese Bestimmung brauchen wir nicht. Dem italienischen Gesetz über geistige Gesundheit zufolge ist die Gefährlichkeit eines Patienten kein Grund mehr für eine Zwangsbehandlung. Wenn Menschen gefährlich sind, ist die Polizei zuständig.

Eine Zwangsbehandlung oder Zwangsunterbringung in einem Krankenhaus ist also unter keinen Umständen gerechtfertigt. In Italien dürfen Patienten entscheiden, ob sie anderswo behandelt werden möchten.

Unsere Ärzte dürfen uns ohne unsere Erlaubnis kein Insulin spritzen, nicht einmal, wenn ein Insulinmangel uns umbringen könnte. Sie können uns überhaupt keine Medikamente aufzwingen – außer Psychopharmaka. Diese Diskrepanz ergibt keinen Sinn.

Natürlich existiert ein ungeschriebenes Gesetz, nach dem ein Arzt tun darf, was er bei sich selbst für richtig hielte, wenn ein Mensch nicht imstande ist, seine Einwilligung zu erteilen. Der Arzt darf zum Beispiel einem stark blutenden Bewusstlosen eine Bluttransfusion verabreichen. Aber wir dürfen nicht einfach annehmen, dass ein schwer psychotischer Mensch die Verabreichung von Psychopharmaka wünscht oder dass er nicht versteht, was ihm empfohlen wird oder welche Folgen eine Behandlung oder Nichtbehandlung hat. Vielleicht lehnt ein Patient Medikamente ab, weil er mit ihnen sehr schlechte Erfahrungen gemacht hat.

Unsere Gesetze über Zwangsbehandlung basieren auf dem schrecklichen Irrglauben, Antipsychotika hätten eine spezifische Wirkung auf eine Psychose und das sei gut für die Patienten.[1] Seit 1975 kämpfen Patienten vor amerikanischen Gerichten für ihre Menschenrechte. Gleichzeitig schmuggelten sowjetische Dissidenten Manuskripte aus dem Land, die Neuroleptika als schlimmste Folter bezeichnen. Es war daher schwierig zu erklären, warum dieselbe Substanz in einem Land ein Gift und in einem anderen ein nützliches Heilmittel sein konnte,[1] zumal das Gift in beiden Ländern bei Zwangsbehandlungen eingesetzt wurde.

Die Vorstellung, dass es zulässig sei, unzurechnungsfähigen Menschen gegen ihren Willen Medikamente zu verabreichen, dient letztlich als Rechtfertigung dafür, jeden mit Medikamenten zu behandeln, der unter solchen Umständen nicht zustimmt. Das ist ethisch nicht vertretbar, weil es – ganz objektiv – meist *nicht* im besten Interesse des Betroffenen ist. Außerdem geht es bei der Zurechnungsfähigkeit um Autonomie, und diese ist kein Alles-oder-nichts-Zustand. Menschen können in mancher Hinsicht unzurechnungsfähig und in anderer Hinsicht zurechnungsfähig sein. Ich bin fest davon überzeugt, dass jeder Mensch fähig ist, Psychopharmaka und Elektroschocks abzulehnen, vor allem wenn er damit bereits Erfahrungen gemacht hat. Das Schlüsselwort ist also »Verhandlung«.

Psychiatrische Patienten sind die wahren Experten und Richter und nur sie können einen glaubhaften Einblick in ihre bisweilen chaotische, verletzte Gefühlswelt liefern, so wie nur der Betroffene uns sagen kann, wie es sich anfühlt, körperliche Schmerzen zu haben. Das sind innere Vorgänge und es kann sehr nützlich sein, im Wahnsinn eine Bedeutung zu finden, anstatt ihn abzulehnen und die Patienten gegen ihren Willen mit gefährlichen Medikamenten zu betäuben und aus ihnen Zombies zu machen. Das hilft ihnen nicht, gesund zu werden und die Symptome des Wahnsinns zu bekämpfen. Psychiater begeben sich auf dünnes Eis, wenn sie annehmen, dass den Patienten wegen ihrer psychischen Störung die Einsicht in ihre Krankheit fehlt und dass sie nichts von den Medikamenten verstehen, mit denen sie behandelt werden – dass sie also nicht wissen, was am besten für sie ist, und dass ihre Urteile daher nicht zählen. Das öffnet denjenigen Ärzten Tür und Tor, die alles entscheiden wollen, und macht selbst gute Absichten zunichte, weil Patienten nicht mehr an ihrer Therapie beteiligt werden können. Zudem steigt das Risiko für Misshandlungen.

Der Psychologe David Rosenhan hat auf das Dilemma hingewiesen, in dem sich psychiatrische Patienten befinden.[9] Manche von ihnen haben herausgefunden, dass es besser ist, ihrem Psychiater nicht alles zu erzählen, wenn sie in eine Klinik kommen, andernfalls können weitere Diagnosen und noch mehr Medikamente die Folge sein – und Psychiater haben selten ein Interesse daran, die Mittel abzusetzen.

Was also sollen Patienten tun, wenn sie davon überzeugt sind, dass das Medikament und nicht die Krankheit ihre Symptome verursacht? Wenn sie etwas in Richtung einer Reduzierung der Dosis sagen, könnte es sein, dass sie erhöht wird oder dass der Arzt ein weiteres Medikament verordnet, mit dem Argument, dass der Patient nichts von seiner Krankheit verstehe.

Viele E-Mails, die ich von Patienten und ihren Angehörigen erhalte, handeln genau davon. Die Macht, die das psychiatrische System den Ärzten verleiht, wird oft missbraucht. Die Patienten sind dagegen machtlos und werden ihrer Würde beraubt, zu einem Ding reduziert. Eine ehemalige Patientin schrieb einem Psychologen, mit dem ich zusammenarbeite:

»Ich bin Krankenschwester und kenne die Psychiatrie seit 1999 aus dem Blickwinkel der Patienten. Ich kann ›nur‹ sagen, dass ich mit meinem schlechten Gewissen nicht leben könnte, wenn ich jemals einen Menschen so behandelt hätte, wie ich es, auch am eigenen Leib, erlebt habe. Zufällig saß ich neben einer Frau, deren Sohn in eine psychiatrische Klinik aufgenommen worden war. Der Sohn berichtete, er sehe das Personal nur, wenn jemand komme, um ihm zu sagen, er müsse seine Medikamente einnehmen. Ich entkam der ›fesselnden‹ Spirale der Psychiatrie 2004 und es macht mich traurig zu hören, dass das System sich nicht nennenswert geändert hat. Ich weiß, dass Psychologen oft ihre Hilfe angeboten haben, aber sie mussten an Kursen teilnehmen, bevor sie in das Pflegesystem aufgenommen wurden. Das verstehe ich nicht, denn das Wichtigste ist doch, Interesse an den Patienten zu zeigen. Dann offenbaren sie bestimmt die Traumata, die ihre psychische Störung möglicherweise verursacht haben.«

Wir helfen den Menschen nicht, indem wir sie stigmatisieren, einsperren und unter Drogen setzen, und es ist bemerkenswert, dass die Patienten nach Alternativen ohne Medikamente verlangen. Für die Ärzte bedeutet »Stabilisierung« eine Beruhigung mithilfe von Medikamenten. Das ist etwas ganz anderes als ein Gespräch mit den Patienten über ihre wirren Gedanken. Aber es kostet Zeit, diese Gedanken ohne Medikamente mit ihnen durchzuarbeiten.

Psychiater haben die Erfahrung gemacht, dass positive Kommunikation die Notwendigkeit einer Zwangsbehandlung erheblich verringern kann. Dazu muss der Arzt einen Schritt zurücktreten, anstatt dem Patienten nachzulaufen und ihn zu behandeln, während er innerlich aufgewühlt ist. Ein derartiges Programm ist die *Basal Exposure Therapy* (Basale Konfrontationstherapie), die Åse Lyngstad und ihre Kollegen in Norwegen anwenden.[10] Sie ähnelt der Behandlung der Phobie, da sie die Patienten mit den Faktoren konfrontiert, die bei ihnen Panik auslösen. Das Personal ist den Patienten gleichgestellt und diskutiert mit ihnen über ihre Erfahrungen mit Medikamenten, anstatt sie wie üblich von oben herab zu behandeln und ihre Klagen über Nebenwirkungen oder ihren Wunsch, das Mittel abzusetzen, zu ignorieren. Diese Methode erzwingt eine andere Arbeitsweise. Dem Patienten wird eine Alternative ohne Medikamente angeboten, immer verbunden mit einem Plan zum allmählichen Absetzen der Medikamente.

Warum gibt es in der Psychiatrie so wenige Lichtgestalten, die begreifen, dass es in ihrem Fachgebiet nicht um Medikamente geht, sondern um zwischenmenschliche Beziehungen?

Zwangsbehandlung muss verboten werden

Wie bei allen Interventionen in der Gesundheitsfürsorge lautet die entscheidende Frage, ob eine Zwangsbehandlung mehr nützt als schadet. Ich zweifle nicht daran, dass sie viel mehr Schaden anrichtet als Gutes tut und dass wir den weitverbreiteten Missbrauch nie werden verhindern können, wenn wir Zwangsbehandlungen weiter erlauben.

Keine einzige randomisierte Studie hat Isolation oder mechanische Fixierungen mit einer Therapie ohne solche Interventionen verglichen.[11, 12] Aber diese Maßnahmen können zum Tod führen.[11] Elektroschocks können ebenfalls tödlich sein. Am bedenklichsten ist jedoch die Tatsache, dass die zwangsweise Verabreichung von Medikamenten viele Patienten das Leben kostet. Dass Zwangsbehandlungen zum Tod führen können, unterstrich vor Kurzem eine dänische Registerstudie, die 2429 Suizide untersuchte.[13] Sie belegte, dass das Ergebnis einer Therapie umso schlechter ausfällt, je enger der Kontakt mit dem psychiatrischen Personal war. Dabei ist oft Zwangsbehandlung im Spiel. Verglichen mit Menschen, die im vergangenen Jahr nicht psychiatrisch behandelt wurden, betrug die bereinigte Rate Ratio für Suizid sechs bei Menschen, die nur Psychopharmaka erhalten hatten, acht bei Patienten, die ambulant psychiatrisch behandelt wurden, 28 bei Patienten, die eine psychiatrische Notaufnahme aufgesucht hatten, und 44 bei denjenigen, die in eine psychiatrische Klinik aufgenommen worden waren. Natürlich ist zu erwarten, dass das Suizidrisiko bei Patienten im Krankenhaus am höchsten ist, weil sie kränker sind als die anderen (Verzerrung durch die Indikation). Aber die Befunde waren stabil und die meisten potenziellen Verzerrungen in der Studie sogar konservativ, das heißt, sie begünstigten die Nullhypothese (gar keine Beziehung). Im dazugehörigen Vorwort hieß es, es bestehe kaum Zweifel daran, dass Suizid mit Stigma und Trauma zusammenhänge. Es sei durchaus plausibel, dass die Stigmatisierung und Traumatisierung, die bei einer psychiatrischen Therapie – vor allem bei einer Zwangstherapie – unvermeidlich seien, zu Suizid führen können.[14] Nach Ansicht der Verfasser begehen manche Patienten während ihres Klinikaufenthalts oder danach Suizid wegen der Bedingungen, unter denen sie in der Klinik lebten.

Ein tragischer Fall illustriert mehrere der ethischen Probleme, die das extreme Machtungleichgewicht in psychiatrischen Einrichtungen mit sich bringt. Ein Teilnehmer an einer Studie der University of Minnesota erstach sich – er hatte ein Antipsychotikum eingenommen.[15] Dan Markingson nahm freiwillig an der Studie teil, während er unfreiwillig im Krankenhaus war. Das lässt seine Zustimmung fragwürdig erscheinen, zumal der Studienleiter sein behandelnder Psychiater war. Eine unabhängige Untersuchung der Forschungspraktiken an der Universität kam zu dem Ergebnis, dass die Doppelrolle des behandelnden Psychiaters/Forschers, die zu Konflikten führen konnte, nur in einem einzigen Fall erwähnt wurde. Mitarbeiter der Fakultät und der psychiatrischen Abteilung erklärten gegenüber den Gutachtern, sie arbeiteten in einem »Klima der Furcht«. Der Bioethiker Carl Elliott von derselben Universität und andere mussten fast zehn Jahre lang Druck ausüben, bis die Universität die Untersuchung zuließ, doch man verbot ihnen ausdrücklich, sich mit dem Fall Markingson näher zu befassen![16] Anscheinend war Betrug im Spiel: Man hatte Einwilligungsformulare mit identischen Antworten fotokopiert, die angeblich von verschiedenen Studienteilnehmern gegeben wurden, sowie mit gefälschten Unterschriften und falschen Diagnosen. Markingsons Mutter hatte sich mehrere Male besorgt über seinen Zustand geäußert und die Freiwilligkeit seiner Teilnahme infrage gestellt, aber ihre Bitten wurden ignoriert.

Einer der vielen unglücklichen Trends in der Psychiatrie ist die gerichtlich angeordnete gemeindenahe Behandlung *(community treatment order)*, die in den Vereinigten Staaten oft »unterstützte ambulante Behandlung« genannt wird. Gesetzlich geregelt, werden so ambulante Zwangsbehandlungen ermöglicht. Ein Cochrane-Review aus dem Jahr 2014, der drei Studien mit 752 Patienten umfasste, fand keine Unterschiede zur normalen freiwilligen Therapie, was die Inanspruchnahme der Angebote, die sozialen Fähigkeiten und die Lebensqualität anbelangte.[17] In der klinischen Praxis ist diese Initiative ebenfalls gescheitert. In Großbritannien hofft man, dass diese Zwangsbehandlungen, die zwischen 2008 und 2009 erfolgten, die Zahl der Klinikaufnahmen verringern würden. Stattdessen nahm sie zu.[18] Ein weiteres Problem ist die unterschiedliche Anwendung. In manchen Gegenden werden 45 Prozent der Patienten mit Behandlungsanordnungen entlassen, in anderen gar keine. Das deutet auf Willkür und Unsicherheit in großem Umfang hin. Manche Psychiater halten angeordnete Therapien für unethisch, und viele Patienten finden sie stigmatisierend, was nicht überrascht.

Mind, die britische gemeinnützige Organisation für psychisch Kranke, hat viele Bedenken gegen gemeindenahe Zwangsbehandlungen.[19] Wenn die Verzweiflung eines Patienten beherrschbar ist, sind die Ärzte womöglich der Meinung, die Behandlung solle fortgesetzt werden – doch an welchem Punkt wird sie beendet? Angesichts der begrenzten Bettenzahl in den Krankenhäusern werden solche Anordnungen zweifellos zu lange und für zu viele Menschen ausgenutzt. Diese Therapie gleicht einer Hummerfalle: Es ist leicht hineinzugeraten, aber schwer, jemals wieder herauszukommen. Die Anordnung einer gemeindenahen Therapie bedeutet, dass viele Menschen, die keine Medikamente mehr ihr Leben lang einnehmen wollen, diese Entscheidung nicht mehr treffen können. Es gibt keinen Ausweg aus diesem Dilemma. Wenn es einem Patienten weiter gut geht, wird dies dem Medikament zugeschrieben; wenn nicht, wird die Zwangsbehandlung oft intensiviert und verursacht noch mehr Elend und noch mehr Todesfälle. Das ist völlig unannehmbar.

Als ich 2015 Vorträge in Australien hielt, erfuhr ich, dass die Anordnungen nur bei drei bis fünf Prozent der Patienten wieder aufgehoben werden. Ich traf einen Arzt, der 20 Jahre lang immer wieder das Opfer einer solchen Zwangstherapie gewesen war. Er zeigte mir die Kopie eines psychiatrischen Gutachtens, das ihn 1995 für uneinsichtig erklärt hatte, weil er die Gemeinde darauf hingewiesen hatte, dass Antipsychotika das Gehirn schädigen! Eine Psychiaterin, die ich traf, wurde von ihren Kollegen ebenfalls für geisteskrank erklärt; auch sie hatte die Schäden durch Psychopharmaka angeprangert. Die Kollegen versuchten, sie zwangsweise in einer Klinik unterzubringen, scheiterten jedoch. Der Unterschied zur Inhaftierung politischer Gegner mit der »Unterstützung« von Psychiatern zur Zeit Stalins ist nicht sehr groß.

Wenn die Zahl der Zwangsbehandlungen in den Gemeinden zunimmt, wird dies unweigerlich mit einem noch stärkeren Rückgriff auf Medikamente einhergehen, vor allem auf die gefährlichen Depotinjektionen von Antipsychotika, die bei solchen Patienten häufig angewandt werden, auch bei dem eben erwähnten Arzt.

Im Jahr 2014 erließ das dänische Gesundheitsministerium eine Verordnung, die einer Lizenz zum Töten glich. Sie erlaubte es Psychiatern, für Zwangsbehandlungen ungewöhnlich hohe Dosen zu verabreichen, vor allem bei Patienten, die seit längerer Zeit behandelt wurden und bei denen kleinere Dosen ohne befriedigende therapeutische Ergebnisse probiert worden waren.[20] Es ist unglaublich. Bei diesen Patienten hätte man die Medikamente absetzen müssen. Es nützt nichts, ihnen noch mehr von einer Substanz zu geben, die sich bereits als unwirksam erwiesen hat, sondern kann nur schaden.

Eine erzwungene Medikation hindert Menschen daran, die Vorteile und Nachteile der Medikamente selbst einzuschätzen oder – das wäre oft die vernünftigste Entscheidung – sie abzusetzen. Mind ist der Auffassung, dass man Menschen, denen bescheinigt wurde, dass sie in der Lage sind, in einer Gemeinde zu leben, zutrauen sollte, nach einer Beratung eigene Entscheidungen zu treffen. Wenn man mit ihnen zusammenarbeiten wolle, müsse man ihr Vertrauen gewinnen und sie nicht zwingen, Medikamente einzunehmen. Zwang untergrabe die wertvolle therapeutische Beziehung zu Ärzten, Schwestern und Sozialarbeitern, die andernfalls vielleicht herzustellen wäre. Viele Menschen, die sich von Mind beraten lassen, sind der Meinung, dass ihre Beziehungen zu medizinischem Personal unter einer Zwangsbehandlung leiden würden, weil diese Leute sich dann in »Polizisten für psychisch Kranke« verwandelten.

Zwangsbehandlungen kommen sehr häufig vor. Etwa ein Prozent aller Amerikaner wird jedes Jahr im Namen der geistigen Gesundheit zu einer Therapie gezwungen.[21] Das ist eine Verletzung der hoch geschätzten amerikanischen Freiheitsrechte in großem Umfang. Im Jahr 2007 waren in Dänemark 21 Prozent der Patienten in psychiatrischen Kliniken einer Zwangsbehandlung ausgesetzt.[22] Erzwungene Medikation kommt viel häufiger vor, als jede offizielle Statistik einräumt. Die wichtigste Regel in psychiatrischen Einrichtungen lautet: Patienten müssen sich der Medikation fügen. Die Patienten wissen, dass sie möglicherweise nicht entlassen werden oder dass ihnen andere unangenehme Folgen drohen, wenn sie sich weigern. So wird eine Zwangsmedikation »freiwillig«.

Wie bereits erwähnt, ist Zwangsmedikation unnötig. Nur etwa zehn Prozent der Patienten verweigern eine Behandlung, und die meisten von ihnen lehnen die Medikation nur vorübergehend ab, oft weil sie die Medikamente nicht mögen oder sich vor Nebenwirkungen fürchten, was sehr gute Gründe für eine Weigerung sind.[23]

Für extrem seltene Fälle, zum Beispiel Zwangsernährung bei lebensbedrohlicher Anorexie, gelten andere Gesetze als die für die Psychiatrie relevanten. Deshalb sollten wir gegen Zwangsbehandlungen protestieren, bis sie gesetzlich verboten werden. Um das zu erreichen, können wir das Gesetz nutzen.

Professor Loren Moshers Aussage als Sachverständiger in einer Gerichtsverhandlung in Alaska ist besonders erhellend.[24] Mit Bezug auf Zwangsmedikation erklärte er, die therapeutische Beziehung sei der wichtigste einzelne Faktor und es sei nahezu unmöglich, dass ein Arzt, der Gewalt anwende wie ein Polizist, anschließend wieder in seine traditionelle Rolle als Heiler und Fürsprecher des Patienten schlüpfen könne. Darum sollte ein Arzt nie den Polizisten spielen. Dagegen spreche außerdem, dass Gewalt zu Gegengewalt führe. Wenn jemand aufgrund seines veränderten Bewusstseinszustandes dabei sei, sich oder anderen schweren Schaden zuzufügen, würde er ihn mit allen gebotenen Mitteln aufhalten, bevorzugt mit Unterstützung der Polizei, erläuterte Mosher. Ein isländischer Psychiater sagte mir, so gehe auch das Krankenhauspersonal in seinem Land vor. Es ist wichtig, dass die Polizisten unbewaffnet sind, so wie in Island, und dass ihr Einsatz (den nur der Arzt anfordern kann) klar geregelt ist. Das bedeutet unter anderem, dass sie den Patienten nicht in eine Zelle sperren dürfen. In extremen Fällen müssen sie vor Ort bleiben. Das ist ein Zeichen von Respekt. Polizisten werden gerufen, um Gewalt zu verhindern, einerlei, ob sie von psychisch Kranken ausgeht oder nicht. Vor dem Gesetz sind alle gleich, und in Island vertrauen die Menschen der Polizei als Dienerin des Volkes. Dies ist der normale Weg zur Bewältigung einer schwierigen Situation, weil dadurch das Personal nicht in ernste Kämpfe mit Patienten verwickelt wird.

Mosher berichtete, er habe während seiner gesamten Tätigkeit als Arzt nie den Polizisten gespielt. Er habe eine Beziehung aufgebaut, die für ihn und den Patienten ebenso annehmbar gewesen sei wie der Behandlungsplan und Streitigkeiten verhindert habe.

Moshers Aussage ist deshalb so wichtig, weil in der westlichen Welt wahrscheinlich niemand sonst mit so vielen Menschen mit einer akuten Psychose, die keine Medikamente einnahmen, zu tun gehabt hat. In seinem Soteria-Haus, das er zwölf Jahre lang leitete, saß er stundenlang ohne Pause mit psychotischen, aber nicht medikamentös behandelten Patienten zusammen, die für ihn zu den interessantesten Menschen überhaupt zählten.

> *Das oberste Gericht von Alaska entschied, dass Behörden niemanden gegen seinen Willen medikamentös behandeln dürfen, ohne vorher klar und überzeugend zu beweisen, dass es im besten Interesse des Betroffenen ist und dass keine weniger gravierende Alternative verfügbar ist.*

Der kritische Punkt in diesem Urteil ist die Bedeutung des Wortes »verfügbar«. In einem anderen Fall entschied das Gericht, die Behörden müssten den Betroffenen entweder freilassen oder eine Alternative anbieten, wenn diese »praktikabel« sei.

Ich habe Jim Gottstein getroffen, den Anwalt, der das Gericht davon überzeugte, so zu urteilen. Er ist derzeit Vorsitzender des Law Project for Psychiatric Rights in Alaska (http://psychrights.org), einer Anwaltskanzlei, die sich dem öffentlichen Interesse verpflichtet fühlt und sich auf ihrer Homepage so beschreibt:

> *»Wir widmen unsere Arbeit der Verteidigung von Menschen, die dem Horror einer zwangsweisen psychiatrischen Medikation oder einer Elektroschockbehandlung ausgesetzt sind. Außerdem wollen wir die Wahrheit über diese Medikamente enthüllen. Irregeleitete Gerichte ordnen an, dass Menschen zwangsweise mit Medikamenten behandelt und gegen ihren Willen anderen Therapien unterworfen werden, die das Gehirn und den Körper schädigen. Derzeit werden immer mehr Kinder und Jugendliche in der Psychiatrie mit Medikamenten behandelt, und diese Praxis soll sogar noch ausgeweitet werden. Deshalb greift PsychRights vor allem dieses Problem auf. Kinder werden fast immer gezwungen, diese Medikamente einzunehmen, weil Erwachsene für sie Entscheidungen treffen. Hier bahnt sich eine nationale Tragödie von enormem Ausmaß an.«*

Gottstein wies darauf hin, dass die Öffentlichkeit die Wirksamkeit der Medikamente nicht infrage stelle und glaube, nur Verrückte könnten daran zweifeln.[2] Deshalb behaupten Psychiater als Sachverständige bei Anhörungen vor Gericht – wenn Krankenhäuser die Erlaubnis für Zwangsbehandlungen beantragen –, kein vernünftiger Mensch lehne eine medizinisch gebotene Behandlung ab – und die Gerichte gäben ihnen recht.

Darum konnte Gottstein das oberste Gericht nur mit wissenschaftlichen Fakten vom Gegenteil überzeugen. Das Gericht entschied, dass »Psychopharmaka tief greifende und dauerhafte negative Wirkungen auf den Körper und den Geist eines Patienten haben können«, zudem sei bekannt, dass sie »einige potenziell verheerende Nebenwirkungen verursachen«.

Das war ein erstaunlicher Sieg für die Menschenrechte in der Psychiatrie im Jahr 2003. Sechs Jahre später gelang es Gottstein, öffentliche Mittel für ein Soteria-Haus in Alaska mit sieben Schlafzimmern zu erhalten. Dort können sich psychotische Patienten mit minimaler Medikation oder ganz ohne Tabletten erholen. Aber wir haben noch einen weiten Weg vor uns. Auf der Webseite »Psychiatry: Force of Law« erläutert Gottstein:

> *»In völligem Einvernehmen mit den Richtern und deren stillschweigender Erlaubnis lügen Psychiater regelmäßig vor Gericht, um Zwangseinweisungen und Zwangsbehandlungen durchzusetzen.«*

Regelmäßig und offen unterlaufen die Experten Gesetzgebung und Rechtsprechung, die strenge Regeln als Voraussetzung für eine Einweisung festsetzen, und sie errichten unüberwindbare Hindernisse, damit das angeblich »therapeutisch richtige« gesellschaftliche Ziel erreicht wird.

Rechtsanwälte, die Patienten in staatlichen Krankenhäusern vertreten, scheitern immer wieder kläglich. Und die Psychiater geben ausdrücklich zu, dass sie die Gerichte regelmäßig belügen. Fuller Torrey, der wohl prominenteste Befürworter der psychiatrischen Zwangsbehandlung, räumte ein, es sei wahrscheinlich schwierig, einen amerikanischen Psychiater zu finden, der die Gefährlichkeit des Verhaltens eines Geisteskranken nicht übertrieben habe, um eine richterliche Anordnung für eine Zwangseinweisung zu erhalten.

Der gesetzliche Schutz für Menschen, die als geisteskrank diagnostiziert wurden, ist eindeutig illusorisch, und die Gerichtsprotokolle darf man getrost als Schwindel bezeichnen. Unsere Gesetze tragen sogar zum Dilemma der Patienten bei. Beispielsweise ist nach den Vorschriften des Bundesstaates Alaska zur Zwangsmedikation ein Patient »zurechnungsfähig«, wenn er einsieht, dass er eine psychische Störung oder eine Einschränkung aufweist, sofern die medizinischen Befunde das nahelegen. Bestreitet er eine Störung oder Einschränkung, die ihn erheblich beeinträchtigt, so gilt dies als Beweis dafür, dass ihm die Fähigkeit fehlt, Entscheidungen zu treffen, bei denen es um seine geistige Gesundheit geht. Mit anderen Worten: Wenn der Patient leugnet, dass er geisteskrank ist, dann ist er geisteskrank!

Das Schlimmste ist wohl, dass bei sehr vielen dieser Patienten, manchmal bei mehr als der Hälfte, fälschlicherweise eine Schizophrenie diagnostiziert wurde (siehe Kapitel 6). Allein deswegen ist eine Zwangsbehandlung absolut verwerflich.

Psychiater behaupten meist, es sei unmöglich, sinnvoll Psychiatrie zu praktizieren, wenn nicht die Möglichkeiten einer Zwangsmedikation, einer Fixierung mit Gurten und Riemen und einer Isolation bestünden. Das ist falsch. Studien belegen, dass es durchaus möglich ist, Psychiatrie ohne Gewaltanwendung zu praktizieren, sofern die Mitarbeiter gut geführt und in Deeskalationstechniken geschult werden.[25, 26] Andere Studien zeigen, dass Zwangsmaßnahmen viel mehr mit der Kultur sowie mit Traditionen und Gepflogenheiten zu tun haben als mit medizinischen Erfordernissen oder Sicherheitserwägungen.[27] Beispielsweise wurde die Anwendung von mechanischen Fixierungen in der Abteilung für Erwachsene einer staatlichen psychiatrischen Klinik mit 398 Betten in North Carolina um 98 Prozent verringert und in der kommunalen Übergangsstation ganz abgeschafft.[28] Insgesamt – wenn man beide Gruppen betrachtet – nahm die Zahl der Verletzungen ab, und das wurde erreicht, ohne dass mehr Patienten in Einzelzellen gesteckt, ihre Hände fixiert oder sie mit Medikamenten behandelt wurden.

Ein weiteres Beispiel ist der Living Room in Arizona.[29] Dort heißen die Mitarbeiter zwangseingewiesene Patienten in einem Wohnzimmer willkommen, in dem sie sich respektiert und heimisch fühlen. Isolation und Fixierung wurden fast ganz abgeschafft und viel weniger Patienten mussten in psychiatrische Kliniken geschickt werden. Anfangs gab es beim medizinischen Personal erheblichen Widerstand, doch die Erfahrungen mit anderen Programmen, die ehemalige psychisch Kranke einsetzen, hatten bereits gezeigt, dass sich fast alle dieser ärztlichen Vorhersagen als falsch erweisen würden. Im Mittelpunkt stehen beinahe ausschließlich die Probleme des Patienten, und wenn die *Recovery Mentors* (»Genesungsmentoren«) ihnen zuhören, können sie sagen, sie hätten die gleichen Erfahrungen gemacht und seien wieder gesund geworden. Der Nachdruck liegt also auf der Genesung und auf den Stärken des Patienten, nicht auf seiner Krankheit und seinen Fehlern. Die Patienten wissen es zu schätzen, dass sie einen Platz haben, an den sie zurückkehren können, wenn sie zu einem Rückfall neigen, ohne befürchten zu müssen, dass man sie einsperrt, fixiert oder zur Einnahme von Medikamenten zwingt.

Ein Programm des Living Room wurde beendet, als die örtliche Gesundheitsbehörde die Krisenbetreuung übernahm. Sie bevorzugte das traditionelle medizinische Modell und änderte den Namen von »Psychiatric Recovery Center« (Psychiatrisches Genesungszentrum) in »Urgent Psychiatric Care« (Psychiatrische Notfallversorgung). Das habe ich in vielen Ländern beobachtet. Immer wenn einige klarsichtige Pioniere ein Modellprogramm initiieren, das Patienten respektiert und ihre Autonomie bewahrt, und dieses Programm viel bessere Ergebnisse liefert als das traditionelle medizinische Modell, wird das Programm vom »System« zerstört. Das ist unsagbar tragisch. Wie können wir den Menschen klarmachen, dass sie in der Psychiatrie Fehler machen? Warum sind manche Leute gegen eine humane Psychiatrie?

Eine Psychose geht meist mit einem verheerenden Verlust des Vertrauens zu anderen Menschen einher, und ein akuter psychotischer Schub spricht oft auf eine geschulte menschliche Intervention an. Doch anstatt ein gutes Verhältnis zu ihren Patienten aufzubauen, verlegen sich Psychiater reflexhaft darauf, sie durch Druck oder Zwang ins Krankenhaus zu bringen und ihnen gegen ihren Willen Medikamente zu verabreichen, wodurch sie noch mehr gedemütigt und entfremdet werden.[30] Wer ein paar Stunden oder Tage lang verhaltensgestört ist, wird lebenslang medikamentös behandelt. Psychiater in Ausbildung sehen kaum jemals einen Patienten, der nicht bereits mit Medikamenten vollgepumpt ist. Deshalb gewinnen sie einen falschen Eindruck vom Patienten und seinen Stärken sowie von der Möglichkeit, ihn ohne Medikamentengabe zu heilen.

Psychiater sollten daran denken, dass manche Patienten ihnen nicht offenbaren, was sie denken, fühlen und erleben, weil sie fürchten, zwangsbehandelt zu werden, wenn sie ehrlich sind. Das ist keine gesunde therapeutische Beziehung. Es ist auch nicht lobenswert, dass das Personal seine Maßnahmen oft damit »rechtfertigt«, dass der Patient ohne Zwangsbehandlung womöglich gestorben wäre. Die vorliegenden Befunde zeigen das Gegenteil: Zwangsmedikation tötet. Eine Patientin sagte mir, sie vergleiche Zwangsbehandlung mit Vergewaltigung. Diese Frau war von einem Mann in ihrer Familie vergewaltigt worden, als sie neun Jahre alt gewesen war. Er hatte sie gefragt: »Ziehst du deine Hose selbst aus, oder soll ich es tun?« Sie geriet jedes Mal in Panik, wenn das Personal sie zwangsweise behandelte.

In Island wurden Isolation und Fixierung 1932 abgeschafft und nie wieder angewandt.[11] Damals nahm Helgi Tómasson, der erste moderne Psychiater in Island, die Fußfesseln, Zwangsjacken und anderen mechanischen Fixierungen in der psychiatrischen Klinik von Kleppur und verbrannte sie in einem Schmelzofen – mit Ausnahme eines einzigen Satzes, den er dem Parlament schickte, wo er heute noch ausgestellt wird.

Der isländische Psychiater, der mich darüber informierte, wie man in Island mit schwierigen Situationen umgeht, berichtete, er habe einmal in einer Klinik in England gearbeitet, wo Patienten oft in die Einzelzelle gesperrt wurden. Er überredete einen Hausmeister, den Raum abzuschließen und ein Schild mit der Aufschrift »Außer Gebrauch!« an die Tür zu hängen. Das Schild blieb etwa einen Monat lang hängen. Als er es abnahm, benutzte das Personal die Zelle nicht mehr, weil es sich daran gewöhnt hatte, ohne sie auszukommen.

Er berichtete auch von seiner Arbeit auf einer psychiatrischen Station in London, wo seine Kollegen und er vor der Gabe von Antipsychotika an neu aufgenommene Patienten, die man fast immer zwangseingewiesen habe, durchschnittlich etwa zwei Wochen abgewartet hätten. Seine Kollegen und er hätten niemanden zwangsweise behandeln wollen, doch die meisten Patienten hätten letztlich ein Medikament eingenommen, oft in einer sehr kleinen Dosis. Deshalb ist es sehr gut möglich, dass Respekt, Zeit und Schutz den Patienten halfen, nicht die »subklinischen Schwellendosen«.

Die Methoden unterscheiden sich in den einzelnen Ländern erheblich. Die Zahl der Zwangseinweisungen variiert von zwölf je 100 000 Einwohner in Italien bis 233 in Finnland.[25] Die Zahl der Zwangsbehandlungen nach der Einweisung fällt ebenfalls sehr unterschiedlich aus. In Großbritannien sind mechanische Fixierungen verboten und die Isolation wird selten angewandt. In Österreich werden mechanische Fixierungen 45-mal häufiger angewandt als in den Niederlanden, wo Zwangsmedikation ebenfalls sehr selten ist, weil man sie für invasiver hält und weil sie die persönliche Integrität stärker bedroht als Isolation oder mechanische Fixierung.[11] Die niederländischen Gesetze über die Versorgung psychisch Kranker sind sehr restriktiv, was Zwangsmedikation anbelangt. Diese ist nur in akuten Notfällen erlaubt, und eine emotionale Krise gilt nicht als medizinischer Notfall. Der Psychiater Simon Wilkinson von der Universitätsklinik Akershus in Norwegen berichtete mir, dort strebe man nicht nach rascher Beruhigung und habe sie in den letzten 20 Jahren auch nicht benötigt. Das steht in starkem Kontrast zur Situation in Großbritannien. Die Personalausstattung ist in Norwegen besser und schwierige Situationen werden vorhergesehen und im Rahmen der vorhandenen Pflegekultur bewältigt.

Die Patienten sind natürlich gegen Zwangsmedikation, und wenn sie zwischen zwei Übeln wählen dürfen, ziehen die meisten von ihnen eine mechanische Fixierung vor.[31] Aber es darf gar kein Übel geben. Nach Ansicht des Psychiaters Peter Breggin ist Zwangsmedikation keine Therapie und sollte in der psychiatrischen Versorgung keinen Platz haben.[7] Jim Gottstein erklärte dazu:[32]

> *Einer weitverbreiteten Meinung zufolge ist es im besten Interesse der Menschen, bei denen eine Geisteskrankheit diagnostiziert wurde, und der Gesellschaft als Ganzem, diese Patienten einzusperren und zur Einnahme von Medikamenten zu zwingen. Die Wahrheit ist ganz anders. Anstatt die Öffentlichkeit vor Schaden zu bewahren, verringern wir die öffentliche Sicherheit. Anstatt psychisch kranken Straftätern zu helfen, fügen wir vielen von ihnen großen Schaden zu.*

Ich habe in diesem Buch immer wieder erklärt, warum die medikamentöse Behandlung psychischer Störungen die Gewalt fördert, anstatt sie zu reduzieren. Das gilt auch für Schizophrene. Alle Befunde, über die wir verfügen, sagen uns, dass Zwangsbehandlung den Schaden vergrößert, den wir den Patienten und anderen Menschen zufügen.

Nur Soldaten im Krieg und psychiatrische Patienten werden gezwungen, gegen ihren Willen Risiken einzugehen, die sie möglicherweise das Leben kosten. Das ist wohl das stärkste Argument gegen erzwungene Medikation.

In seltenen Fällen mag sie notwendig sein, zum Beispiel wenn ein Patient gefährlich ist, doch selbst dann genügt eine Fixierung ohne Riemen, etwa das Festhalten des Patienten.

Zwangsbehandlung lässt sich vermeiden, und anstatt zu behaupten, es sei unmöglich, Psychiatrie ohne sie zu praktizieren, sollten die Psychiater daran denken, dass manche Patienten nicht mehr *leben* können, nachdem sie dieser demütigenden und menschenverachtenden Behandlung unterzogen wurden. Manche Patienten begehen nach einer solchen Erfahrung Suizid.[13]

Solange die Zwangsbehandlung nicht gesetzlich verboten wird, sollten wir die Anwendung von Zwangsmaßnahmen sorgfältig überwachen, und zwar als Indikator für die Qualität der stationären Behandlung psychisch Kranker.[11] Aber wir müssen nicht warten, wir sind sogar verpflichtet, diese Praktiken jetzt abzuschaffen. Mehr dazu im nächsten Abschnitt.

Die Vereinten Nationen verbieten Zwangsbehandlung und zwangsweise Unterbringung

Das fundamentale Menschenrecht auf Gleichbehandlung vor dem Gesetz gilt für jeden, auch für psychisch Kranke. Das folgt ohne jeden Zweifel aus der Allgemeinen Erklärung der Menschenrechte, dem Internationalen Pakt über bürgerliche und politische Rechte und dem Übereinkommen über die Rechte von Menschen mit Behinderungen der Vereinten Nationen, die von fast allen Staaten ratifiziert wurden.[33]

Im Jahr 2014 wurde von den Vertragsstaaten verlangt, sofortige Schritte zur Durchsetzung dieser Rechte zu unternehmen. Sie sollen mit Gesetzen und praktischen Maßnahmen dafür sorgen, dass niemand mehr Entscheidungen anstelle der Patienten trifft; stattdessen soll ihnen geholfen werden, selbst zu entscheiden. Dadurch werden die Autonomie, der Wille und die Präferenzen dieser Menschen respektiert.[33]

Die Autonomie und die Fähigkeit behinderter Menschen, Entscheidungen zu treffen, muss immer respektiert werden. Das bedeutet, dass »Gesetze über psychische Gesundheit, die Zwangsbehandlung erlauben, abgeschafft werden müssen«. Menschen dürfen nicht gegen ihren Willen in einer Einrichtung für psychisch Kranke festgehalten werden und man darf sie nicht zu einer Behandlung zwingen. Sie haben ein Recht darauf, dass ihre körperliche und geistige Integrität respektiert wird, sie haben ein Recht auf Bewegungsfreiheit und auf eine freie Entscheidung darüber, wo und mit wem sie leben wollen. Und sie haben das Recht, eine medizinische Behandlung abzulehnen. »Die Vertragsstaaten haben die Pflicht, von allen Angehörigen der Gesundheitsberufe (auch in der Psychiatrie) zu verlangen, dass sie vor jeder Behandlung von Menschen mit Behinderungen eine Einwilligung nach erfolgter Aufklärung einholen.«

»Zwangsbehandlung durch Angehörige der psychiatrischen und anderen Gesundheitsberufe verletzt das Recht auf Gleichbehandlung vor dem Gesetz und das Recht auf Unversehrtheit der Person (Artikel 17), auf Schutz vor Folter (Artikel 15) und auf Schutz vor Gewalt, Ausbeutung und Missbrauch (Artikel 16). Solche Praktiken verletzen das Recht eines Menschen, seine medizinische Behandlung frei zu wählen, und verstoßen daher gegen Artikel 12 der Konvention.«

Vertragsstaaten müssen das Recht behinderter Menschen, freie Entscheidungen zu treffen, immer respektieren, auch in Krisensituationen. Sie müssen dafür sorgen, dass die Patienten genaue und leicht verfügbare Informationen über therapeutische Wahlmöglichkeiten erhalten. Nichtmedizinische Optionen müssen zur Verfügung stehen, und die Patienten müssen Zugang zu unabhängiger Unterstützung erhalten. Entscheidungen anstelle der Patienten verstoßen nicht nur gegen Artikel 12 der Konvention, sondern möglicherweise auch gegen das Recht auf Privatsphäre von Behinderten, da diejenigen, die für sie entscheiden, meist Zugang zu zahlreichen persönlichen und anderen Informationen erhalten.

»Die Vertragsstaaten müssen Gepflogenheiten und Gesetze abschaffen, die Zwangsbehandlung erlauben oder durchführen, da sie einen permanenten Verstoß [gegen die Konvention] darstellt und in Gesetzen über psychische Gesundheit auf der ganzen Welt vorgesehen ist, trotz empirischer Beweise dafür, dass sie unwirksam ist, und entgegen der Meinung jener Menschen, die sich psychiatrisch behandeln ließen und als Folge einer Zwangsbehandlung quälende Schmerzen und Traumen erfahren haben.«

Die Konvention stellt klar, dass »gestörte Persönlichkeit« und andere abwertende Bezeichnungen keine zulässigen Gründe dafür sind, einem Menschen die geistige Leistungsfähigkeit abzusprechen, und dass dieser Begriff ebenfalls höchst umstritten ist.

»Die geistige Leistungsfähigkeit ist kein objektives, wissenschaftliches und natürlicherweise vorkommendes Phänomen, obwohl sie oft so dargestellt wird. Sie ist abhängig von den sozialen und politischen Bedingungen, so wie die Disziplinen, Berufe und Praktiken, die bei der Einschätzung der geistigen Leistungsfähigkeit eine dominierende Rolle spielen.«

»In den meisten Berichten aus Vertragsstaaten, die das Komitee bisher geprüft hat, werden die Begriffe ›geistige Leistungsfähigkeit‹ und ›Geschäftsfähigkeit‹ verschmolzen. Wenn die Fähigkeit eines Menschen, Entscheidungen zu treffen, als beeinträchtigt gilt, oft wegen einer kognitiven oder psychosozialen Störung, werden ihm infolgedessen die Rechtsfähigkeit und damit das Recht, eine bestimmte Entscheidung zu treffen, abgesprochen. Das wird allein auf der Grundlage einer diagnostizierten Störung beschlossen (Zustand als Kriterium) oder wenn ein Mensch eine Entscheidung trifft, die angeblich negative Konsequenzen hat (Folgen als Kriterium), oder wenn die Fähigkeit eines Menschen, Entscheidungen zu treffen, als beeinträchtigt gilt (Funktion als Kriterium). Der funktionelle Ansatz versucht, die geistigen Fähigkeiten einzuschätzen und dementsprechend die Rechtsfähigkeit zu verneinen. Dabei wird oft geprüft, ob ein Mensch die Art und die Folgen einer Entscheidung versteht und/oder ob er die relevanten Informationen nutzen oder abwägen kann. Diese Vorgehensweise ist aus zwei Hauptgründen fehlerhaft: a) Sie diskriminiert Behinderte. b) Ihre Befürworter behaupten, sie seien imstande, die inneren Vorgänge im menschlichen Geist genau zu beurteilen. Fällt der Betroffene bei dieser Beurteilung durch, wird ihm ein fundamentales Menschenrecht vorenthalten: das Recht auf Gleichheit vor dem Gesetz. Bei all diesen Ansätzen gelten die Behinderung und/oder die Entscheidungsfähigkeit eines Menschen als legitime Begründung dafür, ihm seine Rechtsfähigkeit abzusprechen und seinen Status als Mensch vor dem Gesetz zu erniedrigen. Artikel 12 erlaubt einen solchen diskriminierenden Entzug der Rechtsfähigkeit nicht, sondern verlangt, bei der Ausübung der Geschäftsfähigkeit Hilfe zu leisten.«

Die Art und Weise, wie ein Mensch kommuniziert, darf kein Hindernis für die Unterstützung bei Entscheidungen sein, nicht einmal dann, wenn die Kommunikation unüblich ist oder nur von sehr wenigen Menschen verstanden wird. Die Vertragsstaaten müssen Maßnahmen ergreifen, um die erforderliche Unterstützung zu gewährleisten, und zwar kostenlos oder für einen sehr geringen Betrag. Der Betroffene hat das Recht, die Unterstützung jederzeit abzulehnen oder zu beenden oder sich von jemand anderem helfen zu lassen.

Die Fähigkeit vorauszuplanen ist eine wichtige Art der Unterstützung. Dabei können Behinderte ihren Willen und ihre Präferenzen zum Ausdruck bringen, nach denen man sich richten sollte, falls es den Betroffenen irgendwann einmal nicht möglich sein sollte, ihre Wünsche anderen mitzuteilen. Wann die im Voraus getroffene Anweisung in Kraft (oder außer Kraft) tritt, sollte der Betroffene entscheiden; seine Entscheidung sollte in den Text der Anweisung aufgenommen werden und nicht auf der Einschätzung beruhen, dass seine geistige Funktionsfähigkeit eingeschränkt ist. Wenn es trotz erheblicher Bemühungen nicht möglich ist, den Willen und die Präferenzen eines Menschen zu bestimmen, muss die »beste Interpretation des Willens und der Präferenzen« an die Stelle der »besten Interessen« treten.

Bei allen Menschen besteht die Gefahr einer »unzulässigen Beeinflussung«. Diese Gefahr ist bei Menschen, die sich bei Entscheidungen auf andere verlassen, noch größer. Unzulässige Beeinflussung liegt vor, wenn die Qualität der Interaktion zwischen dem Helfer und dem Betroffenen Anzeichen von Furcht, Aggression, Drohungen, Täuschungen oder Manipulation aufweist. Um die Ausübung der Geschäftsfähigkeit zu gewährleisten, muss der Betroffene unter anderem vor unzulässiger Beeinflussung geschützt werden. Dieser Schutz muss jedoch die Rechte, den Willen und die Präferenzen des Betroffenen respektieren, auch das Recht, Risiken einzugehen und Fehler zu machen.

Staaten können die Geschäftsfähigkeit eines Menschen unter bestimmten Umständen einschränken, zum Beispiel nach einem Bankrott oder einer Verurteilung wegen einer Straftat. Das Recht auf Gleichbehandlung vor Gericht und auf Schutz vor Diskriminierung verlangt jedoch, dass der Staat alle Menschen gleich behandelt, wenn er einem Menschen die Geschäftsfähigkeit abspricht.

Dem Kindeswohl muss Vorrang eingeräumt werden, und den persönlichen Meinungen von Kindern muss entsprechend ihrem Alter und ihrer Reife angemessenes Gewicht zukommen, damit der Wille und die Präferenzen behinderter Kinder ebenso respektiert werden wie der Wille und die Präferenzen anderer Kinder.

Polizisten, Sozialarbeiter und andere Ersthelfer müssen so ausgebildet werden, dass sie Behinderte als gleichberechtigte Menschen vor dem Gesetz anerkennen und den Beschwerden und Aussagen behinderter Menschen die gleiche Bedeutung beimessen wie denen von Nichtbehinderten.

Die Aberkennung der Geschäftsfähigkeit von Behinderten und ihre Verwahrung in Institutionen, entweder ohne ihre Einwilligung oder mit der Einwilligung einer Person, die für sie entscheidet, sind ein ständiges Problem. Diese Praxis ist ein willkürlicher Freiheitsentzug, der die Artikel 12 und 14 der Konvention verletzt. Vertragsstaaten müssen sich solcher Praktiken enthalten und dafür sorgen, dass Fälle untersucht werden, in denen Behinderte ohne ihre ausdrückliche Zustimmung irgendwo untergebracht werden.

Mein Kommentar: Wenn Sie Zwangsbehandlung und Zwangsunterbringung immer noch befürworten, ändern Sie hoffentlich Ihre Meinung, wenn Sie die folgende Fallgeschichte gelesen haben, die ein Buch zusammenfasst, das fast alles beschreibt, was mit der Psychiatrie nicht stimmt. Es hat mich so sehr bewegt, dass ich jedes Mal, wenn ich es aufschlage, von Trauer überwältigt werde, weil ich weiß, dass viele psychiatrische Patienten misshandelt werden und unter ähnlichen Umständen sterben.

Liebe Luise

In ihrem Buch *Dear Luise* schreibt Dorrit Cato Christensen über ihre Tochter, die von der Psychiatrie umgebracht wurde.[34] In seinem Vorwort, überschrieben mit »Du musst stark sein, um verwundbar zu sein«, bezeichnet der frühere dänische Ministerpräsident Poul Nyrup Rasmussen das Buch als herzzerreißend. Das ist wahr. Es sollte Pflichtlektüre für alle Ärzte sein, die erwägen, die Psychiaterlaufbahn einzuschlagen. Wenn sie es, ohne zu weinen, lesen können, sollten sie sich einen anderen Beruf suchen.

Luises Krankenhausaufenthalte waren immer problematisch. Niemand versuchte je herauszufinden, welche Stärken sie hatte. Nur als sie eine alternative Schule besuchte, waren die Leute mehr an ihren Stärken als an ihren Schwächen interessiert. Dort blühte sie auf. Ihre Lehrer hatten die notwendige Geduld mit ihren kleinen Eigenheiten, die rasch verschwanden, wenn man ihr ein wenig Zeit gab. Die Psychiatrie tötete sie, weil die Psychiater ihr, ihrer Mutter, den Psychologen und anderen Heilberuflern nicht zuhörten, nicht einmal ihrem eigenen Personal, das sie viel besser kannte.

Leider ist Luises Geschichte keineswegs untypisch. Sie begann, als Luise sieben Jahre alt war, der Umgang mit anderen ihr schwerfiel und sie einen abwesenden Eindruck machte. Die Folge war eine Reihe von falschen Diagnosen und schädlichen Therapien. Zunächst bekam sie Valproat, weil die Ärzte eine versteckte Epilepsie vermuteten. Ein Neurologe und ein Psychiater behaupteten, ihr Zustand habe sich unter dem Einfluss von Valproat gebessert, während der Psychologe, der sie besser kannte, erklärte, es gehe ihr schlechter. Sie nahm 25 Kilogramm zu, woraus in ihrer Krankenakte sechs Kilogramm wurden.

Im Alter von elf Jahren kam Luise in eine psychiatrische Klinik, um die Valproat-Dosis anzupassen. Von dort wurde sie jedoch in eine psychiatrische Behandlungseinrichtung überwiesen, wo ein Patient sie vergewaltigte. Von Anfang an wurde sie menschenunwürdig behandelt. Man beschuldigte sie, zu lügen und in einer Fantasiewelt zu leben, obwohl sie die Wahrheit sagte. Ihre »Fantasien« wurden in einem Bericht an das Sozialamt als großes Problem und Ausdruck ihrer Krankheit bezeichnet. Das Personal schikanierte sie. Dorrit hörte Luise zufällig sagen: »Ich habe Kopfweh«, worauf das Personal und die Bewohner alle lachten. Luise unternahm auch einen Suizidversuch, als sie an einem Wochenende zu Hause war – sie wollte nicht in die Behandlungseinrichtung zurück.

Wenn Luise oder Dorrit sich über Nebenwirkungen beklagten, wurde fast immer die Dosis erhöht. Mehrere Male war der Vermerk in der Patientenakte schlicht falsch, aber er stellte das Verhalten des Personals in besserem Licht dar. Mehrere Male »verschwanden« unbequeme Briefe an oder von Behörden.

Den Mitarbeitern fiel auf, dass sie mit Luise größere Probleme hatten, wann immer sie von einem Wochenendaufenthalt bei ihrer Mutter zurückkehrte. Sie kamen nicht auf die Idee, dass sie lieber bei ihrer Mutter geblieben wäre. Eines Tages setzte ein Arzt das Valproat abrupt ab, obwohl eine solche Maßnahme gefährlich ist.

Als Luise 18 wurde, galt sie als Erwachsene, die sich nun eigentlich selbst um ihre Angelegenheiten hätte kümmern sollen. Darauf war sie nicht vorbereitet, weil sie bisher im Therapiesystem ein »behütetes Leben« geführt hatte. Ihr Arzt schlug eine psychiatrische Untersuchung vor, um herauszufinden, welche Hilfe sie noch benötigte.

Luise sprach immer wieder von Freunden, die sie besuchen würden. Das stimmte nicht. Deshalb glaubten sie und ihre Mutter an Halluzinationen und vereinbarten einen Untersuchungstermin im Rigshospitalet, der staatlichen dänischen Universitätsklinik. Dorrit achtete darauf, dass der Psychiater, der sie empfing, auf Tonband diktierte, dass Luise keine Psychopharmaka erhalten, sondern nur beobachtet werden sollte. Am nächsten Tag fand Dorrit ihre Tochter jedoch auf dem Boden in ihrem eigenen Urin liegend vor. Sie stand unter starkem Arzneimitteleinfluss. Das Personal verweigerte eine Antwort, als Dorrit fragte, welche Medikamente man Luise gegeben habe. In Luises Patientenakte stand nicht, dass sie nur beobachtet, aber keine Medikamente erhalten sollte. Stattdessen hieß es dort fälschlicherweise, sie habe bereits bei ihrer Ankunft ein Antipsychotikum eingenommen und die Dosis dieses nicht existierenden Mittels sei »erhöht« worden. Das war ein gewaltiger und schrecklicher Irrtum. Luise hatte nie zuvor ein Antipsychotikum eingenommen. Der Psychiater stellte ihr viele Suggestivfragen und bekam Antworten, die keinen Bezug zu Luise hatten, aber die Vorurteile des Arztes bestätigten. Nach acht Tagen intensiver Medikation erkrankte Luise an einem malignen neuroleptischen Syndrom, bei dem die Sterblichkeit hoch ist.

Die Psychiater ignorierten das anscheinend, da sie die intensive Medikation fortsetzten, die aus Luise ein hilfloses Baby machte, das alles in den Mund steckte. Diese iatrogenen Symptome wurden als Zeichen für eine sehr geringe Intelligenz und als Rückfall in die Kindheit gedeutet. Daraufhin begannen die Ärzte mit einer Zwangsmedikation. Dorrit stimmte zögernd zu, weil man ihr sagte, andernfalls könne Luises Zustand dauerhaft werden.

Luise wehrte sich gegen die enormen Dosen, doch weil sie jedes Mal zur Einnahme gezwungen wurde, gab sie ihren Widerstand schließlich auf. Nach zwölf Tagen brach sie zusammen: »Heute leistet die Patientin keinen Widerstand, sondern will unbedingt ihre Medikamente bekommen und hält Händchen. Danach war sie etwas weinerlich.«

Als Luise kurz vor der Entlassung stand, schaute ein neuer Psychiater sie sich an und entdeckte alle möglichen Probleme. Daraufhin wurde sie 22 Tage lang zwangsbehandelt und mit Riemen fixiert, ohne dass sie frische Luft bekam. Anschließend erhielt sie 30 Minuten Ausgang, kehrte aber nicht zurück. Eine Woche später stand eine lakonische Bemerkung in ihrer Akte: »Da die Patientin entlassen wurde, wird die zwingend notwendige Therapie nicht fortgesetzt.« Ich frage mich, warum diese Zwangsbehandlungen so wichtig waren, wenn Luise die Klinik offensichtlich selbst verlassen konnte. War danach nichts mehr wichtig?

Nach sechs Monaten ohne Medikamente wurde Luise von der Polizei aufgegriffen, als sie eines Abends im Flughafen von Kopenhagen herumlief. Das tat sie oft, weil sie gerne reiste und der Flughafen sie ans Reisen erinnerte. Als die Beamten sagten, sie würden sie ins Rigshospitalet bringen, schrie und kreischte sie. Warum brachte man sie nicht einfach nach Hause?

Die Psychiater glaubten Dorrit nicht, als sie berichtete, Luise habe nur unter dem Einfluss der Medikamente Halluzinationen. Luise wollte keine Medikamente einnehmen, doch die Psychiater vermerkten in ihrer Akte, man werde sie zur Einnahme zwingen, falls sie sich weigere. Anscheinend fand keine echte Kommunikation statt, und ihre Akte enthält keinen Eintrag darüber, wie es Luise ergangen war, als sie sechs Monate lang keine Medikamente eingenommen hatte. Es war völlig absurd. Die Psychiater machten sie mit Antipsychotika psychotisch und erhöhten dann die Dosis, weil sie psychotisch war.

Drei Monate später, nach dreiwöchiger Zwangsmedikation und Fixierungen im St. Hans Hospital, floh sie nach Hause zu ihrer Mutter. Drei Tage später verurteilte das Rigshospitalet sie zur Höchststrafe, obwohl sie erst zwei Stunden zuvor aufgenommen worden war: zur Diagnose paranoide Schizophrenie, offenbar ohne korrektes diagnostisches Verfahren und ohne dass jemand sie fragte, warum sie aus dem St. Hans Hospital weggelaufen war. Der Psychiater wusste nicht und prüfte auch nicht, welche Medikamente Luise einnahm; er gab ihr ein Beruhigungsmittel und vier verschiedene Antipsychotika, darunter das Medikament, das sie beinahe umgebracht hatte, weil es ein malignes neuroleptisches Syndrom ausgelöst hatte.

Luise wurde zurück ins St. Hans Hospital geschickt, jedoch in eine andere Abteilung. Dort wusste man nicht, welche Medikamente sie früher eingenommen hatte, sei es im Rigshospitalet, sei es im eigenen Haus. Darum verabreichte man ihr vier neue Antipsychotika.

Zwei Monate später schlief Luise in ihrem Bett ein, während sie eine Zigarette rauchte. Zuvor hatte sie eine besonders hohe Dosis eines Antipsychotikums eingenommen, wahrscheinlich aufgrund eines Irrtums. Das Bett geriet in Brand, aber ein Mitglied des Personals löschte es schnell. Ein Gericht ordnete eine Zwangsbehandlung für sie an, im Prinzip lebenslang. Niemand fragte das Personal, das sie kannte, stattdessen sagte ein Chefpsychiater, der sie nicht kannte, als Sachverständiger aus. Damit war ihr Schicksal besiegelt. Das Personal berief sich noch viele Jahre später auf die gerichtliche Anordnung, um Luise zu hohe Dosen zu verabreichen, und behauptete, sie sei gefährlich.

Luise zog in eine andere Behandlungseinrichtung, in dem hauptsächlich Menschen mit seniler Demenz lebten. Sie hatte oft Albträume von Ärzten, die sie festhielten, während sie ihr Spritzen gaben, und einmal träumte sie, ein bestimmter Arzt stecke ihr hämisch lachend eine Nadel ins Gehirn. Wegen der hoch dosierten Medikamente verbrachte sie die meiste Zeit im Bett liegend. Gelegentlich wurde über allmähliches Absetzen gesprochen, doch da die Psychiater immer wieder wechselten, wurde nie ein langfristiger Plan aufgestellt.

Dorrit bat darum, die Medikation zu reduzieren, und auch die stellvertretende Leiterin der Behandlungseinrichtung, eine Krankenschwester, setzte sich energisch für geringere Dosen ein. Dorrit fragte, ob die Medikamente bei Luise Halluzinationen auslösen könnten, da sie ohne Medikamente nie halluziniert habe. Der Psychiater erklärte, das sei undenkbar. Einmal berichtete Luise dem Psychiater, ein anderer Patient habe ihr böse Gedanken geschickt. Das wurde als Geisteskrankheit gedeutet und führte dazu, dass die Dosen wiederum erhöht wurden. Allerdings schrie dieser Patient nachts oft: »Geh raus hier, oder ich bring dich um!« und Ähnliches. Das hatte Dorrit selbst gehört und dem Psychiater erzählt, der ihr aber nicht zuhörte. Für das wichtige Gespräch mit Luise, Dorrit und der Schwester hatte der Psychiater eine halbe Stunde reserviert, verließ jedoch nach fünf Minuten das Zimmer. In der Patientenakte wurde nicht vermerkt, dass die Schwester anwesend war.

Nun wurde Luise dauerhaft einem Psychiater namens Sofus (Name geändert) zugewiesen, was aber keine Fortschritte mit sich brachte. In nur zwei Jahren probierte er elf verschiedene Antipsychotika aus und senkte oder erhöhte die Dosis 26-mal. Manchmal bekam Luise das Dreifache der empfohlenen Dosis, und die Psychiater waren verdutzt darüber, dass sie Halluzinationen hatte. Luise übergab sich, doch dieses Symptom wurde ebenfalls ignoriert und als Folge ihrer Krankheit gedeutet. Dorrit bekam zu hören, es komme oft vor, dass Patienten ihre Krankheit nicht akzeptieren wollten und sich daher übergäben, um eine medizinische Behandlung zu vermeiden.

Als Dorrit um eine zweite Meinung bat, schrieb ihr Luises Psychiater:

»Ich halte es für schwierig, einen Psychiater zu finden, der zu dieser Beurteilung bereit wäre … Würde seine Einschätzung erheblich von meiner abweichen, würde ich natürlich darüber nachdenken, obwohl ich nicht versprechen kann, dass ich mich nach ihr richten würde. Solange ich für die Behandlung verantwortlich bin, möchte ich freie Hand haben. Die Situation wäre extrem ungünstig für unsere weitere Zusammenarbeit. Und sie würde Luise nicht wirklich helfen.«

Dorrit las in einem Artikel von einem Test, mit dem man einen langsamen Stoffwechsel nachweisen konnte. Vielleicht war eine Stoffwechselverlangsamung die Erklärung dafür, dass Luise die Medikamente so schlecht vertrug – die Substanzen würden sich in diesem Fall in ihrem Körper anreichern. Sie erkundigte sich beim Leiter einer Forschungsabteilung, der ihr aufgrund der Symptome dringend riet, Luise untersuchen zu lassen. Später erklärte er jedoch am Telefon – er redete eine Stunde und 18 Minuten pausenlos –, eine Patientin wie Luise könne den Test nicht machen, denn selbst wenn dieser positiv ausfallen sollte, sei es die Pflicht des Psychiaters, ihr so viele Medikamente zu verordnen, weil sie so krank sei. Vorsorglich fügte er hinzu, da Dorrit jetzt informiert sei, werde sie keinen Brief zu dieser Angelegenheit bekommen.

Es war klar, dass der Forschungsleiter sich mit dem Psychiater abgesprochen hatte. Dorrit bat in einem Brief um eine schriftliche Antwort darauf, warum ihr Anliegen abgelehnt worden sei. Sie erhielt nie eine Antwort.

Einen Monat später wurde Luise ins Amager Hospital eingeliefert. Nach wenigen Tagen wollte ihr Psychiater sie ins St. Hans Hospital schicken. Da Luise große Angst vor einer Rückkehr in diese Einrichtung hatte, kam Dorrit, um mit dem Psychiater zu sprechen. Sie war entsetzt, als sie Luise wild herumrennen sah, um den fiktiven Schlangen und blutsaugenden Kreaturen auszuweichen, die »aus den Wänden kamen«. Eine Krankenschwester, die in den vorangegangenen beiden Nächten Dienst gehabt hatte, berichtete ihr, dies sei die Folge der letzten beiden Dosiserhöhungen.

Doch wie immer weigerten sich die Psychiater, aus ihrer krassen Unfähigkeit Konsequenzen zu ziehen. Eine neue Psychiaterin war mit der Situation nicht ganz zufrieden. Sie war sehr schlecht gelaunt und sah Dorrit nicht einmal an, sondern blätterte die Krankenakte durch, während sie sie mit Vorwürfen überhäufte. Es sei Dorrits Schuld, dass Luises Zustand sich nicht bessere, da sie Medikamente ablehne. Und unter Dorrits Einfluss wolle Luise nicht ins St. Hans Hospital gehen. Die Psychiaterin riet Dorrit, Luise nicht mehr zu besuchen, weil es dieser dem Personal zufolge nach den Besuchen schlecht gehe. Die Ärztin redete und redete, während sie den Kopf in der Akte vergrub. Dorrit bekam keine Chance, Fragen zu stellen, weil sie sich gegen die vielen Vorwürfe wehren musste.

In der Krankenakte findet sich folgender Eintrag von diesem Tag: »Ich sprach mit der Patientin, die mich dringend um mehr Seroquel [Quetiapin] bat. Das ist auch angezeigt.«

Luise hatte nicht mehr Seroquel verlangt. Sie hatte keine Ahnung, worüber gesprochen wurde, weil sie zu sehr damit beschäftigt war, blutdürstigen Ungeheuern auszuweichen, die aus den Wänden krochen. Dorrit schrieb an die Psychiaterin und wies darauf hin, das Personal sei absolut nicht der Meinung, dass es Luise nach den Besuchen der Mutter schlechter gehe – ganz im Gegenteil.

Zwei Jahre vor ihrem Tod sagte Luise zu ihrer Mutter: »Du kannst auf meinen Grabstein schreiben, dass die Medikamente mich umgebracht haben.«

Jetzt begannen die Vergeltungsmaßnahmen. Niemand auf der Station wollte mit Luise oder Dorrit reden. Die Mitarbeiter der Tagschicht behandelten Luise abweisend und stellten keinen positiven Kontakt her. Sie waren »kalt«, wie Luise es ausdrückte, und Dorrit fröstelte ebenfalls, wenn sie zu Besuch kam. Die Pflegekräfte sagten nicht einmal Hallo zu ihr und wandten ihr den Rücken zu. Eines Tages bat Luise ihre Mutter, ihre Kontaktperson, eine Krankenschwester, zu fragen, ob man die Dosis am vorigen Tag erhöht habe. Die Schwester saß mit den Füßen auf einem Stuhl im Hof und las eine Zeitschrift. Sie blickte kaum auf und behauptete, sie wisse es nicht.

Erneut wurde Luise gegen ihren Willen ins St. Hans Hospital geschickt. Selbstverständlich wäre es äußerst wichtig gewesen, ihre Probleme und ihre Krankengeschichte detailliert zu schildern, doch das geschah nie. Eine kurze Notiz in der Patientenakte erwähnt eine dreißigjährige Frau mit »Schizophrenie und mentaler Retardierung«, die mit zwei Antipsychotika, drei leichten Beruhigungsmitteln und einem Medikament gegen arzneimittelbedingte Parkinson-Krankheit behandelt werde.

Der erste Psychiater, der auftauchte, war erschrocken über die hohen Dosen, die Luise im Amager Hospital bekommen hatte, und reduzierte die Medikamente. Später kam ein anderer Psychiater vorbei und erhöhte die Dosen wieder.

Eine dritte Psychiaterin, die sich um Luise kümmern sollte, hörte Dorrit zu und war sehr überrascht zu hören, dass Luise ein lebenstüchtiges

Mädchen gewesen war, als sie noch keine hoch dosierten Medikamente bekommen hatte. Dorrit berichtete ihr, man hätte Luise in ein Heim für Geistesschwache abgeschoben, wenn sie nicht eingegriffen hätte. Diese Psychiaterin war eine große Ausnahme, weil sie Luise nicht nur als menschliches Wesen behandelte und nicht als unpersönliche Diagnose, sondern auch ihre Medikamente allmählich reduzierte, worauf Luises Zustand sich eindeutig besserte.

Eines Tages rief das Personal Dorrit an und bat sie zu kommen, da sie nicht verstünden, was mit Luise passiert sei. Sie schlug um sich, tobte und schrie: »Nein, ich will nicht!« Aus einem sehr guten Grund. Die Station, in die man sie gebracht hatte, war genau der Ort, wo man sie zwei Jahre lang fixiert und ihr unter Zwang Spritzen verabreicht hatte und wo ihr Bett gebrannt hatte. Diese verdrängten Traumen kamen nun wieder an die Oberfläche.

Die gute Psychiaterin nahm Luise ernst und vereinbarte Besprechungen mit dem Psychologen. Darüber war Luise sehr froh. Sie versäumte kein einziges Gespräch, einerlei, wie müde oder krank sie war. Sie begann wieder über Reisen zu reden, verfolgte die kulturellen Ereignisse in der Stadt und wollte eine Ausstellung von Turners Landschaftsgemälden sehen, die sie und Dorrit früher in London besichtigt hatten.

Luise war ins St. Hans Hospital überwiesen worden, weil dort ihre Medikation angepasst und stabilisiert werden sollte. Nach 18 Monaten wurde sie – mit Dorrits Worten – zurück in die Hölle geschickt. Im Entlassungsbrief stand:

»Während des Krankenhausaufenthaltes fanden wir keine Anzeichen für eine mentale Retardierung. Die Patientin hat offenbar eine normale Intelligenz, ist gut orientiert und kann Probleme lösen … Unserer Erfahrung nach ist sie resistent gegen die Medikamente. Die Therapie mit Antipsychotika wurde wegen der Nebenwirkungen reduziert … Es besteht noch eine leichte Form von Dyskinesie (unwillkürliches Grimassieren) … In den nächsten zwei oder drei Jahren sollten keine Veränderungen vorgenommen werden; dann sollte man die Dosen weiter verringern, da die Patientin als therapieresistent anzusehen ist.«

Dieser fachkundige Rat wurde im Amager Hospital ignoriert. Luise kehrte in ihre Behandlungseinrichtung zurück, wo sie dieselben Psychiater hatte wie im Krankenhaus, und in weniger als einem Jahr brachte das Krankenhaus sie um.

Im St. Hans Hospital hatte Luise endlich die Tests absolviert, die ihr vorher verweigert worden waren. Sie zeigten, dass sie einen langsamen Stoffwechsel hatte, sodass die Medikamente sich im Körper anreicherten. Sie nahm immer noch Medikamente ein, weil die gute Psychiaterin nur sechs Monate Zeit hatte, um ihre hohen Dosen allmählich zu verringern. Als Sofus, Luises Psychiater im Amager Hospital, ein Treffen verlangte, um ihren Aufenthalt im St. Hans Hospital zu besprechen, bewaffneten sich Dorrit und ihr Partner bis an die Zähne mit guten Argumenten für eine weitere Verringerung der Medikation. Dorrit erinnerte Sofus an Luises beängstigende Neigung, sich zu übergeben, was sie wegen der Medikamente immer noch tat. Im Protokoll der Besprechung behauptete Sofus jedoch, er könne sich nicht an das Erbrechen erinnern und es stehe im Widerspruch zu seiner Absicht, die Medikation zu verringern. In Wahrheit hatte Sofus dieses Problem selbst mehrere Male in Luises Patientenakte vermerkt und Luise unzählige Male zu unangenehmen Magen-Darm-Untersuchungen geschickt.

Am nächsten Tag hatten die Mitarbeiter eine Besprechung bei Sofus. Dabei ging es um Luises Brechanfälle. Dorte, Luises Kontaktperson, war anwesend und berichtete Dorrit anschließend, Luise habe die Diskussion selbst geführt und sie habe sie nie zuvor so stark und konzentriert erlebt wie in dieser Besprechung. Während des Gesprächs hatte Dorte gesagt: »Luise geht es besser und sie ist klarer im Kopf, als ich sie je zuvor gesehen habe – um hundert Prozent.«

Im Protokoll der Besprechung wird jedoch nicht einmal erwähnt, dass Dorte anwesend war, und von ihrem Beitrag ist keine Rede:

»Die Patientin sagt, sie müsse sich einen Finger in den Rachen stecken, um Brechreiz auszulösen. Sie ist sehr gesprächig und abschweifend und redet etwas unzusammenhängend. Sie berichtet, in ihrem Zimmer seien mehrere nette Personen, denen es schlecht gehe und die kein Zuhause hätten. Sie verhielten sich freundlich, redeten aber nicht mit ihr, weil sie unsichtbar seien ... Ich [Sofus] prüfte ihr Orientierungsvermögen. Sie wusste nicht, an welchem Wochentag wir uns trafen. Als ich sie nach dem Monat fragte, antwortete sie, es sei der Monat vor Dezember, dem Weihnachtsmonat. Ich fragte sie nach dem Jahr und bekam keine Antwort.«

Was Sofus über Luises schlechtes Orientierungsvermögen schrieb, entsprach nicht der Wahrheit. Luise kannte immer das Datum. Dorrit war der

Meinung, Sofus wolle Luise als mental retardiert darstellen, weil Unkenntnis der Ortes und der Zeit eines der Kriterien für diese Diagnose ist.

Einen Monat später wurde eine neue Besprechung angesetzt. Dorte berichtete, die Mitarbeiter hätten beobachtet, dass Luise sich ganz anders verhalte als andere Bewohner, bei denen Schizophrenie diagnostiziert worden war. Sie betonte, Luise scheine eine totale Außenseiterin zu sein (das Gleiche hatten Pflegende der verschiedenen psychiatrischen Stationen, in denen Luise im Laufe der Jahre untergebracht worden war, ebenfalls ausgesagt). Dorte berichtete, das Pflegeteam habe beobachtet, dass es Luise nach ausgiebigem Erbrechen (also unter geringerem Arzneimitteleinfluss) viel besser gehe. Sofus sagte, die Diagnose könne niemals widerrufen werden, einerlei, ob sie richtig oder falsch sei. Es war eine sehr lange Besprechung, in der Dorte den Standpunkt des Pflegepersonals gut vertrat.

Nach dem Treffen wollten Dorrit und Dorte das Protokoll des Gesprächs sehen, das Luise und Sofus drei Wochen zuvor geführt hatten. Dorrit war entsetzt, als sie las, was Sofus geschrieben hatte: Das Personal habe ihm eine dringende Bitte zukommen lassen. »Die Patientin war in letzter Zeit zunehmend psychotisch und übergibt sich. Wenn ihr Zustand sich nicht bessert, sollte sie ins Krankenhaus überwiesen werden.« Das war völlig falsch. Darum holte Dorte die Patientenakte und zitierte daraus die täglichen Eintragungen der Pflegekräfte, aus denen hervorging, dass Luise sehr umgänglich und glücklich sei. Sie helfe bei der täglichen Hausarbeit und habe keine zusätzliche Medikation erhalten, wie es normalerweise der Fall gewesen sei. Es gebe also keine Anzeichen für eine sich verschlimmernde Psychose. Dorrit fragte, wie es möglich sei, eine sich verschlimmernde Psychose bei einem einzigen Treffen zu beobachten. Eine solche Verschlimmerung könne nur allmählich eintreten. Sofus erwiderte, er habe Luise auf dem Flur getroffen und sie sei ihm psychotisch vorgekommen.

Dorrit machte sich große Sorgen und verstand Sofus' Motive nicht. Warum schrieb er, Luise werde zunehmend psychotischer, obwohl es ihr besser ging, als es lange Zeit der Fall gewesen war? Bereitete er etwa eine Erhöhung der Medikamentendosis vor?

Im Protokoll dieser Besprechung war viel von den diagnostischen Äußerungen der Weltgesundheitsorganisation über Schizophrenie die Rede, aber wenig über Luise und über die Meinung des Personals hinsichtlich ihrer Diagnose. Alles war ziemlich vage formuliert. Dorrit erhielt zwei Wochen später Zugang zu diesem Protokoll und entdeckte eine ganz neue Version. Die Passage über den Notruf des Personals und Luises zunehmende Psychose war entfernt worden.

In dem neuen Protokoll ging es nur noch um Luises Brechanfälle. Der Text war mehr oder weniger eine Kopie des Briefes, den Dorrit dem Psychiater geschrieben hatte und in dem sie ihre Besorgnis über das Erbrechen und die kürzlich erfolgte Erhöhung der Medikamentendosis äußerte. Dorrits Voraussage, Luise werde innerhalb eines Monats im Krankenhaus sein, wenn alles so weitergehe, wurde allerdings nicht erwähnt.

Luise wurde ins Amager Hospital überwiesen, als ihre Brechanfälle aufhörten. Dort wurde sie wieder mit Medikamenten vergiftet. Sofus trug zur Erhöhung der Dosen bei, obwohl er drei Monate zuvor an der Entlassungsbesprechung im St. Hans Hospital teilgenommen hatte, wo er erfahren hatte, dass Louise möglichst wenig Antipsychotika einnehmen sollte. Luise verlor jede Hoffnung und fragte ihre Mutter bei einem ihrer Besuche: »Mama, glaubst du, im Himmel ist es besser?«

Luises beste Freundin im Pflegeheim, die ebenfalls ins Krankenhaus geschickt worden war und im Zimmer neben ihr wohnte, brach plötzlich auf dem Fußboden zusammen und starb innerhalb weniger Minuten. Luise war schwer erschüttert und alles, was sie zu ihrer Mutter sagte, war: »Ich bin die Nächste.«

Das Pflegepersonal bot Luise keinerlei psychologische Hilfe an und behauptete, der schockierende Todesfall lasse sie anscheinend kalt. Stattdessen verabreichte man ihr höhere Medikamentendosen. Dazu hieß es im Pflegebericht: »Ziemlich erschüttert von der Unruhe auf der Station heute Morgen. Offenbar geht es ihr gar nicht gut und sie möchte, dass wir ihren Blutdruck messen.«

Die Psychiater hatten also eben eine Patientin mit ihren Medikamenten umgebracht, aber man sprach von »Unruhe«, und es scheint, als hätten die Pflegekräfte nicht einmal das grundlegendste Wissen über die angewandten Medikamente besessen – zum Beispiel, dass sie die Gefühle des Betroffenen auslöschen, sodass er nicht wie ein Mensch reagiert, der keine Medikamente einnimmt. Außerdem reagierten die anderen Patienten wahrscheinlich deshalb nicht auf die Schreie, als Luises Freundin starb, weil sie fürchteten, sie könnten als Nächste an einer Überdosis sterben. Sie gaben sich die größte Mühe, nicht emotional auf die Situation zu reagieren, weil sie genau wussten, dass die Behandlung, die auf eine intensive Reaktion folgte, selten ein beruhigendes Gespräch war, sondern meist eine Fixierung, womöglich begleitet von einer Spritze. Das erinnert an die verbreitete Furcht in den Konzentrationslagern der Nazis. Dort bemühten sich alle, keinerlei Gefühle zu zeigen, um nicht als Nächstes umgebracht zu werden. Der dritte Grund für Luises ausbleibende Reaktion war, dass die Psychiatrie sie gebrochen hatte. Anfangs hatte sie sich noch gewehrt, was zu langfristigen Zwangsmaßnahmen geführt hatte. Später genügte die bloße Androhung von Zwangsmaßnahmen, damit sie sich fügte. Mehrere Male bat Luise darum, fixiert zu werden, weil sie dies der schlimmeren Alternative vorzog: mehr Medikamenten oder Spritzen.

Man sollte meinen, Gespräche seien ein normaler Teil der Behandlung auf einer psychiatrischen Station. Aber das galt nicht für Luise. Wenn Psychiater die Probleme einer Patientin auf Neuronen zurückführen, die als Folge eines Gehirnschadens falsch feuern, werden Gespräche unwichtig. Doch Gespräche hätten Luise die Chance gegeben zu berichten, was sie von ihrer Therapie hielt und warum sie sich vor den Antipsychotika fürchtete. Dorrit fand es erstaunlich, wie viel besser es Luise ging, als die gute Psychiaterin im St. Hans Hospital ihr zuhörte, und sie war der Meinung, Luises Zustand habe sich durch die Gespräche mit dem Psychologen noch weiter gebessert.

Das Europäische Komitee zur Verhütung von Folter und unmenschlicher oder erniedrigender Behandlung oder Strafe besuchte Dänemark 2002 und erneut 2004. Nach dem zweiten Besuch teilte es mit, die Anwendung von Zwangsmaßnahmen habe zugenommen. Vier Monate nach Luises Tod war die Fixierung von Patienten mit Riemen jedoch stark zurückgegangen. Die Psychiater hatten erkannt, dass »Patienten weit mehr Verantwortung übernehmen können, als wir angenommen haben«, und dass Fixierungen viel seltener und nicht annähernd so lange benötigt würden, wenn die Ärzte mit den Patienten redeten und sie respektierten.

Im Laufe der Jahre schrieb Dorrit mehreren prominenten Psychiatern und fragte sie, ob sie ihr mit einer zweiten Meinung helfen könnten. Keiner erfüllte ihre Bitte. Stattdessen rieten ihr alle, noch einmal mit Luises Psychiater zu reden. Mir ist völlig klar, dass Ärzte sich nicht gerne in eine Position begeben, in der ihre unabhängige Aussage als Kritik an einem Kollegen betrachtet werden kann. Als Dorrit endlich einen Psychiater fand, gelangte dieser zu dem Schluss, dass Luise an einem Asperger-Syndrom leide. Es kommt recht häufig vor, dass bei Asperger-Patienten fälschlicherweise eine Schizophrenie diagnostiziert wird. Er sagte, er werde sich mit Luises Psychiater (Sofus) in Verbindung setzen, und war sich sicher, dass er und sein Kollege einen langfristigen Absetzungsplan für Luises Medikamente erstellen könnten. Einen Monat später rief er Dorrit an und teilte ihr mit, dass sich Sofus weigere, mit ihm zusammenzuarbeiten. Dorrit weinte am Telefon und sagte, jetzt könne sie ebenso gut auf Luises Tod warten. Der trat vier Tage später ein.

Früh am Morgen erhielt Dorrit den Anruf, vor dem sie sich gefürchtet hatte und den sie seit Jahren in ihren Albträumen gehört hatte. Luise war wie ihre Freundin vor sechs Monaten mit Krämpfen zusammengebrochen und gestorben. Dorrit schrie: »Nein, nein, das kann nicht sein. Ihr habt sie mit euren Medikamenten getötet. Ich habe immer gesagt, dass ihr sie noch umbringen werdet.«

Dorrit informierte ihre Schwester Elsebeth, die versprach, so schnell wie möglich zu kommen. Im nächsten Anruf vom Krankenhaus erklärte eine kalte weibliche Stimme, wenn sie Luises Totenbett mit Blumen schmücken wolle, müsse sie diese selbst mitbringen.

Neunzig Minuten nach dem Anruf, der ihr Luises Tod mitgeteilt hatte, erhielt Dorrit einen dritten Anruf. Eine Stimme sagte: »Wenn Sie Luise noch einmal sehen wollen, bevor man sie wegbringt, müssen Sie jetzt kommen.« Dorrit schrie unter Tränen zurück: »Ich kann nicht einfach alleine kommen, um euch zu sehen, die Leute, die sie umgebracht haben, und um Luise mein letztes Lebewohl zu sagen, dem Menschen, den ich am meisten geliebt habe!« Von dem Arzt, der auf der Intensivstation die tödliche Injektion angeordnet hatte, wurde Luises Tod zum »unbeabsichtigten Ereignis« erklärt. An seiner Seite saß Luises ständiger Psychiater (Sofus). Beileidsbekundungen gab es nicht. Der Arzt schien wütend, abweisend und gefühllos zu sein. Elsebeth fragte, warum sie nicht auf Dorrits Warnungen gehört hätten. Eine Woche zuvor hatte Dorrit sie beschworen: Noch mehr Medikamente – vor allem Retardpräparate – würden Luises Tod bedeuten, weil sie diese nicht erbrechen könne. Dorrit hatte darauf hingewiesen, dass kein Psychiater wissen könne, welche Dosen Luise vertrage, weil sie sich ja ständig übergab.

Die Antwort auf Elsebeths Frage lautete: »Wir haben uns an die Vorschriften gehalten.« Das hatten sie nicht. Sie hatten Luise ein neues Antipsychotikum verabreicht, zusätzlich zu den drei anderen, die sie bereits einnahm. Das war ein Verstoß gegen die Richtlinien der Gesundheitsbehörde, in denen es heißt, Ärzte sollten einem Patienten jeweils nur ein Medikament verabreichen und zwei Medikamente dürften nur in Ausnahmefällen gegeben werden.

Aus der Patientenakte ging nicht hervor, welche Informationen Luise über Injektionen mit Langzeitwirkung erhalten hatte oder was sie dazu gesagt hatte. An dem Tag, als ihr die Injektion verabreicht wurde, weniger als zehn Stunden vor ihrem Tod, wurde in ihrer Akte lakonisch vermerkt: »Die Patientin wurde heute überredet, Medikamente mit Langzeitwirkung zu nehmen.« Dann folgten ein paar Worte über die Dosis und die Feststellung, es gehe ihr gut. Die Autopsie enthüllte Male am ganzen Körper, die der Gerichtsmediziner sich nicht erklären konnte. Dorrit zweifelte nicht daran, dass sie auf die Ereignisse zur Zeit der Injektion zurückzuführen waren. Luise wollte keine Spritze bekommen, was eindeutig aus einem Aktenvermerk hervorging, der eine Woche zuvor geschrieben worden war. Danach sagte sie damals, sie wolle auf gar keinen Fall eine Spritze bekommen.

Dorrit hatte Luise am Nachmittag des Tages, an dem sie die tödliche Injektion erhielt, angerufen. Luise war wütend und wünschte keinen Besuch. Das machte ihrer Mutter Sorgen. Sie rief auf der Station an, wo man ihr versicherte, dass es Luise gut gehe; sie wolle einfach nicht besucht werden. Als Dorrit fragte, ob etwas an der Medikation geändert worden sei – die Injektion, von der der Arzt gesprochen hatte, machte ihr so große Angst, dass sie sagte, sie werde Luise umbringen –, bekam sie zu hören, man werde sie über Änderungen der Medikation nur noch einmal in der Woche informieren, sie müsse also eine Woche warten. Jetzt bekam Dorrit wirklich Angst, doch am nächsten Morgen war Luise bereits tot.

In der Patientenakte stand nichts über die Injektion, abgesehen vom Zeitpunkt, obwohl das Gesetz vorschreibt, dass die Akte Angaben darüber enthalten muss, welche Informationen ein Patient über ein neues Produkt erhalten hat und was er dazu gesagt hat.

Alle rieten Dorrit nach Luises Tod, keine Beschwerde einzureichen, denn das sei ein entwürdigendes und anstrengendes Verfahren, das zu nichts führen werde, weil Psychiater wie Pech und Schwefel zusammenhielten.

Dorrit meldete Luises Tod der Polizei, der Kommission für Patientenbeschwerden und der Patientenversicherung. Ihrer Meinung nach waren zumindest Ermittlungen wegen fahrlässiger Tötung möglich. Die Polizei schrieb ihr neun Monate später einen Brief, in dem es hieß, sie habe die Ermittlungen eingestellt. Andererseits hatte sie regelmäßig Kontakt mit der Kopenhagener Krankenhausgesellschaft und durch sie auch mit dem Amager Hospital gehabt. Drei Monate nach Luises Tod hatte die Polizei erklärt, sie sehe keinen Grund, mit dem Psychiater zu reden, den Dorrit angezeigt hatte, sie warte jedoch auf die Stellungnahme der Gesundheitsbehörde zu Luises Therapie.

Die Behörde gelangte zu dem Schluss, dass Luise in Übereinstimmung mit den Standards einer guten medizinischen Praxis behandelt worden sei. Das stimmt mit Sicherheit nicht, weil die Therapie eindeutig gegen die eigenen Richtlinien der Behörde verstoßen hatte.

Dorrits Beschwerde – mit der Schlagzeile »Tod durch Arzneimittelvergiftung« – bei der Versicherungsgesellschaft führte ebenfalls zu nichts. Der Experte für Psychiatrie der Versicherung meinte, Luises Behandlung sei nach den höchsten Standards der Psychiatrie erfolgt. Wenn das wirklich zutrifft, verstehe ich besser, warum Psychiater so viele ihrer Patienten umbringen. Der Psychiater schrieb: »Das Risiko, das mit einer medizinischen Behandlung immer verbunden ist, muss gegen das Leiden abgewogen werden, das Luise Hjerming Christensen ohne die Behandlung hätte durchmachen müssen.« Es ist unglaublich, dass jemand die Wahrheit derart verdrehen kann. Luises Leiden und ihr Tod wurden von den Medikamenten verursacht, die die Psychiater ihr aufgezwungen hatten. Ohne diese Präparate wäre es ihr gut gegangen. Man verabreichte ihr das Dreifache der empfohlenen Dosis, obwohl sie obendrein einen langsamen Stoffwechsel hatte.

Die Patientenbeschwerdestelle brauchte für ihre Entscheidung drei Jahre. Auch sie fand, Luise sei in Übereinstimmung mit den Standards einer guten psychiatrischen Praxis behandelt worden.

Die »Lizenz zum Töten« in den James-Bond-Filmen hat in der Psychiatrie eine perverse Bedeutung. Es gilt als höchster Standard einer psychiatrischen Therapie, Menschen zu töten, nachdem man sie über viele Jahre mit Medikamenten gefoltert hat, die sie letztlich umbrachten und die sie nicht einnehmen wollten, was sie gegenüber ihren Peinigern auch zum Ausdruck brachten. Zudem missachteten diese »hohen Standards« die öffentlichen Stellungnahmen führender Pharmakologen aus Dänemark und den nordischen Ländern, die bekräftigten, dass die hoch dosierte Medikation zweifellos Luises plötzlichen Tod herbeigeführt habe!

Die Absurdität all dieser Vorgänge war vollkommen, als sich herausstellte, dass derselbe Arzt, über den Dorrit sich beschwert hatte, sieben Monate nach Luises Tod von der Stelle für Patientenbeschwerden als Experte für Psychiatrie eingestellt wurde – während der Fall noch untersucht wurde. Das bedeutet, dass die Ermittlungen möglicherweise eingestellt wurden, bevor sie begonnen hatten, weil es für die Behörde peinlich gewesen wäre, gegen einen Arzt zu ermitteln, dem sie soeben einen Job gegeben hatte.

Während der Untersuchung kam es zu mehreren seltsamen Vorfällen. Auf Luises Totenschein stand »Tod aus unbekannter Ursache« und als Mitursachen für ihren Tod wurden »Epilepsie und mentale Retardierung« angegeben. Das ist ungeheuerlich. Von Medikamenten war keine Rede. Und das Krankenhaus wusch seine Hände in Unschuld und lehnte jede Verantwortung für die zwei falschen Diagnosen ab. Dafür seien die Polizei und die Gerichtsmediziner zuständig.

Seltsamerweise wurde bei Luises Freundin, die sechs Monate vor ihr im gleichen Krankenhaus gestorben war, auf dem Totenschein ebenfalls Epilepsie als Mitursache ihres Todes angeführt, obwohl auch sie keine Epileptikerin war. Das Medikament ist nie schuld, ebenso nicht der Psychiater. Schuld sind der Patient und seine Krankheit.

Dorrits Beschwerde blieb erfolglos. Aber die Berichterstattung in den Medien trug dazu bei, eine umfassende Debatte über die Qualität der Betreuung psychisch Kranker in Dänemark anzustoßen.

Das System gratulierte sich allerdings selbst für seinen erstklassigen Totschlag. Alle Beteiligten wurden anscheinend im Voraus gegen einen Schuldspruch immunisiert. Die offizielle Bezeichnung für einen Tod, wie Luise ihn erlitten hat, ist »natürlicher Tod«.

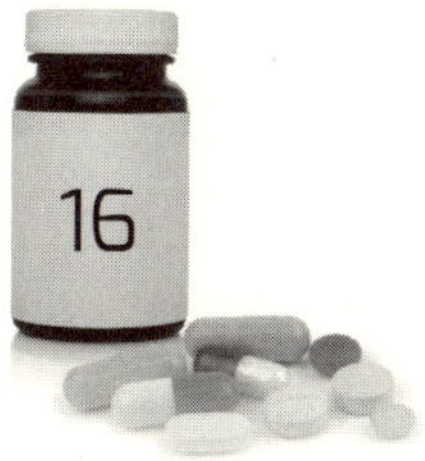

Was können Patienten tun?

Patienten können eine Menge tun, um zu einer besseren und menschlicheren Psychiatrie beizutragen und sich vor schlechter Behandlung zu schützen.

1. Lassen Sie sich, wenn möglich, nicht mit Elektroschocks oder Psychopharmaka behandeln. Denken Sie daran, dass sehr wenige Patienten von den Arzneimitteln profitieren, die sie einnehmen, dass sehr viele von ihnen geschädigt werden und dass es keine harmlosen Medikamente gibt. In der FDA ist die Korruption weit verbreitet, und auch in anderen Arzneimittelbehörden gibt es Korruption.[1] David Graham, der mehr als 40 Jahre lang im Office of Drug Safety (Büro für Arzneimittelsicherheit) der FDA gearbeitet hat, beschreibt die regulatorische Unfähigkeit und die Industriefreundlichkeit dieser Behörde so: »Wie geht die FSA mit dem Sicherheitsproblem um? Sie kümmert sich praktisch gar nicht darum … Antidepressiva und Suizidneigung sind ein perfektes Beispiel dafür. Was tut die FDA dagegen? Sie ändert die Beipackzettel. Die FDA weiß, dass das Verhalten der Ärzte sich dadurch nicht ändert … Sie sagt dazu: Wir können nicht zu 95 Prozent sicher sein, dass dieses Medikament Sie umbringen wird; darum gehen wir davon aus, dass es Sie nicht umbringt. Also darf das Medikament auf dem Markt bleiben … Wenn wir Medikamente haben wollten, die ungefährlich sind, könnten wir sie morgen haben. Es ist einfach, Studien zu planen. Aber die FDA ist daran nicht interessiert.«

Im Jahr 2012 meldete sich auch Ronald Kavanagh, ein ehemaliger FDA-Wissenschaftler, zu Wort:[3]
»Manchmal wurden wir buchstäblich angewiesen, nur eine 100 bis 120 Seiten starke Zusammenfassung zu lesen und die Behauptungen des Pharmaunternehmens zu glauben, ohne die eigentlichen Daten zu prüfen, die, wie ich häufig feststellte, der Zusammenfassung widersprachen. Oder ich erhielt die Anweisung, bestimmte Abschnitte des Antragsschreibens zu prüfen. Dort geht es unweigerlich um die Fragen der Sicherheit … Ich fand Belege für Insiderhandel mit Aktien des Pharmaunternehmens. Das spiegelte Kenntnisse wider, über die wahrscheinlich nur die Führung der FDA verfügte. Ich glaube, ich kann auch die Fälschung von Dokumenten, Betrug, Meineid und organisierte Kriminalität in großem Umfang nachweisen, einschließlich Zeugenbeeinflussung und Vergeltungsmaßnahmen gegen Zeugen.«
Anders als Arzneimittelbehörden sind Flugzeugpiloten ernsthaft um unsere Sicherheit besorgt; denn wenn wir abstürzen, dann stürzen sie auch ab. Darauf hat David Healy hingewiesen.[4] Wenn ein Patient zusammenbricht, können die Ärzte dafür seine Krankheit verantwortlich machen anstatt das Medikament und ihre eigene Unfähigkeit. Wenn Piloten über gefährliche Ereignisse berichten, nimmt man sie sehr ernst und leitet Veränderungen in die Wege. Ärzte berichten selten über Behandlungsschäden, und wenn sie es tun, werden ihre Berichte als anekdotisch abgetan und führen nicht zu Änderungen.

2. Wenn Sie ein psychisches Problem oder andere Probleme mit Ihrem Leben haben, dann gehen Sie nicht zu einem Psychiater, es sei denn, Sie wissen, dass er versucht, auf Medikamente zu verzichten, und ein guter Psychotherapeut ist. Wenn Sie einen Mainstreampsychiater konsultieren, erleiden Sie wahrscheinlich einen Schaden, vielleicht nicht sofort, aber langfristig.

3. Erkundigen Sie sich, ob Ihr Arzt Geld oder andere Vergünstigungen von der Pharmaindustrie erhält, Aktien eines Pharmaunternehmens besitzt, von Pharmareferenten besucht wird oder an »Fortbildungsveranstaltungen« der Pharmaindustrie teilnimmt. Wird eine dieser Fragen mit Ja beantwortet, sollten Sie sich einen anderen Arzt suchen.

4. Gehen Sie nicht sofort in die Apotheke, wenn Ihr Arzt Ihnen ein Rezept ausgestellt hat, sondern suchen Sie zunächst im Internet nach dem offiziell zugelassenen Beipackzettel. Darin werden Sie vielleicht mit vielen unbekannten medizinischen Fachbegriffen überhäuft; daher kann es ratsam sein, einen sachkundigen Freund um Unterstützung zu bitten. Es kann einige Zeit dauern, bis Sie alle Informationen verstanden haben; doch wenn man bedenkt, dass viele Patienten jahrelang behandelt werden, lohnt sich die Mühe. Im Internet finden Sie auch kürzere, leichter verständliche Zusammenfassungen, aber sie sind nicht unbedingt korrekt und viele werden von Pharmaunternehmen verfasst, selbst wenn sie scheinbar auf neutralen Webseiten veröffentlicht werden, zum Beispiel auf denen von Patientenorganisationen. Geben Sie den Namen des Medikaments in eine Suchmaschine ein oder suchen Sie nach ihm auf der Homepage der Arzneimittelbehörde. Dort finden Sie bisweilen separate Informationen für Patienten und Ärzte. Einige dieser Webseiten sind: www.bfarm.de (Bundesinstitut für Arzneimittel und Medizinprodukte), www.ema.europa.eu/ema (Europäische Arzneimittel-Agentur), http://www.fda.gov (Food and Drug Administration, US-Arzneimittelbehörde), http://www.mhra.gov.uk (Medicines and Healtcare products Regulatory Agency, britische Arzneimittelbehörde).
   Wenn Sie die Packungsbeilage lesen, wissen Sie wahrscheinlich mehr über das Medikament als Ihr Arzt. Das ist kein Scherz. Ich kann Ihnen versichern, dass Ärzte nicht so viele Medikamente verschreiben würden, wenn sie wüssten, was auf den Beipackzetteln steht. Sie können auch unabhängige Informationsquellen über Arzneimittel und andere Therapien konsultieren, zum Beispiel die Cochrane Library auf http://www.cochrane.de. Zusammenfassungen von Cochrane-Reviews sind kostenlos erhältlich und die vollständigen Reviews stehen der halben Weltbevölkerung zur Verfügung. Denken Sie aber daran, dass fast alle von Cochrane zusammengefassten Studien über Psychopharmaka fehlerhaft sind. Sie müssen die Reviews also kritisch lesen. Vor allem die von Medikamenten verursachten Schäden werden oft heruntergespielt oder verschwiegen. Sie sind jetzt eher in der Lage, selbst zu entscheiden, ob Sie ein Medikament einnehmen wollen oder nicht. Amerikanische Fernsehwer-

bespots enden unweigerlich mit der Aufforderung: »Fragen Sie Ihren Arzt, ob Prozac das Richtige für Sie ist.« Da Ihr Arzt jedoch sehr wahrscheinlich von der Pharmaindustrie beeinflusst ist, wäre ein anderer Rat sinnvoller: »Fragen Sie Ihren Arzt, ob Prozac das Falsche für Sie ist« oder noch besser: »Fragen Sie *sich selbst*, ob Prozac das Falsche für Sie ist.« Wenn Sie mich fragen, dann sollte niemand Antidepressiva einnehmen.

5. Meiden Sie neue Medikamente in den ersten sieben Jahren nach ihrer Markteinführung, da die meisten Arzneimittel, die sicherheitshalber zurückgezogen werden, innerhalb der ersten sieben Jahre vom Markt verschwinden.[1]

6. Wenn Sie ein Medikament brauchen, dann fragen Sie Ihren Arzt, ob es billigere Präparate gibt. Nehmen Sie das Mittel für möglichst kurze Zeit und bitten Sie Ihren Arzt um einen festen Plan für das allmähliche Absetzen, noch bevor Sie mit der Einnahme beginnen. Wenn Ihr Arzt einen solchen Plan für unnötig hält, sollten Sie das Medikament nicht einnehmen!

7. Denken Sie immer daran, dass verschreibungspflichtige Arzneimittel die dritthäufigste Todesursache nach Herzkrankheiten und Krebs sind und dass sehr viele unnötige Todesfälle von Psychopharmaka verursacht werden.[1] Dies ist die Folge der weitverbreiteten Kriminalität in der Pharmaindustrie, der weitverbreiteten Korruption unter den Ärzten und einer unfähigen Arzneimittelaufsicht. Wir haben ein System geschaffen, das nicht wie beabsichtigt funktioniert und für Patienten gefährlich ist.

8. Wenn Sie Medikamente einnehmen und sich unwohl fühlen, ist Ihnen ziemlich oft nicht bewusst, dass dies eine Nebenwirkung des Medikaments sein kann. Dies ist eine der teuflischsten Folgen der Einnahme. Obwohl Psychopharmaka viele Nebenwirkungen haben, informieren die Ärzte ihre Patienten kaum oder gar nicht darüber, wenn sie ihnen ein Rezept ausstellen, oder sie behaupten, es gebe keine Nebenwirkungen, über die man sich sorgen müsse, was niemals stimmt.

9. Wenn Sie in die Falle der Psychiatrie geraten sind, sollten Sie die Kontrolle über Ihr Leben zurückfordern (siehe Kapitel 14). Sie sind der Herr Ihres Lebens, nicht die Psychiater, die Ihr Leben meist noch elender machen, als es bereits war.

10. Fragen Sie sich, ob Sie die Medikamente, die Sie einnehmen, wirklich brauchen, und überlegen Sie, ob es sinnvoll wäre, eines nach dem anderen allmählich abzusetzen, am besten unter fachkundiger Begleitung (nicht unbedingt von dem Arzt, der sie verschrieben hat, da er das Absetzen meist ablehnt). Denken Sie daran, dass abruptes Absetzen von Medikamenten gefährlich sein kann (siehe Kapitel 12).

11. Vergessen Sie nicht, dass wir den Pharmakonzernen kein Wort glauben können, weder ihren Studien noch ihrer Werbung, noch ihren Informationen für Patienten.

12. Kündigen Sie Ihre Mitgliedschaft, wenn Ihre Patientenorganisation Geld oder andere Vergünstigungen von der Pharmaindustrie annimmt. Solche Organisationen werden oft von Pharmaunternehmen gegründet, obwohl sie das verschweigen. Die amerikanische National Alliance for the Mentally Ill, die sich als »Basisbewegung von Individuen mit Gehirnstörungen und ihren Angehörigen« bezeichnet, erhielt von 1996 bis 1999 fast zwölf Millionen Dollar von 18 Pharmaunternehmen, an der Spitze Eli Lilly.[5] Es lohnt sich enorm für die Firmen, die Führung von Patientengruppen einer Gehirnwäsche zu unterziehen, weil diese viel lautstärker und kampflustiger auftreten können als sie selbst.

13. Melden Sie sich nicht freiwillig für Studien, es sei denn, das Formular für die Zustimmung nach vorheriger Information enthält eine Klausel, die garantiert, dass der Studienbericht, alle Analysen und sämtliche Rohdaten (anonymisiert, damit einzelne Patienten nicht identifiziert werden können) der Öffentlichkeit zugänglich gemacht werden.[1] Versichern Sie sich vor Ihrer Unterschrift, dass Sie alle Vereinbarungen zwischen dem Geldgeber und den Forschern gesehen haben, einschließlich der Angaben über Geldbeträge und

Bedingungen. Wenn dies den Ärzten nicht gefällt, haben sie etwas zu verbergen und Sie sollten sich nicht an der Studie beteiligen. Viele von der Industrie bezahlte Studien sind als Wissenschaft getarnte Werbung. Sie beuten Patienten aus, um die Einnahmen der Industrie sowie der Ärzte und ihrer Institutionen zu steigern. Das Design ist oft so unausgewogen, dass es Ergebnisse garantiert, die für die Firma nützlich, ansonsten aber irreführend sind. Solche Studien brechen den stillschweigenden sozialen Vertrag zwischen Forschern und Patienten. Ehrliche Patienteninformationen würden daher etwa so aussehen:[1] »Ich willige in die Teilnahme an dieser Studie ein, die nach meiner Kenntnis keinen wissenschaftlichen Wert hat, sondern dem Unternehmen hilft, sein Produkt zu vermarkten. Mir ist klar, dass Daten, die der Firma nicht gefallen, möglicherweise so manipuliert und verzerrt werden, bis sie akzeptabel sind, oder, falls das nicht gelingt, dass die Ergebnisse vor jedermann außerhalb der Firma verborgen bleiben. Außerdem ist mir klar und ich bin damit einverstanden, dass schwere Nebenwirkungen des Medikaments, sollten sie zu zahlreich sein, entweder nicht veröffentlicht oder anders bezeichnet werden, damit bei den Patienten keine Bedenken aufkommen und der Umsatz der Firma nicht sinkt.«

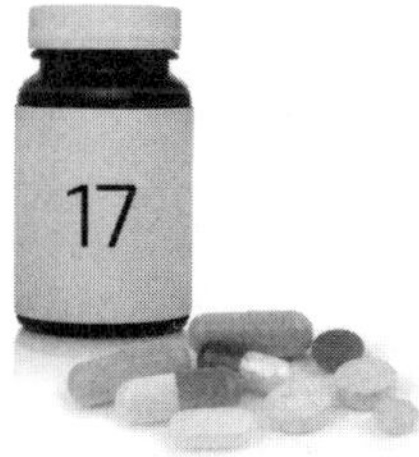

Was können Ärzte tun?

Ärzte können eine Menge tun, um zu einer besseren und menschlicheren Psychiatrie beizutragen.:

1. Wir sollten anstreben, dass alle Zwangsbehandlungen in allen Ländern gesetzlich verboten werden. Wir haben andere Gesetze, die uns helfen, Leben zu retten, zum Beispiel von Menschen mit nervöser Magersucht, die dem Tod nahe sind.

2. Wir sollten das DSM-5 und die entsprechenden Teile des Diagnoseschlüssels nach ICD-10 im Grab der Psychiatrie beerdigen und ein neues diagnostisches System einführen. Das NIMH hat den Gebrauch des DSM als Forschungswerkzeug aufgegeben; 2013 erklärte sein Direktor Thomas Insel, warum:[1]
   »Im Gegensatz zu unseren Definitionen der ischämischen Herzkrankheit, von Lymphomen und AIDS basieren die Diagnosen des DSM auf einem Konsens über Anhäufungen von klinischen Symptomen, nicht auf objektiven Labormessungen. In der übrigen Medizin entspräche dies der Schaffung eines diagnostischen Systems, das auf der Natur von Brustschmerzen oder der Beschaffenheit eines Fiebers gründet.«
   Niemand mit Interessenkonflikten in Bezug auf die Pharmaindustrie darf an dieser Arbeit mitwirken. Wir müssen Diagnosen einengen und einschränken, sodass die Ressourcen, die wir bereits haben, ausreichen, um wirklich kranke Menschen auf menschliche Weise zu

versorgen, und wir genügend Zeit haben, ihnen zuzuhören und mit ihnen zu reden.

3. Wir müssen wieder lernen, geduldig zu sein, abzuwarten, ohne die Patienten mit Diagnosen zu etikettieren und ohne ihnen abhängig machende Medikamente zu verabreichen. »Wenn ein Arzt einen Patienten mehrere Male untersucht und abwartet, während er ihn aufmerksam beobachtet, kann er herausfinden, ob das Problem sich ohne Behandlung löst.«[2] Gute Psychiater versuchen, bei der ersten Konsultation ohne Rezept auszukommen, aber solche Psychiater sind sehr selten. Einer von ihnen schrieb mir:
»Ich finde den Zustand der Psychiatrie in meinem Land abstoßend. Mein Professor mischt überall mit, vom Ausarbeiten von Richtlinien bis zur erweiterten Hochschulbildung. Mit zunehmender Erfahrung wird mir langsam klar, was für ein Schwindel diese Umdeutung psychischer Not in medizinisches Leiden wirklich ist. Die Lektüre kritischer Bücher über Psychiatrie hilft mir, meine klinische Erfahrung richtig einzuordnen. Ich bemühe mich jetzt, mit Patienten zu diskutieren und eine Beziehung zu ihnen aufzubauen, ohne Zwang und partnerschaftlich. Einige Patienten haben mich gefragt, ob ich wirklich Arzt bin, weil ich sie wie Menschen behandle, lächle, lache und ihnen das Gefühl vermittle, dass sie kompetent sind, ihre Probleme und deren Behandlung selbst zu beurteilen. Ich recherchiere vor ihren Augen im Internet, wenn ich mir nicht sicher bin. Meist geht es dabei um Nebenwirkungen, Wechselwirkungen von Medikamenten oder ungewöhnliche Entzugssymptome. Jetzt verstehe ich auch meine eigene Geschichte besser. In meinen Zwanzigern hatte ich einen schweren Zusammenbruch. Damals lehnte ich instinktiv alle psychiatrischen Etiketten und medizinischen Therapien ab. Es dauerte lange, bis es mir wieder gut ging, doch irgendwie schaffte ich es. Wenn ich heute zurückblicke, wird mir klar, dass ich in den falschen Händen möglicherweise als schizophren abgestempelt worden wäre, weil ich Stimmen hörte und Halluzinationen und schwere Angstzustände hatte. Heute weiß ich, dass mein Zusammenbruch sich nicht von den Erfahrungen meiner Patienten unterschied. Die Versorgung psychisch Kranker wäre viel besser, wenn sie Therapieformen wie Offener Dialog

oder Soteria miteinschließen und auf die lauter werdende Stimme der Psychiatrieüberlebenden hören würde. Aber die Biologiefanatiker haben überall die Macht ergriffen und sie haben auch das Geld, darum dauert ihre Hegemonie an. Die meisten Menschen wissen nicht genau, was hier vor sich geht. Sie glauben, die Pharmaunternehmen arbeiteten für das Wohl der Menschheit. Darum stecken wir ziemlich fest.« Wer Psychiater wird, nachdem er eigene Erfahrungen mit einer Psychose gemacht hat, bewahrt meist Mitgefühl für seine Patienten. Viele Psychiater ohne diese Erfahrung scheinen ihre Patienten als menschliche Wesen beinahe zu verachten. Genau darüber klagen viele Patienten: dass sie wie ein Ding, wie eine Diagnose behandelt und nicht respektiert werden.

4. Wir brauchen psychiatrische Einrichtungen, in denen Patienten sicher sein können, dass man ihnen unter keinen Umständen Psychopharmaka verabreicht. Patienten sollten solche Einrichtungen frei wählen dürfen.

5. Wir sollten Menschen immer wieder daran erinnern, dass ein Leben ohne Medikamente möglich und sogar wünschenswert ist.

6. Ärzte sollten auf einer Ausbildung in Psychotherapie bestehen und lernen, diese für wichtiger zu erachten als alles andere in der Psychiatrie. Ein amerikanischer Psychiater stellte fest:[3] »Als ich in den Achtzigerjahren ausgebildet wurde, bestand die Ausbildung zur Hälfte aus Psychotherapie und zur Hälfte aus biologischer Medikation. Heute bekommt der durchschnittliche angehende Facharzt überhaupt keine Ausbildung in Psychiatrie. Darum kann er nur Tabletten anbieten.«

7. Wir brauchen einen fundamentalen Kulturwandel, damit klinische Studien als öffentliche Aufgabe zum Wohle der Allgemeinheit gelten und von unabhängigen akademischen Institutionen durchgeführt werden. Wir müssen die Industrie daran hindern, ihr eigener Richter zu sein, und dürfen es daher nicht länger hinnehmen, dass sie Patienten für Studien benutzt. Die Industrie könnte die Studien dennoch bezahlen, sollte jedoch sonst nichts mit ihnen zu tun haben, und

ein öffentliches Gremium mit Patientenvertretern sollte dafür sorgen, dass Studien für Patienten relevant sind und relevante Zielparameter haben. Das könnte den heimtückischen Kreislauf durchbrechen, in dem die Pharmaindustrie sich Forscher aussucht, die ihr seit Langem verbunden sind und keine unbequemen Fragen stellen. Dieses Arrangement wäre zudem sehr viel billiger für die Industrie. Die European Society of Cardiology schätzt, dass Universitätszentren Arzneimitteltests für etwa fünf bis zehn Prozent der Kosten einer Industriestudie durchführen können, da an Letzterer zahlreiche Vermittler beteiligt sind (unter anderem Ärzte und Krankenhäuser), die Geld verdienen wollen und daher einen deftigen Aufschlag erheben.[4]

8. Psychiater sollten mit den langfristigen randomisierten Studien beginnen, die sie seit Jahrzehnten versäumen. Solche Studien können uns über die langfristigen Wirkungen von Psychopharmaka aufklären, auch über Dauerschäden.[5] Unsere öffentlichen Geldgeber und Behörden sollten über solche Studien mehr als froh sein, weil deren Ergebnisse zweifellos dazu führen würden, dass unsere Gesellschaft eine Menge Geld einspart, dass weniger Menschen sterben und dass es den Patienten besser geht.

9. Ärzte dürfen keine Interessenkonflikte haben. Die Vorstellung, dass alles in Ordnung ist, solange sie diese Konflikte offenlegen, ist albern. Finanzielle Interessenkonflikte beeinflussen alles, was Menschen sagen und schreiben.[6] Wie also sollen wir mit Forschungsberichten umgehen, deren Autoren von der Industrie bezahlt werden? Sollen wir sie vollständig ignorieren oder abwerten, und wenn ja, auf welche Weise und in welchem Umfang? Die Lösung besteht eindeutig darin, finanzielle Konflikte ganz zu vermeiden.
   Ärzte dürfen daher von der Industrie kein Geld und keinerlei Vergünstigungen annehmen, auch keine Mahlzeiten und keine Reisen zu Kongressen.[7] Wenn Unternehmen um Rat bitten, können Ärzte diesen kostenlos erteilen. Außerdem müssen sie es ablehnen, Firmen zu beraten oder Mitglied in ihren beratenden Ausschüssen zu werden, weil sie sich nicht zugleich für die Pharmaindustrie und ihre Patienten einsetzen können. Es ist untragbar, dass Ärzte keine

Richter akzeptieren würden, die von einer Partei bezahlt werden, während sie bereitwillig Geld von der Pharmaindustrie annehmen. Leider hat sich unter den Ärzten eine Kultur entwickelt, die es ihnen erlaubt, leichtes Geld zu verdienen. Manche Firmen bieten sogar Zahlungen an, die nicht nachweisbar sind.[6] Ärzte und ihre Organisationen sollten sich jedoch überlegen, ob es ethisch vertretbar ist, Geld anzunehmen, das zum Teil durch organisierte Kriminalität verdient wurde, die viele ihrer Patienten geschädigt oder getötet hat.[6] Wir müssen diese Kultur beseitigen und dafür sorgen, dass ein Arzt, der Geld von der Industrie bekommt, sich unter seinen akademischen Kollegen nicht mehr blicken lassen kann. Wer schnelles Geld annimmt, ist korrupt, und es ist unglaublich, dass Ärzte dies nicht einsehen. Für diese Korruption gibt es viele Euphemismen, zum Beispiel »frei verfügbare Mittel«, »ohne Auflagen« oder »nicht rückzahlbare Fortbildungsbeihilfen«. Ärzte sollten auch kein Geld annehmen, das durch Zusammenarbeit mit der Industrie verdient wird und das sie für ihre eigene Forschung verwenden dürfen. Das trübt ihr Urteilsvermögen und ihren kritischen Blick und kann dazu führen, dass sie Patienten nötigen, an Studien teilzunehmen und schädliche Medikamente einzunehmen. Für Krankenhäuser gilt das Gleiche.

10. Institutionen sollten keine Geschenke von der Industrie annehmen, weil dies ihren Zielen zuwiderläuft.[6, 8, 9] Das ist schwer zu verwirklichen, weil es sich um Beträge bis zu 100 Millionen Euro für eine einzige Institution handeln kann (das ist in meinem Land vorgekommen).

11. Alle Länder sollten öffentlich zugängliche Webseiten mit einer guten Suchfunktion einrichten, aus denen hervorgeht, welche Ärzte mit der Industrie zusammenarbeiten. Die Geldbeträge und anderen Vergünstigungen müssen einzeln angegeben werden, und fehlende Informationen oder falsch angegebene Geldbeträge sollten spürbar sanktioniert werden.

12. Ärzte dürfen Kollegen bei Konferenzen, die von der Industrie bezahlt werden, nicht »fortbilden«. Bei solchen Veranstaltungen geht es nicht wirklich um Fortbildung, sondern um Marketing, und die Industrie

würde solche Aktivitäten nicht finanzieren, wenn sie ihre Umsätze nicht steigern würden. Die Firmen suchen die Themen sorgfältig aus, obwohl sie sich bemühen, das zu verschleiern.[6]

13. Ärzte dürfen ihren Namen nicht für Artikel hergeben, die von Ghostwritern verfasst wurden – das ist Betrug, weil es ihm eine falsche Glaubwürdigkeit verleiht und weil es Leser bewusst in die Irre führt.[6]

14. Ärzte sollten sich nicht mit Pharmareferenten treffen, weil dies zu höheren Kosten und irrationalen Verordnungen führt. Je häufiger die Kontakte mit Verkäufern sind, desto schlimmer sind die Folgen für die öffentliche Gesundheit und die nationalen Volkswirtschaften.[6, 10] Allgemeinärzte in Frankreich verschrieben beispielsweise ein Antipsychotikum dreimal so oft, wenn sie im vergangenen Monat von Pharmareferenten besucht worden waren, die für das Medikament warben.[11] Ich frage mich oft, warum ein Arzt bereit ist, irgendetwas zu glauben, was Pharmaunternehmen ihm auftischen.

15. Medizinische Zeitschriften sollten nicht mehr über Arzneimitteltests berichten. Stattdessen sollten die Berichte, die Ergebnisse und sämtliche Daten auf Webseiten von Behörden zugänglich gemacht werden.[6, 12] Unsere angesehensten Zeitschriften verdienen eine Menge Geld mit dem Verkauf von Nachdrucken der Studienberichte an Firmen, und die Herausgeber unterliegen einem enormen Interessenkonflikt, wenn sie es zulassen, dass fehlerhafte Berichte und fehlerhafte Zusammenfassungen veröffentlicht werden, was häufig vorkommt.[6] Anstatt Studienberichte abzudrucken, sollten die Zeitschriften sich auf kritische Stellungnahmen konzentrieren.

Ich möchte mein Buch mit einem Zitat des Oxford-Biologen Richard Dawkins schließen, dem Autor des Buches *Der Gotteswahn*. Er sagte: »Wer zum Establishment geworden ist, findet es offenkundig nicht mehr lustig, wenn jemand den etablierten Windbeutel ansticht.«[13] Ich hoffe, dass ich mit diesem Buch den etablierten Windbeutel der Psychiatrie angestochen habe, denn davon werden die Patienten profitieren, und die nächste Generation von Psychiatern wird vernünftigere Arbeit leisten können.

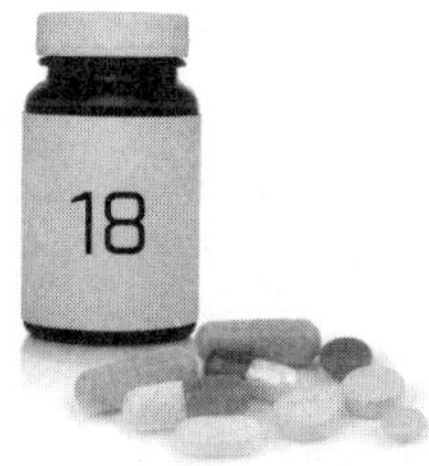

Nützliche Webseiten

Viele Webseiten informieren darüber, was die Psychiatrie Menschen angetan hat und was wir tun können, um das Risiko einer Schädigung durch die Psychiatrie zu verringern und von Psychopharmaka loszukommen. Einige von ihnen stelle ich auf meiner Webseite http://www.deadlymedicines.dk vor; dort finden Sie auch Links zu einigen meiner Vorträge, zu Patientengeschichten sowie weitere Informationen.

http://www.madinamerica.com ist die Webseite des preisgekrönten Wissenschaftsjournalisten Robert Whitaker. Sie klärt darüber auf, warum die Psychiatrie nicht liefert, was sie verspricht. Inzwischen gibt es fast jeden Tag neue Beiträge.

http://davidhealy.org ist die Webseite des Psychiaters David Healy. Themen sind die Risiken der Einnahme von verschreibungspflichtigen Medikamenten und vieles mehr.

Bei RxISK.org geht es um Forschungen und Berichte über Nebenwirkungen von Medikamenten und um deren Zusammenhang mit Suiziden. Unter http://econsult.rxisk.org können Sie sich gegen eine Gebühr von einem Experten für Medikation beraten lassen.

http://www.breggin.com ist die Webseite des Psychiaters Peter Breggin. Sie erfahren, was Ihr Arzt möglicherweise nicht weiß: Fakten über Psychopharmaka. Es gibt viele Informationen darüber, warum und wie Sie Psychopharmaka meiden sollten.

http://www.mindfreedom.org. MindFreedom International vereint Bürgerbewegungen mit dem Fokus auf Menschenrechten und Alternativen für Menschen, denen das Etikett »psychische Störung« verpasst wurde.

http://psychrights.org ist Jim Gottsteins Webseite mit Informationen über Gesetze und Rechtsprechung, einer Suchfunktion mit vielen wichtigen wissenschaftlichen Artikeln und einer langen Liste von alltäglichen Schauergeschichten aus dem psychiatrischen Versorgungssystem.

http://www.psychintegrity.org. Die International Society for Ethical Psychology and Psychiatry fördert sichere, menschliche und bereichernde Lösungen der Probleme, die oft als psychische Störungen diagnostiziert werden.

http://cepuk.org. Der Council for Evidence-based Psychiatry legt Beweise für die schädlichen Wirkungen von Psychopharmaka vor und verfolgt das Ziel, die von der Psychiatrie verursachten Schäden zu verringern, indem er Berichte von Menschen veröffentlicht, die Schaden erlitten haben, und Forschungen in vernachlässigten Bereichen fördert.

http://www.ssristories.org ist eine Sammlung von über 5000 Geschichten, die in den Medien erschienen sind und in denen verschreibungspflichtige Medikamente als mögliche Ursache für verschiedene Nebenwirkungen, einschließlich Suizid und Tötungsdelikte, genannt werden.

http://www.woodymatters.com ist Kim Witczaks Webseite mit Links zu Psychopharmaka im Zusammenhang mit der FDA, den Pharmakonzernen, Korruption, politischen Reaktionen und Gerichtsverfahren (von 2003 bis 2008).

http://recoveringfrompsychiatry.com ist die Seite der Psychiatrieüberlebenden Laura Delano mit Tipps, wie man von der Psychiatrie genesen kann.

http://www.whocaresinsweden.com ist ein Dokumentarfilm von Jan Åkerblom in drei Teilen über die Gefahren von Antidepressiva.

http://www.depression-heute.de ist eine deutsche Webseite über Depression.

Danksagung

Ich bin sehr dankbar für die Inspiration und den Rat, den ich von zahlreichen Patienten und ihren Angehörigen sowie von Kollegen, Freunden, Anwälten und anderen bekommen habe. Was ich sonst ohne Hilfe hätte schreiben müssen, wurde dadurch erheblich verbessert. Einige Menschen, die mich durch ihre Bücher oder auf andere Weise inspirierten oder die Teile dieses Buches kommentierten, seien nachfolgend erwähnt: Peter Breggin, Paula Caplan, Dorrit Cato Christensen, Jens Frydenlund, Linda Furlini, Jim Gottstein, David Healy, Allan Holmgren, Lisbeth Kortegaard, Joanna Moncrieff, Luke Montagu, Peer Nielsen, Peter Parry, Melissa Raven, John Read, Bertel Rüdinger, Olga Runciman und Robert Whitaker. Mindestens vier von ihnen haben persönliche Erfahrungen als Psychiatriepatienten.

Über den Autor

Professor Peter C. Gøtzsche erwarb 1974 seinen Master of Science in Biologie und Chemie und legte 1984 sein medizinisches Examen ab. Er ist Facharzt für innere Medizin, arbeitete von 1975 bis 1983 in der Pharmaindustrie und von 1984 bis 1995 in Krankenhäusern in Kopenhagen. Zusammen mit etwa 80 anderen unterstützte er Sir Iain Chalmers bei der Gründung der Cochrane Collaboration und rief im selben Jahr das Nordic Cochrane Centre ins Leben. Im Jahr 2010 ernannte ihn die Universität Kopenhagen zum Professor für Forschungsdesign und Forschungsanalyse.

Peter C. Gøtzsche hat mehr als 70 Artikel in den »großen Fünf« der medizinischen Fachzeitschriften veröffentlicht *(The BMJ, The Lancet, Journal of the American Medical Association* [*JAMA*], *Annals of Internal Medicine* und *The New England Journal of Medicine),* seine wissenschaftlichen Arbeiten sind bisher mehr als 15 000-mal zitiert worden.

Peter C. Gøtzsche befasst sich mit Statistik und Forschungsmethodik. Er ist Mitglied mehrerer Arbeitskreise, die Richtlinien für gute Forschungsberichte herausgeben, und Koautor des CONSORT-Statements für randomisierte Studien (http://www.consort-statement.org), des PRISMA-Statements für systematische Übersichten und Metaanalysen (http://www.prisma-statement.org) und des SPIRIT-Statements für Mindeststandards bei Studien (http://www.spirit-statement.org). Außerdem war er von 1997 bis 2014 Herausgeber für die Cochrane Methodology Review Group.

Bücher von Peter C. Gøtzsche

Gøtzsche, P. C.: *Deadly Medicines and organised crime. How big pharma has corrupted healthcare.* London: Radcliffe Publishing, 2013 (dt. Tödliche Medizin und organisierte Kriminalität. Wie die Pharmaindustrie das Gesundheitswesen korrumpiert. München: riva Verlag, 2015)

Gøtzsche, P. C.: *Mammography Screening: truth, lies and controversy.* London: Radcliffe Publishing, 2012

Gøtzsche PC. *Rational diagnosis and treatment: evidence-based clinical decision-making*. 4. Aufl. Cichester: Wiley, 2007

Wulff, HR, Gøtzsche PC. *Rationel klinik. Evidensbaserede diagnostiske og terapeutiske beslutninger* [Vernünftige klinische Praxis. Evidenzbasierte Diagnostik und therapeutische Entscheidungen]. 5. Aufl. Kopenhagen: Munksgaard Danmark, 2006

Gøtzsche PC. *På safari i Kenya* [Auf Safari in Kenia]. Kopenhagen: Samlerens Forlag, 1985

Abkürzungen

ADHS: Aufmerksamkeitsdefizit-/Hyperaktivitätsstörung

APA: American Psychiatric Association

CI: Konfidenzintervall

DSM: Diagnostic and Statistical Manual of Mental Disorders (Diagnostischer und statistischer Leitfaden psychischer Störungen)

EMA: European Medicines Agency (Europäische Arzneimittel-Agentur)

FDA: Food and Drug Administration (USA)

ICD: International Statistical Classification of Diseases and Related Health Problems (Internationale statistische Klassifikation der Krankheiten und verwandter Gesundheitsprobleme)

NICE: National Institute for Health and Care Excellence (Großbritannien)

NIMH: National Institute of Mental Health (USA)

SSRI: Selective Serotonin Reuptake Inhibitor (Selektiver Serotonin-Wiederaufnahmehemmer)

Literaturnachweise

1 Einführung

1 Nielsen M. Selective Serotonin Reuptake Inhibitors (SSRI) – sales, withdrawal reactions and how drug regulators reacted to this with benzodiazepines as comparator (PhD thesis). University of Copenhagen; 2013.

2 Moncrieff J. The bitterest pills. Basingstoke: Palgrave Macmillan; 2013.

3 Moncrieff J. The myth of the chemical cure: a critique of psychiatric drug treatment. Basingstoke: Palgrave Macmillan; 2007.

4 Moncrieff J. A straight talking introduction to psychiatric drugs. Ross-on-Wye: PCCS Books; 2009.

5 Davies J. Cracked: Why psychiatry is doing more harm than good. London: Icon Books; 2013.

6 Nutt DJ, Goodwin GM, Bhugra D, et al. Attacks on antidepressants: signs of deep-seated stigma? Lancet Psychiatry 2014;1:103–4.

7 Barbui C, Furukawa TA, Cipriani A. Effectiveness of paroxetine in the treatment of acute major depression in adults: a systematic reexamination of published and unpublished data from randomized trials. CMAJ 2008;178:296–305.

8 Gøtzsche PC. Mammography screening: truth, lies and controversy. London: Radcliffe Publishing; 2012.

9 Raven M. Depression and antidepressants in Australia and beyond: a critical public health analysis (PhD thesis). University of Wollongong, Australia; 2012. http://ro.uow.edu.au/theses/3686/.

10 Bass A. Side effects – a prosecutor, a whistleblower, and a bestselling antidepressant on trial. Chapel Hill: Algonquin Books; 2008.

11 Healy D. Let them eat Prozac. New York: New York University Press; 2004.

12 Gøtzsche PC. Deadly medicines and organised crime: How big pharma has corrupted health care. London: Radcliffe Publishing; 2013; dt. Tödliche Medizin und organisierte Kriminalität. Wie die Pharmaindustrie das Gesundheitswesen korrumpiert. München: riva Verlag, 2015.

13 Virapen J. Side effects: death. College Station: Virtualbookworm.com Publishing; 2010.

14 Timimi S, Thomas P, Davies J, et al. Antipsychiatry and the antidepressants debate. Lancet Psychiatry 2014;1:174.

15 Gøtzsche PC. Why I think antidepressants cause more harm than good. Lancet Psychiatry 2014;1:104–6 (einsehbar unter www.deadlymedicines.dk).

16 Hope C. Ecstasy ›no more dangerous than horse riding.‹ The Telegraph 7.2.2009.

2 Was bedeutet es, psychisch krank zu sein?

1 Gøtzsche PC. Rational diagnosis and treatment: evidence-based clinical decision-making, 4th edition. Chichester: Wiley; 2007.

2 Mayo Clinic Staff. Mental illness. http://www.mayoclinic.org/diseases-conditions/mental-illness/basics/definition/con-20033813 (aufgerufen am 11.11.2014).

3 Østergaard SD, Jensen SOW, Bech P. The heterogeneity of the depressive syndrome: when numbers get serious. Acta Psychiatr Scand 2011;124:495–6.

4 McHugh PR, Slavney PR. Mental illness – comprehensive evaluation or checklist? N Engl J Med 2012;366:1853–5.

5 Medawar C. The antidepressant web – marketing depression and making medicines work. Int J Risk & Saf Med 1997;10:75–126.

6 Kessler RC, Demler O, Frank RG, et al. Prevalence and treatment of mental disorders, 1990 to 2003. N Engl J Med 2005;352:2515–23.

7 Varese F, Smeets F, Drukker M, et al. Childhood adversities increase the risk of psychosis: a meta-analysis of patient-control, prospective- and cross-sectional cohort studies. Schizophr Bull 2012;38:661–71.

8 Wulff HR, Pedersen SA, Rosenberg R. Philosophy of medicine. London: Blackwell; 1986.

9 Breggin P. Psychiatric drug withdrawal: a guide for prescribers, therapists, patients, and their families. New York: Springer Publishing Company; 2013.

10 Rosenhan DL. On being sane in insane places. Science 1973;179:250–8.

11 Whitaker R. Mad in America. Cambridge: Perseus Books Group; 2002.

12 Christensen DC. Dear Luise: a story of power and powerlessness in Denmark's psychiatric care system. Portland: Jorvik Press; 2012.

13 Kirk SA, Gomory T, Cohen D. Mad science: psychiatric coercion, diagnosis and drugs. New Brunswick: Transaction Publishers; 2013.

14 Caplan PJ. They say you're crazy: how the world's most powerful psychiatrists decide who's normal. Jackson: Da Capo Press; 1995.

15 Kirk SA, Kutchins H. The selling of DSM: the rhetoric of science in psychiatry. New York: Aldine de Gruyter; 1992.

16 Watts G. More psychiatrists attack plans for DSM-5. BMJ 2012;344:e3357.

17 Williams JB, Gibbon M, First MB, et al. The Structured Clinical Interview for DSM-III-R (SCID). II. Multisite test-retest reliability. Arch Gen Psychiatry 1992;49:630–6.

18 Gøtzsche PC. Deadly medicines and organised crime: How big pharma has corrupted health care. London: Radcliffe Publishing; 2013; dt. Tödliche Medizin und organisierte Kriminalität. Wie die Pharmaindustrie das Gesundheitswesen korrumpiert. München: riva Verlag, 2015.

19 Moynihan R. Medicalization. A new deal on disease definition. BMJ 2011; 342:d2548.

20 Enkin M, Keirse MJNC, Renfrew M, et al. A guide to effective care in pregnancy & childbirth. Second edition. Oxford: Oxford University Press; 1995.

21 [Work environment and treatment modalities in Danish psychiatry]. Nordjyske Medier; 2007.

22 Garfield LD, Brown DS, Allaire BT, et al. Psychotropic drug use among preschool children in the Medicaid program from 36 states. Am J Public Health 2015;105:525–9.

23 Roberts EJ. A rush to medicate young minds. Washington Post 8.10.2006.

24 Whitaker R. Anatomy of an Epidemic. New York: Broadway Paperbacks; 2010.

25 Poulsen HD. [2014: The year where the patient will be the loser]. Berlingske 25.12.2013.

26 Schmidt AL. [Two hats? Özlem Cekic doesn't trust Henrik Day Poulsen]. Politiken 10.9.2014.

27 Breggin P. Medication madness. New York: St. Martin's Griffin; 2008.

28 Jacob KS, Patel V. Classification of mental disorders: a global mental health perspective. Lancet 2014;383:1433–5.

29 Deber RB, Kraetschmer N, Urowitz S, et al. Patient, consumer, client, or customer: what do people want to be called? Health Expectations 2005;8:345–51.

30 Coombes R. Having the last laugh at big pharma. BMJ 2007;334:396–7.

31 HAVIDOL: female testimonial. www.youtube.com/watch?v=sQw_cdhXGco (aufgerufen am 27.12.2014).

32 A new epidemic (motivational deficiency disorder). Available online at: www.youtube.com/watch?v=RoppJOtRLe4 (aufgerufen am 27.12.2014).

33 Moynihan R. Scientists find new disease: motivational deficiency disorder. BMJ 2006;332:745.

34 Turner B. Disorder Fabrication Syndrome. http://www.adhdtesting.org/history%20of%20add-adhd.htm (aufgerufen am 27.12.2014).

35 Marjoribanks J, Brown J, O'Brien PMS, et al. Selective serotonin reuptake inhibitors for premenstrual syndrome. Cochrane Database Syst Rev 2013;6: CD001396.

3 Depression

1 Petersen M. Our daily meds. New York: Sarah Crichton Books; 2008.

2 Thombs BD, Arthurs E, El-Baalbaki G, et al. Risk of bias from inclusion of patients who already have diagnosis of or are undergoing treatment for depression in diagnostic accuracy studies of screening tools for depression: systematic review. BMJ 2011;343:d4825.

3 Gøtzsche PC. Deadly medicines and organised crime: How big pharma has corrupted health care. London: Radcliffe Publishing; 2013; dt. Tödliche Medizin und organisierte Kriminalität. Wie die Pharmaindustrie das Gesundheitswesen korrumpiert. München: riva Verlag, 2015.

4 Henkel V, Mergl R, Kohnen R, et al. Identifying depression in primary care: a comparison of different methods in a prospective cohort study. BMJ 2003; 326:200–1.

5 Frances A. Saving normal. New York: Harper Collins; 2013.

6 Raven M. Depression and antidepressants in Australia and beyond: a critical public health analysis (PhD thesis). University of Wollongong, Australia; 2012. http://ro.uow.edu.au/theses/3686/.

7 Gilbody S, House A, Sheldon T. Screening and case finding instruments for depression. Cochrane Database Syst Rev 2005;4:CD002792.

8 [Guidelines for unipolar depression in adults]. København: Sundhedsstyrelsen; 2007.

9 Coupland C, Dhiman P, Morriss R, et al. Antidepressant use and risk of adverse outcomes in older people: population based cohort study. BMJ 2011;343:d4551.

10 Østergaard SD, Jensen SOW, Bech P. The heterogeneity of the depressive syndrome: when numbers get serious. Acta Psychiatr Scand 2011;124:495–6.

11 Healy D. Let them eat Prozac. New York: New York University Press; 2004.

12 The creation of the Prozac myth. The Guardian 27.2.2008.

13 Dowrick C, Frances A. Medicalising unhappiness: new classification of depression risks more patients being put on drug treatment from which they will not benefit. BMJ 2013;347:f7140.

14 Nielsen M, Gøtzsche P. An analysis of psychotropic drug sales. Increasing sales of selective serotonin reuptake inhibitors are closely related to number of products. Int J Risk Saf Med 2011;23:125–32.

15 Bruun KS. [Chief physician: Those who get antidepressants need them]. Netavisen 21.10.2014.

16 Gøtzsche PC. Why I think antidepressants cause more harm than good. Lancet Psychiatry 2014;1:104–6.

17 Laughren TP. Overview for December 13 Meeting of Psychopharmacologic Drugs Advisory Committee (PDAC). 16.11.2006. Available online at: www.fda.gov/ohrms/dockets/ac/06/briefing/2006-4272b1-01-FDA.pdf (aufgerufen am 22.12.2012).

18 Arroll B, Elley CR, Fishman T, et al. Antidepressants versus placebo for depression in primary care. Cochrane Database Syst Rev 2009;3:CD007954.

19 Turner EH, Matthews AM, Linardatos E, et al. Selective publication of antidepressant trials and its influence on apparent efficacy. N Engl J Med 2008; 358:252–60.

20 Hróbjartsson A, Gøtzsche PC. Placebo interventions for all clinical conditions. Cochrane Database Syst Rev 2010;1:CD003974.

21 Hróbjartsson A, Thomsen AS, Emanuelsson F, et al. Observer bias in randomised clinical trials with binary outcomes: systematic review of trials with both blinded and non-blinded outcome assessors. BMJ 2012;344:e1119.

22 Fisher S, Greenberg RG. How sound is the double-blind design for evaluating psychotropic drugs? J Nerv Ment Dis 1993;181:345–50.

23 Moncrieff J, Wessely S, Hardy R. Active placebos versus antidepressants for depression. Cochrane Database Syst Rev 2004;1:CD003012.

24 Leucht S, Fennema H, Engel R, et al. What does the HAMD mean? J Affect Disord 2013;148:243–8.

25 Hamilton M. A rating scale for depression. J Neurol Neurosurg Psychiat 1960; 23:56–62.

26 Fournier JC, DeRubeis RJ, Hollon SD, et al. Antidepressant drug effects and depression severity: a patient-level meta-analysis. JAMA 2010;303:47–53.

27 DeRubeis, Fournier JC. Depression severity and effect of antidepressant medications. JAMA 2010;303:1599.

28 Zimmerman M, Mattia JI, Posternak MA. Are subjects in pharmacological treatment trials of depression representative of patients in routine clinical practice? Am J Psychiatry 2002;159:469–73.

29 Walsh BT, Seidman SN, Sysko R, et al. Placebo response in studies of major depression: variable, substantial, and growing. JAMA 2002;287:1840–7.

30 Gibbons RD, Hur K, Brown H, et al. Benefits from antidepressants: synthesis of 6-week patient-level outcomes from double-blind placebo-controlled randomized trials of fluoxetine and venlafaxine. Arch Gen Psychiatry. Published online 5.3.2012.

31 Johnson LA. Pfizer disputes claim against antidepressant. USA Today 31.1.2013.

32 StekML, Wurff van der FFB, Hoogendijk WJG, et al. Electroconvulsive therapy for the depressed elderly. Cochrane Database Syst Rev 2003;2:CD003593.

33 Eyding D, Lelgemann M, Grouven U, et al. Reboxetine for acute treatment of major depression: systematic review and meta-analysis of published and unpublished placebo and selective serotonin reuptake inhibitor controlled trials. BMJ 2010;341:c4737.

34 Press release. Antidepressants: benefit of reboxetine not proven. 4.11.2009. http://www.iqwig.de/index.981.en.html (aufgerufen am 4.2.2010).

35 Wieseler B, McGauran N, Kaiser T. Finding studies on reboxetine: a tale of hide and seek. BMJ 2010;341:c4942.

36 European Medicines Agency. Pharmacovigilance Working Party (PhVWP), Plenarsitzung Juli 2011. 28.7.2011.

37 Barbui C, Furukawa TA, Cipriani A. Effectiveness of paroxetine in the treatment of acute major depression in adults: a systematic re-examination of published and unpublished data from randomized trials. CMAJ 2008;178:296–305.

38 Serna MC, Cruz I, Real J, et al. Duration and adherence of antidepressant treatment (2003 to 2007) based on prescription database. Eur Psychiatry 2010; 25:206–13.

39 Breggin P. Talking back to Prozac. New York: E-reads, 1994.

40 Spielmans GI, Gerwig K. The efficacy of antidepressants on overall well-being and self-reported depression symptom severity in youth: a meta-analysis. Psychother Psychosom 2014;83:158–64.

41 Hetrick SE, McKenzie JE, Cox GR, et al. Newer generation antidepressants for depressive disorders in children and adolescents. Cochrane Database Syst Rev 2012;11:CD004851.

42 Greenberg RP, Bornstein RF, Greenberg MD, et al. A meta-analysis of antidepressant outcome under »blinder« conditions. J Consult Clin Psychol 1992;60:664–9.

43 Moncrieff J. The bitterest pills. Basingstoke: Palgrave Macmillan; 2013.

44 Moore TJ, Cohen MR, Furberg CD. Quarter Watch Monitoring FDA MedWatch Reports. Why reports of serious adverse drug events continue to grow. 3.10.2012.

45 Perahia DG, Kajdasz DK, Desaiah D, et al. Symptoms following abrupt discontinuation of duloxetine treatment in patients with major depressive disorder. J Affect Disord 2005;89:207–212.

46 Whitaker R. Anatomy of an Epidemic. New York: Broadway Paperbacks; 2010.

47 Timimi S. Child psychiatry and its relationship with the pharmaceutical industry: theoretical and practical issues. Adv Psychiat Treat 2008;14:3–9.

48 Mellingen K. Our powerful mind, and hope. 25.10.2014. http://www.madinamerica.com/2014/10/powerful-mind-hope/ (aufgerufen am 19.12.2014).

49 Breggin P. Medication madness. New York: St. Martin's Griffin; 2008.

50 Virapen J. Side effects: death. College Station: Virtualbookworm.com Publishing; 2010.

51 Hedlund F. [National expert was bought by drug giant]. Dagens Nyheter 30.11.2007.

52 Hedlund F. [Drug company used pretty dirty methods]. Dagens Nyheter 30.11.2007.

53 Bauer J, Karle J. [Wrong information about depression]. Politiken 2011 Apr 1.

54 Kessing L, Hansen HV, Demyttenaere K, et al. Depressive and bipolar disorders: patients' attitudes and beliefs towards depression and antidepressants. Psychological Medicine 2005;35:1205–13.

55 Read J, Cartwright C, Gibson K. Adverse emotional and interpersonal effects reported by 1829 New Zealanders while taking antidepressants. Psychiatry Res 2014;216:67–73.

56 Wang PS, Gilman SE, Guardino M, et al. Initiation of and adherence to treatment for mental disorders. Med Care 2000;38:926–36.

57 Bass A. Side Effects – a prosecutor, a whistleblower, and a bestselling antidepressant on trial. Chapel Hill: Algonquin Books; 2008.

58 Gale Zikis, Individually and as administrator of the estate of Donald R. Zikis plaintiff, v. Pfizer Inc., a Delaware corporation, defendant. In the United States district court for the northern district of Illinois eastern division. No. 04 C 8104. 8.11.2005.

59 Alliance for Human Research Protection. 29.8.2005. FDA response to Utah court must be truthful. http://www.ahrp.org/infomail/05/08/29.php (aufgerufen am 10.1.2015).

60 Lenzer J. Drug secrets: what the FDA isn't telling. Slate 27.9.2005.

61 Corriher SC. The pharmaceutical tragedy of Kurt Danysh. http://healthwyze.org/index.php/component/content/article/163-kurt-danysh.html (aufgerufen am 2.1.2015).

62 FDA. Historical Information on duloxetine hydrochloride (marketed as Cymbalta). http://www.fda.gov/Drugs/DrugSafety/PostmarketDrugSafetyInformationforPatientsandProviders/ucm114970.htm (aufgerufen am 15.9.2013.

63 Lenzer J. FDA to review ›missing‹ drug company documents. BMJ 2005;330:7.

64 Medawar C, Herxheimer A. A comparison of adverse drug reaction reports from professionals and users, relating to risk of dependence and suicidal behaviour with paroxetine. Int J Risk Saf Med 2003/2004;16:5–19.

65 Bouchy C. Internal Eli Lilly memo. 13.11.1990.

66 Medawar C. The antidepressant web – marketing depression and making medicines work. Int J Risk Saf Med 1997;10:75–126.

67 Healy D. Did regulators fail over selective serotonin reuptake inhibitors? BMJ 2006;333:92–5.

68 Boseley S. Murder, suicide. A bitter aftertaste for the ›wonder‹ depression drug. Guardian 11.6.2011.

69 Stipp D. Trouble in Prozac. CNN Money 28.11.2005.

70 Rost P. The Whistleblower: confessions of a healthcare hitman. New York: Soft Skull Press; 2006.

71 Healy D. SSRIs and deliberate self-harm. Br J Psychiatry 2002;180:547.

72 Rockhold F, Metz A, Traber P. Response from GlaxoSmithKline. Br J Psychiatry 2002;180:548.

73 Stone M, Laughren T, Jones ML, et al. Risk of suicidality in clinical trials of antidepressants in adults: analysis of proprietary data submitted to US Food and Drug Administration. BMJ 2009;339:b2880.

74 Valuck RJ, Orton HD, Libby AM. Antidepressant discontinuation and risk of suicide attempt: a retrospective, nested case-control study. J Clin Psychiatry 2009;70:1069–77.

75 Eli Lilly memo. Suicide Report for BGA. Bad Homburg. 3.8.1990.

76 Montgomery SA, Dunner DL, Dunbar GC. Reduction of suicidal thoughts with paroxetine in comparison with reference antidepressants and placebo. Eur Neuropsychopharmacol 1995;5:5–13.

77 Internal Eli Lilly memo. Bad Homburg. 25.5.1984.

78 Mackay FJ, Dunn NR, Wilton LV, et al. A comparison of fluvoxamine, fluoxetine, sertraline and paroxetine examined by observational cohort studies. Pharmacoepidemiol Drug Safety 1997;6:235–46.

79 Laughren TP. The scientific and ethical basis for placebo-controlled trials in depression and schizophrenia: an FDA perspective. Eur Psychiatry 2001;16:418–23.

80 GlaxoSmithKline. Briefing Document. Paroxetine adult suicidality analysis: major depressive disorder and non-major depressive disorder. 5.4.2006.

81 GlaxoSmithKline. Important prescribing information. Mai 2006.

82 Fergusson D, Doucette S, Glass KC, et al. Association between suicide attempts and selective serotonin reuptake inhibitors: systematic review of randomised controlled trials. BMJ 2005;330:396.

83 Vanderburg DG, Batzar E, Fogel I; et al. A pooled analysis of suicidality in double-blind, placebo-controlled studies of sertraline in adults. J Clin Psychiatry 2009;70:674–83.

84 Gunnell D, Saperia J, Ashby D. Selective serotonin reuptake inhibitors (SSRIs) and suicide in adults: meta-analysis of drug company data from placebo controlled, randomised controlled trials submitted to the MHRA's safety review. BMJ 2005;330:385.

85 Apter A, Lipschitz A, Fong R, et al. Evaluation of suicidal thoughts and behaviors in children and adolescents taking paroxetine. J Child Adolesc Psychopharmacol 2006;16:77–90.

86 Hammad TA, Laughren T, Racoosin J. Suicidality in pediatric patients treated with antidepressant drugs. Arch Gen Psychiatry 2006;63:332–9.

87 Gibbons RD, Brown CH, Hur K, et al. Suicidal thoughts and behavior with antidepressant treatment: reanalysis of the randomized placebo-controlled studies of fluoxetine and venlafaxine. Arch Gen Psychiatry 2012;69:580–7.

88 Rosenbaum JF, Fava M, Hoog SL, et al. Selective serotonin reuptake inhibitor discontinuation syndrome: a randomised clinical trial. Biol Psychiatry 1998;44:77–87.

89 Thomas Laughren. https://www.linkedin.com/pub/thomas-laughren/64/683/1b5 (aufgerufen am 2.12.2014).

90 Whittington CJ, Kendall T, Fonagy P, et al. Selective serotonin reuptake inhibitors in childhood depression: systematic review of published versus unpublished data. Lancet 2004;363:1341–5.

91 Wohlfarth TD, van Zwieten BJ, Lekkerkerker FJ, et al. Antidepressants use in children and adolescents and the risk of suicide. Eur Neuropsychopharmacol 2006;16:79–83.

92 Carrillo M, Ricci LA, Coppersmith GA, et al. The effect of increased serotonergic neurotransmission on aggression: a critical meta-analytical review of preclinical studies. Psychopharmacology (Berl) 2009;205:349–68.

93 Montgomery DB, Roberts A, Green M, et al. Lack of efficacy of fluoxetine in recurrent brief depression and suicidal attempts. Eur Arch Psychiatry Clin Neurosci 1994;244: 211–5.

94 Slater IH, Jones GT, Moore RA. Inhibition of REM sleep by fluoxetine, a specific inhibitor of serotonin uptake. Neuropharmacology 1978;17:383–9.

95 FDA. Antidepressant use in children, adolescents, and adults. http://www.fda.gov/drugs/drugsafety/informationbydrugclass/ucm096273.htm (aufgerufen am 22.4.2014).

96 March J, Silva S, Petrycki S, et al. Fluoxetine, cognitive-behavioral therapy, and their combination for adolescents with depression: Treatment for Adolescents With Depression Study (TADS) randomized controlled trial. JAMA 2004;292:807–20.

97 Nutt DJ, Goodwin GM, Bhugra D, et al. Attacks on antidepressants: signs of deep-seated stigma? Lancet Psychiatry 2014;1:103–4.

98 Videbech P. [The debate about antidepressants – do they work and does one become dependent]? BestPractice Psykiatri/Neurologi 2014 Mai, Nr. 25.

99 Kessing L, Nordentoft M, Middelboe T. [Right and wrong about psychotropic drugs]. Politiken 17.1.2014.

100 FDA. Statistical review and evaluation of sertraline (addendum 2). 31.1.1991.

101 FDA. Review and evaluation of clinical data. Original NDA 20-031. Paroxetine (Aropax) safety review. 5.10.1992.

102 Graham D. Memorandum about fluoxetine surveillance. Internal FDA document. 11.9.1990.

103 Healy D. Antidepressants and suicide: briefing paper. 20.6.2003.

104 Montgomery SA, Dunner DL, Dunbar GC. Reduction of suicidal thoughts with paroxetine in comparison with reference antidepressants and placebo. Eur Neuropsychopharmacol 1995;5:5–13.

105 Thomsen S. [Danilo wasn't the first: at least 11 others have obtained compensation after suicide]. Politiken 8.1.2014.

106 Healy D. Professional suicide – the Clancy case. http://davidhealy.org/professional-suicide-the-clancy-case/ (aufgerufen am 22.12.2014).

107 Missd. http://missd.co/ (aufgerufen am 22.12.2014).

108 Prescription: suicide? http://www.prescriptionsuicide.com/downingmedia.html (aufgerufen am 22.12.2014).

109 CBS evening news. Drug companies paying doctors? 27.6.2008. http://www.cbsnews.com/sections/i_video/main500251.shtml?id=4214033n (aufgerufen am 22.12.2014).

110 Fiddaman B. Mother speaks out [Seroxat Suicide]. 14.11.2010. http://ehealthforum.com/blogs/fiddy/mother-speaks-out-seroxat-suicide-b13161.html (aufgerufen am 22.12.2014).

111 Fighting childhood depression. 28.5.2004. http://www.pbs.org/newshour/bb/health-jan-june04-depression_5-28/ (aufgerufen am 22.12.2014).

112 WoodyMatters. 1965–2003. Using Woody's life and deaths to save others. http://www.woodymatters.com/ (aufgerufen am 22.12.2014).

113 The creation of the Prozac myth. The Guardian 27.2.2008.

114 Pedersen AG. [Lundbeck's reply to Peter Gøtzsches's open letter about antidepressants and suicide]. Videnskab dk 8.7.2001. http://videnskab.dk/krop-sundhed/lundbecks-svar-pa-peter-gotzsches-abne-brev-om-antidepressiva-og-selvmord (aufgerufen am 8.7.2011).

115 Miller M, Swanson SA, Azrael D, et al. Antidepressant dose, age, and the risk of deliberate self-harm. JAMA Intern Med 2014;174:899–909.

116 Bielefeldt AØ, Danborg P, Gøtzsche PC. Systematic review of adverse effects of antidepressants in healthy volunteer studies. Proceedings of the 23rd Cochrane colloquium. Vienna, Austria; 2015.

117 Klein DF. The flawed basis for FDA post-marketing safety decisions: the example of antidepressants and children. Neuropsychopharmacology 2006; 31:689–99.

118 Gøtzsche PC. [Open letter to Lundbeck about antidepressants and suicide]. Videnskab dk 7.7.2011. http://videnskab.dk/krop-sundhed/abent-brev-til-lundbeck-om-antidepressiva-og-selvmord (aufgerufen am 8.7.2011).

119 Beautrais AL. Suicide and serious suicide attempts in youth: a multiple-group comparison study. Am J Psychiat 2003;160:1093–9.

120 Michel K. Suicide risk factors: a comparison of suicide attempters with suicide completers. Br J Psychiatry 1987;150:78–82.

121 Gibbons RD, Brown CH, Hur K, et al. Early evidence on the effects of regulators' suicidality warnings on SSRI prescriptions and suicide in children and adolescents. Am J Psychiatry 2007;164:1356–63.

122 Whitaker R. The triumph of bad science. 11.7.2012. http://www.madinamerica.com/2012/07/the-triumph-of-bad-science/ (aufgerufen am 12.7.2012).

123 Gibbons RD, Weiss DJ, Pilkonis PA, et al. Failure to report financial disclosure information. JAMA Psychiatry 20.11.2013.

124 Simon GE, Savarino J, Operskalski B, et al. Suicide risk during antidepressant treatment. Am J Psychiatry 2006;163:41–7.

125 Isacsson G, Holmgren P, Ahlner J. Selective serotonin reuptake inhibitor antidepressants and the risk of suicide: a controlled forensic database study of 14,857 suicides. Acta Psychiatr Scand 2005;111:286–90.

126 Isacsson G, Rich CL, Jureidini J, et al. In debate: The increased use of antidepressants has contributed to the worldwide reduction in suicide rates. Br J Psychiatry 2010;196:429–33.

127 Isacsson G, Reutfors J, Papadopoulos FC, et al. Antidepressant medication prevents suicide in depression. Acta Psychiatr Scand 2010;122:454–60.

128 Isacsson G, Holmgren P, Druid H, et al. The utilization of antidepressants – a key issue in the prevention of suicide: an analysis of 5281 suicides in Sweden during the period 1992–1994. Acta Psychiatr Scand 1997;96:94–100.

129 Isacsson G, Holmgren A, Osby U, et al. Decrease in suicide among the individuals treated with antidepressants: a controlled study of antidepressants in suicide, Sweden 1995–2005. Acta Psychiatr Scand 2009;120:37–44.

130 Isacsson G, Ahlner J. Antidepressants and the risk of suicide in young persons – prescription trends and toxicological analyses. Acta Psychiatr Scand 2014;129:296–302.

131 Isacsson G. [Depressed youngsters should not be denied medication]. Svenska Dagbladet 3.11.2013.

132 Søndergård L, Kvist K, Andersen PK, et al. Do antidepressants precipitate youth suicide? A nationwide pharmacoepidemiological study. Eur Child Adolesc Psychiatry 2006;15:232–40.

133 Hjorthøj CR, Madsen T, Agerbo E, et al. Risk of suicide according to level of psychiatric treatment: a nationwide nested case-control study. Soc Psychiatry Psychiatr Epidemiol 2014;49:1357–65.

134 Goldney RD. Suicide and antidepressants: what is the evidence? Aust N Z J Psychiatry 2006;40:381–5.

135 Zahl PH, De Leo D, Ekeberg Ø, et al. The relationship between sales of SSRI, TCA and suicide rates in the Nordic countries. BMC Psychiatry 2010;10:62.

136 Reseland S, Le Noury J, Aldred G, et al. National suicide rates 1961–2003: further analysis of Nordic data for suicide, autopsies and ill-defined death rates. Psychother Psychosom 2008;77:78–82.

137 Gören JL. Antidepressants use in pediatric populations. Expert Opin Drug Saf 2008;7:223–5.

138 Lu CY, Zhang F, Lakoma MD, et al. Changes in antidepressant use by young people and suicidal behavior after FDA warnings and media coverage: quasi-experimental study. BMJ 2014;348:g3596.

139 Gøtzsche PC. Study of changes in antidepressant use after FDA warnings is not reliable. BMJ 2014;349:g5623.

140 Frankenfield DL, Baker SP, Lange WR, et al. Fluoxetine and violent death in Maryland. Forensic Sci Int 1994;64:107–17.

141 Barber CW, Miller M, Azrael D. Re: Changes in antidepressant use by young people and suicidal behavior after FDA warnings and media coverage: quasi-experimental study. BMJ 2014;348:g3596.

142 Gusmão R, Quintão S, McDaid D, et al. Antidepressant utilization and suicide in Europe: an ecological multi-national study. PLoS One 2013;8:e66455.

143 Björkenstam C, Möller J, Ringbäck G, et al. An association between initiation of selective serotonin reuptake inhibitors and suicide – a nationwide register-based case-crossover study. PLoS One 2013;8:e73973.

144 Moore TJ, Glenmullen J, Furberg CD. Prescription drugs associated with reports of violence towards others. PLoS One 2010;5:e15337.

145 Lucire Y, Crotty C. Antidepressant-induced akathisia-related homicides associated with diminishing mutations in metabolizing genes of the CYP450 family. Pharmgenomics Pers Med 2011;4:65–81.

146 Breggin P. Psychiatric drug withdrawal: a guide for prescribers, therapists, patients, and their families. New York: Springer Publishing Company; 2013.

147 Healy D, Herxheimer A, Menkes DB. Antidepressants and violence: problems at the interface of medicine and law. PLoS Med 2006;3:e372.

148 Thompson A. Paxil maker held liable in murder/suicide. http://www.baumhedlundlaw.com/media/ssri/Paxil_murder.htm (aufgerufen am 24.1.2015).

149 SSRI Stories: antidepressant nightmares. http://ssristories.org/ (aufgerufen am 21.11.2014).

150 Christopher Pittman. http://en.wikipedia.org/wiki/Christopher_Pittman (aufgerufen am 2.1.2015).

151 Kim Crespi wants husband David Crespi, who murdered their twin daughters, out of prison. Huffington Post 3.10.2012.

152 The Kurt Danysh Legal Aid Fund. http://www.kurtdanysh.com/about.htm (aufgerufen am 2.1.2015).

153 Montejo A, Llorca G, Izquierdo J, et al. Incidence of sexual dysfunction associated with antidepressant agents: a prospective multicenter study of 1022 outpatients. Spanish Working Group for the study of psychotropic-related sexual dysfunction. J Clin Psychiatry 2001;62 (suppl 3):10–21.

154 Bahrick AS. Persistence of sexual dysfunction side effects after discontinuation of antidepressant medications: emerging evidence. Open Psychol J 2008;1:42–50.

155 Safarinejad MR. Safety and efficacy of escitalopram in the treatment of premature ejaculation: a double-blind, placebo-controlled, fixed-dose, randomized study. J Clin Psychopharmacol 2007;27:444–50.

156 Eli Lilly advertisement for Cialis. Dagens Medicin 26.10.2012:25.

157 Gøtzsche PC. Screening pregnant women for depression. 5.5.2014. http://www.madinamerica.com/2014/05/screening-pregnant-women-depression/ (aufgerufen am 9.12.2014).

158 Pedersen LH, Henriksen TB, Vestergaard M, et al. Selective serotonin reuptake inhibitors in pregnancy and congenital malformations: population based cohort study. BMJ 2009;339:b3569.

159 Huybrechts KF, Palmsten K, Avorn J, et al. Antidepressant use in pregnancy and the risk of cardiac defects. N Engl J Med 2014;370:2397–407.

160 Expert Report of Nicholas Jewell, PhD. Exhibit A: Regarding a causal association between maternal exposure to Zoloft during pregnancy and cardiovascular birth defects. 1.10.2014. Courtesy of Shawn P. Fox, Tracey Law Firm, Houston, Texas.

161 Huybrechts KF, Sanghani RS, Avorn J, et al. Preterm birth and antidepressant medication use during pregnancy: a systematic review and meta-analysis. PLoS ONE 2014;9:e92778.

162 Medawar C, Hardon A. Medicines out of control? Antidepressants and the conspiracy of goodwill. Netherlands: Aksant Academic Publishers; 2004.

163 Riddle MA, King RA, Hardin MT, et al. Behavioral side effects of fluoxetine in children and adolescents. J Child Adolesc Psychopharmacol 1990/ 1991;1:193–8.

164 Furukawa TA. All clinical trials must be reported in detail and made publicly available. Lancet 2004;329:626.

165 Seroxat/Paxil Adolescent Depression. Position piece on the phase III clinical studies. GlaxoSmithKline document Oktober 1998.

166 Keller MB, Ryan ND, Strober M, et al. Efficacy of paroxetine in the treatment of adolescent major depression: a randomized, controlled trial. J Am Acad Child Adolesc Psychiatry 2001;40:762–72.

167 Jureidini JN, McHenry LB, Mansfield PR. Clinical trials and drug promotion: selective reporting of study 329. Int J Risk Safety Med 2008;20:73–81.

168 Jureidini JN, McHenry LB. Conflicted medical journals and the failure of trust. Accountability in Research 2001;18:45–54.

169 More fraud from drug giant GlaxoSmithKline companies – court documents show. Child Health Safety 1.12.2010.

170 Moynihan R, Cassels A. Selling sickness: how the world's biggest pharmaceutical companies are turning us all into patients. New York: Nation Books; 2005.

171 Doshi P. Putting GlaxoSmithKline to the test over paroxetine. BMJ 2013;347:f6754.

172 Pigott HE, Leventhal AM, Alter GS, et al. Efficacy and effectiveness of antidepressants: current status of research. Psychother Psychosom 2010;79:267–79.

173 Whitaker R. The STAR*D scandal: a new paper sums it all up. 27.8.2010. http://www.madinamerica.com/2010/08/%EF%BB%BFthe-stard-scandal-a-new-paper-sums-it-all-up/ (aufgerufen am 13.1.2015).

174 Trivedi MH, Rush AJ, Wisniewski SR, et al. Evaluation of outcomes with citalopram for depression using measurement-based care in STAR*D: implications for clinical practice. Am J Psychiatry 2006;163:28–40.

175 Pigott E. An introduction: the story of bias in the STAR*D trial and more. http://www.madinamerica.com/2011/03/%EF%BB%BFan-introduction-the-story-of-bias-in-the-stard-trial-more/ (aufgerufen am 18.1.2015).

176 Pigott E. STAR*D: Adding fiction to fiction. 10.4.2011. http://www.madinamerica.com/2011/04/%EF%BB%BFstard-adding-fiction-to-fiction/ (aufgerufen am 18.1.2015).

177 Fava GA. Do antidepressant and antianxiety drugs increase chronicity in affective disorders? Psychother Psychosom 1994;61:125–31.

178 El-Mallakh RS, Gao Y, Roberts JR. Tardive dysphoria: the role of long term antidepressant use in inducing chronic depression. Med Hypotheses 2011;76:769–73.

179 Kirk SA, Gomory T, Cohen D. Mad science: psychiatric coercion, diagnosis and drugs. New Brunswick: Transaction Publishers; 2013.

180 Bribery alleged in largest antidepressant study ever conducted. 2.2.2012. http://www.madinamerica.com/2012/02/bribery-alleged-in-largest-antidepressant-study-ever-conducted/ (aufgerufen am 18.1.2015).

4 Angst

1 Nielsen M, Gøtzsche P. An analysis of psychotropic drug sales. Increasing sales of selective serotonin reuptake inhibitors are closely related to number of products. Int J Risk Saf Med 2011;23:125–32.

2 Offidani E, Guidi J, Tomba E, et al. Efficacy and tolerability of benzodiazepines versus antidepressants in anxiety disorders: a systematic review and meta-analysis. Psychother Psychosom 2013;82:355–62.

3 Mitte K, Noack P, Steil R, et al. A meta-analytic review of the efficacy of drug treatment in generalized anxiety disorder. J Clin Psychopharmacol 2005;25:141–50.

4 Turner EH, Matthews AM, Linardatos E, et al. Selective publication of antidepressant trials and its influence on apparent efficacy. N Engl J Med 2008;358:252–60.

5 Berney P, Halperin D, Tango R, et al. A major change of prescribing pattern in absence of adequate evidence: benzodiazepines versus newer antidepressants in anxiety disorders. Psychopharmacol Bull 2008;41:39–47.

6 Whitaker R. Anatomy of an Epidemic. New York: Broadway Paperbacks; 2010.

7 Breggin P. Psychiatric drug withdrawal: a guide for prescribers, therapists, patients, and their families. New York: Springer Publishing Company; 2013.

8 Ballenger JC, Burrows GD, DuPont RL Jr, et al. Alprazolam in panic disorder and agoraphobia: results from a multicenter trial. I. Efficacy in short-term treatment. Arch Gen Psychiatry 1988;45:413–22.

9 Pecknold JC, Swinson RP, Kuch K, et al. Alprazolam in panic disorder and agoraphobia: results from a multicenter trial. III. Discontinuation effects. Arch Gen Psychiatry 1988;45:429–36.

10 Ipser JC, Stein DJ, Hawkridge S, et al. Pharmacotherapy for anxiety disorders in children and adolescents. Cochrane Database Syst Rev 2009;3:CD005170.

11 Ipser JC, Carey P, Dhansay Y, et al. Pharmacotherapy augmentation strategies in treatment-resistant anxiety disorders. Cochrane Database Syst Rev 2006;4: CD005473.

12 Komossa K, Depping AM, Meyer M, et al. Second-generation antipsychotics for obsessive compulsive disorder. Cochrane Database Syst Rev 2010;12:CD008141.

13 Stein DJ, Ipser JC, van Balkom AJ. Pharmacotherapy for social anxiety disorder. Cochrane Database Syst Rev 2000;4:CD001206.

14 Depping AM, Komossa K, Kissling W, et al. Second-generation antipsychotics for anxiety disorders. Cochrane Database Syst Rev 2010;12:CD008120.

15 Glass J, Lanctôt KL, Herrmann N, et al. Sedative hypnotics in older people with insomnia: meta-analysis of risks and benefits. BMJ 2005;331:1169–73.

16 Pariente A, Dartigues J-F, Benichou J, et al. Benzodiazepines and injurious falls in community dwelling elders. Drugs Aging 2008;25:61–70.

17 Weich S, Pearce HL, Croft P, et al. Effect of anxiolytic and hypnotic drug prescriptions on mortality hazards: retrospective cohort study. BMJ 2014;348:g1996.

18 Fisher S, Greenberg RG. How sound is the double-blind design for evaluating psychotropic drugs? J Nerv Ment Dis 1993;181:345–50.

5 ADHS

1 Looking Back at the 1998 NIH Consensus Conference: Pediatrician Dr. Mark Vonnegut at a loss for words, defining ADHD as »children who can't sit still.« https://www.youtube.com/watch?v=MKZXH7MOwjI (aufgerufen am 7.12.2014).

2 National Institute of Mental Health. Attention deficit hyperactivity disorder. www.nimh.nih.gov/health/publications/attention-deficit-hyperactivity-disorder/index.shtml (aufgerufen am 25.10.2014)

3 Morrow RL, Garland EJ, Wright JM, et al. Influence of relative age on diagnosis and treatment of attention-deficit/hyperactivity disorder in children. CMAJ 2012;184:755–62.

4 Gøtzsche PC. Deadly medicines and organised crime: How big pharma has corrupted health care. London: Radcliffe Publishing; 2013; dt. Tödliche Medizin und organisierte Kriminalität. Wie die Pharmaindustrie das Gesundheitswesen korrumpiert. München: riva Verlag, 2015.

5 Gonon F, Bezard E, Boraud T. Misrepresentation of neuroscience data might give rise to misleading conclusions in the media: the case of Attention Deficit Hyperactivity Disorder. PLoS One 2011;6:e14618.

6 Gonon F, Konsman J-P, Cohen D, et al. Why most biomedical findings echoed by newspapers turn out to be false: the case of Attention Deficit Hyperactivity Disorder. PLoS One 2012;7:e44275.

7 Adult ADHD Self-Report Scale-V1.1 (ASRS-V1.1) Symptoms Checklist from WHO Composite International Diagnostic Interview; 2003.

8 Adult ADHD screening day. http://www.addforums.com/forums/showthread.php?t=6445 (aufgerufen am 29.12.2014).

9 Campanile C. Attention-deficit adults fail to get help. New York Post 12.6.2006.

10 Schweitzer JB, Cummins TK, Kant CA. Attention-deficit / hyperactivity disorder. Med Clin North Am 2001;85:757–77.

11 Biederman J, Faraone SV, Spencer T, et al. Patterns of psychiatric comorbidity, cognition, and psychosocial functioning in adults with attention deficit hyperactivity disorder. Am J Psychiatry 1993;150:1792–8.

12 Breggin P. Psychiatric drug withdrawal: a guide for prescribers, therapists, patients, and their families. New York: Springer Publishing Company; 2013.

13 Cherland E, Fitzpatrick R. Psychotic side effects of psychostimulants: a 5-year review. Can J Psychiatry 1999;44:811–3.

14 Breggin PR. The rights af children and parents in regard to children receiving psychiatric diagnoses and drugs. Children & Society 2014;28:231–41.

15 Whitely M. Strattera's sad story – (warning it may make you want to kill yourself). http://speedupsitstill.com/strattera (aufgerufen am 20.1.2015).

16 Henderson TA, Hartman K. Aggression, mania, and hypomania induction associated with atomoxetine. Pediatrics 2004;114:895–-6.

17 Spence D. Bad medicine: adult attention-deficit/hyperactivity disorder. BMJ 2011;343:d7244.

18 Aagaard L, Hansen EH. The occurrence of adverse drug reactions reported for attention deficit hyperactivity disorder (ADHD) medications in the pediatric population: a qualitative review of empirical studies. Neuropsychiatr Dis Treat 2011;7:729–44.

19 Petersen M. Our daily meds. New York: Sarah Crichton Books; 2008.

20 Whitaker R. Anatomy of an epidemic. New York: Broadway Paperbacks; 2010.

21 Prasad V, Brogan E, Mulvaney C, et al. How effective are drug treatments for children with ADHD at improving on-task behaviour and academic achievement in the school classroom? A systematic review and meta-analysis. Eur Child Adolesc Psychiatry 2013;22:203–16.

22 Schachar R, Jadad AR, Gauld M, et al. Attention-deficit hyperactivity disorder: critical appraisal of extended treatment studies. Can J Psychiatry 2002;47:337–48.

23 Bourgeois FT, Kim JM, Mandl KD. Premarket safety and efficacy studies for ADHD medications in children. PLoS One 2014;9:e102249.

24 Moncrieff J. The bitterest pills. Basingstoke: Palgrave Macmillan; 2013.

25 Borcherding BG, Keysor CS, Rapoport JL, et al. Motor/vocal tics and compulsive behaviors on stimulant drugs: is there a common vulnerability? Psychiatry Res 1990;33:83–94.

26 The MTA Cooperative Group. A 14-month randomized clinical trial of treatment strategies for attention-deficit/hyperactivity disorder. Arch Gen Psychiatry 1999;56:1073–86.

27 Jensen PS, Arnold LE, Swanson JM, et al. 3-year follow-up of the NIMH MTA study. J Am Acad Child Adolesc Psychiatry 2007;46:989–1002.

28 Molina BS, Flory K, Hinshaw SP, et al. Delinquent behavior and emerging substance use in the MTA at 36 months: prevalence, course, and treatment effects. J Am Acad Child Adolesc Psychiatry 2007;46:1028–40.

29 Molina BS, Hinshaw SP, Swanson JM, et al. The MTA at 8 years: prospective follow-up of children treated for combined-type ADHD in a multisite study. J Am Acad Child Adolesc Psychiatry 2009;48:484–500.

30 Miranda C. ADHD drugs could stunt growth. Daily Telegraph 12.11.2007.

31 Vedantam S. Debate over drugs for ADHD reignites. Washington Post 27.3.2009.

32 Epstein T, Patsopoulos NA, Weiser M. Immediate-release methylphenidate for attention deficit hyperactivity disorder (ADHD) in adults. Cochrane Database Syst Rev 2014;9:CD005041.

33 Swanson JM, Elliott GR, Greenhill LL, et al. Effects of stimulant medication on growth rates across 3 years in the MTA follow-up. J Am Acad Child Adolesc Psychiatry 2007;46:1015–27.

34 Biederman J, Faraone S, Mick E, et al. Attention-deficit hyperactivity disorder and juvenile mania: an overlooked comorbidity? J Am Acad Child Adolesc Psychiatry 1996;35:997–1008.

35 Adams M. Neurologist Dr. Fred Baughman talks about the fraud of ADHD and the poisoning of U.S. children. 30.8.2006. http://www.naturalnews.com/020227_adhd_psychiatry.html (aufgerufen am 7.12.2014).

36 Canada regulators order ADD drug withdrawn. Associated Press 10.2.2015.

37 FDA. Minutes of the Pediatric Advisory Committee. 22.3.2006.

38 Moore TJ, Glenmullen J, Furberg CD. Prescription drugs associated with reports of violence towards others. PLoS One 2010;5:e15337.

39 Storebø OJ, Skoog M, Damm D, et al. Social skills training for Attention Deficit Hyperactivity Disorder (ADHD) in children aged 5 to 18 years. Cochrane Database Syst Rev 2011;12:CD008223.

40 Shoptaw SJ, Kao U, Heinzerling K, et al. Treatment for amphetamine withdrawal. Cochrane Database Syst Rev 2009;2:CD003021.

41 McDonagh MS, Peterson K, Dana T, et al. Drug class review on pharmacologic treatments for ADHD. Final Report. Oregon Health & Science University 2007.

6 Schizophrenie

1 Whitaker R. Mad in America. Cambridge: Perseus Books Group; 2002.

2 Whitaker R. Anatomy of an Epidemic. New York: Broadway Paperbacks; 2010.

3 Moncrieff J. The bitterest pills. Basingstoke: Palgrave Macmillan; 2013.

4 Kirk SA, Gomory T, Cohen D. Mad science: psychiatric coercion, diagnosis and drugs. New Brunswick: Transaction Publishers; 2013.

5 Cole JO. Phenothiazine treatment in acute schizophrenia; effectiveness: the National Institute of Mental Health Psychopharmacology Service Center Collaborative Study Group. Arch Gen Psychiatry 1964;10:246–61.

6 Breggin PR. The rights of children and parents in regard to children receiving psychiatric diagnoses and drugs. Children & Society 2014;28:231–41.

7 Breggin P. Psychiatric drug withdrawal: a guide for prescribers, therapists, patients, and their families. New York: Springer Publishing Company; 2013.

8 Belmaker RH, Wald D. Haloperidol in normals. Br J Psychiatry 1977;131:222–3.

9 Thornley B, Adams C. Content and quality of 2000 controlled trials in schizophrenia over 50 years. BMJ 1998;317:1181–4.

10 Safer DJ. Design and reporting modifications in industry-sponsored comparative psychopharmacology trials. J Nerv Ment Dis 2002;190:583–92.

11 Geddes J, Freemantle N, Harrison P, et al. Atypical antipsychotics in the treatment of schizophrenia: systematic overview and meta-regression analysis. BMJ 2000;321:1371–6.

12 Moncrieff J, Cohen D, Mason JP. The subjective experience of taking antipsychotic medication: a content analysis of Internet data. Acta Psychiatr Scand 2009;120:102–11.

13 Prien RF, Levine J, Switalski RW. Discontinuation of chemotherapy for chronic schizophrenics. Hospital and Community Psychiatry 1971;22:20–3.

14 Bola J, Kao D, Soydan H, et al. Antipsychotic medication for early episode schizophrenia. Cochrane Database Syst Rev 2011;6:CD006374.

15 Read J. A history of madness. In: Read J, Dillon J, eds. Models of madness, 2nd ed. London: Routledge; 2013.

16 Harrow M, Jobe TH. Does long-term treatment of schizophrenia with antipsychotic medications facilitate recovery? Schizophr Bull 2013;39:962–5.

17 Adams CE, Awad GA, Rathbone J, et al. Chlorpromazine versus placebo for schizophrenia. Cochrane Database Syst Rev 2014;1:CD000284.

18 Melander H, Ahlqvist-Rastad J, Meijer G, et al. Evidence b(i)ased medicine – selective reporting from studies sponsored by pharmaceutical industry: review of studies in new drug applications. BMJ 2003;326:1171–3.

19 Melander H. [Selective reporting – greater problem than selective publishing]? Läkartidningen 2005;102:224–5.

20 Leucht S, Kane JM, Etschel E, et al. Linking the PANSS, BPRS, and CGI: clinical implications. Neuropsychopharmacology 2006;31:2318–25.

21 Khin NA, Chen YF, Yang Y, et al. Exploratory analyses of efficacy data from schizophrenia trials in support of new drug applications submitted to the US Food and Drug Administration. J Clin Psychiatry 2012;73:856–64.

22 Lieberman JA, Stroup TS, McEvoy, et al. Effectiveness of antipsychotic drugs in patients with chronic schizophrenia. N Engl J Med 2005;353:1209–23.

23 Jones PB, Barnes TR, Davies L, et al. Randomized controlled trial of the effect on quality of life of second- vs first-generation antipsychotic drugs in schizophrenia: Cost Utility

of the Latest Antipsychotic Drugs in Schizophrenia Study (CUtLASS 1). Arch Gen Psychiatry 2006;63:1079–87.

24 Harrow M, Jobe TH, Faull RN. Do all schizophrenia patients need antipsychotic treatment continuously throughout their lifetime? A 20-year longitudinal study. Psychol Med 2012;42:2145–55.

25 Harrow M, Jobe TH. Factors involved in outcome and recovery in schizophrenia patients not on antipsychotic medications: a 15-year multifollow-up study. J Nerv Ment Dis 2007;195:406–14.

26 Haro JM, Novick D, Bertsch J, et al. Cross-national clinical and functional remission rates: Worldwide Schizophrenia Outpatient Health Outcomes (W-SOHO) study. Br J Psychiatry 2011;199:194–201.

27 Timimi S. Children's mental health in the era of globalisation: neo-liberalism, commodification, Mcdonaldisation, and the new challenges they pose. In: Victor Olisah (ed), Essential Notes in Psychiatry; 2012. Available from: http://www.intechopen.com/books.

28 Dold M, Li C, Tardy M, et al. Benzodiazepines for schizophrenia. Cochrane Database Syst Rev 2012;11:CD006391.

29 Tiihonen J, Lönnqvist J, Wahlbeck K, et al. 11-year follow-up of mortality in patients with schizophrenia: a population-based cohort study (FIN11 study). Lancet 2009;374:620–7.

30 [Usage of antipsychotics among 18–64-year old patients with schizophrenia, mania or bipolar affective disorder]. København: Sundhedsstyrelsen; 2006.

31 Schneider LS, Dagerman KS, Insel P. Risk of death with atypical antipsychotic drug treatment for dementia: meta-analysis of randomized placebo-controlled trials. JAMA 2005;294:1934–43.

32 Ray WA, Meredith S, Thapa PB, et al. Antipsychotics and the risk of sudden cardiac death. Arch Gen Psychiatry 2001;58:1161–7.

33 Ray WA, Chung CP, Murray KT, et al. Atypical antipsychotic drugs and the risk of sudden cardiac death. N Engl J Med 2009;360:225–35.

34 Healy D, Howea G, Mangin D, et al. Sudden cardiac death & the reverse dodo verdict. Int J Risk Safety Med 2014;26:71–9.

35 Saha S, Chant D, McGrath J. A systematic review of mortality in schizophrenia: is the differential mortality gap worsening over time? Arch Gen Psychiatry 2007;64:1123–31.

36 Joukamaa M, Heliövaara M, Knekt P. Schizophrenia, neuroleptic medication and mortality. Br J Psychiatry 2006;188:122–7.

37 Tenback D, Pijl B, Smeets H. All-cause mortality and medication risk factors in schizophrenia. J Clin Psychopharmacol 2012;32:31–5.

38 Waddington JL, Youssef HA, Kinsella A. Mortality in schizophrenia. Antipsychotic polypharmacy and absence of adjunctive anticholinergics over the course of a 10-year prospective study. Br J Psychiatry 1998;173:325–9.

39 Gøtzsche PC. Deadly medicines and organised crime: How big pharma has corrupted health care. London: Radcliffe Publishing; 2013; dt. Tödliche Medizin und organisierte

Kriminalität. Wie die Pharmaindustrie das Gesundheitswesen korrumpiert. München: riva Verlag, 2015.

40 De Hert M, Correll CU, Cohen D. Do antipsychotic medications reduce or increase mortality in schizophrenia? A critical appraisal of the FIN-11 study. Schizophr Res 2010;117:68–74.

41 Gøtzsche PC. [More harm than good]. Klassekampen 4.3.2015: 25.

42 Torniainen M, Mittendorfer-Rutz E, Tanskanen A, et al. Antipsychotic treatment and mortality in schizophrenia. Schizophr Bull 24.11.2014. pii: sbu164. [Epub ahead of print]

43 Khan A, Faucett J, Morrison S, et al. Comparative mortality risk in adult patients with schizophrenia, depression, bipolar disorder, anxiety disorders, and attention-deficit/ hyperactivity disorder participating in psychopharmacology clinical trials. JAMA Psychiatry 2013;70:1091–9.

44 Schmidt AL. [Well-known psychiatrist: trebled dose of medicine is quite okay]. Politiken 9.9.2014.

45 Hallas J. [Use of several antipsychotics simultaneously and the risk of death]. Ugeskr Læger 2007;169:618.

46 Futtrup TB, Helnæs AK, Schultz H, et al. Psychotropic medication in a randomly selected group of citizens receiving residential or home care. Dan Med J 2014;61:A4965.

47 Martin K, Bégaud B, Verdoux H, et al. Patterns of risperidone prescription: a utilization study in south-west France. Acta Psychiatr Scand 2004;109:202–6.

48 Marston L, Nazareth I, Petersen I, et al. Prescribing of antipsychotics in UK primary care: a cohort study. BMJ Open 2014;4:e006135.

49 Olfson M, Blanco C, Liu SM, et al. National trends in the office-based treatment of children, adolescents, and adults with antipsychotics. Arch Gen Psychiatry 2012;69:1247–5.

50 Agovino T. Antipsychotic drug use among kids soars. 2.5.2006. http://www.drugs.com/forum/latest-drug-related-news/antipsychotic-drug-use-among-kids-soars-34792.html (aufgerufen am 2.1.2015).

51 Tyrer P, Kendall T. The spurious advance of antipsychotic drug therapy. Lancet 2009;373:4–5.

52 Rosenheck RA. Pharmacotherapy of first-episode schizophrenia. Lancet 2008; 371: 1048–9.

53 Kahn RS, Fleischhacker WW, Boter H, et al. Effectiveness of antipsychotic drugs in first-episode schizophrenia and schizophreniform disorder: an open randomised clinical trial. Lancet 2008;371:1085–97.

54 Leucht S, Corves C, Arbter D, et al. Second-generation versus first-generation antipsychotic drugs for schizophrenia: a meta-analysis. Lancet 2009;373:31–41.

55 Tyrer P, Kendall T. The spurious advance of antipsychotic drug therapy. Lancet 2009;373:4–5.

56 Pfizer memorandum. 26.4.1989.

57 Lenzer J. Drug company tries to suppress internal memos. BMJ 2007;334:59.

58 Berenson A. Eli Lilly said to play down risk of top pill. New York Times 17.12.2006.

59 Berenson A. Lilly settles with 18,000 over Zyprexa. New York Times 5.1.2007.

60 Spielmans GI, Parry PI. From evidence-based medicine to marketing-based medicine: evidence from internal industry documents. Bioethical Inquiry 2010. DOI 10.1007/s11673-010-9208-8.

61 Jackson GE. An analysis of the olanzapine clinical trials – dangerous drug, dubious efficacy. 3.3.2003. http://psychrights.org/states/Alaska/CaseOne/30-Day/ExhibitD-Olanzapine.htm (aufgerufen am 2.2.2015).

62 Healy D. Pharmageddon. Berkeley: University of California Press; 2012.

63 Duggan L, Fenton M, Rathbone J, et al. Olanzapine for schizophrenia. Cochrane Database Syst Rev 2005;2:CD001359.

64 Larsen N-E. [New medicine has considerable adverse effects]. Dagens Medicin 27.9.2001.

65 McGauran N, Wieseler B, Kreis J, et al. Reporting bias in medical research – a narrative review. Trials 2010;11:37.

66 Angermeyer MC, Holzinger A, Carta MG, et al. Biogenetic explanations and public acceptance of mental illness: systematic review of population studies. Br J Psychiatry 2011;199:367–72.

67 Read J, Haslam N, Magliano L. Prejudice, stigma and »schizophrenia:« the role of bio-genetic ideology. In: Models of Madness, 2nd Ed. (John Read and Jacqui Dillon, eds.). London: Routledge, 2013.

68 Read J, Haslam N, Sayce L, et al. Prejudice and schizophrenia: a review of the »mental illness is an illness like any other« approach. Acta Psychiatr Scand 2006;114:303–18.

69 Kvaale EP, Haslam N, Gottdiener WH. The ›side effects‹ of medicalization: a meta-analytic review of how biogenetic explanations affect stigma. Clin Psychol Rev 2013;33:782–94.

70 Lebowitz MS, Ahn WK. Effects of biological explanations for mental disorders on clinicians' empathy. Proc Natl Acad Sci USA 2014;111:17786–90.

7 Die bipolare Störung

1 Whitaker R. Anatomy of an Epidemic. New York: Broadway Paperbacks; 2010.

2 Parry P, Allison S, Bastiampillai T. Reification of the paediatric bipolar hypothesis in the USA. Lancet Psychiatry (vö. online 1.12.2014).

3 Moncrieff J. The bitterest pills. Basingstoke: Palgrave Macmillan; 2013.

4 Breggin PR. The rights of children and parents in regard to children receiving psychiatric diagnoses and drugs. Children & Society 2014;28:231–41.

5 Martin A, Young C, Leckman JF, et al. Age effects on antidepressant-induced manic conversion. Arch Pediatr Adolesc Med 2004;158:773–80.

6 Offidani E, Fava GA, Tomba E, et al. Excessive mood elevation and behavioral activation with antidepressant treatment of juvenile depressive and anxiety disorders: a systematic review. Psychother Psychosom 2013;82:132–41.

7 Baldessarini RJ, Faedda GL, Offidani E, et al. Antidepressant-associated mood-switching and transition from unipolar major depression to bipolar disorder: a review. J Affect Disord 2013;148:129–35.

8 Breggin P. Medication madness. New York: St. Martin's Griffin; 2008.

9 Breggin P. Psychiatric drug withdrawal: a guide for prescribers, therapists, patients, and their families. New York: Springer Publishing Company; 2013.

10 Cipriani A, Hawton K, Stockton S, et al. Lithium in the prevention of suicide in mood disorders: updated systematic review and meta-analysis. BMJ 2013;346:f3646.

11 Spence D. Bad medicine: bipolar II disorder. BMJ 2011;342:d2767.

12 Tsai AC, Rosenlicht NZ, Jureidini JN, et al. Aripiprazole in the maintenance treatment of bipolar disorder: a critical review of the evidence and its dissemination into the scientific literature. PLoS Med 2011;8:e1000434.

13 Amsterdam JD, McHenry LB. The paroxetine 352 bipolar trial: a study in medical ghostwriting. Int J Risk Saf Med 2012;24:221–31.

14 Roehr B. Professor files complaint of scientific misconduct over allegation of ghostwriting. BMJ. 2011;343:d4458.

15 Gøtzsche PC. Deadly medicines and organised crime: How big pharma has corrupted health care. London: Radcliffe Publishing; 2013; dt. Tödliche Medizin und organisierte Kriminalität. Wie die Pharmaindustrie das Gesundheitswesen korrumpiert. München: riva Verlag, 2015.

16 Neurontin prescribing information. http://labeling.pfizer.com/ShowLabeling.aspx?id=630 (aufgerufen am 9.1.2015).

17 Dickersin K. Reporting and other biases in studies of Neurontin for migraine, psychiatric/bipolar disorders, nociceptive pain, and neuropathic pain. Available online at: www.pharmalot.com/wp-content/uploads/2008/10/neurontin-dickersin-2.pdf (aufgerufen am 10.12.2008).

18 Vedula SS, Bero L, Scherer RW, et al. Outcome reporting in industry-sponsored trials of gabapentin for off-label use. N Engl J Med 2009;361:1963–71.

19 Ghaemi SN. The failure to know what isn't known: negative publication bias with lamotrigine and a glimpse inside peer review. Evid Based Ment Health 2009;12:65–8.

20 Parry P. Biologism in psychiatry: a young man's experience of being diagnosed with »pediatric bipolar disorder.« J Clin Med 2014,3:334–47.

8 Demenz

1 Kmietowicz Z. Doctors condemn »unethical« £55 payment for every new dementia diagnosis. BMJ 2014;349:g6424.

2 Screening for dementia. UK National Screening Committee. April 2014.

3 Birks J. Cholinesterase inhibitors for Alzheimer's disease. Cochrane Database Syst Rev 2006;1:CD005593.

4 Molnar FJ, Man-Son-Hing M, Fergusson D. Systematic review of measures of clinical significance employed in randomized controlled trials of drugs for dementia. J Am Geriatr Soc 2009;57:536–46.

5 ARICEPT® (donepezil hydrochloride) tablets. http://labeling.pfizer.com/ShowLabeling.aspx?id=510 (aufgerufen am 31.12.2014).

6 Syncope with cholinesterase inhibitors. Rev Prescrire 2011;31:434.

7 Tjia J, Briesacher BA, Peterson D, et al. Use of medications of questionable benefit in advanced dementia. JAMA Intern Med 2014;174:1763–71.

8 Courtney C, Farrell D, Gray R, et al. Long-term donepezil treatment in 565 patients with Alzheimer's disease (AD2000): randomised double-blind trial. Lancet 2004;363:2105–15.

9 Food and Drug Administration. Letter from Sharon M. Watson to Eisai Medical Research Inc. 3.2.2010.

10 Gøtzsche PC. Deadly medicines and organised crime: How big pharma has corrupted health care. London: Radcliffe Publishing; 2013; dt. Tödliche Medizin und organisierte Kriminalität. Wie die Pharmaindustrie das Gesundheitswesen korrumpiert. München: riva Verlag, 2015.

11 Walter C, Edwards NE, Griggs R. Differentiating Alzheimer disease, Lewy body, and Parkinson dementia using DSM-5. J Nurse Practitioners 2014;10:262–70.

12 Alzheimer's Society. Annual Review 2013/14.

13 Alzheimer's Society. Our partnership with Lilly UK. http://www.alzheimers.org.uk/site/scripts/documents_info.php?documentID=1997(aufgerufen am 20.11.2014).

14 Ward A. AstraZeneca and Eli Lilly to unite for Alzheimer's drug challenge. Financial Times 16.9.2014.

15 McCartney M. »Case finding« in dementia is simply screening with no evidence of benefit. BMJ 2014;349:g4791.

16 Furlini L. Messing with the message: Alzheimer Society of Canada's advice and Big Pharma's self-interest. http://pharmawatchcanada.wordpress.com/2012/02/06/messing-with-the-message-alzheimer-society-of-canadas-advice-and-big-pharmas-self-interest/ (aufgerufen am 1.1.2015).

17 Gilstad JR, Finucane TE. Results, rhetoric, and randomized trials: the case of donepezil. J Am Geriatr Soc 2008;56:1556–62.

18 Molchan S. A tale of two conferences. JAMA Intern Med 2014;174:856–7.

19 Granger D. Beta-amyloid: the emperor really does have no clothes. Forbes 20.12.2014.

20 Whitehouse P, George D. The myth of Alzheimer's: What you aren't being told about today's most dreaded diagnosis. New York: St. Martin's Press; 2008.

21 Schwartz LM, Woloshin S. How the FDA forgot the evidence: the case of donepezil 23 mg. BMJ 2012;344:e1086.

22 Lenzer J. FDA is criticised for licensing high dose donepezil. BMJ 2011;342:d3270.

23 Livingston G, Kelly L, Lewis-Holmes E, et al. Non-pharmacological interventions for agitation in dementia: systematic review of randomised controlled trials. Br J Psychiatry 2014;205:436–42.

24 Saczynski JS, Beiser A, Seshadri S, et al. Depressive symptoms and risk of dementia: the Framingham Heart Study. Neurology 2010;75:35–41.

25 Billioti de Gage S, Moride Y, Ducruet T, et al. Benzodiazepine use and risk of Alzheimer's disease: case-control study. BMJ 2014;349:g5205.

26 Nielsen M, Gøtzsche P. An analysis of psychotropic drug sales. Increasing sales of selective serotonin reuptake inhibitors are closely related to number of products. Int J Risk Saf Med 2011;23:125–32.

27 National Audit Office. Improving services and support for people with dementia. 4.7.2007.

9 Elektroschocks

1 Whitaker R. Mad in America. Cambridge: Perseus Books Group; 2002.

2 Tharyan P, Adams CE. Electroconvulsive therapy for schizophrenia. Cochrane Database Syst Rev 2005;2:CD000076.

3 Read J, Bentall R. The effectiveness of electroconvulsive therapy: a literature review. Epidemiol Psichiatr Soc 2010 Okt–Dez;19:333–47.

4 UK ECT Review Group. Efficacy and safety of electroconvulsive therapy in depressive disorders: a systematic review and meta-analysis. Lancet 2003;361:799–808.

5 Rose D, Fleischmann P, Wykes T, et al. Patients' perspectives on electroconvulsive therapy: systematic review. BMJ 2003;326:1363.

6 Stek ML, Wurff van der FFB, Hoogendijk WJG, et al. Electroconvulsive therapy for the depressed elderly. Cochrane Database Syst Rev 2003;2:CD003593.

7 [Clinical guidance for general practice: unipolar depression, diagnosis and treatment]. Danish Society for General Practice 2010.

8 Carney S, Geddes J. Electroconvulsive therapy. BMJ 2003;326:1343–4.

9 Frich M. [Use of electroshocks quadrupled]. Jyllands-Posten 19.5.1998.

10 Mettes Stemme (Mette's Voice). http://madinamericainternationalfilmfestival.com/mettes-stemme-mettes-voice/ (aufgerufen am 9.12.2014).

11 Browne I. The writings of Ivor Browne. Cork: Atrium; 2013.

10 Psychotherapie und Bewegung

1 Kessing L, Hansen HV, Demyttenaere K, et al. Depressive and bipolar disorders: patients' attitudes and beliefs towards depression and antidepressants. Psychological Medicine 2005;35:1205–13.

2 Healy D. Let them eat Prozac. New York: New York University Press; 2004.

3 Breggin P. Medication madness. New York: St. Martin's Griffin; 2008.

4 Whitaker R. Anatomy of an Epidemic. New York: Broadway Paperbacks; 2010.

5 Read J, Cartwright C, Gibson K. Adverse emotional and interpersonal effects reported by 1829 New Zealanders while taking antidepressants. Psychiatry Res 2014;216:67–73.

6 Boer PCAM, Wiersma D, Russo S, et al. Paraprofessionals for anxiety and depressive disorders. Cochrane Database Syst Rev 2005;2:CD004688.

7 Moynihan R, Cassels A. Selling Sickness: how the world's biggest pharmaceutical companies are turning us all into patients. New York: Nation Books; 2005.

8 Haug TT, Blomhoff S, Hellstrøm K, et al. Exposure therapy and sertraline in social phobia: 1-year follow-up of a randomised controlled trial. Br J Psychiatry 2003;182:312–8.

9 James AC, James G, Cowdrey FA, et al. Cognitive behavioural therapy for anxiety disorders in children and adolescents. Cochrane Database Syst Rev 2013;6:CD004690.

10 Hunot V, Churchill R, Teixeira V, et al. Psychological therapies for generalised anxiety disorder. Cochrane Database Syst Rev 2007;1:CD001848.

11 Cuijpers P, Smit F, Bohlmeijer E, et al. Efficacy of cognitive-behavioural therapy and other psychological treatments for adult depression: meta-analytic study of publication bias. Br J Psychiatry 2010;196:173–8.

12 Wiles N, Thomas L, Abel A, et al. Cognitive behavioural therapy as an adjunct to pharmacotherapy for primary care based patients with treatment resistant depression: results of the CoBalT randomised controlled trial. Lancet 2013;381:375–84.

13 Kahneman D. Thinking, fast and slow. London: Penguin Books; 2012.

14 Mayo-Wilson E, Montgomery P. Media-delivered cognitive behavioural therapy and behavioural therapy (selfhelp) for anxiety disorders in adults. Cochrane Database Syst Rev 2013;9:CD005330.

15 Smith MT, Perlis ML, Park A, et al. Comparative meta-analysis of pharmacotherapy and behavior therapy for persistent insomnia. Am J Psychiatry 2002;159:5–11.

16 Gava I, Barbui C, Aguglia E, et al. Psychological treatments versus treatment as usual for obsessive compulsive disorder (OCD). Cochrane Database Syst Rev 2007;2:CD005333.

17 O'Kearney RT, Anstey KJ, von Sanden C. Behavioural and cognitive behavioural therapy for obsessive compulsive disorder in children and adolescents. Cochrane Database Syst Rev 2006;4:CD004856.

18 Soomro GM, Altman DG, Rajagopal S, et al. Selective serotonin re-uptake inhibitors (SSRIs) versus placebo for obsessive compulsive disorder (OCD). Cochrane Database Syst Rev 2008;1:CD001765.

19 Broni B. [Another view on antidepressant drugs]. 28.1.2014. http://www.ocd-foreningen.dk/stot-os/bliv-frivillig/7-artikler/243-en-anden-vinkel (aufgerufen am 4.2.2014).

20 Gøtzsche PC. [Antidepressant drugs should be avoided in children and young people]. OCD-nyt 2014;1:7.

21 Mikkelsen LG. [Happy pills as Müsli sprinkle]. http://ocd-inderstinde.dk/debat.2.html. 1.2.2014 (aufgerufen am 4.2.2014).

22 Whitaker R. Mad in America. Cambridge: Perseus Books Group; 2002.

23 Freeman D, Freeman J. At last, a promising alternative to antipsychotics for schizophrenia. The Guardian 7.3.2014.

24 Baksheev GN, Allott K, Jackson HJ, et al. Predictors of vocational recovery among young people with first-episode psychosis: findings from a randomized controlled trial. Psychiatr Rehabil J 2012;35:421–7.

25 Gleeson JF, Cotton SM, Alvarez-Jimenez M, et al. A randomized controlled trial of relapse prevention therapy for first-episode psychosis patients: outcome at 30-month follow-up. Schizophr Bull 2013;39:436–48.

26 Morrison AP, Turkington D, Pyle M, et al. Cognitive therapy for people with schizophrenia spectrum disorders not taking antipsychotic drugs: a single blind randomised controlled trial. Lancet 2014;383:1395–403.

27 Leucht S, Cipriani A, Spineli L, et al. Comparative efficacy and tolerability of 15 antipsychotic drugs in schizophrenia: a multiple treatments meta-analysis. Lancet 2013;382:951–62.

28 Breggin P. Psychiatric drug withdrawal: a guide for prescribers, therapists, patients, and their families. New York: Springer Publishing Company; 2013.

29 Rosenhan DL. On being sane in insane places. Science 1973;179:250–8.

30 Babyak M, Blumenthal JA, Herman S, et al. Exercise treatment for major depression: maintenance of therapeutic benefit at 10 months. Psychosom Med 2000;62:633–8.

31 Cooney GM, Dwan K, Greig CA, et al. Exercise for depression. Cochrane Database Syst Rev 2013;9:CD004366.

32 Bridle C, Spanjers K, Patel S, et al. Effect of exercise on depression severity in older people: systematic review and meta-analysis of randomised controlled trials. Br J Psychiatry 2012;201:180–5.

33 Larun L, Nordheim LV, Ekeland E, et al. Exercise in prevention and treatment of anxiety and depression among children and young people. Cochrane Database Syst Rev 2006;3:CD004691.

11 Was geschieht im Gehirn?

1 Unrecognised facts about modern psychiatric practice. Council for Evidence-based Psychiatry; 2014.

2 Healy D. Let them eat Prozac. New York: New York University Press; 2004.

3 Rosen RC, Lane RM, Menza M. Effects of SSRIs on sexual function: a critical review. J Clin Psychopharmacol 1999;19:67–85.

4 van Marwijk H, Allick G, Wegman F, et al. Alprazolam for depression. Cochrane Database Syst Rev 2012;7:CD007139.

5 Whitaker R. Anatomy of an Epidemic. New York: Broadway Paperbacks; 2010.

6 Breggin P. Medication madness. New York: St. Martin's Griffin; 2008.

7 Pamphlet on Informed Consent. International Society for Ethical Psychology & Psychiatry. http://www.psychintegrity.org/pamphlet_on_informed_consent.php (aufgerufen am 3.12.2014).

8 Harmer CJ, Shelley NC, Cowen PJ, et al. Increased positive versus negative affective perception and memory in healthy volunteers following selective serotonin and norepinephrine reuptake inhibition. Am J Psychiatry 2004;161:1256–63.

9 Whitaker R. Mad in America. Cambridge: Perseus Books Group; 2002.

10 Moncrieff J, Cohen D, Mason JP. The subjective experience of taking antipsychotic medication: a content analysis of Internet data. Acta Psychiatr Scand 2009;120:102–11.

11 Moncrieff J. The bitterest pills. Basingstoke: Palgrave Macmillan; 2013.

12 Joint Commission on Mental Illness and Health. Action for Mental Health: Final Report. New York: Basic Books; 1961.

13 Chlordiazepoxide. http://en.wikipedia.org/wiki/Chlordiazepoxide (aufgerufen am 10.12.2014).

14 Tricyclic antidepressant. http://en.wikipedia.org/wiki/Tricyclic_antidepressant (aufgerufen am 10.12.2014).

15 Chouinard G. Severe cases of neuroleptic-induced supersensitivity psychosis: diagnostic criteria for the disorder and its treatment. Schizophrenia Research 1990;5:21–33.

16 Kirk SA, Gomory T, Cohen D. Mad science: psychiatric coercion, diagnosis and drugs. New Brunswick: Transaction Publishers; 2013.

17 Gonon F. The dopaminergic hypothesis of attention-deficit/hyperactivity disorder needs re-examining. Trends Neurosci 2009;32:2–8.

18 Gonon F, Bezard E, Boraud T. Misrepresentation of neuroscience data might give rise to misleading conclusions in the media: the case of Attention Deficit Hyperactivity Disorder. PLoS One 2011;6:e14618.

19 Gøtzsche PC. [Right or wrong about psychiatric drugs]. http://www.deadlymedicines.dk/fup-eller-fakta-om-psykofarmaka/ (aufgerufen am 3.2.2015).

20 Arnone D, McKie S, Elliott R, et al. State-dependent changes in hippocampal grey matter in depression. Mol Psychiatry; 2013:18:1265–72.

21 Geerlings MI, Brickman AM, Schupf N, et al. Depressive symptoms, antidepressant use, and brain volumes on MRI in a population-based cohort of old persons without dementia. J Alzheimers Dis 2012;30:75–82.

22 Carp J. The secret lives of experiments: methods reporting in the fMRI literature. NeuroImage 2012;63:289–300.

23 Wager T, Lindquist M, Nichols T, et al. Evaluating the consistency and specificity of neuroimaging data using meta-analysis. NeuroImage 2009;45:S210–21.

24 First M, Botteron K, Carter C, et al. Consensus Report of the APA Work Group on Neuroimaging Markers of Psychiatric Disorders. Approved by the Board of Trustees, Juli 2012.

25 Ho BC, Andreasen NC, Ziebell S, et al. Long-term antipsychotic treatment and brain volumes: a longitudinal study of first-episode schizophrenia. Arch Gen Psychiatry 2011;68:128–37.

26 Raduaa J, Borgwardt S, Crescinid A, et al. Multimodal meta-analysis of structural and functional brain changes in first episode psychosis and the effects of antipsychotic medication. Neurosci Biobehav Rev 2012;36:2325–33.

27 Dorph-Petersen KA, Pierri JN, Perel JM, et al. The influence of chronic exposure to antipsychotic medications on brain size before and after tissue fixation: a comparison of haloperidol and olanzapine in macaque monkeys. Neuropsychopharmacology 2005;30:1649–61.

28 Zipursky RB, Reilly TJ, Murray RM. The myth of schizophrenia as a progressive brain disease. Schizophr Bull 2013;39:1363–72.

29 Andreasen NC, Liu D, Ziebell S, et al. Relapse duration, treatment intensity, and brain tissue loss in schizophrenia: a prospective longitudinal MRI study. Am J Psychiatry 2013;170:609–15.

30 Pagsberg AK, Baaré WF, Raabjerg Christensen AM, et al. Structural brain abnormalities in early onset first-episode psychosis. J Neural Transm 2007;114:489–98.

31 Breggin P. Psychiatric drug withdrawal: a guide for prescribers, therapists, patients, and their families. New York: Springer Publishing Company; 2013.

32 Lægemiddelindustriforeningen. [How do we ensure optimal medical treatment of patients with schizophrenia and other psychoses?].4.6.2013.

33 Videbech P, Dalsgaard M. »[I have seen how people's views on antidepressants lead to suicide]«. Politiken 27.9.2014:22.

34 Videbech P. [The debate about antidepressants – do they work and does one become dependent]? BestPractice Psykiatri/Neurologi 2014 Mai, Nr. 25.

35 Ownby RL, Crocco E, Acevedo A, et al. Depression and risk for Alzheimer disease: systematic review, meta-analysis, and metaregression analysis. Arch Gen Psychiatry 2006;63:530–8.

36 El-Mallakh RS, Gao Y, Roberts RJ. Tardive dysphoria: the role of long term antidepressant use in inducing chronic depression. Medical Hypotheses 2011; 76:769–73.

37 Hogan C, Nourya JL, Healy D, et al. One hundred and twenty cases of enduring sexual dysfunction following treatment. Int J Risk Saf Med 2014;26:109–16.

38 Shipko S. Playing the odds, revisited. http://www.madinamerica.com/2014/07/shooting-odds-revisited/ (aufgerufen am 10.1.2015).

39 Belaise C, Gatti A, Chouinard VA, et al. Patient online report of selective serotonin reuptake inhibitor-induced persistent postwithdrawal anxiety and mood disorders. Psychother Psychosom 2012;81:386–8.

40 Csoka AB, Bahrick A, Mehtonen OP. Persistent sexual dysfunction after discontinuation of selective serotonin reuptake inhibitors. J Sex Med 2008;5:227–33.

41 Bahrick AS. Persistence of sexual dysfunction side effects after discontinuation of antidepressant medications: emerging evidence. Open Psychol J 2008;1:42–50.

42 Maciag D, Simpson KL, Coppinger D, et al. Neonatal antidepressant exposure has lasting effects on behavior and serotonin circuitry. Neuropsychopharmacology 2006;31:47–57.

43 Simonsen AL, Danborg P, Gøtzsche PC. Persistent sexual dysfunction after early exposure to SSRIs: systematic review of animal studies 2015 (zur Veröffentlichung eingereicht).

44 Caley CF. Extrapyramidal reactions and the selective serotonin-reuptake inhibitors. Ann Pharmacother 1997;31:1481–9.

45 Gerber PE, Lynd LD. Selective serotonin-reuptake inhibitor-induced movement disorders. Ann Pharmacother 1998;32:692–8.

46 Lee Y, Lin PY, Chang YY, et al. Antidepressant-induced tardive syndrome: a retrospective epidemiological study. Pharmacopsychiatry 2013;46:281–5.

47 Lane RM. SSRI-induced extrapyramidal side-effects and akathisia: implications for treatment. J Psychopharmacol 1998;12:192–214.

48 Billioti de Gage S, Moride Y, Ducruet T, et al. Benzodiazepine use and risk of Alzheimer's disease: case-control study. BMJ 2014;349:g5205.

49 Castner S. Long-lasting psychotomimetic consequences of repeated low-dose amphetamine exposure in rhesus monkeys. Neuropsychopharmacology 1999; 20:10–28.

50 Marco E. Neurobehavioral adaptations to methylphenidate. Neurosci Behav Rev 2011;35:1722–39.

51 Carlezon W. Enduring behavioral effects of early exposure to methylphenidate in rats. Biological Psychiatry 2003;54:1330–7.

52 Bolanos C. Methylphenidate treatment during pre- and periadolescence alters behavioral responses to emotional stimuli at adulthood. Biological Psychiatry 2003;54:1317–29.

53 Breggin PR. The rights of children and parents in regard to children receiving psychiatric diagnoses and drugs. Children & Society 2014;28:231–41.

54 Leo J, Cohen D. Broken brains or flawed studies? A critical review of ADHD neuroimaging research. J Mind Behav 2003;24:29–56.

55 Nielsen M, Hansen EH, Gøtzsche PC. What is the difference between dependence and withdrawal reactions? A comparison of benzodiazepines and selective serotonin re-uptake inhibitors. Addiction 2012;107:900–8.

56 Kessing L, Hansen HV, Demyttenaere K, et al. Depressive and bipolar disorders: patients' attitudes and beliefs towards depression and antidepressants. Psychological Medicine 2005;35:1205–13.

57 Read J, Cartwright C, Gibson K. Adverse emotional and interpersonal effects reported by 1829 New Zealanders while taking antidepressants. Psychiatry Res 2014;216:67–73.

58 Gøtzsche PC. Deadly medicines and organised crime: How big pharma has corrupted health care. London: Radcliffe Publishing; 2013; dt. Tödliche Medizin und organisierte Kriminalität. Wie die Pharmaindustrie das Gesundheitswesen korrumpiert. München: riva Verlag, 2015.

59 Tanne JH. Drug advertisements in US paint a »black and white scenario.« BMJ 2007;334:279.

60 Nielsen M, Gøtzsche P. An analysis of psychotropic drug sales. Increasing sales of selective serotonin reuptake inhibitors are closely related to number of products. Int J Risk Saf Med 2011;23:125–32.

61 Nielsen M, Hansen EH, Gøtzsche PC. Dependence and withdrawal reactions to benzodiazepines and selective serotonin reuptake inhibitors. How did the health authorities react? Int J Risk Saf Med 2013;25:155–68.

62 Korsgaard P, Jensen JH. [Drug maker: nonsense! Denies dependence on happy pills: It isn't possible]. Ekstra Bladet 11.12.2012.

63 Medawar C, Herxheimer A. A comparison of adverse drug reaction reports from professionals and users, relating to risk of dependence and suicidal behaviour with paroxetine. Int J Risk Saf Med 2003/2004; 16:5–19.

64 Medawar C, Hardon A. Medicines out of control? Antidepressants and the conspiracy of goodwill. Netherlands: Aksant Academic Publishers; 2004.

65 Belaise C, Gatti A, Chouinard VA, et al. Persistent postwithdrawal disorders induced by paroxetine, a selective serotonin reuptake inhibitor, and treated with specific cognitive behavioral therapy. Psychother Psychosom 2014;83:247–8.

66 Fava GA, Bernardi M, Tomba E, et al. Effects of gradual discontinuation of selective serotonin reuptake inhibitors in panic disorder with agoraphobia. Int J Neuropsychopharmacol 2007;10:835–8.

67 Young A, Haddad P. Discontinuation symptoms and psychotropic drugs. Lancet 2000;355:1184.

68 Perahia DG, Kajdasz DK, Desaiah D, et al. Symptoms following abrupt discontinuation of duloxetine treatment in patients with major depressive disorder. J Affect Disord 2005;89:207–12.

69 Montgomery SA, Dunbar G. Paroxetine is better than placebo in relapse prevention and the prophylaxis of recurrent depression. Int Clin Psychopharmacol 1993;8:189–95.

70 Geddes JR, Carney SM, Davies C, et al. Relapse prevention with antidepressant drug treatment in depressive disorders: a systematic review. Lancet 2003; 361:653–61.

71 Rosenbaum JF, Fava M, Hoog SL, et al. Selective serotonin reuptake inhibitor discontinuation syndrome: a randomised clincial trial. Biol Psychiatry 1998;44:77–87.

72 Medawar C, Herxheimer A, Bell A, et al. Paroxetine, Panorama and user reporting of ADRs: Consumer intelligence matters in clinical practice and post-marketing drug surveillance. Int J Risk Saf Med 2002;15:161–9.

73 Raven M. Depression and antidepressants in Australia and beyond: a critical public health analysis (PhD thesis). University of Wollongong, Australia; 2012. http://ro.uow.edu.au/theses/3686/

74 Kessing L, Nordentoft M, Middelboe T. [Right and wrong about psychotropic drugs]. Politiken 17.1.2014.

75 Bockting CL, ten Doesschate MC, Spijker J, et al. Continuation and maintenance use of antidepressants in recurrent depression. Psychother Psychosom 2008;77:17–26.

76 Baldessarini RJ, Viguera AC. Neuroleptic withdrawal in schizophrenic patients. Arch Gen Psychiatry 1995;52:189–92.

77 Andrews PW, Kornstein SG, Halberstadt LJ, et al. Blue again: perturbational effects of antidepressants suggest monoaminergic homeostasis in major depression. Front Psychol 2011;2:159.

78 Martin A, Young C, Leckman JF, et al. Age effects on antidepressant-induced manic conversion. Arch Pediatr Adolesc Med 2004;158:773–80.

79 Wunderink L, Nieboer RM, Wiersma D, et al. Recovery in remitted first-episode psychosis at 7 years of follow-up of an early dose reduction/discontinuation or maintenance treatment strategy: long-term follow-up of a 2-year randomized clinical trial. JAMA Psychiatry 2013;70:913–20.

80 Leucht S, Tardy M, Komossa K, et al. Antipsychotic drugs versus placebo for relapse prevention in schizophrenia: a systematic review and meta-analysis. Lancet 2012;379:2063–71.

81 Sampson S, Mansour M, Maayan N, et al. Intermittent drug techniques for schizophrenia. Cochrane Database Syst Rev 2013;7:CD006196.

82 Lacasse JR, Leo J. Serotonin and depression: a disconnect between the advertisements and the scientific literature. PLoS Med 2005;2:e392.

83 Hindmarch I. Expanding the horizons of depression: beyond the monoamine hypothesis. Hum Psychopharmacol 2001;16:203–218.

84 Angoa-Pérez M, Kane MJ, Briggs DI, et al. Mice genetically depleted of brain serotonin do not display a depression-like behavioral phenotype. ACS Chem Neurosci 2014;5:908–19.

85 Castrén E. Is mood chemistry? Nat Rev Neurosci 2005;6:241–6.

12 Das Absetzen von Psychopharmaka

1 Breggin P. Psychiatric drug withdrawal: a guide for prescribers, therapists, patients, and their families. New York: Springer Publishing Company; 2013.

2 Hughes S, Cohen D. A systematic review of long-term studies of drug treated and non-drug-treated depression. J Affect Dis 2009;118:9–18.

3 Read J, Cartwright C, Gibson K. Adverse emotional and interpersonal effects reported by 1829 New Zealanders while taking antidepressants. Psychiatry Res 2014;216:67–73.

4 Pratt LA, Brody DJ, Gu Q. Antidepressant use in persons aged 12 and over: United States, 2005–2008. NCHS Data Brief 2011;76:Oktober.

5 Jacob KS, Patel V. Classification of mental disorders: a global mental health perspective. Lancet 2014;383:1433–5.

6 Raven M. Depression and antidepressants in Australia and beyond: A critical public health analysis. PhD thesis, University of Wollongong, Australia; 2012. http://ro.uow.edu.au/theses/3686/

7 Karanges EA, Stephenson CP, McGregor IS. Longitudinal trends in the dispensing of psychotropic medications in Australia from 2009–2012: focus on children, adolescents and prescriber specialty. Aust N Z J Psychiatry 2014;48:917–31.

8 McManus P, Mant A, Mitchell P, et al. Use of antidepressants by general practitioners and psychiatrists in Australia. Aust N Z J Psychiatry 2003;37:184–9.

9 Dowrick C, Frances A. Medicalising unhappiness: new classification of depression risks more patients being put on drug treatment from which they will not benefit. BMJ 2013;347:f7140.

10 Whitaker R. Anatomy of an Epidemic. New York: Broadway Paperbacks; 2010.

11 Posternak MA, Solomon DA, Leon AC, et al. The naturalistic course of unipolar major depression in the absence of somatic therapy. J Nerv Ment Dis 2006;194:324–9.

12 Patten SB. The impact of antidepressant treatment on population health: synthesis of data from two national data sources in Canada. Population Health Metrics 2004;2:9.

13 Stubbe DE, Thomas WT. A survey of early-career child and adolescent psychiatrists: professional activities and perceptions. J Am Acad Child Adolesc Psychiatry 2002;41:123–30.

14 Zito JM, Safer DJ, de Jong-van den Berg LTW, et al. A three-country comparison of psychotropic medication prevalence in youth. Child and Adolescent Psychiatry and Mental Health 2008;2:26.

15 Freeman D, Freeman J. At last, a promising alternative to antipsychotics for schizophrenia. The Guardian 7.3.2014.

16 Gøtzsche PC. Deadly medicines and organised crime: How big pharma has corrupted health care. London: Radcliffe Publishing; 2013; dt. Tödliche Medizin und organisierte Kriminalität. Wie die Pharmaindustrie das Gesundheitswesen korrumpiert. München: riva Verlag, 2015.

17 Shipko S. Playing the odds, revisited. 21.7.2014. http://www.madinamerica.com/2014/07/shooting-odds-revisited/ (aufgerufen am 11.10.2014).

18 Broggin P. Medication madness. New York: St. Martin's Griffin; 2008.

19 Coming off antidepressants. Royal College of Psychiatry. http://www.rcpsych.ac.uk/expertadvice/treatmentswellbeing/antidepressants/comingoffantidepressants.aspx (aufgerufen am 16.10.2013).

20 Stopping psychiatric drugs. http://www.mind.org.uk/information-support/drugs-and-treatments/medication-stopping-or-coming-off/making-the-decision-to-come-off/#.UsvmnuJkzNo (aufgerufen am 21.11.2014)

21 Stopping antidepressants. http://www.btpinfo.org.uk/withdrawing-from-antidepressants (aufgerufen am 21.11.2014).

22 http://ww2.antidepressantsteps.com/?folio=9POR7JU99 (aufgerufen am 21.11.2014).

23 Stopping antidepressants. RxISK Guide to Stopping Antidepressants (aufgerufen am 21.11.2014).

24 Gottstein J. Mental health recovery stories. http://akmhcweb.org/recovery/jgrec.htm. 27.8.1999 (aufgerufen am 21.11.2014).

13 Organisiertes Verbrechen, Korruption bei Menschen und in der Wissenschaft und andere Übel

1 Praktiserende Lægers Organisation. [Reporting the member survey about visits from the drug industry in general practice]. 22.6.2011.

2 Gøtzsche PC. Deadly medicines and organised crime: How big pharma has corrupted health care. London: Radcliffe Publishing; 2013; dt. Tödliche Medizin und organisierte

Kriminalität. Wie die Pharmaindustrie das Gesundheitswesen korrumpiert. München: riva Verlag, 2015.

3 Insel TR. Psychiatrists' relationships with pharmaceutical companies: part of the problem or part of the solution? JAMA 2010;303:1192–3.

4 Caplan P. Diagnosisgate: conflict of interest at the top of the psychiatric apparatus. Aporia 2015;7:30–41.

5 Carey B, Harris G. Psychiatric group faces scrutiny over drug industry ties. New York Times 12.7.2008.

6 Brownlee S. Overtreated: why too much medicine is making us sicker and poorer. New York: Bloomsbury; 2007.

7 Mello MM, Clarridge BR, Studdert DM. Academic medical centers standards for clinical-trial agreements with industry. N Engl J Med 2005;352:2202–10.

8 Meier B. Contracts keep drug research out of reach. New York Times 29.11.2004.

9 McHenry L. Biomedical research and corporate interests: a question of academic freedom. Mens Sana Monographs 1.1.2008.

10 Chan A-W, Hróbjartsson A, Haahr MT, et al. Empirical evidence for selective reporting of outcomes in randomized trials: comparison of protocols to published articles. JAMA 2004;291:2457–65.

11 Chan A-W, Hróbjartsson A, Jørgensen KJ, et al. Discrepancies in sample size calculations and data analyses reported in randomised trials: comparison of publications with protocols. BMJ 2008;337:a2299.

12 Barbui C, Cipriani A, Brambilla P, et al. »Wish bias« in antidepressant drug trials? J Clin Psychopharmacol 2004;24:126–30.

13 Hughes S, Cohen D, Jaggi R. Differences in reporting serious adverse events in industry sponsored clinical trial registries and journal articles on antidepressant and antipsychotic drugs: a cross-sectional study. BMJ Open 2014;4:e005535.

14 Rennie D. When evidence isn't: trials, drug companies and the FDA. J Law Policy 2007 Juli:991–1012.

15 Gøtzsche PC, Jørgensen AW. Opening up data at the European Medicines Agency. BMJ 2011;342:d2686.

16 Gottstein J. Mental health recovery stories. http://akmhcweb.org/recovery/jgrec.htm. 27.8.1999 (aufgerufen am 21.11.2014).

17 European Commission. Antitrust: Commission fines Lundbeck and other pharma companies for delaying market entry of generic medicines. Press release. 19.6.2013.

18 Gorman JM, Korotzer A, Su G. Efficacy comparison of escitalopram and citalopram in the treatment of major depressive disorder: pooled analysis of placebo-controlled trials. CNS Spectr 2002;7(4 Suppl. 1):40–4.

19 Alkhafaji AA, Trinquart L, Baron G, et al. Impact of evergreening on patients and health insurance: a meta analysis and reimbursement cost analysis of citalopram/escitalopram antidepressants. BMC Med 2012;10:142.

20 US Department of Justice. Drug Maker Forest Pleads Guilty; to pay more than $313 million to resolve criminal charges and False Claims Act allegations. 15.9.2010.

21 US Senate, Committee on Finance. Letter about Lexapro documents. 12.8.2009. Available online at: www.nytimes.com/packages/pdf/politics/20090831MEDICARE/20090831_MEDICARE.pdf (aufgerufen 2011).

22 Nielsen M, Gøtzsche P. An analysis of psychotropic drug sales. Increasing sales of selective serotonin reuptake inhibitors are closely related to number of products. Int J Risk Saf Med 2011;23:125–32.

23 Pirraglia PA, Stafford RS, Singer DE. Trends in prescribing of selective serotonin reuptake inhibitors and other newer antidepressant agents in adult primary care. Prim Care Companion J Clin Psychiatry 2003;5:153–7.

24 Hyltoft V. [Lundbeck partner in settlement about suicides]. Berlingske 8.2.2011.

25 Wichmann S. [Lundbeck knew about violation of the rules]. Berlingske 25.11.2014.

26 Hansen JC. [Pressured out – and rewarded]. Berlingske 25.11.2014.

27 Depression. American Psychiatric Association. http://www.psychiatry.org/depression (aufgerufen am 14.4.2014).

28 Ioannidis JP. Effectiveness of antidepressants: an evidence myth constructed from a thousand randomized trials? Philos Ethics Humanit Med 2008;3:14.

29 Davis JM, Giakas WJ, Qu J, et al. Should we treat depression with drugs or psychological interventions? A reply to Ioannidis. Philos Ethics Humanit Med 2011;6:8.

30 Glenthøj B, Baandrup L, Ebdrup B, et al. [Behind the myths about antipsychotics]. Politiken 19.10.2012.

31 Gøtzsche PC. [Psychiatry gone astray]. Politiken 6.1.2014.

32 Gøtzsche PC. Psychiatry gone astray. 28.1.2014. http://www.madinamerica.com/2014/01/psychiatry-gone-astray/ (aufgerufen am 30.1.2014).

33 Licht R, Nordentoft M, Bech P, et al. [Ten ways to better psychiatric treatment]. Altinget 6.2.2014.

34 Gøtzsche PC. [Leading psychiatrists have still gone astray]. Politiken 21.1.2014.

35 Maund E, Tendal B, Hróbjartsson A, et al. Coding of adverse events of suicidality in clinical study reports of duloxetine for the treatment of major depressive disorder: descriptive study. BMJ 2014;348:g3555.

36 Maund E, Tendal B, Hróbjartsson A, et al. Benefits and harms in clinical trials of duloxetine for treatment of major depressive disorder: comparison of clinical study reports, trial registries, and publications. BMJ 2014;348:g3510.

37 Toft ONM. [Gøtzsche's organisation denounces his statements about psychiatry]. Altinget 25.3.2014.

38 Drake RE, Binagwaho A, Martell HC, et al. Mental healthcare in low and middle income countries. BMJ 2014;349:g7086.

39 Epstein E. Independence from the therapeutic state. 4.7.2014. http://www.madinamerica.com/2014/07/thinking-beyond-therapeutic-state/ (aufgerufen am 5.7.2014).

40 McGorry PD, Yung AR, Phillips LJ, et al. Randomized controlled trial of interventions designed to reduce the risk of progression to first-episode psychosis in a clinical sample with subthreshold symptoms. Arch Gen Psychiatry 2002;59:921–8.

41 Stark J. McGorry aborts teen drug trial. Sydney Morning Herald. 21.8.2011.

42 Dunley S. US expert slams Patrick McGorry's psychosis model. The Australian 14.6.2011.

43 Hickie IB, Rogers NL. Novel melatonin-based therapies: potential advances in the treatment of major depression. Lancet 2011;378:621–31.

44 Koesters M, Guaiana G, Cipriani A, et al. Agomelatine efficacy and acceptability revisited: systematic review and meta-analysis of published and unpublished randomised trials. Br J Psychiatry 2013;203:179–87.

45 Kirk SA, Gomory T, Cohen D. Mad science: psychiatric coercion, diagnosis and drugs. New Brunswick: Transaction Publishers; 2013.

46 Kessing L. [Depression in children and adolescents]. Sundhed.dk 1.3.2011.

47 Rønholt F. [Depression in the elderly]. Sundhed.dk. 25.10.2011.

48 Steinhausen HC, Bisgaard C. Nationwide time trends in dispensed prescriptions of psychotropic medication for children and adolescents in Denmark. Acta Psychiatr Scand 2014;129:221–31.

49 Freeman EW, Guthrie KA, Caan B, et al. Efficacy of escitalopram for hot flashes in healthy menopausal women: a randomized controlled trial. JAMA 2011;305:267–74.

50 Orleans RJ, Li L, Kim MJ, et al. FDA approval of paroxetine for menopausal hot flushes. N Engl J Med 2014;370:1777–9.

51 Brisdelle (paroxetine). http://www.brisdelle.com/about.php (aufgerufen am 9.1.2015).

52 Köhler O, Benros ME, Nordentoft M, et al. Effect of anti-inflammatory treatment on depression, depressive symptoms, and adverse effects: a systematic review and meta-analysis of randomized clinical trials. JAMA Psychiatry 2014;71:1381–91.

53 Perahia DG, Quail D, Desaiah D, et al. Switching to duloxetine in selective serotonin reuptake inhibitor non- and partial-responders: effects on painful physical symptoms of depression. J Psychiatr Res 2009;43:512–8.

54 Healy D. Let them eat Prozac. New York: New York University Press; 2004.

55 Boyd R. A view from the man in the seat opposite. BMJ 1998;317:410.

56 Browne I. The writings of Ivor Browne. Cork: Atrium; 2013.

57 Raven M. Depression and antidepressants in Australia and beyond: a critical public health analysis (PhD thesis). University of Wollongong, Australia; 2012. http://ro.uow.edu.au/theses/3686/.

58 Jorm AF, Korten AE, Jacomb PA, et al. »Mental health literacy«: a survey of the public's ability to recognise mental disorders and their beliefs about the effectiveness of treatment. Med J Aus 1997;166:182–6.

59 Priest RG, Vize C, Roberts A, et al. Lay people's attitudes to treatment of depression: results of opinion poll for Defeat Depression Campaign just before its launch. BMJ 1996;313:858–9.

60 Whitaker R. Anatomy of an Epidemic. New York: Broadway Paperbacks; 2010.

61 Raven M. Myth of 15% suicide rate was promulgated again. BMJ 2006;332:1154.

62 McHugh RK, Whitton SW, Peckham AD, et al. Patient preference for psychological vs pharmacologic treatment of psychiatric disorders: a meta-analytic review. J Clin Psychiatry 2013;74:595–602.

63 Wipond R. Where critical psychiatry meets community resilience. http://www.madinamerica.com/2014/11/critical-psychiatry-meets-community-resilience/ (aufgerufen am 22.11.2014).

64 Brogaard M. [Depressed patients experiment with the medication]. 28.12.2014. www.videnskab.dk (aufgerufen am 28.12.2014).

14 Tödliche Psychiatrie und Sackgassen

1 Angell M. »The illusions of psychiatry«: an exchange. New York Rev Books 18.8.2011.

2 Whitaker R. Anatomy of an Epidemic. New York: Broadway Paperbacks; 2010.

3 Whitaker R. Mad in America. Cambridge: Perseus Books Group; 2002.

4 Wipond R. Where critical psychiatry meets community resilience. http://www.madinamerica.com/2014/11/critical-psychiatry-meets-community-resilience/ (aufgerufen am 22.11.2014).

5 Breggin P. Psychiatric drug withdrawal: a guide for prescribers, therapists, patients, and their families. New York: Springer Publishing Company; 2013.

6 Kingdon D, Young A. Research into putative biological mechanisms of mental disorders has been of no value to clinical psychiatry. Br J Psychiatry 2007;191:285–90.

7 Kleinman A. Rebalancing academic psychiatry: why it needs to happen – and soon. Br J Psychiatry 2012;201:421–2.

8 Kirk SA, Gomory T, Cohen D. Mad science: psychiatric coercion, diagnosis and drugs. New Brunswick: Transaction Publishers; 2013.

9 Healy D. Let them eat Prozac. New York: New York University Press; 2004.

10 Breggin P. Medication madness. New York: St. Martin's Griffin; 2008.

11 Moore TJ, Glenmullen J, Furberg CD. Prescription drugs associated with reports of violence towards others. PLoS One 2010;5:e15337.

12 Lucire Y, Crotty C. Antidepressant-induced akathisia-related homicides associated with diminishing mutations in metabolizing genes of the CYP450 family. Pharmgenomics Pers Med 2011;4:65–81.

13 Gøtzsche PC. Deadly medicines and organised crime: How big pharma has corrupted health care. London: Radcliffe Publishing; 2013; dt. Tödliche Medizin und organisierte Kriminalität. Wie die Pharmaindustrie das Gesundheitswesen korrumpiert. München: riva Verlag, 2015.

14 Fazel S, Zetterqvist J, Larsson H, et al. Antipsychotics, mood stabilisers, and risk of violent crime. Lancet 2014;384:1206–14.

15 Nielssen O, Large M. Rates of homicide during the first episode of psychosis and after treatment: a systematic review and meta-analysis. Schizophr Bull 2010;36:702–12.

16 Friedman RA. Violence and mental illness – how strong is the link? N Engl J Med 2006:16;355:2064–6.

17 Healy D, Herxheimer A, Menkes DB. Antidepressants and violence: problems at the interface of medicine and law. PLoS Med 2006;3:e372.

18 ISEPP Statement on the Connection Between Psychotropic Drugs and Mass Murder. http://www.psychintegrity.org/isepp_statement_on_the_connection_between_psychotropic_drugs_and_mass_murder.php (aufgerufen am 29.12.2014).

19 Bielefeldt AØ, Danborg P, Gøtzsche PC. Systematic review of adverse effects of antidepressants in healthy volunteer studies. Proceedings of the 23rd Cochrane colloquium. Vienna, Austria; 2015.

20 Cochrane AL. Effectiveness and efficiency: random reflections on health services. London: Nuffield Provincial Hospitals Trust; 1972.

21 Breggin PR. The rights af children and parents in regard to children receiving psychiatric diagnoses and drugs. Children & Society 2014;28:231–41.

22 Cipriani A, Hawton K, Stockton S, et al. Lithium in the prevention of suicide in mood disorders: updated systematic review and meta-analysis. BMJ 2013;346:f3646.

23 Breggin P. Psychiatric drugs: more dangerous than you ever imagined. Video, available from: http://cepuk.org/.

24 Leipzig RM, Cumming RG, Tinetti ME. Drugs and falls in older people: a systematic review and meta-analysis: I. Psychotropic drugs. J Am Geriatr Soc 1999;47:30–9.

25 Kripke DF, Langer RD, Kline LE. Hypnotics' association with mortality or cancer: a matched cohort study. BMJ Open 2012;2:e000850.

26 Glass J, Lanctôt KL, Herrmann N, et al. Sedative hypnotics in older people with insomnia: meta-analysis of risks and benefits. BMJ 2005;331:1169–73.

27 Hemmelgarn B, Suissa S, Huang A, et al. Benzodiazepine use and the risk of motor vehicle crash in the elderly. JAMA 1997;278:27–31.

28 Hubbard R, Farrington P, Smith C, et al. Exposure to tricyclic and selective serotonin reuptake inhibitor antidepressants and the risk of hip fracture. Am J Epidemiol 2003;158:77–84.

29 Thapa PB, Gideon P, Cost TW, et al. Antidepressants and the risk of falls among nursing home residents. N Engl J Med 1998;339:875–82.

30 Schneider LS, Dagerman KS, Insel P. Risk of death with atypical antipsychotic drug treatment for dementia: meta-analysis of randomized placebo-controlled trials. JAMA 2005;294:1934–43.

31 Marston L, Nazareth I, Petersen I, et al. Prescribing of antipsychotics in UK primary care: a cohort study. BMJ Open 2014;4:e006135.

32 Carey B. Drugs to curb agitation are said to be ineffective for Alzheimer's. New York Times 12.10.2006.

33 Weich S, Pearce HL, Croft P, et al. Effect of anxiolytic and hypnotic drug prescriptions on mortality hazards: retrospective cohort study. BMJ 2014;348:g1996.

34 Coupland C, Dhiman P, Morriss R, et al. Antidepressant use and risk of adverse outcomes in older people: population based cohort study. BMJ 2011;343:d4551.

35 Smoller JW, Allison M, Cochrane BB, et al. Antidepressant use and risk of incident cardiovascular morbidity and mortality among postmenopausal women in the Women's Health Initiative study. Arch Intern Med 2009;169:2128-39.

36 Pratt LA, Brody DJ, Gu Q. Antidepressant use in persons aged 12 and over: United States, 2005–2008. NCHS Data Brief 2011;76:Oktober.

37 Healy D, Howea G, Mangin D, et al. Sudden cardiac death & the reverse dodo verdict. Int J Risk Safety Med 2014;26:71–9.

38 [Usage of antipsychotics among 18–64-year old patients with schizophrenia, mania or bipolar affective disorder]. København: Sundhedsstyrelsen; 2006.

39 Lenzer J. FDA to review »missing« drug company documents. BMJ 2005;330:7.

15 Zwangsbehandlung und zwangsweise Unterbringung müssen verboten werden

1 Whitaker R. Mad in America. Cambridge: Perseus Books Group; 2002.

2 Whitaker R. Anatomy of an Epidemic. New York: Broadway Paperbacks; 2010.

3 Europarat. Konvention zum Schutz der Menschenrechte und Grundfreiheiten. http://www.coe.int/de/web/conventions/full-list/-/conventions/rms/0900001680063764. (aufgerufen am 17.2.2016).

4 Europarat. Europäisches Übereinkommen zur Verhütung von Folter und unmenschlicher oder erniedrigender Behandlung oder Strafe. http://www.coe.int/de/web/conventions/full-list/-/conventions/rms/090000168007a69b. (aufgerufen am 17.2.2016).

5 Council of Europe. European Committee for the Prevention of Torture and Inhuman or Degrading Treatment or Punishment (CPT). CPT/Inf/E (2002) 1 – Rev. 2013. http://www.cpt.coe.int/en/documents/eng-standards.pdf (aufgerufen am 27.12.2014).

6 Frances A. Resuscitating the biopsychosocial model. Lancet Psychiatry 2014;1:496–7.

7 Breggin P. Psychiatric drug withdrawal: a guide for prescribers, therapists, patients, and their families. New York: Springer Publishing Company; 2013.

8 Moore TJ, Glenmullen J, Furberg CD. Prescription drugs associated with reports of violence towards others. PLoS One 2010;5:e15337.

9 Rosenhan DL. On being sane in insane places. Science 1973;179:250–8.

10 Høifødt BF. [Drug free units, for whom and how?]. 5.12.2014. http://www.erfaringskompetanse.no/nyheter/medisinfrie-enheter-for-hvem-og-hvordan (aufgerufen am 7.12.2014).

11 Steinert T, Lepping P, Bernhardsgrütter R, et al. Incidence of seclusion and restraint in psychiatric hospitals: a literature review and survey of international trends. Soc Psychiat Epidemiol 2009. DOI 10.1007/s00127-009-0132-3.

12 Sailas EES, Fenton M. Seclusion and restraint for people with serious mental illnesses. Cochrane Database Syst Rev 2000;1:CD001163.

13 Hjorthøj CR, Madsen T, Agerbo E, et al. Risk of suicide according to level of psychiatric treatment: a nationwide nested case-control study. Soc Psychiatry Psychiatr Epidemiol 2014;49:1357–65.

14 Large MM, Ryan CJ. Disturbing findings about the risk of suicide and psychiatric hospitals. Soc Psychiatry Psychiatr Epidemiol 2014;49:1353–5.

15 Couzin-Frankel J. Human subjects protections under fire at the University of Minnesota. Science 2.3.2015.

16 Davies E. Investigating the fallout of a suicide. BMJ 2013;347:f6039.

17 Kisely SR, Campbell LA. Compulsory community and involuntary outpatient treatment for people with severe mental disorders. Cochrane Database Syst Rev 2014;12:CD004408.

18 Wollaston S. Community treatment orders are not helping people with mental illness. The Guardian 14.8.2013.

19 Mind. Community treatment orders. Dezember 2007. http://www.mind.org.uk/information-support/legal-rights/supervised-community-treatment/community-treatment-orders/ (aufgerufen am 23.4.2014).

20 [Memorandum about dosage of drugs in psychiatry]. Ministeriet for Sundhed og Forebyggelse 30.10.2014.

21 Kirk SA, Gomory T, Cohen D. Mad science: psychiatric coercion, diagnosis and drugs. New Brunswick: Transaction Publishers; 2013.

22 [The use of forced treatment in psychiatry]. København: Sundhedsstyrelsen; 2008.

23 Mad in Australia. Justice Action November 2013.

24 Superior court for the state of Alaska. Transcript of proceedings 3/5/03 & 3/10/03. http://psychrights.org/States/Alaska/CaseOne/30-Day/3-5and10transcript.pdf (aufgerufen am 21.11.2014).

25 Fiorillo A, De Rosa C, Del Vecchio V, et al. How to improve clinical practice on involuntary hospital admissions of psychiatric patients: Suggestions from the EUNOMIA study. Eur Psychiat 2011;26:201–7.

26 Scanlan JN. Interventions to reduce the use of seclusion and restraint in inpatient psychiatric settings: what we know so far, a review of the literature. Int J Soc Psychiat 2010;56:412–23.

27 Lay B, Nordt C, Rössler W. Variation in use of coercive measures in psychiatric hospitals. Eur Psychiatry 2011;26:244–51.

28 Godfrey JL, McGill AC, Jones NT, et al. Anatomy of a transformation: a systematic effort to reduce mechanical restraints at a state psychiatric hospital. Psychiatr Serv 2014;65:1277–80.

29 Ashcraft L. Peer services in a crisis setting; the Living Room. März 2006. http://www.recoveryinnovations.org/pdf/LivingRoom.pdf (aufgerufen am 22.2.2015).

30 Breggin P. Medication madness. New York: St. Martin's Griffin; 2008.

31 Schmied K, Ernst K. [Isolation and forced injection in the opinion of affected patients and patient care personnel]. Arch Psychiatr Nervenkr 1983;233:211–22.

32 Gottstein JB. Involuntary commitment and forced psychiatric drugging in the trial courts: rights violations as a matter of course. http://psychrights.org/Research/Legal/25AkLRev51Gottstein2008.pdf (aufgerufen am 22.2.2015).

33 United Nations Convention on the Rights of Persons with Disabilities. General comment No. 1 19.5.2014. http://daccess-dds-ny.un.org/doc/UNDOC/GEN/G14/031/20/PDF/G1403120.pdf?OpenElement (aufgerufen am 1.4.2015).

34 Christensen DC. Dear Luise: a story of power and powerlessness in Denmark's psychiatric care system. Portland: Jorvik Press; 2012.

16 Was können Patienten tun?

1 Gøtzsche PC. Deadly medicines and organised crime: How big pharma has corrupted health care. London: Radcliffe Publishing; 2013; dt. Tödliche Medizin und organisierte Kriminalität. Wie die Pharmaindustrie das Gesundheitswesen korrumpiert. München: riva Verlag, 2015.

2 Blowing the whistle on the FDA: an interview with David Graham. Multinational Monitor 2004; 25(12).

3 Rosenberg M. Former FDA reviewer speaks out about intimidation, retaliation and marginalizing of safety. Truthout 29.7.2012.

4 Healy D. Medical partisans? Why doctors need conflicting interests. Aust N Z J Psychiatry 2012;46:704–7.

5 Herxheimer A. Relationships between the pharmaceutical industry and patients' organisations. BMJ 2003;326:1208–10.

17 Was können Ärzte tun?

1 Unrecognised facts about modern psychiatric practice. Council for Evidence-based Psychiatry. 16.4.2014.

2 Dowrick C, Frances A. Medicalising unhappiness: new classification of depression risks more patients being put on drug treatment from which they will not benefit. BMJ 2013;347:f7140.

3 Cooper M. Psychiatrist: Over diagnosis leads to strain on resources – KPLC 7 News, Lake Charles, Louisiana. 27.11.2014.

4 Bassand J-P, Martin J, Rydén L, et al. The need for resources for clinical research: The European Society of Cardiology calls for European, international collaboration. Lancet 2002;360:1866–9.

5 Wunderink L, Nieboer RM, Wiersma D, et al. Recovery in remitted first-episode psychosis at 7 years of follow-up of an early dose reduction/discontinuation or maintenance

treatment strategy: long-term follow-up of a 2-year randomized clinical trial. JAMA Psychiatry 2013;70:913–20.

6 Gøtzsche PC. Dødelig medicin og organiseret kriminalitet: Hvordan medicinalindustrien har korrumperet sundhedsvæsenet. København: People's Press; 2013.

7 Godlee F. Editor's choice: say no to the free lunch. BMJ 16.4.2005.

8 Schafer A. Biomedical conflicts of interest: a defence of the sequestration thesis – learning from the cases of Nancy Olivieri and David Healy. J Med Ethics 2004;30:8–24.

9 Healy D. Academic stalking and brand fascism. In: Turk J (ed). Universities at Risk. How politics, special interests and corporatization threaten academic integrity. Toronto: Lorimer Press, 2008.

10 Wazana A. Physicians and the pharmaceutical industry: is a gift ever just a gift? JAMA 2000;283:373–80.

11 Verdoux H, Cougnard A, Grolleau S, et al. Impact of visits from pharmaceutical company representatives on antipsychotic prescription in primary care. Schizophr Res 2005;77:107–9.

12 Smith R, Roberts I. Patient safety requires a new way to publish clinical trials. PLoS Clin Trials 2006;1:e6.

13 Dawkins R. Postmodernism disrobed. Nature 1998;394:141–3.

Register